Christoph Lübbert, Roger Vogelmann (Hrsg.)
Gastroenterologische Infektiologie

Christoph Lübbert, Roger Vogelmann (Hrsg.)

Gastroenterologische Infektiologie

—

DE GRUYTER

Herausgeber
Priv.-Doz. Dr. med. Christoph Lübbert, D.T.M.&H.
Universitätsklinikum Leipzig
Zentrum für Infektionsmedizin
Klinik für Gastroenterologie und Rheumatologie,
Fachbereich Infektions- und Tropenmedizin
Liebigstr. 20, 04103 Leipzig
E-Mail: christoph.luebbert@medizin.uni-leipzig.de

Priv.-Doz. Dr. med. Roger Vogelmann
Universitätsmedizin Mannheim
Universität Heidelberg, Fakultät Mannheim
II. Medizinische Klinik
Theodor-Kutzer-Ufer 1–3, 68167 Mannheim
E-Mail: roger.vogelmann@medma.uni-heidelberg.de

ISBN 978-3-11-046367-5
e-ISBN (PDF) 978-3-11-046475-7
e-ISBN (EPUB) 978-3-11-046378-1

Library of Congress Cataloging-in-Publication Data
A CIP catalog record for this book has been applied for at the Library of Congress.

Bibliografische Information der Deutschen Nationalbibliothek
Die Deutsche Nationalbibliothek verzeichnet diese Publikation in der Deutschen
Nationalbibliografie; detaillierte bibliografische Daten sind im Internet über
http://dnb.dnb.de abrufbar.

© 2017 Walter de Gruyter GmbH, Berlin/Boston
Einbandabbildung: Heather Davies/Science Photo Library/Gettyimagesk
Satz: PTP-Berlin, Protago-TEX-Production GmbH, Berlin
Druck und Bindung: CPI books GmbH, Leck
♾ Gedruckt auf säurefreiem Papier
Printed in Germany

www.degruyter.com

Geleitwort

Infektionskrankheiten sind ein integraler Bestandteil der Gastroenterologie und werden in Klinik und Praxis häufig interdisziplinär versorgt. Das 2017 erstmals veröffentlichte Weißbuch der Gastroenterologie weist darauf hin, dass Infektionen die häufigsten gastroenterologischen Krankheiten sind und die Zahl der Krankenhausbehandlungen wegen gastrointestinaler Infektionen in den letzten Jahren kontinuierlich angestiegen ist. Beispielsweise treten pro Jahr in Deutschland mindestens 65 Millionen Erkrankungsfälle einer akuten Gastroenteritis auf, wobei ältere Patienten und Patienten mit Komorbiditäten besonders gefährdet sind, im Verlauf dieser Krankheiten Komplikationen zu erleiden.

Große Bedeutung erlangen die gastrointestinalen Infektionen dadurch, dass es sich um vielfach sehr ansteckende Krankheiten handelt, die sich in Krankenhäusern und Pflegeeinrichtungen rasch ausbreiten können. Ausbrüche können auch durch Nahrungsmittel bedingt sein, wie die schweren EHEC-Infektionen in Deutschland im Jahr 2011. Infektionskrankheiten stehen zudem wegen der weitreichenden Veränderungen der Resistenzlage wichtiger Erreger sowie als Folgen von Mobilität und Migration im Fokus der Öffentlichkeit. Schließlich stellen die komplexen Interventionen in Endoskopie und Intensivmedizin mit ihren spezifischen Risiken besondere Anforderungen an Prävention und Versorgung gastrointestinaler Infektionen und ihrer Komplikationen im klinischen Alltag.

Vor diesem Hintergrund haben die Deutsche Gesellschaft für Infektiologie und die Deutsche Gesellschaft für Gastroenterologie, Verdauungs- und Stoffwechselkrankheiten strukturierte Fort- und Weiterbildungsprogramme für die allgemeinen und speziellen Kenntnisse und Fertigkeiten zu gastrointestinalen Infektionen entwickelt und zertifizierte Seminare etabliert, in denen die Grundlagen der Diagnostik, Prävention und Therapie gastrointestinaler Infektionen vermittelt werden.

Es ist daher außerordentlich zu begrüßen, dass die Kollegen Lübbert und Vogelmann ein umfassendes Lehrbuch zum interdisziplinären Management gastrointestinaler Infektionen herausgeben. In diesem werden nicht nur die für die Gastroenterologen wichtigen diagnostischen Verfahren und pharmakologischen Grundlagen, sondern auch in speziellen Kapiteln infektiöse Durchfallerkrankungen, Divertikulitis, Leberabszesse und Gallenwegsinfektionen behandelt. Zudem beleuchten weitere Kapitel die Rolle des intestinalen Mikrobioms bei Darmerkrankungen und extraintestinalen Manifestationen. Weitere Beiträge zu Viruserkrankungen einschließlich der Virushepatitis sowie Pilzinfektionen und parasitären Krankheiten runden das Spektrum ab. Zudem werden die Probleme der Infektionen bei transplantierten, immunsupprimierten und onkologischen Patienten dargestellt. Konzise Zusammenfassungen zu Reisemedizin, Impfungen und Hygienemaßnahmen fehlen ebenfalls nicht.

Die interdisziplinäre und kompetente Zusammenstellung der diversen Themen in einer Monographie ist ausdrücklich hervorzuheben. Das Buch gibt daher jedem Kol-

DOI 10.1515/9783110464757-001

legen während und nach Abschluss der Weiterbildung vielfältige Hilfestellungen und wird allen Teilnehmern der Fortbildungsveranstaltungen unserer Fachgesellschaften ausdrücklich empfohlen.

Prof. Dr. med. Frank Lammert
Präsident der Deutschen Gesellschaft
für Gastroenterologie, Verdauungs-
und Stoffwechselkrankheiten (DGVS)

Prof. Dr. med. Gerd Fätkenheuer
Vorsitzender der Deutschen Gesellschaft
für Infektiologie (DGI)

Inhalt

Autorenverzeichnis

Priv.-Doz. Dr. med. Viola Andresen, M.Sc.
Israelitisches Krankenhaus
Medizinische Klinik
Orchideenstieg 14, 22297 Hamburg
E-Mail: v.andresen@ik-h.de
Kapitel 13

Prof. Dr. med. Daniel C. Baumgart
Charité – Universitätsmedizin Berlin, CVK
Medizinische Klinik mit Schwerpunkt
Gastroenterologie und Hepatologie
Augustenburger Platz 1, 13353 Berlin
E-Mail: daniel.baumgart@charite.de
Kapitel 5.1

Dr. med. Tony Bruns
Universitätsklinikum Jena
Klinik für Innere Medizin IV – Gastroenterologie,
Hepatologie, Infektiologie
Am Klinikum 1, 07747 Jena
E-Mail: tony.bruns@med.uni-jena.de
Kapitel 19

Prof. Dr. med. Matthias Ebert
Universitätsmedizin Mannheim
Universität Heidelberg, Fakultät Mannheim
II. Medizinische Klinik
Theodor-Kutzer-Ufer 1–3, 68167 Mannheim
E-Mail: Matthias.ebert@umm.de
Kapitel 26

Dr. med. Tim Eckmanns, M.Sc., D.T.M.P.H.
Robert Koch-Institut
Fachgebiet Nosokomiale Infektionen,
Surveillance von Antibiotikaresistenz und
-verbrauch
Abteilung für Infektionsepidemiologie
Seestr. 10, 13353 Berlin
E-Mail: eckmannst@rki.de
Kapitel 38

Prof. Dr. med. Robert Ehehalt
Praxis für Gastroenterologie
Burgstr. 61, 69121 Heidelberg
E-Mail: ehehalt@hd-gastro.de
Kapitel 16

Priv.-Doz. Dr. med. Hans-Jörg Epple
Charité – Universitätsmedizin Berlin, Campus
Benjamin Franklin
Medizinische Klinik für Gastroenterologie,
Infektiologie und Rheumatologie
Hindenburgdamm 30, 12203 Berlin-Steglitz
E-Mail: hans-joerg.epple@charite.de
Kapitel 8.1, Kapitel 30.2

Priv.-Doz. Dr. med. Christina Forstner
Universitätsklinikum Jena
Zentrum für Infektionsmedizin und
Krankenhaushygiene
Am Klinikum 1, 07747 Jena
E-Mail: christina.forstner@med.uni-jena.de
Kapitel 3.2

Prof. Dr. med. Christoph-T. Germer
Universitätsklinikum Würzburg
Zentrum Operative Medizin
Chirurgische Klinik I
Oberdürrbacher Straße 6, 97080 Würzburg
E-Mail: Germer_C@chirurgie.uni-wuerzburg.de
Kapitel 21

Prof. Dr. med. Daniel Gotthardt
Universitätsklinikum Heidelberg
Medizinische Klinik IV
Im Neuenheimer Feld 410, 69120 Heidelberg
E-Mail:
daniel.gotthardt@med.uni-heidelberg.de
Kapitel 31

Dr. med. Beate Grüner
Comprehensive Infectious Diseases Center
Sektion Infektiologie und Klinische Immunologie
Klinik für Innere Medizin III
Universitätsklinikum Ulm
Albert-Einstein-Allee 23, 89081 Ulm
E-Mail: beate.gruener@uniklinik-ulm.de
Kapitel 25

Dr. med. Stefan Hagel, M.Sc.
Universitätsklinikum Jena
Zentrum für Infektionsmedizin und
Krankenhaushygiene
Am Klinikum 1, 07747 Jena
E-Mail: stefan.hagel@med.uni-jena.de
Kapitel 3.2

Priv.-Doz. Dr. med. Werner Heinz
Universitätsklinikum Würzburg
Medizinische Klinik und Poliklinik II
Oberdürrbacher Straße 6, 97080 Würzburg
E-Mail: Heinz_W@ukw.de
Kapitel 33

Max Hilscher
Universitätsmedizin der
Johannes-Gutenberg-Universität
I. Medizinische Klinik
Langenbeckstr. 1, 55131 Mainz
E-Mail: max.hilscher@unimedizin-mainz.de
Kapitel 23

Dr. med. Theresa Hippchen
Universitätsklinikum Heidelberg
Medizinische Klinik IV
Im Neuenheimer Feld 410, 69120 Heidelberg
E-Mail:
theresa.hippchen@med.uni-heidelberg.de
Kapitel 31

Mario Hönemann
Universitätsklinikum Leipzig
Institut für Virologie
Johannisallee 30, 04103 Leipzig
E-Mail:
mario.hoenemann@medizin.uni-leipzig.de
Kapitel 2.2, Kapitel 8.3, Kapitel 18

Dr. med. Andreas Jansen
Robert Koch-Institut
Fachgebiet Gastrointestinale Infektionen,
Zoonosen und tropische Infektionen
Abteilung für Infektionsepidemiologie, FG35
Seestr. 10, 13353 Berlin
E-Mail: jansena@rki.de
Kapitel 38

Dr. med. Annabelle Jung
Israelitisches Krankenhaus
Medizinische Klinik
Orchideenstieg 14, 22297 Hamburg
E-Mail: a.jung@ik-h.de
Kapitel 13

Prof. Dr. med. Gernot Keyßer
Klinik für Innere Medizin II
Universitätsklinikum Halle (Saale)
Ernst-Grube Straße 40, 06120 Halle
E-Mail: gernot.keyszer@uk-halle.de
Kapitel 34

Maximilian Kittel
Universitätsmedizin Mannheim
Universität Heidelberg, Fakultät Mannheim
Institut für Klinische Chemie
Theodor-Kutzer-Ufer 1–3, 68167 Mannheim
E-Mail:
maximilian.kittel@medma.uni-heidelberg.de
Kapitel 2.4

Priv.-Doz. Dr. med. Jens M. Kittner
Universitätsmedizin Mainz
I. Medizinische Klinik
Langenbeckstr. 1, 55131 Mainz
E-Mail: jens.kittner@unimedizin-mainz.de
Kapitel 17, Kapitel 29

Dr. med. Jörg Krebs
Universitätsmedizin Mannheim
Universität Heidelberg, Fakultät Mannheim
Klinik für Anästhesiologie und Operative
Intensivmedizin
Theodor-Kutzer-Ufer 1–3, 68167 Mannheim
E-Mail: joerg.krebs@medma.uni-heidelberg.de
Kapitel 28

Prof. Dr. med. Peter Layer
Israelitisches Krankenhaus
Medizinische Klinik
Orchideenstieg 14, 22297 Hamburg
E-Mail: p.layer@ik-h.de
Kapitel 13

Prof. Dr. med. Bernhard Lembcke
Medizinische Klinik I, ZIM
Universitätsklinikum der J.W.Goethe-Universität
Theodor-Stern-Kai 7, 60590 Frankfurt
E-Mail: lembcke@em.uni-frankfurt.de
Kapitel 15

Prof. Dr. med. Uwe G. Liebert
Universitätsklinikum Leipzig
Institut für Virologie
Johannisallee 30, 04103 Leipzig
E-Mail: liebert@medizin.uni-leipzig.de
Kapitel 2.2, Kapitel 8.3, Kapitel 18

Norman Lippmann
Universitätsklinikum Leipzig
Institut für Medizinische Mikrobiologie und
Infektionsepidemiologie
Liebigstr. 21, 04103 Leipzig
E-Mail:
norman.lippmann@medizin.uni-leipzig.de
Kapitel 2.1

Dr. med. Stefan Löb
Universitätsklinikum Würzburg
Zentrum Operative Medizin
Chirurgische Klinik I
Oberdürrbacher Straße 6, 97080 Würzburg
E-Mail: Loeb_S@chirurgie.uni-wuerzburg.de
Kapitel 21

Prof. Dr. med. Ansgar W. Lohse
Universitätsklinikum Hamburg-Eppendorf
I. Medizinische Klinik und Poliklinik
Martinistr. 52, 20251 Hamburg
E-Mail: alohse@uke.de
Kapitel 41

Prof. Dr. med. Florian Lordick
Universitätsklinikum Leipzig
Universitäres Krebszentrum (UCCL)
Liebigstr. 20, 04103 Leipzig
E-Mail: florian.lordick@medizin.uni-leipzig.de
Kapitel 32

Priv.-Doz. Dr. med. Christoph Lübbert,
D.T.M.&H. (Hrsg.)
Universitätsklinikum Leipzig
Zentrum für Infektionsmedizin
Klinik für Gastroenterologie und Rheumatologie,
Fachbereich Infektions- und Tropenmedizin
Liebigstr. 20, 04103 Leipzig
E-Mail:
christoph.luebbert@medizin.uni-leipzig.de
Kapitel 1, Kapitel 2.3, Kapitel 8.4, Kapitel 9,
Kapitel 11, Kapitel 14, Kapitel 20, Kapitel 24.1

Dr. med. Carolin F. Manthey
Universitätsklinikum Hamburg-Eppendorf
I. Medizinische Klinik und Poliklinik
Martinistr. 52, 20251 Hamburg
E-Mail: c.manthey@uke.de
Kapitel 41

Dr. rer. nat. Verena Moos
Charité – Universitätsmedizin Berlin, Campus
Benjamin Franklin
Medizinische Klinik für Gastroenterologie,
Infektiologie und Rheumatologie
Hindenburgdamm 30, 12203 Berlin-Steglitz
E-Mail: verena.moos@charite.de
Kapitel 12

Prof. Dr. med. Reinier Mutters
Universitätsklinikum Marburg
Institut für Medizinische Mikrobiologie und
Krankenhaushygiene
Hans-Meerwein-Str. 2, 35032 Marburg
E-Mail: mutters@staff.uni-marburg.de
Kapitel 40

Prof. Dr. med. Michael Neumaier
Universitätsmedizin Mannheim
Universität Heidelberg, Fakultät Mannheim
Institut für Klinische Chemie
Theodor-Kutzer-Ufer 1–3, 68167 Mannheim
E-Mail:
michael.neumaier@medma.uni-heidelberg.de
Kapitel 2.4

Prof. Dr. med. Joachim Richter
Institut für Tropenmedizin und Internationale
Gesundheit
Charité – Universitätsmedizin Berlin, CVK
Augustenburger Platz 1, 13353 Berlin
E-Mail: Joachim.Richter@charite.de
Kapitel 2.3, Kapitel 8.4, Kapitel 10, Kapitel 24.1,
Kapitel 24.2, Kapitel 36

Prof. Dr. med. Arne Rodloff
Universitätsklinikum Leipzig
Institut für Medizinische Mikrobiologie und
Infektionsepidemiologie
Liebigstr. 21, 04103 Leipzig
E-Mail: acr@medizin.uni-leipzig.de
Kapitel 2.1, Kapitel 3.1

Prof. Dr. med. Jonas Rosendahl
Klinik für Innere Medizin I
Universitätsklinikum Halle (Saale)
Ernst-Grube Straße 40, 06120 Halle
E-Mail: jonas.rosendahl@uk-halle.de
Kapitel 27

Dr. med. Ulrich Rosien
Israelitisches Krankenhaus
Medizinische Klinik
Orchideenstieg 14, 22297 Hamburg
E-Mail: u.rosien@ik-h.de
Kapitel 6

Priv.-Doz. Dr. med. Jörn M. Schattenberg
Universitätsmedizin der
Johannes-Gutenberg-Universität
I. Medizinische Klinik
Langenbeckstr. 1, 55131 Mainz
E-Mail:
joern.schattenberg@unimedizin-mainz.de
Kapitel 23

Prof. Dr. med. Ingolf Schiefke
Klinikum St. Georg gGmbH
Klinik für Gastroenterologie, Hepatologie,
Diabetologie und Endokrinologie
Delitzscher Str. 141, 04129 Leipzig
E-Mail: ingolf.schiefke@sanktgeorg.de
Kapitel 37

Dr. med. Stefan Schmiedel
Universitätsklinikum Hamburg-Eppendorf
Bernhard-Nocht-Klinik für Tropenmedizin
I. Medizinische Klinik und Poliklinik &
Ambulanzzentrum Infektiologie
Martinistr. 52, 20251 Hamburg
E-Mail: s.schmiedel@uke.de
Kapitel 22, Kapitel 35

Prof. Dr. med. Dr. rer. nat. Thomas Schneider
Charité – Universitätsmedizin Berlin, Campus
Benjamin Franklin
Medizinische Klinik für Gastroenterologie,
Infektiologie und Rheumatologie
Hindenburgdamm 30, 12203 Berlin-Steglitz
E-Mail: thomas.schneider@charite.de
Kapitel 12

Priv.-Doz. Dr. med. Klaus Schröppel
medhyg
Institut für Medizinhygiene
Heinrich-Zeller-Str. 8
72119 Ammerbuch
E-Mail: schroeppel@medhyg.de
Kapitel 39

Dr. med. Arno Siebenhaar
Israelitisches Krankenhaus
Medizinische Klinik
Orchideenstieg 14, 22297 Hamburg
E-Mail: a.siebenhaar@ik-h.de
Kapitel 6

Dr. med. Peter Sothmann
Universitätsklinikum Hamburg-Eppendorf
Sektion Infektiologie und Tropenmedizin
I. Medizinische Klinik und Poliklinik
Martinistr. 52, 20246 Hamburg
E-Mail: p.sothmann@uke.de
Kapitel 22, Kapitel 35

Prof. Dr. med. Ulrich Spengler
Universitätsklinikum Bonn
Medizinische Klinik und Poliklinik I
Sigmund-Freud-Str. 25, 53127 Bonn
E-Mail: ulrich.spengler@ukb.uni-bonn.de
Kapitel 30.1

Prof. Dr. med. Andreas Stallmach
Klinik für Innere Medizin IV
(Gastroenterologie, Hepatologie und
Infektiologie)
Universitätsklinikum Jena
Am Klinikum 1, 07747 Jena
E-Mail: andreas.stallmach@med.uni-jena.de
Kapitel 8.2, Kapitel 41

Prof. Dr. med. Eduard F. Stange
Robert Bosch Krankenhaus
Zentrum Innere Medizin I – Gastroenterologie,
Hepatologie und Endokrinologie
Auerbachstr. 110, 70376 Stuttgart
E-Mail: Eduard.Stange@rbk.de
Kapitel 5.2

Dr. med. Gertraud Stocker
Universitätsklinikum Leipzig
Universitäres Krebszentrum (UCCL)
Liebigstr. 20, 04103 Leipzig
E-Mail:
gertraud.stocker@medizin.uni-leipzig.de
Kapitel 32

Priv.-Doz. Dr. med. Niels Teich
Internistische Gemeinschaftspraxis für
Verdauungs- und Stoffwechselkrankheiten
Nordstr. 21, 04105 Leipzig
E-Mail: teich@igvs.de
Kapitel 37

Prof. Dr. med. Jan Wehkamp
Universitätsklinikum Tübingen
Abteilung Innere Medizin I (Hepatologie,
Gastroenterologie, Infektiologie)
Otfried-Müller-Str. 10, 72076 Tübingen
E-Mail: jan.wehkamp@med.uni-tuebingen.de
Kapitel 5.2

Prof. Dr. med. Thomas Weinke
Ernst-von-Bergmann-Klinikum
Klinik für Gastroenterologie und Infektiologie
Charlottenstraße 72, 14467 Potsdam
E-Mail: tweinke@klinikumevb.de
Kapitel 8.5

Priv.-Doz. Dr. med. Roger Vogelmann (Hrsg.)
Universitätsmedizin Mannheim
Universität Heidelberg, Fakultät Mannheim
II. Medizinische Klinik
Theodor-Kutzer-Ufer 1–3, 68167 Mannheim
E-Mail:
roger.vogelmann@medma.uni-heidelberg.de
Kapitel 1, Kapitel 4, Kapitel 7, Kapitel 28

Verzeichnis der Abkürzungen

[F]-FDG-PET-CT	[fluorine] fludeoxyglucose positron emission computer-aided tomography
3MRGN	multiresistente gramnegative Erreger mit Resistenz gegen drei von vier Leitantibiotikaklassen
4MRGN	multiresistente gramnegative Erreger mit Resistenz gegen vier von vier Leitantibiotikaklassen
ABS	Antibiotic Stewardship
ABx	Antibiotika, Antibiotikatherapie
AC	Acetabulum
ACG	American College of Gastroenterology
ACLF	acute-on-chronic liver failure
AE	alveoläre Echinokokkose
AEG I–III	Adenokarzinome des ösophagogastralen Übergangs, Typ I bis III
AGA	American Gastroenterological Association
AIDS	acquired immune deficiency syndrome
Ak	Antikörper
ALAT	Alanin-Aminotransferase
ALT	Alanin-Aminotransferase
Am	Amikacin
AMA	antimitochondriale Antikörper
AMG	Arzneimittelgesetz
AmpC	AmpC-type ß-Laktamase
AMS	Antimicrobial Stewardship
ANA	antinukleäre Antikörper
ANCA	anti-neutrophile cytoplasmatische Antikörper
Anti-HBc-Ak	Anti-Hepatitis-B-core-Antikörper
Anti-HBe	Anti-Hepatitis-B-envelope-Antikörper
Anti-TNF	Anti-Tumornekrosefaktor
AP	alkalische Phosphatase
APACHE II	Acute Physiology and Chronic Health Evaluation II
API2-MALT1	apoptosis inhibitor 2 mucosa-associated lymphoid tissue
ARFI	acoustic radiation force impulse
ART	antiretrovirale Therapie
ASA	Klassifikation nach American Society of Anesthesiologists
ASAT	Aspartat-Aminotransferase
ASS	Acetylsalicylsäure
ATCG A5164	AIDS Clinical Trials Group Protocol 5164
ATG16L1	autophagy-related protein 16–1
AUC	area under the curve
AWMF	Arbeitsgemeinschaft der Wissenschaftlichen Medizinischen Fachgesellschaften
B.	*Bacillus*
BAL	bronchoalveoläre Lavage
BCG	Bacillus Calmette-Guérin
BfArM	Bundesinstitut für Arzneimittel und Medizinprodukte

DOI 10.1515/9783110464757-002

BfR	Bundesinstitut für Risikobewertung
BMI	Body Mass Index
BSG	Blutkörperchensenkungsgeschwindigkeit
C. difficile	siehe CDI
C. sinensis	*Clonorchis sinensis*
C. tropicalis	*Candida tropicalis*
C57BL/6	Labormaus des Zuchtstammes mit Genotyp C57BL/6
Ca.	Karzinom
CapOX	Chemotherapiekombination aus Capecitabine und Oxaliplatin
CCC	Cholangiokarzinom
cccDNA	covalently closed circular DNA
CCL2	chemokine (C-C motif) ligand 2
CCL3	chemokine (C-C motif) ligand 3
CCR5	chemokine receptor type 5
CD	*Clostridium difficile*
CD160	cluster of differentiation 160
CD4	cluster of differentiation 4, Glykoproteinrezeptor
CD8	cluster of differentiation 8, Transmembran-Glykoprotein
CDC	Centers for Disease Control and Prevention
CDD	classification of diverticular disease
CDI	*Clostridium-difficile*-Infektion
CDK1	Cyclin-abhängige Kinase 1
CE	Coecum
CE	zystische Echinokokkose
CE1	zystische Echinokokkose Typ 1
CE2	zystische Echinokokkose Typ 2
CE3a	zystische Echinokokkose Typ 3a
CE3b	zystische Echinokokkose Typ 3b
CE4	zystische Echinokokkose Typ 4
CE5	zystische Echinokokkose Typ 5
CEA	karzinoembryonales Antigen
CED	chronisch-entzündliche Darmerkrankungen
CFTR	cystic fibrosis transmembrane conductance regulator
Child-C-Leberzirrhose	Leberzirrhose des Stadiums C nach Child-Pugh-Skala
CL	cystic lesion
CLE	chronische Lebererkrankungen
CLIF-SOFA	Chronic Liver Failure-Sequential Organ Failure Assessment
CM	Capreomycin
CMV	Zytomegalie-Virus
COPD	chronic obstructive pulmonary disease
CPE	zytopathischer Effekt
CRC	colorectal cancer, *dt.* kolorektales Karzinom
CRE	Carbapenem-resistente Enterobacteriaceae
CRISPR	clustered regularly interspaced short palindromic repeats
CRP	C-reaktives Protein
CS	Cycloserin
CT	Computertomographie
CTCAE	Common Terminology Criteria for Adverse Events
CVID	common variable immune deficiency

CXCL1 (24)	chemokine (C-X-C motif) ligand 1
CXCL10	chemokine (C-X-C motif) ligand 10
CXCL9	chemokine (C-X-C motif) ligand 9
CXCR4	chemokine receptor type 4
CYP2C19	cytochrome P450 2C19
CYP450	cytochrome P450
d	Tag
D4T	Stavudin
DAA	direct-acting antiviral agent, *dt.* direkt-antiviral wirkendes Medikament
DCA	Desoxycholsäure
DD	Differentialdiagnose, auch: diverticular disease
DDI	Didanosine
DGI	Deutsche Gesellschaft für Infektiologie
DGIM	Deutsche Gesellschaft für Innere Medizin
DGVS	Deutsche Gesellschaft für Gastroenterologie, Verdauungs- und Stoffwechselkrankheiten
DHC	Ductus hepatocholedochus
Diff.-BB	Differentialblutbild
DLBCL	diffuses großzelliges B-Zell-Lymphom
DNA	Desoxyribonukleinsäure
DPD	Dihydropyrimidin-Dehydrogenase
DSS	disubstituted sulfonamide
E.	*Escherichia*
E. alveolaris	*Echinococcus alveolaris*
E. granulosus	*Echinococcus granulosus*
EAEC	enteroaggregative *Escherichia coli*
EAggEC	enteroaggregative *Escherichia coli*
EBV	Epstein-Barr-Virus
ECDC	European Center for Disease Control
ECMO	extracorporal membrane oxygenation
EDTA	Ethylendiamintetraacetat
EGF	epidermal growth-factor
EGFR	epidermal growth-factor receptor
EHEC	enterohämorrhagische *Escherichia coli*
EIA	enzym-linked immunosorbent assay
EIEC	enteroinvasive *Escherichia coli*
EKG	Elektrokardiogramm
ELISA	enzyme-linked immunosorbent assay
Em2G11	monoklonarer Antikörper des Antigens Em2
EMB	Ethambutol
EPEC	enteropathogene *Escherichia coli*
ERC	endoskopisch retrograde Cholangiographie
ERCP	endoskopisch retrograde Cholangiopankreatikographie
ESBL	extended spectrum ß-Laktamase
ESCMID	Europäische Gesellschaft für Klinische Mikrobiologie und Infektionskrankheiten
ETEC	enterotoxigene *Escherichia coli*
ETO	Ethionamid
EUCAST	European Committee on Antimicrobial Susceptibility Testing

FDG	fludeoxyglucose
FES	*Fasciola*-sekretorische-exkretorische Antigene
FISH	Fluoreszenz-in-situ-Hybridisierung
FMF	familiäres Mittelmeerfieber
FMT	fäkale Mikrobiota-Transplantation, fäkaler Mikrobiom-Transfer
FNH	fokale noduläre Hyperplasie
FODMAP	fermentable oligo-, di- and monosaccharides and polyols
FOLFIRI	Chemotherapie als Kombination aus Folinsäure, Fluoruracil und Irinotecan
FOLFIRINOX	Chemotherapie als Kombination aus 5-FU, Oxaliplatin und Irinotecan
FOLFOX 4	Chemotherapie als Kombination aus Folinsäure, Fluoruracil und Oxaliplatin, Regime 4
FOLFOX 6	Chemotherapie als Kombination aus Folinsäure, Fluoruracil und Oxaliplatin, Regime 6
FOLFOXIRI	Chemotherapie als Kombination aus 5-Fluoruracil, Oxaliplatin und Irinotecan
FU	Fluoruracil
FUO	fever of unknown origin, *dt.* Fieber unklarer Genese
G1P[8]	Impfstamm des Serotyps G1P[8]
G2/M	Wachstumphase der Zellen vor Mitosephase
G2P[4]	Impfstamm des Serotyps G2P[4]
G3P[8]	Impfstamm des Serotyps G3P[8]
G4P[8]	Impfstamm des Serotyps G4P[8]
G9P[8]	Impfstamm des Serotyps G9P[8]
G-CSF	granulocyte colony-stimulating factor
GDH	Glutamatdehydrogenase
gg.	gegen
GGT	Gamma-Glutamyl-Transferase
GI	gastrointestinal
GIT	Gastrointestinaltrakt
GM-CSF	granulocyte macrophage colony-stimulating factor
GM-CSFR	granulocyte macrophage colony-stimulating factor receptor 23
GN	Glomerulonephritiden
Gr-1	anti-mouse granulocyte receptor-1 antigen
GT1a	Genotyp 1a
GT1b	Genotyp 1b
H.p.	*Helicobacter pylori*
HAART	hochaktive antiretrovirale Therapie
HAV	Hepatitis-A-Virus
Hb	Hämoglobin
HbA1c	Glykohämoglobin A1c
HBcAG	hepatitis B virus core antigen
HBD1	humanes Beta-Defensin-1
HBD2	humanes Beta-Defensin-2
HBD3	humanes Beta-Defensin-3
HBeAG	hepatitis B virus envelope antigen
HBs	hepatitis B surface antigen
HBsAg	hepatitis B virus surface antigen
HBV	Hepatitis-B-Virus

HBx	Hepatitis-B-Virusprotein
HCC	hepatocellular carcinoma, *dt.* hepatozelluläres Karzinom
HCV	Hepatitis-C-Virus
HD5	humanes Defensin-5
HD6	humanes Defensin-6
HDL	high density lipoprotein
HDV	Hepatitis-D-Virus
HEV	Hepatitis-E-Virus
HHV8	humanes Herpesvirus Typ 8
HIV	human immune-deficiency virus
HLA-B27	Variante 27 des Proteinkomplexes humanes Leukozyten-Antigen-B
HPV	humane Papillomaviren
HSV	Herpes-simplex-Virus
HTA	host targeting agents
HUS	hämolytisch-urämisches Syndrom
HWZ	Halbwertszeit
i. m.	intramuskulär
i. v.	intravenös
IBS	irritable bowel syndrome
IE	Internationale Einheiten
IFN-γ	interferon gamma
IfSG	Infektionsschutzgesetz
IFT	Immunfluoreszenztest
IgA	Immunglobulin A
IgD	Immunglobulin D
IgG	Immunglobulin G
IgM	Immunglobulin M
IGRA	interferon gamma release assay
IHA	indirect hemagglutination assay
IL-22	Interleukin 22
IL-23	Interleukin 23
IL-23p19	Untereinheit des Interleukin 23
ILC	innate lymphoid cells
INH	Isoniazid
IRIS	immune reconstitution inflammatory syndrome, dt. inflammatorisches Immunrekonstitutionssyndrom
ITP	idiopathische thrombozytopenische Purpura
K.	*Klebsiella*
K. pneumoniae	*Klebsiella pneumoniae*
KEGG	Kyoto Encyclopedia of Genes and Genomes
KG	Körpergewicht
KM	Kontrastmittel
KO-Mäuse	Knock-out-Mäuse
KPC	*Klebsiella pneumoniae*-Carbapenemase
KRINKO	Kommission für Krankenhaushygiene und Infektionsprävention am Robert Koch-Institut
L (preS2)	Hüllenprotein von HBsAG der Größe L mit Aminosäureregion preS2
LA	Leberabszess
LDH	Laktatdehydrogenase

LDL	low density lipoprotein
LFX	Levofloxacin
LL37	antimikrobielles Peptid aus der Gruppe der Cathelicidine
LPS-LPB	Lipopolysaccharid-Lipopolysaccharid-bindendes Protein
LT	hitzelabile Enterotoxine
LTx	Lebertransplantation
LZD	Linezolid
M (preS1)	Hüllenprotein von HBsAG der Größe M mit Aminosäureregion preS1
M.	Morbus
MAC	*Mycobacterium avium* complex
magA	myelin-associated glycoprotein
MAI	*Mycobacterium avium-intracellulare* infection
MALDI-TOF	Matrix-assistierte Laser-Desorption-Ionisierung mit Flugzeitanalyse (engl. time of flight)
MALT	mucosa-associated lymphoid tissue
MASCC	Multinational Association of Supportive Care in Cancer
MCT	medium-chain triglycerides
MDR	multidrug-resistant
MELD	Model of End-stage Liver Disease
MERS	Middle East Respiratory Syndrome
MFX	Moxifloxacin
MGN	membranöse Glomerulonephritis
MHK	minimale Hemmkonzentration
MHK	mittlere Hemmkonzentration
MIF	merthiolate-iodine-formol solution
miRNA	Mikroribonukleinsäure
MMR	Masern, Mumps, Röteln
MRCP	Magnetresonanz-Cholangiopankreatikographie
MRE	multiresistente Erreger
MRGN	multiresistente(r) gramnegative(r) Erreger
mRNA	messenger ribonucleic acid
MRSA	multiresistente(r) *Staphylococcus aureus*, auch: Methicillin-resistente(r) *Staphylococcus aureus*
MRT	Magnetresonanztomographie
MSH2	DNA mismatch repair protein type Msh2
MSM	men who have sex with men
MSSA	Methicillin-sensible(r) *Staphylococcus aureus*
Muc2	Mucin-Gen 2
MWS	Muckle-Wells-Syndrom
MyD88	myeloid differentiation primary response gene 88
M-Zellen	Microfold-Zellen
NAP1/BI/027	North American pulsed-field type 1, binary toxin, polymerase chain reaction ribotype 027
NDM-1	New Delhi metallo-β-lactamase
NHL	Non-Hodgkin-Lymphom
NNRTI	nichtnukleosidische Reverse-Transkriptase-Inhibitoren
NOD2	nucleotide-binding oligomerization domain-containing protein 2
NRTI	nukleosidische Reverse-Transkriptase-Inhibitoren
NRZ	Nationales Referenzzentrum

NS3	non-structural protein 3
NS4a	non-structural protein 4a
NS5a	non-structural protein 5a
NS5b	non-structural protein 5b
NSAR	nichtsteroidale Antirheumatika
NTCP	Natriumtaurocholat Co-transporter Polypeptid
O. viverrini	*Opisthorchis viverrini*
ÖGD	Öffentlicher Gesundheitsdienst
OP	Operation
OPSI	overwhelming postsplenectomy infection syndrome
OS	oral sucker, *dt.* Mundsaugnapf
OV	Ovarien
OXA-48	oxacillinase group of β-lactamases, type 48
p. o.	per os
PADD-ON-Studie	Peg-Interferon ADDed to an Ongoing Nucleos(t)ide based treatment in patients with chronic hepatitis B to induce decrease of HBs antigen
PAIR	perkutane Alkoholinstillation und -reaspiration
PAN	Polyarteriitis nodosa
PAS	periodic acid-Schiff
PBP	Penicillin-Bindeprotein(e)
PCP	*Pneumocystis*-Pneumonie
PCR	polymerase chain reaction
PCT	Procalcitonin
PCV10	pneumococcal conjugate vaccine, 10-valent
PCV23	pneumococcal conjugate vaccine, 23-valent
PEEP	positive end-expiratory pressure
PEG	Polyethylenglykol
PEI	Paul-Ehrlich-Institut
PET	positron emission tomography
PFGE	Pulsfeld-Gelelektrophorese
PID	pelvic inflammatory disease
PI-RDS	postinfektiöses Reizdarmsyndrom
PLA	pyogenic liver abscess
PNM	WHO-Skala für parasitären Befall, betroffene Nachbarorgane, vorhandene Metastasen
POCT	Point of Care Testing
PPI	Protonenpumpen-Inhibitoren
PPV	pneumococcal polysaccharide vaccine
PTLD	post-transplantat lymphoproliferative disease
PTO	Prothionamid
PZA	Pyrazinamid
PZQ	Praziquantel
QT	Abstand vom Beginn der Q-Zacke bis zum Ende der T-Welle (Elektrokardiogramm)
RAL	Raltegravir
rcDNA	relaxed circular desoxyribonucleic acid
RDS	Reizdarmsyndrom
RFB	Rifabutin
RIF	Rifampicin

RKI	Robert Koch-Institut
rmpA	regulator of mucoid phenotype A
RNA	ribonucleic acid
RNAi	ribonucleic acid interference
RPC	rekurrierende pyogene Cholangitis
RT	Ribotyp
S (preS1)	Hüllenprotein von HBsAG der Größe S mit Aminosäureregion preS1
S.	*Staphylococcus* (auch: *Salmonella*)
S2k	Konsensus-basierte medizinische Leitlinie der Qualitätsstufe S2
SAAG	Serum-Aszites-Albumin-Gradienten
SAF	sodiumacetate acetic acid formalin solution
SBP	spontan bakterielle Peritonitis
SCAD	segmentäre Kolitis, assoziiert mit Divertikulose
SIBO	small intestinal bacterial overgrowth syndrome
SIRS	systemic inflammatory response syndrome
SIV	simian immunodeficiency virus(es)
SLE	systemischer Lupus erythematodes
SLPI	secretory leukocyte protease inhibitor
SOFA	Sequential Organ Failure Assessment Score
sp.	species
SPC	sickle-particle containing
spp.	species pluralis
SSC	sekundär sklerosierende Cholangitis
ST	Shiga-Toxin
Staph. aureus	*Staphylococcus aureus*
STAT3	signal transducer and activator of transcription 3
STD	sexually transmitted disease
STEC	Shiga-Toxin produzierende *Escherichia coli*
STIKO	Ständige Impfkommission am Robert Koch-Institut
STx1	Shiga-Toxin 1
STx2	Shiga-Toxin 2
SUDD	symptomatic uncomplicated diverticular disease
syn.	Synonym zu
T. whipplei	*Tropheryma whipplei*
TAF	Tenofovir-Alafenamide-Fumarat
TALEN	transcription activator-like effector nucleases
Tbc (auch TBC)	Tuberkulose
TcdA	*Clostridium difficile* Enterotoxin A
TcdB	*Clostridium difficile* Zytotoxin B
TCF-4	T-cell specific transcription factor 4
TCF7L2	transcription factor 7-like 2
Td	Tetanus und Diphterie
TdaP	Tetanus, Diphterie und Pertussis
TdaP-IPV	Tetanus, Diphterie, Pertussis und inaktivierte Poliomyelitis-Vakzine
TDF	Tenofovir-Disoproxil-Fumarat
TDM	therapeutisches Drug-Monitoring
TGF-ß	transforming growth factor beta
Th17	T-Helferzellen mit Produktion von Interleukin 17
TIPS	transjugulärer intrahepatischer portosystemischer Shunt

TLR-Mäuse	Mäuse mit manipuliertem Toll-like-Rezeptor
TNF-α	Tumornekrosefaktor α
TNM	Tumor, Nodus, Metastasen
TPHA	*Treponema pallidum* hemagglutination assay
TPPA	*Treponema pallidum* particle agglutination assay
TRAPS	TNF-Rezeptor-assoziiertes periodisches Fieber
TSH	Thyreoidea-stimulierendes Hormon
TTP	thrombotisch-thrombozytopenische Purpura
UB	Unterbauch
US	Ultraschall
UT	Uterus
UV-Licht	ultraviolettes Licht
V. a.	Verdacht auf
VAP	ventilator-associated pneumonia
VFR	visiting friends and relatives
Vi-Antigen	Oberflächen-Antigen-Typ Vi von Salmonellen
VIM	Verona integron-encoded metallo-β-lactamase
Vit.	Vitamin
VP4	Virusprotein 4
VP7	Virusprotein 7
VRE	Vancomycin-resistente Enterokokken
VZV	Varizella-zoster-Virus
WHO	World Health Organization
X	X-Protein
XDR	extensively drug-resistant
XPB1	xeroderma pigmentosum type B 1
z. B.	zum Beispiel
Z. n.	Zustand nach
ZNS	Zentralnervensystem

Christoph Lübbert, Roger Vogelmann

1 Einführung: Infektionskrankheiten in der Gastroenterologie

Infektionskrankheiten gehören noch immer zu den häufigsten Todesursachen weltweit. In den industrialisierten Ländern nahm die Zahl schwer oder tödlich verlaufender Infektionen aufgrund der guten Lebensbedingungen einschließlich sehr guter hygienischer Verhältnisse, der Verfügbarkeit von Impfungen und Antiinfektiva sowie der wachsenden Verfügbarkeit infektiologischer Expertise innerhalb der letzten Jahrzehnte deutlich ab (s. Abb. 1.1 und Tab. 1.1).

Dazu sei beispielhaft nur die neueste Erfolgsgeschichte genannt (Stand 2017): Im Zuge einer erfolgreichen Grundlagenforschung und der daraus resultierenden Entwicklung innovativer antiviraler Substanzen ist eine epidemiologisch äußerst bedeutsame Infektionskrankheit wie die chronische Hepatitis C kaum mehr als 25 Jahre nach der Erstbeschreibung des auslösenden Erregers HCV heilbar geworden.

Entgegen dem allgemeinen Trend werden Infektionskrankheiten von großen Teilen der Bevölkerung in den Industrienationen aber noch immer – oder wieder – angstbesetzt wahrgenommen. Insbesondere sei auf die in den vergangenen Jahren laut verschiedenen Patientenumfragen in Deutschland stark angewachsene Sorge vor Krankenhausinfektionen hingewiesen. Davon unabhängig erfuhren verschiedene Krankheiten mit epidemischem Ausbreitungspotenzial weltweit enorme Aufmerksamkeit: so z. B. in den Jahren 2014/15 die Epidemie der Ebolavirus-Erkrankung

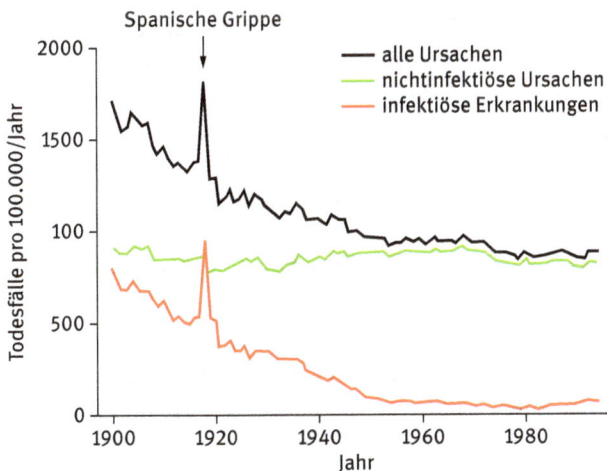

Abb. 1.1: Verlauf der infektionsassoziierten Sterblichkeit in den USA während des 20. Jahrhunderts, verändert nach [1].

DOI 10.1515/9783110464757-003

Tab. 1.1: Prozentualer Rückgang von Infektionskrankheiten nach Einführung einer wirksamen Impfung [2].

Krankheit	Jahr vor Einführung der Impfung	Erkrankungen vor der Impfung	Erkrankungen 1997	Rückgang in %
Diphtherie	1921	206.939	5	99,99
Masern	1941	894.134	135	99,98
Mumps	1968	152.209	612	99,60
Pertussis	1934	265.269	5519	97,92
Poliomyelitis	1952	21.269	0	100,00
Rötelnembryopathie	1965	21.000	4	99,98
Tetanus	1945	1.560	43	97,24
Hib	1984	20.000	165	99,18

in Westafrika oder Auslöser so genannter „emerging infectious diseases" wie das Middle-East-Respiratory-Syndrome-(MERS)-Coronavirus, das sich seit 2012 von der Arabischen Halbinsel ausgehend auf mehrere Kontinente ausgebreitet hat, sowie das ursprünglich in Ostafrika nachgewiesene Zika-Virus mit massiver Ausbreitung in Lateinamerika seit 2015. Genannt werden müssen aber auch klassische gastroenterologische Krankheitsbilder wie der EHEC-Ausbruch in Norddeutschland mit mehr als 3.800 betroffenen Patienten im Jahr 2011, die Norovirus-Epidemie durch den Import von kontaminierten tiefgefrorenen Erdbeeren aus der VR China in Ostdeutschland im Jahr 2012 (mehr als 11.000 Betroffene) und natürlich die mit ca. 450.000 Erkrankungsfällen jährlich in den USA und ca. 70.000 Fällen jährlich in Deutschland fortwährend hohe Krankheitslast durch *Clostridium-difficile*-Infektionen.

Trotz der eingangs genannten Erfolge im Kampf gegen Infektionskrankheiten stehen auch in den wohlhabenden, ressourcenstarken Industrienationen arbeitende Ärztinnen und Ärzte im Alltag vor bedeutsamen infektiologischen Problemen:

– **Post-Antibiotika-Ära:** Infolge des häufig ungezielten Einsatzes unterschiedlicher Antibiotika kommt es zu weitreichenden Veränderungen der Resistenzsituation verschiedenster Erreger (Beispiel: Ausbrüche durch gramnegative Enterobakterien mit Carbapenemase-Bildung).

– **Unbekannte, neue Erreger:** Es treten vermehrt bis dato nahezu unbekannte Erreger auf, die sich in der globalisierten Welt aufgrund der zunehmenden Mobilität der Menschen sehr schnell verbreiten (Beispiel: Zika-Virus).

– **Reise- oder Tropenerkrankungen:** Die gerade für Deutschland relevanten Einflüsse wachsender Migration auf das Auftreten von Infektionskrankheiten werden durch eine im Rahmen der Infektionserfassung belegbare Zunahme von gastrointestinalen Parasitosen, Tuberkulose, Bilharziose oder Malaria tertiana bei Migranten deutlich. Andere Parasitosen wie Echinokokkose oder Fascioliasis weisen eine klinische Latenzzeit von zehn Jahren und mehr auf, so dass zu vermutende Inzidenzanstiege klinisch erst deutlich später sichtbar werden.

- **Infektionen bei Immunsuppression:** durch die Zunahme von immunsupprimierenden Therapien (Beispiele: Transplantationen, aggressive zytostatische Chemotherapie auch bei betagten Krebspatienten, immunsupprimierende Antikörper-Therapien) bei einer stetig alternden Bevölkerung mit steigender Komorbidität,
- **komplexe Interventionen:** steigende Anforderungen an die Infektionsprävention sowie ein rationelles Management infektiöser Komplikationen in der Hochleistungsmedizin,
- **nosokomiale Infektionen:** gastroenterologisch-infektiologische Entscheidungen bei nosokomialen Infektionen von meist multimorbiden Patienten sind mit den klinischen Herausforderungen, die sich aus der Grunderkrankung ergeben, abzugleichen und dürfen nicht isoliert betrachtet werden.

Eine erfolgreiche Infektionsbehandlung bedarf mehr als einer nur mikrobiologischen Sichtweise. Häufig gelingt erst mit der klinischen Erfahrung eine richtige Diagnosestellung und Einschätzung der Krankheitssituation und erlaubt so die adäquate Einordnung der mikrobiologischen Befunde. Eine einseitige Fokussierung auf den Laborbefund und die sich daraus ergebenden Resistenzprofile ist für das klinische Gesamtkonzept nicht zielführend. Erkrankungen wie die *Helicobacter-pylori*-Infektion machen aber deutlich, dass eine antimikrobielle Therapie ohne aussagekräftige Resistenztestung mit zunehmender Zeit ein wachsendes Versagenspotenzial aufweist.

Infektionspatienten zeichnen in Industrieländern für 20–25 % der stationären Behandlungstage im Krankenhaus verantwortlich. Im Gegensatz zu vielen Ländern, die einen Facharzt für Klinische Infektiologie haben, werden in Deutschland viele Patienten in primär gastroenterologisch ausgerichteten Fachabteilungen behandelt, da die Klinische Infektiologie als Untereinheit diesen Abteilungen organisatorisch zugeordnet ist. Infektionskrankheiten sind daher auch integraler Bestandteil der Gastroenterologie, wurden aber in der Vergangenheit häufig in der Fort- und Weiterbildung vernachlässigt. Dem wachsenden Bedarf nach infektiologischer Ausbildung innerhalb der Gastroenterologie hat die Deutsche Gesellschaft für Gastroenterologie, Verdauungs- und Stoffwechselkrankheiten (DGVS) Rechnung getragen und seit dem Jahr 2014 ein Zertifikatsseminar „Gastroenterologische Infektiologie" etabliert. Mit diesem Seminar werden die schwerpunktspezifischen Besonderheiten in der Versorgung von Infektionspatienten durch Kompetenz in der Diagnostik, die rationale Antibiotika-Therapie und Präventionsmöglichkeiten von Infektionen mit (multi-)resistenten Infektionserregern adressiert. In laufenden Projekten wird die Zusammenarbeit zwischen der Deutschen Gesellschaft für Infektiologie (DGI) als „Muttergesellschaft" für alle infektiologischen Fachangelegenheiten in Deutschland, der DGVS und der Deutschen Gesellschaft für Innere Medizin (DGIM) gestärkt, um die Fort- und Weiterbildung in der Klinischen Infektiologie zu verbessern; die DGIM unterstützt dabei fachübergreifend das mehrgliedrige Antibiotic-Stewardship-(ABS)-Kurskonzept der DGI und es wird gemeinsam an einem Konzept für die Einführung des Facharztes für Infektiologie auch in Deutschland gearbeitet.

In diesem Kontext versteht sich auch dieses Buch als ein aktiver Beitrag zur Verbesserung und Weiterentwicklung der Klinischen Infektiologie im Schnittstellenbereich mit der Gastroenterologie.

1.1 Literatur

[1] Armstrong GL, Conn LA, Pinner RW. Trends in infectious disease mortality in the United States during the 20th century. JAMA. 1999; 281(1): 61–66.

[2] Rose MA. Was haben die neuen Impfungen erreicht – und was nicht? Consilium Pädiatrie. 2014; 4; 2–6.

2 Für den Gastroenterologen wichtige diagnostische Verfahren, Präanalytik

Norman Lippmann, Arne C. Rodloff

2.1 Bakteriologische Verfahren, Präanalytik

2.1.1 Für den Gastroenterologen wichtige mikrobiologische Verfahren

Grundsätzlich stehen für die mikrobiologische Diagnostik kulturelle, serologische und molekularbiologische Untersuchungsverfahren zur Verfügung. Daneben haben Antigen- und Toxin-Nachweise eine Bedeutung. Für die Diagnostik von Virusinfektionen werden meist serologische und molekularbiologische Verfahren verwandt (s. dort). Bei der Diagnostik von durch Bakterien oder Pilze verursachten Infektionen stehen weiterhin kulturelle Verfahren im Vordergrund, da dann die angezüchteten Erreger einer phänotypischen Resistenztestung unterzogen werden können.

Untersuchungsmaterialien sollten nach Möglichkeit so gewonnen werden, dass eine Kontamination mit physiologischer Flora vermieden wird (Punktion, Bioptat nach oberflächlicher Desinfektion). Materialien wie Sputum, Urin oder Stuhl stellen für den Mikrobiologen eine Herausforderung dar, da Erreger aus der Vielzahl von anzüchtbaren Mikroorganismen isoliert werden müssen (s. Abb. 2.1). Klinische Angaben sind gerade in diesem Zusammenhang unabdingbar, da sich die einzusetzenden Verfahren, z. B. zum Nachweis von Salmonellen, Shigellen, *Vibrio* oder *Aeromonas* und *Plesiomonas*, grundsätzlich voneinander unterscheiden. Das Untersuchungsmaterial sollte das mikrobiologische Labor so schnell wie möglich erreichen. Dabei ist ggf. durch den Einsatz von geeigneten Transportmedien dafür zu sorgen, dass das Material nicht austrocknet oder Erreger sich nicht vermehren oder absterben. Bei

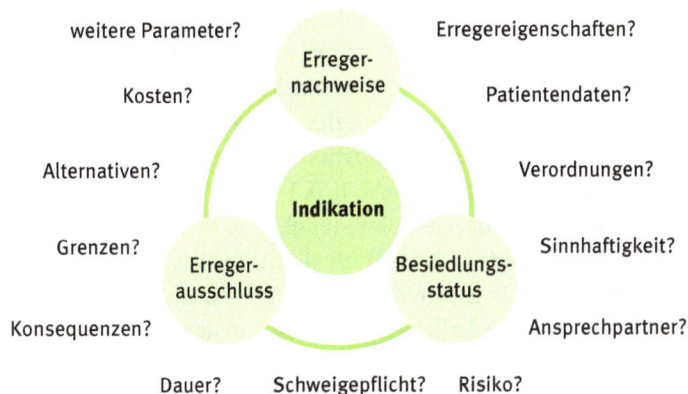

Abb. 2.1: Wichtige Angaben zur Präanalytik in der Mikrobiologie („Präanalytische Grundregeln").

DOI 10.1515/9783110464757-004

fieberhaften Erkrankungen ist neben der Gewinnung von Untersuchungsmaterialien aus dem Infektionsgebiet auch an die Abnahme von Blutkulturen zu denken. Dafür sind drei Abnahmen im Abstand von 30 Minuten mit der Beschickung von je zwei Flaschen vorzusehen.

Praxisnahe Informationen zu Transportzeiten u. a. sind in Tab. 2.1 angegeben.

Tab. 2.1: Wichtige Angaben zu Transportzeiten und Medien.

Material	Transportzeit	Medium
Gewebeprobe/Bioptat	Innerhalb von 6 h	Steriles Gefäß, nativ oder in steriler NaCl-Lösung
Stuhl	Innerhalb von 6 h, max. 24 h	3–5 ml (walnussgroß) in Stuhl-röhrchen
Aszites/Punktat (Galle etc.)	Innerhalb von 6 h, max. 24 h bei Verwendung von Blut-kulturflaschen	Nativ in steriles Gefäß und zusätzlich in Blutkultur-flaschen aerob/anaerob, jeweils 10 ml
Abstrich (Wunde, rektal etc.)	Innerhalb von 6 h, max. 24 h	Geeigneter Tupfer mit Trans-portmedium
Blut/Blutkultur	Möglichst sofort, max. 24 h, keine Lagerung auf Station bei 36 °C, falls im Labor Bebrütungsautomaten ver-wendet werden	Blutkulturflaschen ae-rob/anaerob, jeweils mit 10 ml Blut befüllen
Urin	Innerhalb von 6 h, max. 24 h	Steriles Probenröhrchen, mit 10 ml Urin befüllen
Katheter-/Drainagespitze	Innerhalb von 6 h, max. 24 h	Unter sterilen Kautelen in Me-dien mit Brain-Heart-Infusion (BHI) einbringen

Bei vielen Untersuchungsmaterialien ist eine mikroskopische Begutachtung (Zeitbe-darf ca. 1 h) sinnvoll, um erste Hinweise für die empirische Therapie zu erlangen. Die Anzucht der Erreger erfolgt mit flüssigen und festen Kulturmedien, deren Aus-wahl sich nach den nachzuweisenden Erreger-Spezies richtet. Schnellwachsende Bakterien können bereits nach 18-stündiger Inkubation sichtbare Kolonien ausbil-den und anschließend innerhalb 1 h mittels MALDI-TOF (Matrix-assistierte Laser-Desorption-Ionisierung (MALDI) mit Flugzeitanalyse (engl. time of flight, TOF)) über Massenspektrometrie identifiziert werden. Die Identifizierung mittels biochemischer Leistungsprüfung wird heute nur noch selten benötigt. Im Einzelfall kann eine Sequenzierung des Erregergenoms erforderlich sein. Für die Resistenztestung ist wei-terer Zeitbedarf einzuplanen. In vielen Fällen sind jedoch Subkulturen erforderlich, die die Zeitspanne bis zur Befunderstellung nochmals verlängern. Eine Reihe von Erregern benötigt mehr Zeit zum Wachstum. Dies gilt z. B. für die meisten Anaerobier und vor allem für Mykobakterien sowie für Pilze. Ein Zeitgewinn kann durch den Einsatz von Antigen-Nachweisen (z. B. Pneumokokken- oder Legionellen-Antigen im Urin, *Aspergillus-fumigatus*-Antigen im Serum oder BAL-Flüssigkeit) oder durch Nukleinsäurenachweis (z. B. *Mycobacterium tuberculosis*) erzielt werden.

Der Goldstandard für die Resistenztestung ist nach ISO 20776 der Bouillonmikrodilutionstest zur Bestimmung der minimalen Hemmkonzentrationen (MHK). Dieser wird nur von wenigen Laboren routinemäßig eingesetzt. Oft wird sich auf Wachstumskinetiken in Gegenwart von bestimmten Antibiotika-Konzentrationen, die durch Algorithmen in MHKs umgerechnet werden, verlassen. Die Beurteilung der MHK-Werte sollte nach den Vorgaben des European Committee on Antimicrobial Susceptibility Testing (EUCAST, www.eucast.org) erfolgen. Einzelne Resistenzmechanismen können auch mittels molekularer Methoden nachgewiesen werden.

Für die routinemäßige Diagnostik von Parasiten sind weiterhin vor allem Mikroskopie und Antigen-Nachweise von Bedeutung.

Serologische Testverfahren dienen dem Nachweis von spezifischen Antikörpern, die aufgrund der Auseinandersetzung der Wirtsabwehr mit dem Erreger gebildet werden. Sie kommen insbesondere zum Einsatz, wenn die Erreger nur schwer oder gar nicht angezüchtet werden können. Sie haben den Nachteil, dass nachweisbare Antikörper-Mengen erst nach einem gewissen Zeitabstand zum Erregereintrag vorhanden sind. Oft ist es sinnvoll, die verschiedenen Antikörper-Klassen (IgA, IgG, IgM) getrennt zu untersuchen, um die Akuität der Infektion beurteilen zu können. Eine Beschreibung wichtiger Verfahren findet sich im Kapitel Virologie.

2.1.2 Weiterführende Literatur

[1]   Neumeister B, Geiss HK, Braun R, Kimmig P. Bakteriologie – Mykologie – Virologie – Parasitologie. 2. Auflage, Thieme-Verlag, Stuttgart; 2009.

Mario Hönemann, Uwe G. Liebert
2.2 Für den Gastroenterologen wichtige virologische Verfahren, Präanalytik

2.2.1 Präanalytik

In der virologischen Diagnostik dominieren serologische und molekularbiologische Methoden. Sofern das gewonnene Untersuchungsmaterial nicht direkt in das entsprechende Labor weitergeleitet werden kann, sollte es bei 4 °C (2–8 °C) gekühlt gelagert werden. Kurze Transportwege erhöhen die Verlässlichkeit der Ergebnisse erheblich. In Fällen von Plasma- und Serumproben ist eine Hämolyse zu vermeiden. Zum einen kann dies zu einer verringerten Sensitivität von PCR-Untersuchungen, zum anderen zu unspezifischen Antikörper-Nachweisen führen. Bei Gewebeproben, wie z. B. Biopsien, ist darauf zu achten, dass das gewonnene Material feucht gehalten wird. Geeignet ist beispielsweise ein Transport in physiologischer Kochsalzlösung oder virologischem Transportmedium, während Formalin und ähnliche Fixierungsmittel nicht zu empfehlen sind. Falls eine Virusisolation angestrebt wird, sollte Rücksprache mit dem virologischen Labor genommen und die Einsendung genau besprochen werden.

2.2.2 Erregernachweis

Der direkte Nachweis eines Erregers gibt den zuverlässigsten Hinweis auf einen Zusammenhang zwischen klinischer Symptomatik und zugrundeliegender infektiöser Genese. In der Virologie stehen prinzipiell drei Möglichkeiten zur Verfügung. Mit der Virusisolation gelingt der Nachweis infektiöser viraler Partikel. Aufgrund der erheblichen apparativen und technischen Anforderungen sowie der Nachteile bezüglich der Untersuchungsdauer stehen Nukleinsäure- und Antigen-Nachweis im Vordergrund der Standarddiagnostik.

2.2.2.1 Virusisolation

Die Virusisolation stellt hohe Anforderungen an das bearbeitende Laboratorium und ist aus diesem Grunde nur an universitären virologischen Instituten verfügbar. Für einen Isolationsversuch von Zytomegalie-Virus (CMV) und Herpes-simplex-Virus (HSV) werden in erster Linie diploide Fibroblasten verwendet. Der Nachweis, ob infektiöses Virus in der Untersuchungsprobe enthalten war, erfolgt entweder über die Ausbildung eines zytopathischen Effektes (CPE). Da ein CPE allerdings nicht eindeutig einem Virus zugeordnet werden kann, ist es üblicher, den Virusnachweis durch Anfärben viraler Proteine bzw. durch eine Nukleinsäureamplifikation zu führen. Eine modifizierte Form stellt der Shell-vial-Assay dar, eine Kurzzeitkultur, bei der virushaltiges Material auf einen Zellrasen aufzentrifugiert wird. Hierbei gelingt es, sehr frühe Virusantigene, sog. *Immediate-Early*-(IE)Proteine, bereits nach 24 bis 36 h nachzuweisen, noch bevor sich ein CPE ausgebildet hat.

2.2.2.2 Nukleinsäurenachweis

Der Nukleinsäurenachweis durch Polymerasekettenreaktion (PCR) ist eine der sensitivsten Methoden, die im diagnostischen Alltag zum Einsatz kommen, oftmals mit einer Nachweisgrenze von 100 Genomäquivalenten/ml Plasma oder Serum. Allerdings bedeutet der Nachweis viraler DNA nicht zwingend das Vorliegen einer aktiven Virusinfektion, da auch latentes virales Genom in Zellen nachgewiesen wird. Voraussetzung für die PCR ist die Extraktion von Nukleinsäure aus dem Untersuchungsmaterial. Da die Polymerase, welche in der PCR verwendet wird, nur auf der Basis eines DNA-Stranges weitere Amplifikate bilden kann, ist es bei RNA-Viren nötig, einen Zwischenschritt einzuführen. Hierbei wird aus viraler genomischer oder messenger RNA zunächst ein DNA-Template erzeugt, welches als Ausgangsprodukt für die PCR dient.

Nach spezifischer Hybridisierung zweier Oligonukleotide (Primer), welche aus 15 bis 25 Basen bestehen, erzeugt die thermostabile DNA-Polymerase Kopien der spezifischen Zielsequenz des Erregers. In einem zyklischen Prozess, der das Aufschmelzen des DNA-Stranges (Denaturierung), das Binden von Primern und Sonden (Hybridisierung, Annealing) sowie die Amplifikation eines Komplementärstranges (Elongation) umfasst, erfolgt die exponentielle Vervielfältigung der Ausgangssequenz. Die Quantifizierung der gebildeten Amplifikate (Nukleinsäurekopien) findet bei der real-time PCR bei jedem der ca. 40 Zyklen statt. Spezifische Sonden, die innerhalb des amplifiziertes DNA-Stranges binden, senden ein Signal aus, das proportional mit den erzeugten Kopien der spezifischen Nukleinsäuresequenz ansteigt.

2.2.2.3 Antigen-Nachweis

Antigen-Nachweise verlaufen in leicht modifizierter Wiese mit der gleichen Methodik, die auch verwendet wird, um spezifische Antiköper nachzuweisen. Diese werden im folgenden Abschnitt dargestellt.

2.2.3 Serologische Verfahren

Serologische Testverfahren dienen dazu, Antikörper, die spezifisch gegen einen Erreger gerichtet sind, oder lösliches Erreger-Antigen nachzuweisen. Es gibt eine Vielzahl an verschiedenen Modifikationen und Varianten, deren gemeinsames Grundprinzip die Antigen-Antikörper-Bindung mit anschließender fluoreszenz- oder enzymvermittelter Signalmessung ist.

2.2.3.1 ELISA

Der Enzyme-linked immunosorbent Assay (ELISA, auch Enzym-Immun-Assay (EIA)) bildet die Standardmethode für den Nachweis virusspezifischer Antikörper und Antigene. An eine feste Phase, häufig in Form einer Mikrotiterplatte oder Microbeads, ist/sind virusspezifische(s) Protein(e) oder Polypeptid(e) gebunden. Im ersten Reaktionsschritt wird das Patientenserum, das auf das Vorhandensein von spezifischen Antikörpern untersucht wird, in ein entsprechendes Reaktionsgefäß überführt und für einen definierten Zeitraum mit dem Antigen inkubiert. Je nach verwendeter Methode kann hier die benötigte Serummenge variieren. Im nächsten Schritt werden die humanen Immunglobuline durch Zugabe eines Sekundärantiköpers gebunden. Der Sekundärantiköper kann wahlweise gegen humanes IgG oder IgM gerichtet sein und ist mit einem Enzym markiert. Dieses Enzym reagiert im nächsten Schritt mit einem farblosen Substrat und konvertiert dieses in ein farbiges Produkt, welches photometrisch gemessen werden kann. Die gemessene optische Dichte ist dann proportional zur Menge der gebundenen Antiköper in der Probe.

Der Nachweis von im Serum in löslicher Form vorliegendem Erregerantigen erfolgt nach dem Prinzip eines Antigen-capture-Assays (sog. Sandwich-ELISA). An die feste Phase sind bei dieser Methode monoklonale oder polyklonale Antiköper gekoppelt, die das im Probenmaterial enthaltene Protein binden. Durch die darauffolgende selektive Bindung mit einem zweiten enzymgekoppelten Antikörper kann mit dieser Methodik eine hohe Spezifität erreicht werden.

2.2.3.2 Aviditätstest

Eine modifizierte Durchführung des ELISAs kann verwendet werden, um die bestehende IgG-Antwort zeitlich besser einordnen zu können. Dabei wird die Reifung der Immunglobuline genutzt, welche mit zunehmender Zeit eine höhere Bindungsstärke an ein spezifisches Antigen entwickeln. Parallel mit dem wie oben beschriebenen ELISA, wird in einem zweiten Testansatz nach der Bindung des Primärantikörpers (Patientenprobe) ein weiterer Schritt durchgeführt. Dabei erfolgt eine zusätzliche Inkubation mit einem sekundären Amin, wie Harnstoff oder Diethylamin, welches die entstandene Antigen-Antikörper-Verbindung wieder lösen kann. Wird der Quotient aus den gemessenen optischen Dichten beider Ansätze gebildet, ergibt sich ein Maß für die jeweilige Bindungsstärke der in der Patientenprobe vorliegenden Immunglobuline. Ein hoher Aviditätsindex spricht dabei für eine alte (länger zurückliegende) oder reaktivierte Infektion.

2.2.3.3 Westernblot

Die Grundlage des Westernblot ist ebenfalls die spezifische Antigen-Antiköper-Reaktion mit anschließendem Substratumsatz. In der infektiologischen Diagnostik handelt es sich um den Nachweis von Antikörpern, die spezifisch gegen verschiedene Erregerantigene gerichtet sind. Die Antigene sind hierbei entweder nach elektrophoretischer Auftrennung entsprechend dem Molekulargewicht oder nach rekombinanter Herstellung auf eine Membran aufgebracht. Im ersten Schritt wird die Patientenprobe, i. d. R. Serum, mit dem Teststreifen inkubiert. Je nach Art des Systems kann hier die Inkubationszeit bis zu 20 h betragen. Je nachdem, welche Antikörper-Klasse dargestellt werden soll, erfolgt danach eine Inkubation mit einem enzymmarkierten Sekundärantikörper, welcher nach der Substratumsetzung eine entsprechende Bande zur Darstellung bringt. Der Westernblot wird in der Routinediagnostik erregerabhängig zur Bestätigung (Abb. 2.2) bzw. genaueren Differenzierung (Abb. 2.3) auffälliger Antikörper verwendet, da er durch die Darstellung der einzelnen Banden eine hohe Spezifität erreicht.

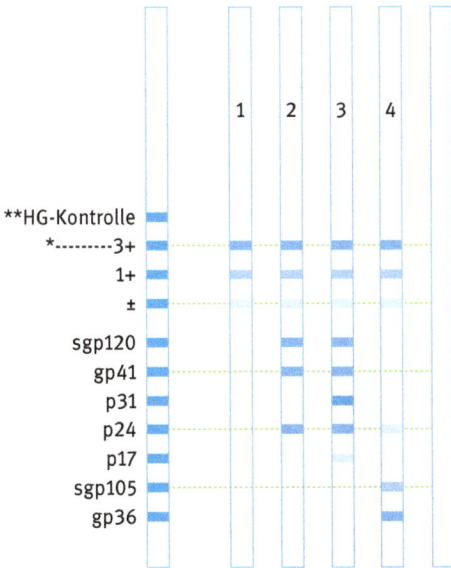

Abb. 2.2: HIV-Westernblot von Serumproben, die im Screeningtest als reaktiv bewertet wurden. Bei Patient 1 hat sich das Ergebnis nicht bestätigt. Bei den Patienten 2 und 3 wurde die HIV-Infektion bestätigt. Patient 4 stellt den seltenen Fall einer HIV-2-Infektion dar, bei dem Antikörper gegen die Hüllproteine sgp105 und gp36 zur Darstellung kommen. **Hintergrundkontrolle (negativ) und *Positivkontrolle (deutlich positiv) zur Validierung des Tests.

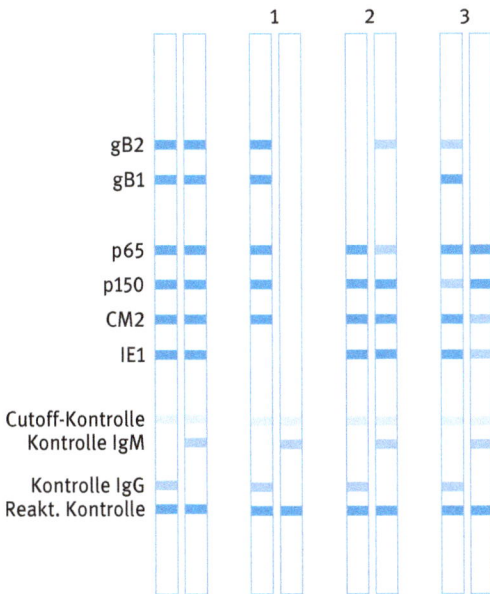

Abb. 2.3: CMV-Westernblot von Proben, die mit einem ELISA-Verfahren als positiv für Anti-CMV-IgG und -IgM getestet wurden. Bei allen drei Patienten sind jeweils der entsprechende IgG-Westernblot (links) und der IgM-Westernblot (rechts) aufgetragen. Bei Patient 1 zeigt sich ein Normalbefund (durchgemachte CMV-Infektion, kein Hinweis auf akute oder reaktivierte CMV-Infektion). Patienten 2 und 3 zeigen die Konstellation einer CMV-Infektion mit IgM-Banden. Bei Patient 2 handelt es sich um eine Primärinfektion, bei Patient 3 um eine reaktivierte Infektion.

2.2.4 Weiterführende Literatur

[1]   Haller OA, Mertens T. Diagnostik und Therapie von Viruskrankheiten, Leitlinien der Gesellschaft für Virologie. 2. Auflage. Urban & Fischer, München; 2004.
[2]   Falke D (Hrsg.). Virologie am Krankenbett, Klinik, Diagnostik, Therapie. Springer, Berlin u. a.; 1998.
[3]   Knipe DM, Howley PM (Hrsg.). Fields' Virology. 2 Bände, 5. Auflage, Wolters Kluwer Health/Lippincott Williams & Wilkins, Philadelphia; 2007.

Christoph Lübbert, Joachim Richter

2.3 Für den Gastroenterologen wichtige parasitologische Verfahren

Die nachfolgende tabellarische Übersicht deckt die wichtigsten Erreger und dafür etablierte parasitologische Nachweisverfahren ab (Tab. 2.2). Unbedingt zu beachten: Helminthen können Symptome verursachen, bevor sie so weit entwickelt sind, dass sie Wurmeier oder -larven produzieren (z. B. akute Bilharziose, Fascioliasis, Askariasis). Diese Infektionsphase, die bis zu acht Wochen betragen kann, wird als Präpatenzzeit bezeichnet. In diesem Zeitraum ist eine Diagnose meist nur serologisch möglich.

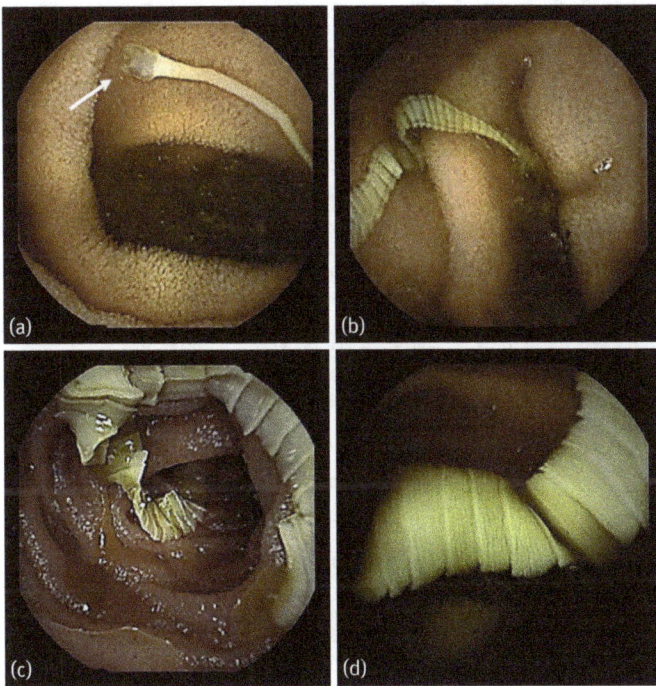

Abb. 2.4: Moderne bildgebende Diagnostik in der Parasitologie: Kapselendoskopischer Nachweis von *Taenia saginata* (Rinderbandwurm) bei einem 60-jährigen Deutschen, der häufiger Rindertartar und Fleisch aus Hausschlachtung verzehrt hatte: (a) Scolex (Pfeil); (b–d): Strobila (Parasitenkörper) aus Proglottiden. (Bildquelle: Christoph Lübbert, Leipzig.)

Tab. 2.2: Übersicht der wichtigsten Erreger und die etablierten parasitologischen Nachweisverfahren dieser Erreger.

Erreger	Untersuchungsmaterial	Nachweisverfahren	Bemerkungen
Anisakis spp.	– Direkte Visualisierung – Serum	– Endoskopie: Nachweis der adulten Würmer im oberen Gastrointestinaltrakt – Antikörper-Nachweis	Im Stuhl sind keine Wurmeier nachweisbar
Clonorchis sinensis	Stuhl (Duodenalsaft, ggf. Galleaspirat via ERCP)	Mikroskopie (Ei-Nachweis) nach Anreicherung	An 3 Tagen jeweils 1 Probe einsenden*
Cryptosporidium spp.	Stuhl	Spezifischer Antigen-Nachweis, Mikroskopie (Oozysten) nach Anreicherung (z. B. Kinyoun-Färbung oder modifizierte Ziehl-Neelsen-Färbung)	An 3 Tagen jeweils 1 Probe einsenden*, Therapieversuch nur bei Vorliegen einer Immunsuppression
Cyclospora cayetanensis	Stuhl	Spezifischer Antigen-Nachweis, Mikroskopie (Oozysten) nach Anreicherung (Autofluoreszenz unter UV-Licht)	An 3 Tagen jeweils 1 Probe einsenden*, Therapie meist nur bei Vorliegen einer Immunsuppression erforderlich
Echinococcus spp. E. granulosus = Hundebandwurm E. multilocularis = Fuchsbandwurm	– Serum – E. granulosus: Punktat (nach therapeutischer Punktion, Aspiration, Injektion, Reaspiration [PAIR] bzw. Einlegen eines Pigtail-Katheters [Zysten, die > 5 cm sind], Zystenexzision oder OP [Endozystektomie]) – E. multilocularis: Exzisat	– Antikörper-Nachweis – Mikroskopie (Nachweis von Scolices und/oder Häkchen), ggf. Anreicherung durch Zentrifugation oder Filtration durch Nuclepore-Mikro-Filter – Histopathologie	– Sensitivität 62,5–90%, Spezifität 80–100% – E. granulosus: Zysten nur unter Albendazol-Schutz und mit erfahrenem Anästhesie-Team (Anaphylaxie) punktieren bzw. exzidieren – E. multilocularis: Herde, wenn möglich, unter tumorchirurgischen Kriterien exzidieren

*insbesondere wenn der Stuhl in einem Konservierungsmittel (SAF-Lösung) asserviert wird, ist eine zeitnahe Untersuchung innerhalb Stunden nicht zwingend erforderlich

Tab. 2.2: (Fortsetzung)

Erreger	Untersuchungsmaterial	Nachweisverfahren	Bemerkungen
Entamoeba histolytica (DD vs. Entamoeba dispar, E. moshkowskii)	– Stuhl – Serum	– Mikroskopie nativ (vegetative Formen), nach Anreicherung (SAF). – PCR: DD Entamoeba histolytica vs. E. dispar, E. moshkowskii – Antikörper-Nachweis zur Diagnose einer invasiven Amöbiasis	– An 3 Tagen jeweils 1 Probe einsenden (Stuhl möglichst in geeignetem Konservierungsmittel [SAF-Lösung, für PCR reines Ethanol]) – E. histolytica ist pathogen, E. dispar und E. moshkowskii sind apathogen und nicht therapiebedürftig
Enterobius syn. Oxyuris vermicularis	Klebestreifen-Abklatschpräparat der ungewaschenen perianalen Haut	Mikroskopie	Analregion morgens vor dem Waschen mit Tesafilm „absammeln" und diesen anschließend auf Objektträger kleben, Präparat getrennt vom Begleitschein einsenden (extra verpackt), da Infektionsgefahr
Fasciola hepatica	– Stuhl (Duodenalsaft, ggf. Galleaspirat via ERCP) – Serum	– Mikroskopie (Ei-Nachweis) – Antikörper-Nachweis	– An 3 Tagen jeweils 1 Probe einsenden* – Sensitivität 90–95 %, Spezifität 90–95 %
Giardia lamblia	Stuhl	– Mikroskopie nach Anreicherung – Spezifischer Antigen-Nachweis – PCR	An 3 Tagen jeweils 1 Probe einsenden*

*insbesondere wenn der Stuhl in einem Konservierungsmittel (SAF-Lösung) asserviert wird, ist eine zeitnahe Untersuchung innerhalb Stunden nicht zwingend erforderlich

Tab. 2.2: (Fortsetzung)

Erreger	Untersuchungsmaterial	Nachweisverfahren	Bemerkungen
Intestinale Helminthen, oral erworben (Würmer/Wurmbestandteile/Wurmeier) z. B. *Ascaris lumbricoides, Trichuris trichiura, Hymenolepis nana, Taenia saginata, Taenia solium*	– Stuhl – Serum	– Mikroskopie (Ei-Nachweis) nach Anreicherung – Antikörper-Nachweis (*Taenia solium, Ascaris lumbricoides*)	– An 3 Tagen jeweils 1 Probe einsenden*, Bandwurmeier (*Taenia spp.*) auch mittels Analklebestreifenpräparat – Bandwurmeier nur nachweisbar, wenn Proglottiden vorhanden, Zystizerkose bei negativem Befund nicht ausgeschlossen – Insbesondere bei V.a. Zystizerkose und bei V.a. akute systemische Wurminfektion (Präpatenzzeit)
Intestinale Helminthen, perkutan erworben (Wurmlarven, Wurmeier) z.B. *Strongyloides stercoralis*, Hakenwürmer	– Frischer Stuhl – Serum	– Mikroskopie (Ei-Nachweis, bei *Strongyloides* Larven-Nachweis) nach spezifischer Anreicherung – Antikörper-Nachweis (*S. stercoralis*)	– An 3 Tagen jeweils 1 frische Probe – Da 3 negative Stuhluntersuchungen eine *Strongyloides*-Infektion nicht ausschließen, sollte bei Verdacht auch eine serologische Untersuchung erfolgen
Leishmania spp.	– Viszerale Leishmaniose (Kala-Azar): KM-Ausstriche, Punktate von LK und Leber – Kutane Leishmaniose: Ausstriche von Zellmaterial (Läsionsrand), Biopsate – Serum	– Mikroskopie, ggf. PCR – Mikroskopie, ggf. PCR – Antikörper-Nachweis	– Proben sofort ins Labor bringen bzw. unter Abstimmung mit dem Labor fixieren bzw. in Transportlösung geben – Nur bei V.a. viszerale und mukokutane Leishmaniose

*insbesondere wenn der Stuhl in einem Konservierungsmittel (SAF-Lösung) asserviert wird, ist eine zeitnahe Untersuchung innerhalb Stunden nicht zwingend erforderlich

Tab. 2.2: (Fortsetzung)

Erreger	Untersuchungsmaterial	Nachweisverfahren	Bemerkungen
Mikrosporidien	Stuhl	Spezifischer PCR-Nachweis, Mikroskopie nach Anreicherung (z. B. Trichrom-Färbung nach Weber, Calcofluor-Färbung), Elektronenmikroskopie	An 3 Tagen jeweils 1 Probe einsenden*, klinische Relevanz nur bei Vorliegen einer Immunsuppression
Opisthorchis spp.	Stuhl (Duodenalsaft, ggf. Galleaspirat via ERCP)	Mikroskopie (Ei-Nachweis)	An 3 Tagen jeweils 1 Probe einsenden*
Plasmodium spp. (Malaria tropica durch *P. falciparum*; Malaria tertiana durch *P. vivax/ovale*; Malaria quartana durch *P. malariae*, Malaria quotidiana durch *P. knowlesi*)	EDTA-Blut, Kapillarblut	– Mikroskopie („dicker Tropfen" und Blutausstrich), Antigen-Schnelltest (CAVE: histidinreiches Protein 2 nur sensitiv bei Malaria tropica) – PCR	Proben sofort ins Labor bringen, 24 h Notfalldiagnostik vorhalten, bei begründetem klinischem Verdacht auf Malaria erneute Untersuchung nach 12 bis 24 h veranlassen
Schistosoma spp.	– Urogenitale Bilharziose: Mittagsurin 12.00-14.00 oder 24 h-Sammelurin – Darmbilharziose: Stuhl, ggf. Rektumbiopsien – Serum	– Mikroskopie nach Anreicherung (Urin: Nuclepore Mikro-Filter, Stuhl: SAF) – Antikörper-Nachweis – PCR	– Bei V.a. urogenitale Bilharziose: Urin-Entnahme zwischen 12 Uhr und 14 Uhr nach körperlicher Belastung, – Stuhl an 3 Tagen jeweils 1 Probe einsenden*, – Sensitivität: 80 %, Spezifität: 80–100 % – Bei V.a. akute Bilharziose (Katayama-Syndrom)
Toxocara spp. (Larva migrans visceralis)	Serum	Antikörper-Nachweis	Kreuzreaktion mit anderen Helminthen beachten
Trichinella spp.	Serum	Antikörper-Nachweis	Kreuzreaktion mit anderen Helminthen beachten

*insbesondere wenn der Stuhl in einem Konservierungsmittel (SAF-Lösung) asserviert wird, ist eine zeitnahe Untersuchung innerhalb Stunden nicht zwingend erforderlich

Maximilian Kittel, Michael Neumaier

2.4 Stellenwert von Biomarkern der Entzündung in der Gastroenterologie

Zusammenfassung: Schon die Vielzahl der messbaren inflammatorischen Biomarker, für die kommerzielle Testsysteme entwickelt wurden, zeigt, dass es keinen „perfekten" Biomarker für Infektionen, Therapiekontrolle und Entzündungseinschätzung gibt. Laborwerte sind aufgrund ihrer relativen Unspezifität immer im Zusammenhang mit der klinischen Untersuchung oder Bildgebung zu interpretieren. Während in einem Krankenhaus der Maximalversorgung die meisten dieser Parameter 24/7 verfügbar sind, stehen in kleineren Häusern mit Notfalllaboratorien meist nur Leukozyten und CRP hausintern bereit. Ein weiterer limitierender Faktor betrifft die wirtschaftlichen Aspekte. Spezialfragestellungen machen bestimmte Biomarker essentiell, wie die neonatale Sepsis IL-6 (aufgrund der leberunabhängigen Synthese).

Die höhere Verfügbarkeit von POCT-(Point of Care-)Testsystemen wird in Zukunft eine patientennahe Sofortdiagnostik ermöglichen, birgt aber auch Risiken, da die Qualität solcher Testsysteme immer stark vom Benutzer abhängig ist.

2.4.1 Einleitung

Bei entzündlichen Erkrankungen und Infektionen spielen labordiagnostische Entzündungsparameter als Such- oder Bestätigungstests für die Beurteilung der klinischen Situation eine große Rolle. Generell gilt als Eingangsbetrachtung derzeit, dass die sichere Differenzierung einer nichtinfektionsbedingten Entzündung von einer infektionsbedingten alleine auf Basis der isolierten Betrachtung der verfügbaren Laborparameter nicht gelingt, da die Tests nicht die erforderlichen Spezifitäten besitzen. Die Reaktion des Körpers kann auf mehreren Ebenen betrachtet werden und gliedert sich in eine zelluläre und eine humorale Ebene, die zeitlich gestaffelt sind. An erster Stelle stehen Aktivierungsmarker auf der Zelloberfläche von Entzündungszellen wie z. B. CD16, CD64 oder HLA-DR. Die Aktivierung von Signalwegen führt zur Ausschüttung proinflammatorischer Zytokine (Alarmzytokine) wie IL1, IL6, IL8 und TNF-α, die neben der Beeinflussung einer Vielzahl von Organsystemen insbesondere die Stimulation des Knochenmarks und den frühen Release noch nicht völlig ausgereifter Leukozyten verursachen. Zudem führen sie zur Ausschüttung humoraler Biomarker und zur Neosynthese von Akut-Phase-Proteinen in der Leber.

Das Kapitel soll einen kurzen Überblick über die gängigsten Parameter, deren Vorteile und Limitationen geben. Vor allem die Kombination mehrerer Entzündungsparameter sowie eine longitudinale Beobachtung geben dem Arzt in Zusammenhang mit klinischen Befunden die Möglichkeit der verbesserten und beschleunigten Diagnosestellung und Therapiekontrolle.

2.4.2 Leukozyten und Differentialblutbild

2.4.2.1 Neutrophilie/Neutropenie

Ein zentraler Entzündungsparameter ist die (Gesamt-)Leukozytenzahl, für deren Beurteilung jedoch stets eine Randbedingung berücksichtigt werden muss. Regelhaft zirkuliert nur ca. die Hälfte der im peripheren Blut vorhandenen Leukozyten im Blutstrom. Bis zu 50 % rollieren auf dem Endothel und werden üblicherweise nicht erfasst. Dieser als marginaler Pool bezeichnete Anteil besteht aus reifen Leukozyten und kann z. B. durch Stress, körperliche Anstrengung etc. von der Gefäßwand gelöst werden und im Blut zirkulieren. Es ergeben sich dabei erhöhte Gesamtleukozyten ohne die für eine Infektion charakteristische Linksverschiebung durch Anstieg der unreifen Leukozyten-Vorstufen im Blut.

Im Gegensatz hierzu wird die Neutropenie regelhaft in der Frühphase systemischer Infektionen (< 4.000 Leukozyten/µl) sowie differentialdiagnostisch bei akuten Leukämien oder Knochenmarkschädigungen beobachtet.

2.4.2.2 Differentialblutbild (Diff-BB)

Bei Infektionen ist die reaktive Linksverschiebung regelhaft. Sie basiert auf der Ausschwemmung unreifer granulozytärer Vorstufen aus dem Knochenmark und deren im Vergleich zu den reifen Differenzierungsstufen erhöhten relativen Konzentrationen. Die Kombination aus einer schweren Neutropenie mit Linksverschiebung bis hin zum Promyelozyten wird in der entsprechenden klinischen Situation als leukämoide Reaktion bezeichnet und muss immer gegen eine chronisch myeloische Leukämie (pathologische Linksverschiebung) abgegrenzt werden. Da die myeloiden Zellen des innaten Immunsystems im Rahmen von Infektionen eine ausgeprägte Diapedese und Extravasation zeigen – die Halbwertszeiten im Blut werden mit 6–10 h angegeben –, sind Leukozytenzahl im Blut und Diff-BB in der Diagnostik infektionsbedingter Entzündungen sehr dynamische Untersuchungsgrößen.

2.4.2.3 Blutsenkungsgeschwindigkeit (BSG) nach Westergren

Es handelt sich um eine unspezifische, aber sehr sensitive Methode bei Verdacht auf Entzündung, basierend auf dem Assay des schwedischen Pathologen Alf Westergren. In einer durch Natriumcitrat antikoagulierten Blutprobe eines nüchternen Patienten wird in einem hohen und kleinlumigen Senkungsröhrchen das Maß der spontanen Separation von Plasma und Erythrozyten nach einer und 2 h gemessen. Veränderungen der Zusammensetzung der Plasmaproteine und deren Bindung an Zellmembranen führen zur Herabsetzung des Zeta-Potenzials der Erythrozyten, die sich dann nicht mehr durch gegenseitige Abstoßung in der Schwebe halten können und im Blutsenkungsröhrchen beschleunigt sedimentieren. Der Mechanismus erklärt die deutlich veränderte BSG bei chronischen Entzündungen und Autoimmunkrankheiten, bei malignen Bluterkrankungen sowie besonders bei den Paraproteinämien des Plasmozytoms, die zu dramatischen „Sturzsenkungen" von 100 mm/h und mehr führen können. Andere Differentialdiagnosen der beschleunigten BSG sind Schwangerschaft, Hyperlipidämie, aber auch Anämie und Makrozytose. Im Rahmen der Entzündung ist die BSG ein träger Parameter, der frühestens nach 24 h positiv wird und auch nach Abklingen der akuten Entzündung noch ein bis zwei Wochen fortbestehen kann. Bei einigen speziellen Fragestellungen wird weiterhin auf die BSG zurückgegriffen:

- als einfacher sensitiver Screeningtest und Verlaufstest besonders bei chronisch-entzündlichen Vorgängen, z. B. im Rahmen rheumatischer Systemerkrankungen,
- bei Verdacht auf maligne (hämatologische) systemische Grunderkrankungen (z. B. Sturzsenkung bei Plasmozytom),
- als Verlaufstest bei Kollagenosen. Cave: zum CRP divergierende Befunde möglich.

2.4.3 C-reaktives Protein (CRP)

Das CRP ist der klassische und im Labor bei weitem am häufigsten eingesetzte Marker in der Entzündungsdiagnostik. Seine Konzentration wird immunchemisch bestimmt. Dies hat die Entwicklung von POCT-Geräten zur patientennahen Schnelldiagnostik und damit die Verbreitung des CRP auch im ambulanten Bereich weiter vorangetrieben.

CRP gehört zu den Pentraxinen, einer Gruppe von Molekülen des innaten Immunsystems mit verschiedensten Aufgaben wie z. B. der Opsonierung von Bakterien. Proinflammatorische Zytokine (Alarmzytokine), die über das Blut in die Leber gelangen, lösen dort eine Akutphase-Reaktion aus; insbesondere IL-6 reguliert dort den überwiegenden Anteil der CRP-Expression. Die CRP-Synthese in den Hepatozyten kann während der akuten Phase-Reaktion nahezu 20 % der Synthesekapazität der Leber ausmachen. Zudem kann CRP in geringerem Maße auch lokal gebildet werden. Eine Differenzierung infektionsbedingter Entzündungen (bakterielle Infektion, Sepsis) von nichtinfektionsbedingten Entzündungsreaktionen (Trauma, Verbrennung, Operationen etc.) ist nicht sicher möglich.

2.4.3.1 CRP-Dynamik

Die Abhängigkeit der CRP-Expression von der IL-6-Stimulation erklärt den zeitlichen Versatz von 6–8 h bei den Konzentrationsanstiegen der Marker (Abb. 2.5). Sowohl die Anstiegshöhe als auch die Geschwindigkeit des Anstieges (CRP Velocity = CRPv) korrelieren mit der Schwere des auslösenden Ereignisses. Krankheitsaktivitäten können anhand der Höhe der CRP-Konzentration im Blut in vier grobe Kategorien unterteilt werden:

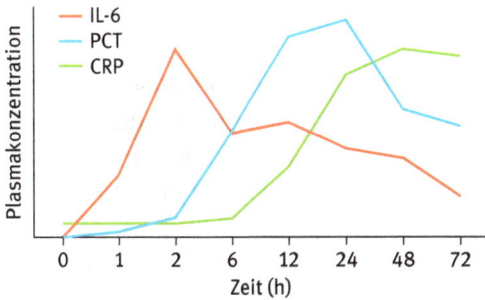

Abb. 2.5: Zeitlicher Verlauf von Biomarkerkonzentrationen im Serum/Plasma bei Entzündung. Erhö-hungen der CRP-Konzentration setzen eine Neo-Synthese durch die Leber voraus. Diese unterliegt der Stimulation durch IL-6 und erklärt die unterschiedlichen Kinetiken. PCT-Anstiege werden sowohl durch Freisetzung als auch Synthese verursacht; modifiziert nach [2].

- **niedrig-gradige Inflammation** (3–10 mg/l): zum Beispiel bei kardiovaskulären und arteriosklerotischen Grunderkrankungen oder Diabetes mellitus Typ 2,
- **milde Inflammation** (10–40 mg/l): lokale Abszesse, Unfalltrauma; abgelaufe-ner Myokardinfarkt; ostoperativ im unkomplizierten Verlauf; VT, inaktive/schub-weise verlaufende Systemerkrankungen wie Rheumatoide Arthritis (RA); Virus-infektionen,
- **moderate Inflammation** (40–100 mg/l): HWI, Zahnabszesse, Bronchitis,
- **hoch-gradige Inflammation** (> 100 mg/l): infektionsbedingte systemische Ent-zündungen wie bakterielle oder mykotische Sepsis.

CRP eignet sich als Verlaufsparameter bei entzündlichen Erkrankungen und kann orientierend zur Abschätzung der Effektivität einer antiinflammatorischen Thera-pie verwendet werden. Dabei ist zu beachten, dass die CRP-Konzentrationen nach Sistieren von Entzündungsreiz/Gewebeschädigung mit einer mittleren Plasmahalb-wertszeit von rund 18 h rückläufig werden.

2.4.3.2 Besonderheiten und Einflussfaktoren

Genetische Polymorphismen im CRP-Gen können die Bindung der für die immunche-mische Testung eingesetzten Antikörper beeinflussen und bei gesunden Individuen erhöhte CRP-Konzentrationen vortäuschen. Hohe Konzentrationen von Rheumafaktor können über Komplexbildungen mit CRP zu falsch hohen Messergebnissen führen. Auch für die ausgeprägte Lipämie sind artifiziell erhöhte CRP-Konzentrationen be-kannt.

2.4.4 Procalcitonin (PCT)

Procalcitonin (PCT) wird von endokrinen Zellen, wie z. B. den C-Zellen der Schilddrüse, aber auch im Lungengewebe und in den endokrinen Anteilen des Pankreas sezerniert. Beim Gesunden sind PCT-Konzentrationen mit den verfügbaren Tests nicht zwingend messbar (< 0,02 µg/l). Über die biologische Funktion ist bis dato nur sehr wenig bekannt.

Durch bakterielle Toxine kann die PCT-Bildung in allen parenchymatösen Organen stimuliert werden. PCT-Serumkonzentrationen steigen bei systemischen bakteriellen Infektionen innerhalb weniger Stunden an. Im septischen Schock können Werte bis zu 1.000 µg/l gemessen werden, während lokal abgekapselte Prozesse, Kolonisationen oder virale Infektionen im Mittel 2 µg/l ausweisen. Bei einem Cut-off-Wert von 2 µg/l lassen sich virale gut von systemischen bakteriellen Infektionen unterscheiden. Bei Sepsis durch *Candida* werden im Vergleich deutlich geringere PCT-Anstiege beobachtet [4]. Die bessere Unterscheidung infektiöser von nichtinfektiösen Entzündungsursachen macht PCT dem CRP bei der Diagnosestellung der bakteriellen Sepsis überlegen [5, 6].

Neben der Identifikation bakteriell verursachter systemischer Infektionen lässt sich PCT zur Verlaufsbeobachtung bei nachgewiesener bakterieller Sepsis einsetzen. Die Höhe der PCT-Konzentration korreliert mit Schwere und Mortalitätsrate des systemischen Infektionsgeschehens. Insbesondere zeigen Sepsis-Patienten mit einem unter Therapie fortbestehend hohen PCT-Wert einen ungünstigeren Verlauf [8–10]. Eine PCT-gesteuerte Antibiose wird seit Jahren diskutiert, ist aber umstritten und hat sich bisher nicht durchgesetzt [11–13]. Ein Vorteil gegenüber dem CRP-Monitoring besteht darin, dass lokale Infektionen den PCT-Spiegel nicht beeinflussen und dieser somit septische Episoden zuverlässiger anzeigt. Bei speziellen Fragestellungen in der Gastroenterologie kann die Bestimmung von PCT hilfreich sein. Der Übergang der akuten Pankreatitis in die nekrotisierende Form ist mit einer weitaus höheren Mortalität vergesellschaftet. Es wurde gezeigt, dass die engmaschige Kontrolle von PCT-Konzentrationen im Serum zuverlässig die Entwicklung infizierter Nekrosen vorhersagen kann [14, 15], sie wird aber in der Praxis selten eingesetzt (s. Kap. 28).

2.4.5 Presepsin (sCD14-ST)

CD 14 ist der Rezeptor für den Komplex Lipopolysaccharid-Lipopolysaccharid-bindendes-Protein (LPS-LPB). LPS (syn. Endotoxin) ist in der äußeren Membran gramnegativer Bakterien enthalten und induziert bei deren Zerfall über den CD-14-Rezeptor die Freisetzung von Alarmzytokinen wie TNF-α, IFN-γ; IL-1β, IL-8 und IL-6 [16]. Die membrangebundene Form des CD-14-Rezeptors findet sich hauptsächlich auf Monozyten und Makrophagen (mCD14). die lösliche Form des Rezeptors (sCD-14) spielt eine Rolle bei der effizienten Übertragung des Alarmsignals auf CD14-negative Zellen. Bei dem als Presepsin bekannten Parameter handelt es sich um ein 13 kDa schweres Spaltprodukt des löslichen CD14-Rezeptors (sCD14-ST).

2.4.5.1 Diagnostik

Klinische Studien zeigen einen Zusammenhang zwischen Presepsin-Konzentrationen im Blut und dem Auftreten einer Sepsis oder eines septischen Schocks. Zudem besteht eine positive Korrelation zwischen der Höhe des Presepsin und der Prognose [18, 19] (Tab. 2.3). Neue Ergebnisse einer Multicenterstudie zeigen, dass Presepsin anderen Biomarkern für die Diagnostik der Sepsis überlegen sein könnte. Folgende Sensitivitäten wurden gefunden: Presepsin: 91,9 %, PCT: 89,9 %; IL-6: 88,9 % und Blutkultur: 35,4 % [19]. Presepsin scheint dem Procalcitonin bei der frühen Diagnose der Sepsis und der Prognoseeinschätzung zumindest ebenbürtig zu sein.

Mit Bezug auf die klinischen Scores SOFA und APACHE II sind hohe Presepsin-Spiegel für eine höhere 90-Tage-Mortalität prädiktiv [20].

Presepsin wurde als ein geeigneter Parameter zur Diagnose grampositiver bakterieller Sepsis sowie bei *Candida*-Sepsis beschrieben, während bei viralen Infektionen keine erhöhten Werte festgestellt werden. [21, 22]. Es gibt Hinweise darauf, dass Presepsin zum Ausschluss einer Sepsis bei Patienten mit eingeschränkter Nierenfunktion nur eingeschränkt verwertbar ist [23].

2.4.5.2 Cut-off-Werte

Tab. 2.3: Presepsin-Spiegel als Parameter zur frühen Diagnosestellung einer Sepsis. Aus der Höhe des Spiegels lässt sich eine Prognose hinsichtlich der Mortalität ableiten [24].

	Cut-off	Sensitivität (%)	Spezifität (%)	Positiver Vorhersagewert (%)	Negativer Vorhersagewert (%)	Genauigkeit (%)
Sepsis	449 pg/ml	82,4	72,4	71,3	83,2	77,0
Septischer Schock	550 pg/ml	85,7	63,6	63,6	96,3	66,8
28 Tage Sterblichkeit	556 pg/ml	62,2	66,8	66,8	78,0	65,3

2.4.6 Interleukin-6 (IL-6)

IL-6 gehört zu den proinflammatorischen Zytokinen. Es kann von einer Vielzahl immunaktiver Zellen synthetisiert werden. Den größten Anteil machen dabei allerdings die Monozyten/Makrophagen aus. IL-6 hat ein breites pleiotropes Wirkungsspektrum und spielt eine große Rolle in der Regulation der Differenzierung von Immunzellen. IL-6 bindet an den IL-6-Rezeptor (IL-6R), der membrangebunden oder in gelöster (sIL-6R-) Form vorkommt. IL-6 unterscheidet nicht zwischen infektiösen und nichtinfektiösen Entzündungsursachen.

IL-6 kann mittels hochempfindlicher Immunoassays aus einer Vielzahl von Materialien (Plasma, Serum, Liquor cerebrospinalis, BAL) bestimmt werden. Dies ermöglicht, entzündliche Geschehen in diesen Kompartimenten sensitiv nachzuweisen. IL-6-Referenzbereiche sind schwierig zu definieren, da diese interindividuell stark schwanken und zudem stark assayabhängig sind (Tab. 2.4).

Tab. 2.4: Korrelation des Il-6-Serumspiegels mit der Schwere einer Erkrankung: Positive Korrelation zwischen dem IL-6-Spiegel und Mortalität und gängigen Sepsis-Scores [25, 26].

Serumspiegel	
< 10 ng/l	Schließen akute Inflammation aus
< 150 ng/l	Lokaler Prozess
> 150 ng/l	Systemische Inflammation (SIRS, Sepsis)
> 1000 ng/l	Hochrisikopatienten mit schwerer Sepsis

Die schnelle Synthese und kurze Halbwertszeit erlauben durch diesen Parameter eine dynamische Beurteilung in der Frühphase einer Sepsis, da CRP-Erhöhungen im Rahmen der Akutphase verzögert nachweisbar sind. Umgekehrt stellt die geringe Stabilität des Markers erhebliche Ansprüche an die Qualität der Präanalytik und Probenvorbereitung. Es besteht eine positive Korrelation zwischen dem IL-6-Spiegel und Mortalität und gängigen Sepsis-Scores [25, 26].

Einen Spezialfall stellt die neonatale Sepsis dar, welche sich durch eine erhöhte Konzentration von IL-6 im Nabelschnurblut nachweisen lässt. In der Literatur wird ein Referenzwert von < 10 ng/l für vaginalentbundene, gesunde Neugeborene angegeben [27]. Aufgrund der Leberunreife in der Neugeborenenphase steht mit IL-6 ein leberunabhängiger Entzündungsparameter zur Verfügung. Bei der Diagnose chronischer Entzündungsreaktionen, bzw. deren Aktivität, spielt IL-6 eine untergeordnete Rolle, dies liegt zum einen an der nicht ausreichenden Datenlage als auch an der besseren Verfügbarkeit anderer Parameter wie CRP.

2.4.6.1 Kinetik

IL-6-Spiegel steigen bei der Injektion eines inflammatorischen Stimulus (LPS) sehr schnell an und haben nach ca. 1,5 h Konzentrationen oberhalb des Messbereiches erlangt (> 2.000 ng/l), die Halbwertszeit beträgt < 1 h.

2.4.7 Zusammenfassende Übersicht

Tab. 2.5 bietet eine zusammenfassende Übersicht über die gängigsten Laborparameter zur Beurteilung von Entzündungen und Infektionen mit einfachen „+" bis „++++"-Markierungen im Hinblick auf Stärken und Schwächen.

Tab. 2.5: Übersicht über die gängigsten Laborparameter zur Beurteilung von Entzündungen und Infektionen. modifiziert nach [26]. Angaben abhängig von gewähltem Cut-off-Wert.

Biomarker	Spezifität für Infektionen	Sensitivität für Infektionen	Kosten und Verfügbarkeit	Besonderheiten
BSG	+	+	+ + ++	Ausschließlich für Spezial-fragestellungen
Leukozyten	+	+ + +	+ + ++	Hohe Verfügbarkeit, geringe Kosten
CRP	++	+ + +	+ + +	Höhe erlaubt Rückschlüsse auf Schwere der Erkrankung
Procalcitonin (PCT)	+ + ++	++	++	Erlaubt Unterscheidung zwischen bakterieller und viraler Sepsis. Geeigneter Parameter zur Steuerung der antibiotischen Therapie Negativ bei lokalen Prozessen und Besiedelungen
Presepsin (sCD14-ST)	+ + +	+ + +	+	Guter Rückschluss auf Mortalität, Spezialparameter, geringe Verfügbarkeit
IL-6	+	+ + ++	+	Peak schon nach 2 h, aber kurze HWZ Spezialbereich: neonatale Sepsis Nur in Kombination mit spezifischen Parametern interpretierbar

2.4.8 Literatur

[1]   Clinical utility of the band count. Clinics in laboratory medicine. 2002; 22(1): 101–136.
[2]   Meisner M. Procalcitonin – Biochemistry and Clinical Diagnosis 1st Edition. UNI-MED; 2010.
[3]   Pearson TA, Mensah GA, Alexander RW, Anderson JL, Cannon RO, Criqui M, et al. Markers of inflammation and cardiovascular disease application to clinical and public health practice: a statement for healthcare professionals from the centers for disease control and prevention and the American Heart Association. Circulation. 2003; 107(3): 499–511.
[4]   Dou YH, Du JK, Liu HL, Shong XD. The role of procalcitonin in the identification of invasive fungal infection-a systemic review and meta-analysis. Diagn Microbiol Infect Dis. 2013; 76(4): 464–469.
[5]   Uzzan B, Cohen R, Nicolas P, Cucherat M, Perret GY. Procalcitonin as a diagnostic test for sepsis in critically ill adults and after surgery or trauma: a systematic review and meta-analysis. Critical Care Medicine. 2006; 34(7): 1996–2003.
[6]   Simon L, Gauvin F, Amre DK, Saint-Louis P, Lacroix J. Serum procalcitonin and C-reactive protein levels as markers of bacterial infection: a systematic review and meta-analysis. Clinical Infectious Diseases. 2004; 39(2): 206–217.
[7]   Singer M, Deutschman CS, Seymour CW, Shankar-Hari M, Annane D, Bauer M, et al. The Third International Consensus Definitions for Sepsis and Septic Shock (Sepsis-3). JAMA. 2016; 315(8): 801–810.
[8]   Ko BS, Ryoo SM, Ahn S, Sohn CH, Seo DW, Kim WY. Usefulness of procalcitonin level as an outcome predictor of adult bacterial meningitis. Internal and Emergency Medicine. 2016.
[9]   Alba GA, Truong QA, Gaggin HK, Gandhi PU, De Berardinis B, Magrini L, et al. Diagnostic and Prognostic Utility of Procalcitonin in Patients Presenting to the Emergency Department with Dyspnea. Am J Med. 2016; 129(1): 96-104.e7.
[10] Gonzalez-Lisorge A, Garcia-Palenciano C, Ercole G, Sansano-Sanchez T, Aranda MC, Villegas FA. Procalcitonin as prognostic marker in severe sepsis of abdominal origin. Critical Care. 2015; 19(Suppl 1): P58-P.
[11] Schuetz P, Briel M, Christ-Crain M, Stolz D, Bouadma L, Wolff M, et al. Procalcitonin to guide initiation and duration of antibiotic treatment in acute respiratory infections: an individual patient data meta-analysis. Clinical Infectious Diseases: an official publication of the Infectious Diseases Society of America. 2012; 55.
[12] Soni NJ, Samson DJ, Galaydick JL, Vats V, Huang ES, Aronson N, et al. Procalcitonin-guided antibiotic therapy: a systematic review and meta-analysis. Journal of Hospital Medicine. 2013; 8(9): 530–540.
[13] Prkno A, Wacker C, Brunkhorst FM, Schlattmann P. Procalcitonin-guided therapy in intensive care unit patients with severe sepsis and septic shock–a systematic review and meta-analysis. Crit Care. 2013; 17(6): R291.
[14] Mofidi R, Suttie SA, Patil PV, Ogston S, Parks RW. The value of procalcitonin at predicting the severity of acute pancreatitis and development of infected pancreatic necrosis: systematic review. Surgery. 2009; 146(1): 72–81.
[15] Rau B, Steinbach G, Baumgart K, Gansauge F, Grunert A, Beger HG. The clinical value of procalcitonin in the prediction of infected necrosis in acute pancreatitis. Intensive Care Med. 2000; 26 Suppl 2: S159–164.
[16] Wright SD, Ramos RA, Tobias PS, Ulevitch RJ, Mathison JC. CD14, a receptor for complexes of lipopolysaccharide (LPS) and LPS binding protein. Science. 1990; 249.
[17] Aderka D. Role of tumor necrosis factor in the pathogenesis of intravascular coagulopathy of sepsis: potential new therapeutic implications. Israel Journal of Medical Sciences. 1991; 27(1): 52–60.

[18] Gluck T, Silver J, Epstein M, Cao P, Farber B, Goyert SM. Parameters influencing membrane CD14 expression and soluble CD14 levels in sepsis. European Journal of Medical Research. 2001; 6(8): 351–358.

[19] Klouche K, Cristol JP, Devin J, Gilles V, Kuster N, Larcher R, et al. Diagnostic and prognostic value of soluble CD14 subtype (Presepsin) for sepsis and community-acquired pneumonia in ICU patients. Annals of Intensive Care. 2016; 6: 59.

[20] Liu B, Chen YX, Yin Q, Zhao YZ, Li CS. Diagnostic value and prognostic evaluation of Presepsin for sepsis in an emergency department. Crit Care. 2013; 17(5): R244.

[21] Dellinger RP, Levy MM, Rhodes A, Annane D, Gerlach H, Opal SM, et al. Surviving sepsis campaign: international guidelines for management of severe sepsis and septic shock: 2012. Critical Care Medicine. 2013; 41(2): 580–637.

[22] Endo S, Suzuki Y, Takahashi G, Shozushima T, Ishikura H, Murai A, et al. Usefulness of presepsin in the diagnosis of sepsis in a multicenter prospective study. Journal of Infection and Chemotherapy. 2012; 18(6): 891–897.

[23] Nakamura Y, Ishikura H, Nishida T, Kawano Y, Yuge R, Ichiki R, et al. Usefulness of presepsin in the diagnosis of sepsis in patients with or without acute kidney injury. BMC Anesthesiology. 2014; 14: 88.

[24] Liu B, Chen Y-X, Yin Q, Zhao Y-Z, Li C-S. Diagnostic value and prognostic evaluation of Presepsin for sepsis in an emergency department. Critical Care. 2013; 17(5): R244-R.

[25] Srisangthong P, Wongsa A, Kittiworawitkul P, Wattanathum A. Early IL-6 response in sepsis is correlated with mortality and severity score. Critical Care. 2013; 17(Suppl 2): P34-P.

[26] Endo S, Suzuki Y, Takahashi G, Shozushima T, Ishikura H, Murai A, et al. Usefulness of presepsin in the diagnosis of sepsis in a multicenter prospective study. Journal of Infection and Chemotherapy. 2012; 18(6): 891–897.

[27] Barug D, Goorden S, Herruer M, Müller M, Brohet R, de Winter P. Reference Values for Interleukin-6 and Interleukin-8 in Cord Blood of Healthy Term Neonates and Their Association with Stress-Related Perinatal Factors. PLoS ONE. 2014; 9(12): e114109.

3 Antibiotika

Arne C. Rodloff

3.1 Antibiotika – Grundlagen

3.1.1 Einführung

Die antimikrobielle Chemotherapie stellt eine Besonderheit dar, da nicht der Patient selbst Ziel der Wirkung ist, sondern die die Infektion verursachenden Erreger. Anders als in vielen Behandlungsleitlinien vorgesehen, ist daher nicht der Schweregrad einer Infektion ein probates Kriterium für die Auswahl eines empirisch einzusetzenden Antibiotikums, sondern vielmehr die Einschätzung möglicher Erreger-Spezies und deren Resistenz. Der Schweregrad ist demgegenüber eine Resultante aus der Virulenz des Erregers und den Abwehrmöglichkeiten des Wirts sowie der Infektlokalisation. Letzteres bedingt, dass auch die Pharmakokinetik des einzusetzenden Antibiotikums von entscheidender Bedeutung für den Therapieerfolg ist. Ein wesentlicher Parameter der Pharmakokinetik ist die Halbwertszeit (Zeitspanne zwischen Maximalspiegel und Halbierung desselben im Serum) der Substanz, da daraus Ableitungen für die Dosierungshäufigkeit erfolgen können. Zu berücksichtigen ist, dass die Pharmakokinetik keinen stabilen Faktor darstellt, sondern je nach physiologischer Situation des Patienten erheblichen Variationen unterliegt. Insofern wird dem Therapeutischen Drug Monitoring (TDM) eine immer wichtigere Rolle beigemessen. Dies gilt auch für Substanzen mit so genannter linearer Pharmakokinetik und für Antibiotika, für die vermeintlich viel Erfahrung bezüglich der Dosierung besteht. Wirken kann jeweils nur der nicht eiweißgebundene (freie) Anteil des Antibiotikums. Allerdings wird bei Substanzverbrauch in der Regel das Antibiotikum auch wieder aus der Eiweißbindung freigesetzt. Damit kann insbesondere der Albuminspiegel einen Einfluss auf die Pharmakokinetik nehmen.

Für die Applikation ist die Beziehung von Pharmakodynamik (*in vitro* ermittelte minimale Hemmkonzentration, MHK) und Pharmakokinetik bezüglich der Erregerabtötung von Bedeutung. So ist der Effekt einiger Antibiotika-Gruppen von der Zeit abhängig, während der die Konzentration oberhalb der MHK liegt, d. h. die Wirkung wird durch den Quotienten „Zeit oberhalb der MHK/MHK" bestimmt. Im Gegensatz dazu ist bei einigen Antibiotika die Wirkung bei hohen Konzentrationen deutlich besser als bei Konzentrationen nur wenig oberhalb der MHK. Der relevante Quotient wird mit „Maximalkonzentration/MHK" gebildet. Für die meisten Antibiotika ist die gesamte Exposition des Patienten mit der Substanz für die Wirkung entscheidend. In diesem Fall bestimmt die Beziehung aus Flächenintegral unter der Serumverlaufskurve (area under the curve, AUC) und MHK die Wirkungsintensität des Antibiotikums.

In letzter Zeit sind Biofilme als Ursache von Therapieversagen in das Interesse gerückt. In Biofilmen begeben sich viele Bakterien in eine Ruhephase. Da die meisten

DOI 10.1515/9783110464757-005

Antibiotika auf Stoffwechselschritte der Mikroorganismen zugreifen, liegt es nahe, dass ihre Wirkung beeinträchtigt ist. Diese Situation kann auch durch verlängerte Therapiedauern nicht überwunden werden.

Da die Therapie mit Antibiotika im Patienten erfolgt, kann es zu unerwünschten Wechselwirkungen kommen, die unabhängig vom antimikrobiellen Wirkmechanismus sein können.

Die antibakteriellen Chemotherapeutika werden meist aufgrund ihrer chemischen Struktur einzelnen Gruppen zugeordnet. Innerhalb dieser Gruppen ist der gegen die Bakterien gerichtete Wirkmechanismus weitgehend identisch (Abb. 3.1), jedoch können Variationen der Grundstruktur zu wesentlichen Veränderungen des Wirkspektrums (der prinzipiell erreichbaren Bakterien-Spezies) führen.

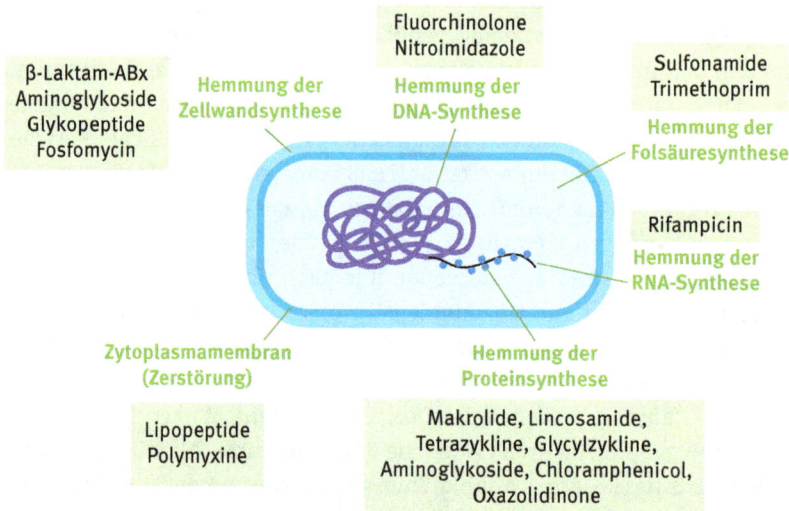

Abb. 3.1: Wirkmechanismen von Antibiotika.

3.1.2 β-Laktame

Zu den β-Laktamantibiotika gehören die Penicilline, Cephalosporine, Carbapeneme und Monobactame. Gebräuchliche β-Laktamase-Inhibitoren weisen ebenfalls eine β-Laktam-Struktur auf. Die Wirkung der β-Laktame beruht im Wesentlichen auf der Bindung und Inhibierung von für die Zellwandsynthese der Bakterien notwendigen Transpeptidasen. Letztere werden daher auch als Penicillin-Bindeproteine (PBPs) bezeichnet. Die verschiedenen β-Laktamantibiotika weisen unterschiedliche Affinitäten für verschiedene PBPs auf und unterscheiden sich daher in der Wirkintensität. β-Laktam-Antibiotika zeigen meist eine gute Gewebegängigkeit sowie eine kurze

Halbwertszeit (ca. 1 h) auf und sollten demgemäß mindestens dreimal täglich appliziert werden. Eine Ausnahme stellt Ceftriaxon dar (s. dort).

Ausgangspunkt für die Entwicklung war das von Alexander Fleming entdeckte Penicillin. Penicillin G (parenteral applizierbar) und Penicillin V (säurefest, oral applizierbar) wirken nur auf grampositive Bakterien und auf *Pasteurella multocida*. In Deutschland wird die Dosis für diese Penicilline weiterhin in Einheiten angegeben. Die Tagesdosis sollte auf vier Applikationen aufgeteilt werden und kann aufgrund der großen therapeutischen Breite bis zu 40 Mio. internationale Einheiten (IE) betragen (Neurotoxizitätsschwelle). Isoxazolylpenicilline sind bei Staphylokokken-Infektionen oral und i. v. anwendbar, da sie stabil gegenüber den Staphylokokken-ß-Laktamasen sind. Dosierungen von bis zu 12 g/d i. v. können erforderlich sein, nicht zuletzt wegen der hohen Eiweißbindung (< 95 %). Neben lokalen Reizungen (Phlebitis) wurden unter Therapie Transaminasen-Erhöhungen und Neutropenien beobachtet. Gegenüber anderen grampositiven Erregern ist die Wirkintensität der Isoxazolylpenicilline im Vergleich zu Penicillin G/V deutlich reduziert. Mit dem Aminopenicillin Ampicillin wurde das Wirkspektrum auf einige Enterobacteriaceae sowie auf *Enterococcus faecalis* und Listerien erweitert. Aufgrund der geringen Nebenwirkungen sind Dosierungen bis 20 g/d möglich. Im Rahmen der Therapie ist häufig das Auftreten eines makulösen Exanthems zu beobachten, welches in den meisten Fällen nicht allergischer, sondern direkt toxischer Natur ist. Für die orale Therapie steht Amoxicillin zur Verfügung, welches im Gegensatz zu Ampicillin fast vollständig resorbiert wird. Mit Piperacillin erfolgte eine weitere Verbreiterung des Spektrums unter Einschluss von *Pseudomonas aeruginosa*. Neuere Ergebnisse des TDM für Piperacillin/Tazobactam zeigten, dass die Regeldosierung von $3 \times 4{,}5$ g/d bei kritisch kranken Patienten möglicherweise nicht hinreichend ist. Aminopenicilline sind nicht ß-Laktamase-stabil und werden daher meist in Kombination mit β-Laktamase-Inhibitoren verabreicht. Tazobactam erweist sich in diesem Zusammenhang als deutlich besser wirksam als Sulbactam, erfasst aber auch nicht mehr alle β-Laktamasen mit erweitertem Wirkspektrum (Extended Spectrum β-Laktamasen, ESBL). Schon jetzt bzw. in absehbarer Zeit werden mit Avibactam und Relebactam neue Inhibitoren zur Verfügung stehen, die auch Carbapenemasen bzw. Metallo-ß-Laktamasen inhibieren können.

Cephalosporine werden üblicherweise in Generationen eingeteilt. Sinnvoller erscheint die Einteilung nach Stille [1] (modifiziert):
– Cefazolin-Gruppe (Basis-Cephalosporine),
– Cefuroxim-Gruppe (Intermediär-Cephalosporine),
– Cefoxitin-Gruppe (Cefamycine),
– Cefotaxim-Gruppe (Breitspektrum-Cephalosporine),
– Ceftazidim-Gruppe (*Pseudomonas*-Cephalosporine),
– Ceftobiprol-Gruppe (Cephalosporine mit MRSA-Aktivität),
– orale Cephalosporine.

Allerdings sind im Laufe der Zeit viele Substanzen wieder vom deutschen Markt verschwunden, so dass die Gruppen nur noch aus wenigen Vertretern bestehen. Vertreter der Basis-Cephalosporine ist Cefazolin mit einem Wirkungsspektrum, welches viele grampositive und einige gramnegative Bakterien umfasst. Es kann zur Therapie von Staphylokokken-Infektionen und zur perioperativen Prophylaxe bei Eingriffen ohne Belastung durch Enterobacteriaceae eingesetzt werden. Übliche Dosierungen sind 3 × 1–2 g/d i. v. Cefuroxim weist im Vergleich zu Cefazolin eine deutlich verbesserte Wirkung auf gramnegative Stäbchenbakterien auf. Es wird im Wesentlichen mit einer Dosis von 1,5 g i. v. für die perioperative Prophylaxe eingesetzt. Cefoxitin und Cefotetan sind weitgehend gegen Anaerobier-ß-Laktamasen stabil und können bei entsprechenden Mischinfektionen Einsatz finden. Mit Cefotaxim (Regeldosis 3 × 2 g/d i. v.) und Ceftriaxon (Regeldosis 1 × 2 g/d i. v.) wurde die Wirkintensität bei gramnegativen Bakterien weiter verstärkt, allerdings werden *Pseudomonas sp.* weiterhin nicht erreicht. Dabei kam es zu einem geringgradigen Verlust der Wirkintensität gegenüber Staphylokokken. Im Gegensatz zu allen anderen Cephalosporinen hat Ceftriaxon eine Halbwertszeit von 7–8 h. Dies ermöglicht eine einmal tägliche Dosierung. Ursächlich dafür ist jedoch die hohe Eiweißbindung von ca. 95 %. Es wird daher diskutiert, ob der geringe freie Serumspiegel die Verbreitung von ESBL-tragenden Bakterien begünstigt. Ceftriaxon kann gemäß Leitlinien zur empirischen Therapie von gastrointestinalen Infektionen (2 g/d für 3–5 Tage) eingesetzt werden. Ceftriaxon oder Meropenem (s. später) wird zur Initialtherapie des Morbus Whipple herangezogen. Zu den Cephalosporinen mit *Pseudomonas*-Aktivität gehören Ceftazidim, Cefepim und das in Kombination mit Tazobactam angebotene Ceftolozan. Aufgrund seiner eingeschränkten Wirkintensität gegenüber grampositiven Bakterien sollte Ceftazidim möglichst nachgewiesenen *Pseudomonas*-Infektionen vorbehalten sein, bei denen die Sensitivität des Erregers belegt wurde (Regeldosierung 3 × 2 g/d). Ceftazidim kann mit Avibactam kombiniert werden (Dosierung 3 × 2 g/0,5 g, Infusionsdauer 2 h). Avibactam inhibiert ESBL sowie einige Carbapenemasen und erweitert damit das Wirkspektrum entsprechend. Die für Ceftolozan/Tazobactam angegebene Dosierung beträgt 3 × 1 g/0,5 g/d in einstündiger Infusion. Die verlängerten Infusionzeiten sollen die Gesamtexposition des Patienten mit der jeweiligen Substanz verbessern. Während bisher Enterokokken primär resistent gegenüber Cephalosporinen waren, zeigt Ceftobiprol eine Wirkung gegen Ampicillin-sensible Enterokokken sowie gegen multiresistente *S.-aureus*-Stämme (MRSA) und darüber hinaus auch auf Pseudomonaden (Regeldosis 3 × 1 g/d, Infusionsdauer 2 h). Ceftarolin weist aufgrund seiner Affinität gegenüber PBP2a eine Aktivität gegen MRSA, nicht aber gegen *Pseudomonas* auf (Regeldosis 2 × 600 mg/d, Infusionsdauer 1 h). Sowohl Ceftobiprol als auch Ceftarolin werden von ESBL angegriffen.

Orale Cephalosporine, die sinnvoll eingesetzt werden können, sind insbesondere Cefuroxim-Axetil, Ceftibuten und Cefixim. Grundsätzlich ist zu beachten, dass diese Substanzen nur sehr unvollständig resorbiert werden und aufgrund ihrer gastrointestinalen Toxizität lediglich in geringen Dosierungen (Cefuroxim-Axetil

2 × 250–500 mg/d, Ceftibuten 1 × 400 mg/d, Cefixim 1 × 400 mg/d) angewendet werden können. Ceftibuten wirkt weniger gut auf grampositive Bakterien; so wurde über ein Versagen bei Pneumokokken-Infektionen berichtet. Cefixim ist nur gegen gramnegative Bakterien wirksam.

Carbapeneme weisen ein breites Wirkspektrum, eine hohe Wirkintensität und gute Gewebegängigkeit auf. Sie werden von üblichen ß-Laktamasen nicht angegriffen, aber von Metallo-ß-Laktamasen sowie Carbapenemasen (z. B. KPC, VIM, NDM-1, OXA-48) zerstört. Imipenem wird zusammen mit Cilastatin, einem Dehydropeptidase-1-Inhibitor, appliziert (Regeldosis 4×500 mg/d i. v.). Im Gegensatz zu Meropenem (Regeldosis 3×1 g/d i. v.) hat Imipenem eine Wirkung auf *Enterococcus faecalis*. Bei *Pseudomonas aeruginosa* besteht für beide Substanzen keine komplette Kreuzresistenz.

3.1.3 Aminoglykoside

Aminoglykoside wirken konzentrationsabhängig, d. h. je höher die Substanzkonzentration, umso mehr Bakterien werden pro Zeiteinheit eliminiert. Gleichzeitig weisen sie eine erhebliche Oto- und Nephrotoxizität auf. Zusammengenommen bedingen diese Eigenschaften eine geringe therapeutische Breite. Daher ist spätestens am dritten Therapietag ein therapeutisches Drugmonitoring (TDM) vorzusehen. Aminoglykoside wirken besonders gut gegen gramnegative Bakterien, ihre Wirkung auf grampositive Erreger ist weniger ausgeprägt, Streptokokken und Enterokokken sind weitgehend resistent. Für Gentamicin, Tobramycin und Amikacin besteht eine weitgehende, aber keine komplette Kreuzresistenz. Die Dosierung ist abhängig vom Körpergewicht des Patienten (Gentamicin 1 × 5 mg/kg/d, Tobramycin 1 × 5 mg/kg/d, Amikacin 1 × 15 mg/kg/d, jeweils i. v.). Spitzenspiegel sollten für Gentamicin und Tobramycin bei 16–24 mg/l, für Amikacin bei 56–64 mg/l liegen, die Talspiegel bei < 1 mg/l. Aufgrund der schnellen Resistenzbildung sollten Aminoglykoside nur in Kombination mit anderen Antibiotika appliziert werden.

3.1.4 Fluorchinolone

In der Vergangenheit sind eine Vielzahl von Fluorchinolonen entwickelt worden, so dass eine Gruppeneinteilung hilfreich schien. Leider mussten die meisten Substanzen aufgrund schwerer Nebenwirkungen wieder vom Markt zurückgezogen werden. Für die Therapie sind heute noch Ciprofloxacin, Levofloxacin und Moxifloxacin einsetzbar. Es handelt sich um Breitspektrumantibiotika, die sowohl grampositive wie gramnegative als auch atypische Erreger – allerdings in unterschiedlicher Ausprägung – erfassen. Leider hat ihr intensiver Einsatz z. T. in geringer Dosierung in erheblichem Umfang zur Selektion von resistenten *E.-coli*- und *S.-aureus*-Stämmen geführt. Ein empirischer Einsatz ohne Antibiogramm ist daher zu überdenken. Die gegenwärtigen Leitlinien sehen allerdings bei therapiebedürftigen gastrointestinalen Infektionen weiterhin als eine Option Ciprofloxacin (2 × 500 mg/d p. o. oder 2 × 400 mg/d i. v. für 3–5 Tage) vor.

3.1.5 Tetracycline

Tetracycline sind echte Breitspektrum-Antibiotika. Sie wirken gegen aerobe und anaerobe Bakterien, grampositive und gramnegative Organismen, zellwandlose Erreger und eine Reihe von Mikroorganismen, die sich diesen Einteilungen entziehen. Leider sind viele Bakterienstämme mittlerweile resistent gegen diese Substanzen. Ursache dafür sind meist Pumpen, die Tetracycline effektiv aus der Bakterienzelle eliminieren. Von diesem Mechanismus ist Tigecyclin, ein aus dem Minocyclin entwickeltes Glycylcyclin, in der Regel nicht betroffen. Tigecyclin stellt daher oft eine Option bei der Therapie multiresistenter Erreger dar (Dosisempfehlung 2 × 100 mg/d i. v., entspricht nicht der Zulassung). Die älteren Tetracycline finden z. B. Einsatz bei der Therapie von Chlamydien und Mycoplasmen, weiterhin, vor allem das Doxycyclin, bei Borreliose, Brucellose, Bartonellose, Leptospirose, Q-Fieber (*Coxiella burnetii*), Rickettsiosen und Syphilis (*Treponema pallidum*). Kinder unter acht Jahren dürfen aufgrund der möglichen Zahnverfärbung Tetracycline nicht erhalten.

3.1.6 Fosfomycin

Fosfomycin steht sowohl zur i. v.-Applikation als auch zur oralen Anwendung (Fosfomycin-Trometamol) zur Verfügung. Die Substanz hat eine gute Gewebegängigkeit und wirkt bakterizid. Die i. v. Form wird insbesondere bei der Behandlung multiresistenter (z. B. MRSA, ESBL-Bildner), aber Fosfomycin-empfindlicher Erreger eingesetzt (Dosisempfehlung 3 × 5 g/d). Unter Therapie ist eine schnelle Resistenzentwicklung zu erwarten, daher ist eine Kombinationstherapie ratsam. Auf die mit der Therapie verbundene hohe Natriumbelastung ist zu achten. Fosfomycin-Trometamol wird zur Therapie der unkomplizierten Harnwegsinfektion empfohlen (Regeldosis 1 × 3 g).

3.1.7 Folat-Antagonisten

Cotrimoxazol ist die feste Kombination aus Trimethoprim und Sulfamethoxazol im Dosisverhältnis 1 : 5. Das Wirkungsspektrum ist breit und beinhaltet sowohl grampositive als auch gramnegative Bakterien. Cotrimoxazol kann zur Therapie der Yersinien-Enterokolitis herangezogen werden. Darüber hinaus wirkt Cotrimoxazol auch gegen Protozoen und einige Pilzarten (z. B. *Pneumocystis jiroveci*). Ähnlich wie bei den Tetracyclinen ist jedoch der Einsatz durch umfangreiche Resistenzen der Erreger kompromittiert und sollte nur nach Resistogramm erfolgen.

3.1.8 Makrolide

Makrolide werden vorwiegend zur Therapie von Atemwegsinfektionen eingesetzt. Sie wirken auch auf intrazelluläre Erreger (Chlamydien, Mykoplasmen), Resistenzen kommen bei Pneumokokken vor und sind bei *Haemophilus influenzae* häufig. Bei Motilitätsstörungen im Magen-Darm-Trakt kann Erythromycin als Propulsivum Verwendung finden. Clarithromycin wird auch bei der Eradikation einer *Helicobacter-pylori*-Besiedelung der Magenschleimhaut eingesetzt. Azithromycin stellt eine Option bei der Behandlung von frühen Borreliose-Stadien dar. Darüber hinaus kann es zur antibiotischen Therapie der Enteritis herangezogen werden, insbesondere bei Shigellen-Infektionen. Auf Lebertoxizität und QT-Zeit-Verlängerung ist bei Makrolid-Therapien zu achten.

3.1.9 Lincosamide

Clindamycin wirkt hauptsächlich gegen grampositive Keime wie Streptokokken oder Staphylokokken und gegen Anaerobier. In Kombination mit Pyrimethamin ist es gegen *Toxoplasma gondii* wirksam. Clindamycin zeichnet sich durch eine gute Gewebegängigkeit aus, die auch Synovia und Knochenmark umfasst.

3.1.10 Glycopeptide

Zu den Glycopeptiden gehören Vancomycin, Teicoplanin und Telavancin sowie Substanzen mit extrem langer Halbwertszeit (Dalbavancin, Oritavancin). Sie dienen im Wesentlichen der Therapie von multiresistenten Staphylokokken und Enterokokken und sollten nicht bei anderweitig (ß-Laktam-Antibiotika) sensiblen Erregern eingesetzt werden. Bei *Enterococcus faecium* nimmt die Glycopeptid-Resistenz zu. Vancomycin-Therapien sollten spiegelkontrolliert erfolgen (TDM). Vancomycin oral ist das Mittel der Wahl bei der Ersttherapie von *Clostridium-difficile*-Infektionen (Dosisempfehlung $4 \times 125–500$ mg/d).

3.1.11 Oxazolidinone

Linezolid (Regeldosis 2×600 mg/d oral oder i. v.) und Tedizolid (Regeldosis 1×200 mg/d oral) sind zur Therapie von anderweitig (ß-Laktam-Antibiotika) resistenten grampositiven Erregern geeignet. Linezolid erreicht das Lungengewebe besser als Vancomycin.

3.1.12 Lipopeptide

Daptomycin weist eine schnelle bakterizide Wirkung gegen Staphylokokken und Enterokokken auf (Regeldosierung 1 × 4–10 mg/kg KG/d i. v.). Zur Therapie einer Pneumonie ist es aufgrund seiner Inaktivierung durch Surfactant nicht geeignet.

3.1.13 Nitroimidazole

Metronidazol wirkt vor allem gegen obligat anaerobe Bakterien. Die Substanz wird aber auch zur Therapie von Infektionen durch *Campylobacter fetus, Helicobacter pylori* und Protozoen (*Entamoeba histolytica, Giardia lamblia, Trichomonas vaginalis*) herangezogen. Es steht sowohl in oraler Form als auch zur i. v.-Therapie zur Verfügung (Regeldosis i. v. initial 1 × 1500 mg/d, gefolgt von 1 × 1000 mg/d an den Folgetagen, oral 3 × 400–500 mg/d). Bei *Clostridium-difficile*-Infektionen wirken Vancomycin/Teicoplanin oder Fidaxomicin besser.

3.1.14 Tuberkulose-Therapeutika

Aufgrund des langsamen Wachstums, der möglichen Resistenzentwicklung und der schlechten Zugängigkeit der Tuberkulome wird die Initialtherapie der Tuberkulose mit einer Vierfach-Kombination aus Isoniazid 5 mg/kg KG (maximal 300 mg/d), Rifampicin 10 mg/kg KG (maximal 900 mg/d), Pyrazinamid 25 mg/kg KG (maximal 2500 mg/d) und Ethambutol 15 mg/kg KG (maximal 1600 mg/d) geführt. Diese so genannten Erstrangmedikamente sind als fixe Kombinationen erhältlich. Weitere Substanzen stehen für die Behandlung von Stämmen mit Resistenzen gegen Erstrangmedikamente zur Verfügung.

3.1.15 Weiterführende Literatur

[1] Brodt HR, Stille W, Simon C, Smollich M. Antibiotika-Therapie: Klinik und Praxis der antiinfektiösen Behandlung, 12. Auflage, Schattauer-Verlag, Stuttgart; 2012.
[2] Rodloff A, Bauer T, Ewig S, Kujath P, Müller E. Sensibel, intermediär und resistent – Wirkintensität von Antibiotika. Dtsch Arztebl. 2008; 105: 657–662.

Stefan Hagel, Christina Forstner

3.2 Antibiotika-Resistenz und Klinisches Management von Multiresistenz

3.2.1 Einführung

Die globale Ausbreitung multiresistenter Erreger führt zu einer weltweiten Bedrohung der Menschheit, wobei der weitgehende Wirkungsverlust von antimikrobiellen Medikamenten keine Bedrohung der Zukunft, sondern bereits jetzt eine globale Realität darstellt. In diesem Zusammenhang spricht die Weltgesundheitsorganisation (WHO) sogar von dem bevorstehenden Beginn einer Post-Antibiotika-Ära. Nach Angaben des European Center for Disease Control (ECDC) verursachen multiresistente Erreger (MRE) bereits jetzt ca. 25.000 Todesfälle pro Jahr in Europa. Sie führen zu einer Verlängerung der Krankenhausverweildauer um 2,5 Millionen Tage und verursachen jährliche Zusatzkosten von über 1,5 Milliarden Euro. Der globalen Ausbreitung bakterieller Resistenzen steht dabei gleichzeitig eine abnehmende Anzahl neuer antiinfektiver Substanzen gegenüber.

3.2.2 Antibiotika-Resistenz

Antibiotika-Resistenz ist ein Phänomen, welches bereits vor der breiten Anwendung der Antibiotika existierte. Über Jahrmillionen haben Bakterien spontane genetische Veränderungen durchgemacht (Abb. 3.2) und natürliche Resistenzfaktoren entwickelt, die im Rahmen des darwinistischen Überlebenskampfes ihr Fortbestehen gesichert haben.

Auf molekularer Ebene bedeutet Antibiotika-Resistenz, dass ein Mikroorganismus die Fähigkeit erlangt hat, sich der wachstumshemmenden (bakteriostatischen) oder abtötenden (bakteriziden) Wirkung einer antimikrobiellen Substanz zu widersetzen. Diese Fähigkeit kann natürlich (intrinsic oder primär) oder erworben sein (acquired oder sekundär). Als primär wird eine Resistenz bezeichnet, wenn ein Antibiotikum bei einer bestimmten Gattung oder Spezies eine Wirkungslücke besitzt, weil z. B. die Aufnahme in die Bakterienzelle nicht gelingt oder ihnen eine spezifische Angriffsstelle für das Antibiotikum fehlt. Typische Beispiele für eine primäre Resistenz sind die „Enterokokkenlücke" der Cephalosporine oder die fehlende Wirksamkeit von Vancomycin gegen gramnegative Bakterien.

Die sekundäre Resistenz zeichnet sich durch den Verlust der Wirksamkeit eines Antibiotikums bei einem primär nicht resistenten Bakterium aus. Dies kann zum einen durch eine a) spontane Mutation oder b) unter Antibiotikaeinfluss oder c) durch Übertragung der dafür kodierenden Gene von anderen Bakterien entstehen. Eine Resistenzentwicklung durch eine spontane Mutation bleibt bei den meisten Bakterienarten jedoch ein unwahrscheinliches Ereignis, da hierzu oft mehrere kom-

präantibiotisches Zeitalter

3,4 Mrd. Jahre | 2 Mrd. Jahre

6 Mrd. Jahre | 3,6 Mrd. Jahre | 2,4 Mrd. Jahre | 1 Mrd. Jahre

20 Mio. Jahre | 2,5 Mio. Jahre | 200 000 Jahre

Familie der Hominiden | Gattung Homo | anatomisch moderner Mensch

antibiotisches Zeitalter

1955 | 1963 | 1978 | 1986

1937 1941 | 1954 | 1961 | 1964 | 1969 1977 | 1980 1983 | 1996 1999 2003

Antibiotika

Sulfon-amide | Colistin | Methicillin | Cephalothin | Pipera-cillin | Linezolid | Ceftarolin

Penicillin | Vancomycin | Gentamicin | Fosfomycin | Daptomycin | Tigecyclin | Teixo-bactin*

Clavulan-säure | Ceftriaxon, Imipenem | Ciprofloxacin

1964 | 1988 1996 | 2001 2005

1942 | 1949 | 1963 | 1966 | 1971 | 1979 1984 1989 1990 | 1997 | 2003 2009

Resistenz

Sulfonamid-resistenz | MRSA | TEM | OXA | IMP | KPC | NDM

PRSA | Colistin-resistenz | SHV, AmpC | VRE | VRSA, VIM | Tigecyclin-resistenz

Ciprofloxacin-resistenz | CTX-M | Linezolid-resistenz

16S-Methylase

AmpC = Ampicillin-hydrolysierende Enzyme
CTX-M = Cefotaximase M (für München als Ort der Erstisolierung)
IMP = Imipenemase
KPC = *Klebsiella-pneumoniae*-Carbapenemase
MRSA = Methicillin-resistenter *Staphylococcus aureus*
PRSA = Penicillin-resistenter *Staphylococcus aureus*
TEM, SHV, OXA = verschiedene Gruppen β-Lactam-hydrolysierender Enzyme
VRE = Vancomycin-resistente Enterokokken
VRSA = Vancomycin-resistenter *Staphylococcus aureus*
VIM = Carbapenemase vom VIM-Typ (Verona integron-encoded metallo-β-lactamase)

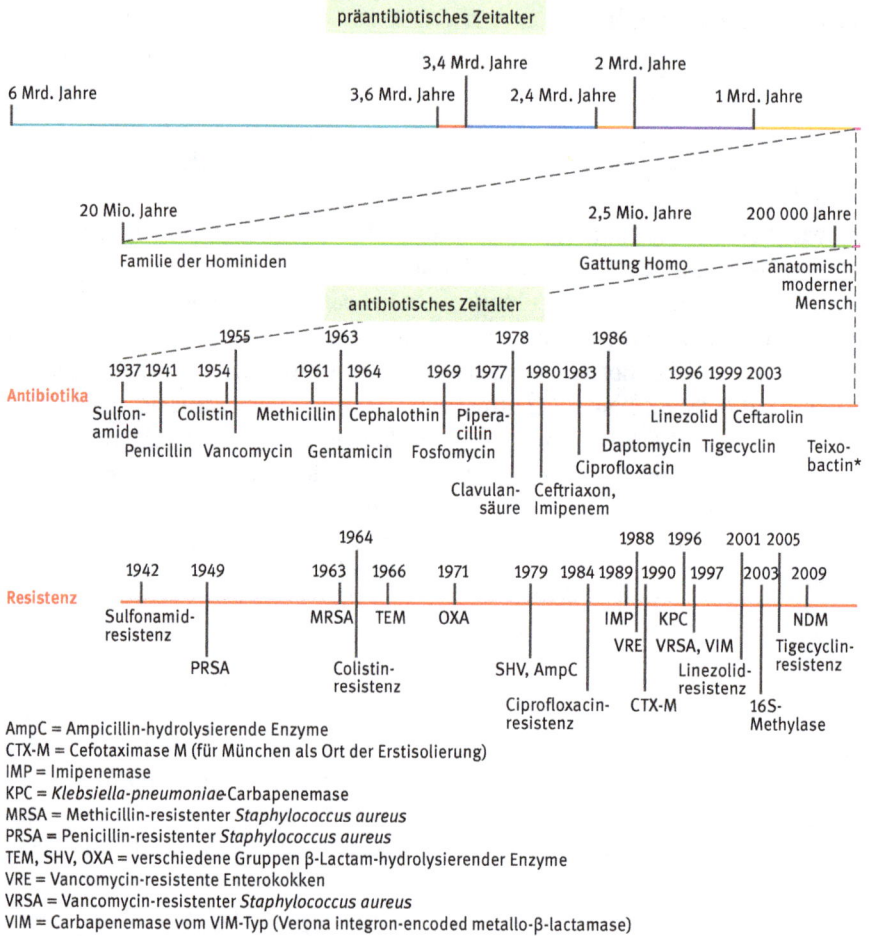

Abb. 3.2: Zeitachse der Entstehung von Antibiotika-Resistenzen, modifiziert nach Iredell et al. BMJ 2015.

plizierte Mutationen oder biochemische Zwischenschritte nötig sind. So ist es extrem unwahrscheinlich, dass bei der Therapie einer Methicillin–sensiblen *Staphylococcus-aureus*-Infektion (MSSA) mit Oxacillin bei einem Patienten eine komplette genetische Transformation und Mutation einer MSSA-Kolonie zu einem MRSA stattfindet oder dass sich ein sensibler *Enterococcus* unter Vancomycin-Therapie in einen vancomycinresistenten *Enterococcus* (VRE) verwandelt. Eine Ausnahme stellt die Rifampicin-Resistenz bei *Mycobacterium tuberculosis* dar, bei der eine einzige Punktmutation zur Resistenzentwicklung ausreichend ist und es im Rahmen einer Rifampicin-Monotherapie zur nachfolgenden Selektion dieser resistenten Stämme kommen kann.

Voraussetzung für eine Resistenzentwicklung unter Antibiotikaeinfluss sind ebenfalls einfache Mutationen oder Resistenzmechanismen, die genetisch bereits in der Bakterienzelle verankert sind und ohne großen Verlust an biologischer Fitness des einzelnen Bakteriums jederzeit aktivierbar sind. Ein klinisch relevantes Beispiel bietet z. B. die Aktivierung einer Cephalosporin-spaltenden AmpC-ß-Laktamase bei *Enterobacter spp.* unter Cephalosporin-Therapie. Trotz im Resistogramm beschriebener Cephalosporin-Sensibilität kann hier unter Therapie eine Resistenz entstehen, welche mit dem Risiko eines Therapieversagens zwischen 10 und 30 % einhergeht. Ein weiteres Beispiel ist die Entwicklung einer Carbapenem-Resistenz von *Pseudomonas aeruginosa* durch Verlust von Porinen in der äußeren Membran (Permeabilitätsverlust) unter Carbapenem-Therapie.

Die häufigste Ursache einer sekundären Resistenzentwicklung liegt jedoch in einer Übertragung der dafür kodierenden Gene von anderen Bakterien (Abb. 3.3), z. B. durch Plasmide (Konjugation), der Aufnahme freier DNA von toten Bakterien (Transformation) oder in der Infektion durch Bakteriophagen (Transduktion), und dies sogar zwischen unterschiedlichen Spezies (z. B. *E. coli* und *Klebsiella spp.*).

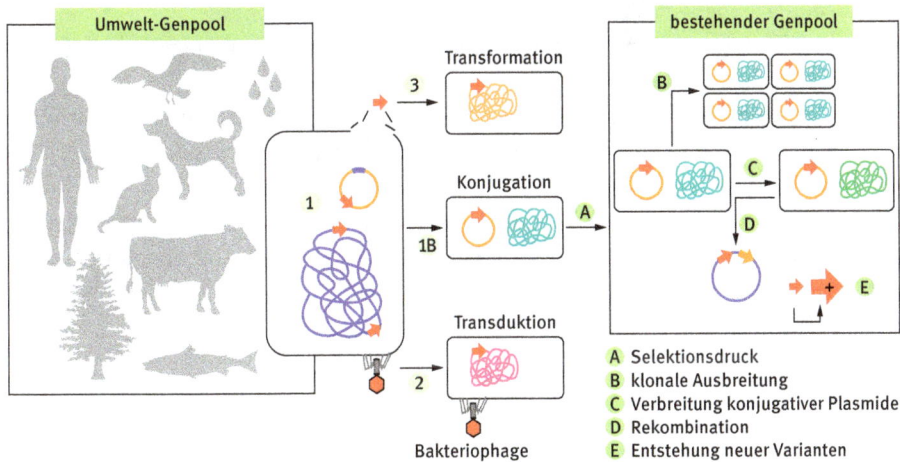

Abb. 3.3: Ökologie von Antibiotikaresistenzen, modifiziert nach Iredell et al. BMJ 2015.

Der Erwerb von Resistenzeigenschaften stellt für die Mikroorganismen in der Regel jedoch eher einen Nachteil dar, da sie sich meist langsamer als ihre sensiblen Artgenossen replizieren und oft weniger virulent sind. Erst unter veränderten Bedingungen, wie z. B. einer Therapie mit Breitspektrumantibiotika, erweist sich die Resistenz als selektierender Überlebensvorteil. Durch das Antibiotikum sterben zunächst alle empfindlichen Varianten ab, die robusteren resistenten Bakterien vermehren sich weiter und können durch z. B. mangelnde Hygiene oder über Nahrungsketten verbreitet werden. Neben dem unkritischen Einsatz von Antibiotika in der Humanmedizin hat auch ihr Einsatz in der Veterinärmedizin, der den Verbrauch in der Humanmedizin um fast das Dreifache übersteigt, einen wichtigen Einfluss auf die Entwicklung und Verbreitung von Antibiotika-Resistenzen.

3.2.2.1 Resistenzmechanismen

Es gibt unzählige Resistenzmechanismen, die in fünf Kategorien unterteilt werden können:

1. veränderte Struktur der Antibiotika-Zielmoleküle, die den Angriff des Antibiotikums unmöglich machen (Beispiel: mutierte Penicillin-bindende Proteine als Basis der Penicillin-Resistenz bei vielen Streptokokken-Arten – demzufolge wäre hier auch der Einsatz von ß-Laktam/ß-Laktamase-Inhibitor-Kombinationen nicht sinnvoll),
2. verminderte Penetration in die Bakterienzelle durch Verlust von Porinen (Beispiel: Carbapenem-Resistenz von *Pseudomonas aeruginosa*),
3. Pumpmechanismen, die zum Efflux des Antibiotikums aus der Zelle führen (Beispiel: Carbapenem-Resistenz von *Pseudomonas aeruginosa*),
4. inaktivierende Enzyme, die das Antibiotikum unwirksam machen (Beispiel: ESBL-Bildner),
5. zusätzliche biochemische Stoffwechselwege, durch die das Antibiotikum nicht zur Wirkung kommt (Beispiel: *Staphylococcus aureus* und Trimethoprim).

Häufig besitzt eine Bakterien-Spezies mehrere Mechanismen, um gegen eine spezifische Antibiotikaklasse resistent zu werden. Kreuzresistenzen sind ebenfalls häufig, d. h., eine chromosomale Veränderung kann zur Resistenz gegenüber mehreren Antibiotikaklassen führen.

3.2.2.2 Management von Multiresistenz

Während in den 1990er-Jahren Methicillin-resistenter *Staphylococcus aureus* (MRSA) als größte Herausforderung angesehen wurde, sind es mittlerweile multiresistente gramnegative Bakterien (MRGN) und Vancomycin-resistente Enterokokken (VRE). Zu den MRGN gehören ESBL- und/oder Carbapenemase produzierende *Escherichia coli*, *Klebsiella pneumoniae* sowie weitere Enterobakterien (v. a. *Enterobacter spp.* und *Citrobacter spp.*) und die so genannten Non-Fermenter (*Pseudomonas aeruginosa* und *Acinetobacter baumannii*). Da bei vielen MRGN zusätzlich eine Fluorchinolon-Resistenz vorliegt, sind die therapeutischen Optionen begrenzt.

Therapieoptionen für multiresistente grampositive Erreger. Im Unterschied zu MRGN stehen für die grampositiven Erreger MRSA eine Vielzahl und für VRE zumindest eine begrenzte Anzahl von antimikrobiellen Substanzen zur Verfügung. Wirkstoffklassen, zugelassene Indikationen sowie Stärken und Schwächen der unter-schiedlichen Antibiotika sind in Tab. 3.1 zusammengefasst.

Tab. 3.1: Vergleichende Darstellung MRSA +/− VRE-wirksamer Antibiotika.

Wirkstoffklasse/ Substanz	Wirksamkeit gegen grampositive MRE	Zugelassene Indikationen	Stärken	Schwächen
Glykopeptid Vancomycin	– MRSA – Enterokokken (nicht VRE)	– MRSA-Infektionen – Schwere Infektionen durch andere Vancomycin-sensible Erreger	Preisgünstig	– Suboptimale Gewebepenetration – Langsame Bakterizidie – Nephrotoxizität, Ototoxizität – Serumkonzentration-bestimmungen notwendig → Dosierung entsprechend Talziel-spiegel 15–20 mg/l
Glykopeptid Teicoplanin	– MRSA – Enterokokken inkl. VRE mit VanB-vermittelter Resistenz	Mittelschwere und schwere Infektionen durch grampositive emp-findliche Erreger	– Lange HWZ (100 h), daher am-bulante parenterale Therapie möglich – Geringeres nephrotoxisches Potenzial im Vergleich zu Van-comycin	– Teurer als Vancomycin – Serumkonzentration-bestimmung notwendig → Talzielspiegel abhängig von Indikation und Schwere der Erkrankung, jeden-falls > 20 mg/l – Ototoxizität, besonders bei ein-geschränkter Nierenfunktion
Oxazolidinon Linezolid	– MRSA – VRE	– Ambulant erworbene und nosokomiale Pneumonie – Schwere Haut- und Weichteilinfektionen	– Gute Gewebepenetration – Hohe orale Bioverfügbarkeit – Geringe Nephrotoxizität	– Bakteriostatische Wirksamkeit – reversibler Myelotoxizität – Therapiedauer maximal 28 Tage – Polyneuropathie (Optikusneuro-pathie) – Bei gleichzeitiger Gabe von Monoaminooxidasehemmern serotonerges Syndrom möglich

[1] VAP: ventilator associated pneumonia, beatmungsassoziierte

Tab. 3.1: (Fortsetzung).

Wirkstoffklasse/ Substanz	Wirksamkeit gegen grampositive MRE	Zugelassene Indikationen	Stärken	Schwächen
Oxazolidinon Tedizolid	– MRSA – VRE	Akute bakterielle Haut- und Hautstrukturinfektionen	– Teilweise auch wirksam gegen Linezolid-resistente Stämme – Längere HWZ und kürze Therapiedauer als Linezolid	Teuer
Lipopeptid Daptomycin	– MRSA – VRE	– Komplizierte Haut-, Weichteilinfektionen – S.-aureus-Bakteriämie – Rechtsherzendokarditis	– Rasche Bakterizidie – Geringe Nephrotoxizität	– Teuer – Inaktivierung durch Surfactant →keine Wirksamkeit bei Pneumonie
Glycylcyclin Tigecyclin	– MRSA – VRE	– Komplizierte Haut-, Weichteilinfektionen – Intraabdominelle Infektionen	Breites Spektrum grampositiv und gramnegativ	– Bakteriostatisch – Kurze Verweildauer im Blut – Erhöhte Mortalität bei Pneumonie, insbesondere VAP[1], und Dosierung laut Fachinformation
Cephalosporin Ceftarolin	– MRSA – Enterokokken (nicht VRE)	– Komplizierte Haut- und Weichgewebeinfektionen – Ambulant erworbene Pneumonie	Bakterizidie	– Teuer – Keine Studien zur MRSA-Pneumonie

[1] VAP: ventilator associated pneumonia, beatmungsassoziierte Pneumonie

Tab. 3.1: (Fortsetzung).

Wirkstoffklasse/ Substanz	Wirksamkeit gegen grampositive MRE	Zugelassene Indikationen	Stärken	Schwächen
Cephalosporin Ceftobiprol	- MRSA - Enterokokken (nicht VRE)	Ambulant erworbene und nosokomiale Pneumonie (außer VAP[1])	Bakterizidie	Teuer
Lipoglykopeptid Oritavancin	- MRSA - VRE (nur VanB)	Akute bakterielle Haut- und Hautstrukturinfektionen	Lange HWZ → Einmaldosis ausreichend	Wenig Erfahrungen bisher im klinischen Einsatz
Lipoglykopeptid Dalbavancin	- MRSA - VRE (nur VanB)	Akute bakterielle Haut- und Hautstrukturinfektionen	Lange HWZ → 1-mal wöchentliche Gabe ausreichend	Wenig Erfahrungen bisher im klinischen Einsatz
Diaminopyrimidin-Sulfonamid-Kombination Trimethoprim/Sulfamethoxazol	MRSA	Infektionen durch empfindliche Erreger	- Bakterizid - Hohe Bioverfügbarkeit	- Myelodepression - Kontraindiziert bei schweren Leberschäden - Schwere Hautreaktionen möglich
Tetrazyklin Doxycyclin	MRSA	Infektionen durch empfindliche Erreger	Hohe Bioverfügbarkeit	- Bakteriostatisch - Kontraindiziert bei schweren Leberfunktionsstörungen
Lincosamid Clindamycin	MRSA	Infektionen durch empfindliche Erreger	Hohe Bioverfügbarkeit	- Bakteriostatisch - MRSA ist häufig resistent

[1] VAP: ventilator associated pneumonia, beatmungsassoziierte Pneumonie

Tab. 3.1: (Fortsetzung).

Wirkstoffklasse/ Substanz	Wirksamkeit gegen grampositive MRE	Zugelassene Indikationen	Stärken	Schwächen
Rifamycin Rifampicin	MRSA	Infektionen durch empfindliche Erreger	– Gute Biofilmwirksamkeit – Hohe Bioverfügbarkeit	Nur als Kombinationstherapie
Epoxidantibiotikum Fosfomycin	MRSA	Infektionen durch empfindliche Erreger	Gute Gewebegängigkeit	– Nur als Kombinationstherapie – Keine randomisierten Studien

[1] VAP: ventilator associated pneumonia, beatmungsassoziierte Pneumonie

MRSA: Trotz weltweit stagnierender bis rückläufiger Raten hat MRSA unter den multiresistenten grampositiven Erregern nach wie vor die größte klinische Bedeutung. Für die Auswahl einer adäquaten Therapie bei MRSA-Infektionen müssen zusätzlich zum Resistogramm der Infektionsfokus und die Krankheitsschwere berücksichtigt werden. In der Klinik werden die „Standard-MRSA-Antibiotika", die Glykopeptide Vancomycin und Teicoplanin, aufgrund ihres Nebenwirkungsprofils (Nephrotoxizität, Ototoxizität), ihrer suboptimalen Gewebepenetration, der schwächeren Bakterizidie im Vergleich zu ß-Laktam-Antibiotika und der Notwendigkeit eines therapeutischen Drugmonitorings zunehmend von neueren Antibiotika, insbesondere dem Linezolid und dem Daptomycin, abgelöst. Linezolid zeichnet sich durch eine gute Gewebepenetration (Anreicherung in der Alveolarflüssigkeit vierfach im Vergleich zur Plasmakonzentration) aus und zeigte in klinischen Studien eine gute Wirksamkeit, v. a. bei der MRSA-Pneumonie. Im Unterschied zu Linezolid wirkt Daptomycin rasch bakterizid und wird als Hochdosistherapie (8–12 mg/kg Körpergewicht) v. a. bei der MRSA-Bakteriämie und Endokarditis eingesetzt. Da Daptomycin durch Surfactant inaktiviert wird, hat es keine Wirksamkeit bei MRSA-Pneumonie. Weitere MRSA-Reserveantibiotika im klinischen Einsatz sind Tigecyclin und die neuen Cephalosporine Ceftarolin und Ceftobiprol. Erst kürzlich wurden drei neue antimikrobielle Substanzen mit MRSA-Wirksamkeit in den USA und Europa zugelassen: Tedizolid sowie die Lipoglykopeptide mit langer Halbwertszeit Oritavancin und Dalbavancin. Aber auch ältere Antibiotika wie Trimethoprim/Sulfamethoxazol, Doxycyclin oder Clindamycin sind valide Therapiealternativen bei noch vorhandener Empfindlichkeit und leichtem Infektionsschweregrad (d. h. kein SIRS/Sepsis, keine Bakteriämie, keine Endokarditis etc.). Als Kombinationspartner für schwere MRSA-Infektionen oder Biofilm-assoziierte Infektionen stehen Rifampicin und Fosfomycin zur Verfügung. Aufgrund rascher Resistenzentwicklung unter Monotherapie dürfen allerdings beide Substanzen nur in Kombination verabreicht werden (Ausnahme: untere Harnwegsinfektion bei Fosfomycin).

VRE: Eine erworbene Vancomycin-Resistenz betrifft meist *E. faecium* (> 95 %). Die beiden häufigsten Resistenztypen bei VRE sind VanA und VanB. Die VanB-vermittelte Resistenz betrifft nur Vancomycin, nicht jedoch Teicoplanin. Unter Teicoplanin-Therapie kann es allerdings auch bei VanB zu einer Selektion Teicoplanin-resistenter Mutanten kommen. Im Unterschied zu Infektionen durch MRSA sind die Therapieoptionen bei VRE-Infektionen allerdings beschränkt (s. auch Tab. 3.1). Als Antibiotika mit VRE-Wirksamkeit stehen derzeit nur Linezolid, Daptomycin und Tigecyclin zur Verfügung. Tigecyclin wird jedoch aufgrund seiner bakteriostatischen Wirksamkeit und seiner kurzen Verweildauer im Blut bei einer VRE-Bakteriämie nicht empfohlen. Zukünftige Therapiealternativen könnten Tedizolid und Oritavancin sein. Prospektive randomisierte klinische Studien über das optimale Management von VRE-Infektionen liegen nicht vor.

Therapieoptionen für multiresistente gramnegative Erreger

Zur Klassifizierung von MRGN hat die Kommission für Krankenhaushygiene und Infektions-prävention am Robert Koch-Institut (KRINKO) eine Definition auf Basis der phänotypischen Resistenzeigenschaften gegenüber den vier Leitantibiotikaklassen veröffentlicht (Tab. 3.2).

Tab. 3.2: Klassifizierung multiresistenter gramnegativer Stäbchen auf Basis ihrer phänotypischen Resistenzeigenschaften nach KRINKO.

Antibiotika-gruppe	Leitsubstanz	Entero-bacteriaceae		Pseudomonas aeruginosa		Acinetobacter spp.	
		3MRGN	4MRGN	3MRGN	4MRGN	3MRGN	4MRGN
Acylureido-penicilline	Piperacillin/ Tazobactam	R	R	Nur eine der vier Antibiotika-gruppen wirksam (sensibel)	R	R	R
Cephalosporine der 3./4. Gene-ration	Cefotaxim und/oder Ceftazidim	R	R		R	R	R
Carbapeneme	Imipenem und/oder Meropenem	S	R		R	S	R
Fluorchinolone	Ciprofloxacin	R	R		R	R	R

R: resistent oder intermediär sensibel; S: sensibel

Therapieoptionen für 3MRGN: Als verbleibende Antibiotikaklasse zur Monotherapie von schweren Infektionen durch 3MRGN sind in der Regel nur Carbapeneme wie Ertapenem (keine Wirksamkeit bei *Pseudomonas aeruginosa*), Meropenem oder Imipenem wirksam. Allerdings kann es unter Therapie mit Carbapenemen nicht nur zu einer Resistenzentwicklung zuvor empfindlicher Stämme (dies gilt vor allem für *Pseudomonas aeruginosa*), sondern auch zur Selektion von Erregern kommen, die nicht im Spektrum enthalten sind oder gegen die nur eine schwache Wirksamkeit besteht (z. B. *Stenotrophomonas sp.*). Da v. a. Tazobactam und Clavulansäure einige der häufigsten ESBL-Enzyme inhibieren können, liegt bei einem relevanten Anteil der ESBL-Bildner die minimale Hemmkonzentration (MHK) von Piperacillin/Tazobactam im sensiblen Bereich. Der Einsatz von Piperacillin/Tazobactam in einem solchen Fall zur Therapie systemischer Infektionen wird in der Literatur jedoch kontrovers diskutiert. Während eine retrospektive Kohortenstudie bei Patienten mit Blutstrominfektionen durch ESBL-Enterobacteriaceae und empirischer Therapie mit Piperacillin/Tazobactam eine 1,9-fach erhöhte 14-Tages-Sterblichkeit im Vergleich zu einem Carbapenem postuliert, hat eine Post-hoc-Analyse von sechs prospektiven spanischen Kohorten gezeigt, dass bei Bakteriämie durch ESBL-*E. coli* durchaus ß-Laktam/ß-Laktamase-Inhibitor-Kombinationen zur Therapie eingesetzt werden können. Voraussetzungen hierfür sind jedoch eine ausreichend hohe Dosierung von Piperacillin/

Tazobactam ($4 \times 4,5$ g i. v.), eine niedrige MHK (≤ 4 mg/l) und/oder das Vorliegen einer Urosepsis. Als neue empirische Behandlungsoption für ESBL-Enterobacteriaceae steht seit kurzem eine weitere ß-Laktam/ß-Laktamamase-Inhibitor-Kombination Ceftolozan/Tazobactam zur Verfügung. Ceftolozan ist ein neues Cephalosporin und stabil gegen häufige Resistenzmechanismen von *Pseudomonas aeruginosa* (Porin-Verlust, chromosomale AmpC-β-Laktamase, Effluxpumpen). Tazobactam schützt Ceftolozan vor Hydrolyse durch viele ESBL-Enterobacteriaceae. In Phase-III-Studien zur komplizierten Harnwegsinfektion und intraabdominellen Infektion (in Kombination mit Metronidazol) zeigte Ceftolozan/Tazobactam gegenüber ESBL-Enterobacteriaceae eine hohe klinische Ansprechrate > 95 %. Bei leichten Infektionen durch 3MRGN, wie z. B. einem unkomplizierten Harnwegsinfekt, werden Carbapenem-sparende orale Alternativen wie Nitrofurantoin, Fosfomycin und Pivmecillinam empfohlen, sofern sie empfindlich getestet sind.

Therapieoptionen für 4MRGN: Die größte therapeutische Herausforderung sind systemische Infektionen durch 4MRGN. Aufgrund der limitierten Therapieoptionen gegen 4MRGN mit Gefahr der Resistenzentwicklung unter Monotherapie wird eine Kombinationstherapie mit mindestens zwei wirksamen Substanzen empfohlen. Eckpfeiler der Therapie ist das Polymyxin Colistin. Wichtig bei der Therapie mit Colistin ist die Beachtung der Pharmakokinetik. Bei kritisch kranken Patienten (mit normaler Nierenfunktion) kann bei i. v.-Therapie gegenwärtig eine Aufsättigungsdosis mit 9–12 Mio. Einheiten Colistin i. v., gefolgt von 3×3 Mio. Einheiten Colistin i. v. empfohlen werden. Zur Verringerung der Toxizität wird eine Infusionsdauer von 2 h empfohlen. Zwischen Ladungsdosis und erster Erhaltungsdosis sollte ein Zeitintervall von in der Regel 24 h, in Einzelfällen auch von 12 h, liegen. Als Kombinationspartner stehen bei entsprechender *In-vitro*-Empfindlichkeit Tigecyclin, Fosfomycin, Aminoglykoside, evtl. Aztreonam (bei Vorliegen einer Metallo-ß-Laktamase) bzw. speziell zur Therapie von *Acinetobacter*-Infektionen Sulbactam zur Verfügung. Kohortenstudien konnten zeigen, dass bei Carbapenem-resistenten Enterobacteriaceae die zusätzliche Gabe von einem Carbapenem vorteilhaft ist (Voraussetzung: minimale Hemmkonzentration ≤ 4 (8) mg/l, hohe Dosierung, prolongierte Infusionsdauer). Empfehlungen zur Kombinationstherapie bei 4MRGN beruhen jedoch auf retrospektiven Studien. Randomisierte Studien mit einer adäquaten Anzahl von Patienten stehen noch aus. Wirkstoffklassen, Angriffspunkt, Wirklücken und Nebenwirkungen der entsprechenden Antibiotika sind in Tab. 3.3 einander gegenübergestellt.

Als neue Therapieoption zur Kombinationstherapie für MRGN steht seit dem Jahr 2017 Avibactam, ein Carbapenemase-Inhibitor ohne ß-Laktamase-Struktur, in Kombination mit Ceftazidim oder Aztreonam zur Verfügung. Avibactam hemmt ESBLs, AmpC-β-Laktamasen und bestimmte Carbapenemasen wie KPC und OXA, hat allerdings keine Wirksamkeit bei Metallo-ß-Laktamasen (z. B. NDM).

Tab. 3.3: Therapieoptionen und Kombinationspartner bei 4MRGN.

	Colistin	Tigecyclin	Fosfomycin	Tobramycin, Amikacin	Aztreonam
Klasse	Polymyxin	Glycylcyclin	Phosphonsäure-Derivat	Aminoglykoside	Monobactam
Mechanismus	Schädigung der äußeren Zellmembran	Hemmung der Proteinsynthese	Hemmung der Zellwandsynthese	Hemmung der Proteinsynthese	Hemmung der Zellwandsynthese
Wirkung	Bakterizid	Bakteriostatisch	Bakterizid	Bakterizid	Bakterizid
Nicht wirksam	Grampositive Bakterien, *Proteus, Burkholderia, Serratia, Morganella, Providencia*	*Pseudomonas, Proteus, Morganella, Providencia*	*Proteus* (testen)	Anaerobier, Streptokokken, *Haemophilus*	Anaerobier, grampositive Bakterien, ESBL-bildende Erreger
Nebenwirkungen	Nephrotoxizität Neurotoxizität	Übelkeit, Erbrechen	Hypernatriämie, Hypokaliämie	Nephrotoxizität, Ototoxizität	Arzneimittelexanthem
Bemerkungen	Pharmakokinetik beachten (s. Text)	In Standarddosierung nach Fachinformation zur Therapie einer Pneumonie unterdosiert (keine Zulassung)	Keine Monotherapie, Gefahr der Resistenzentwicklung	Schlechte Gewebegängigkeit (Gewebespiegel Lunge ca. 1/3 der Serumspiegel)	

3.2.3 Weiterführende Literatur

[1] Carlet J, Jarlier V, Harbarth S, et al. Ready for a world without antibiotics? The Pensières Antibiotic Resistance Call to Action. Antimicrob Resist Infect Control. 2012; 1: 11.

[2] World Health Organization. Antimicrobial resistance: global report on surveillance. 2014.

[3] European Centre for Disease Prevention and Control. Antimicrobial resistance surveillance in Europe 2013. Annual Report of the European Antimicrobial Resistance Surveillance Network (EARS-Net). Stockholm: ECDC; 2014.

[4] Robert Koch-Institut. Hygienemaßnahmen bei Infektionen oder Besiedlung mit multiresistenten gramnegativen Stäbchen. Empfehlungen der Kommission für Krankenhaushygiene und Infektionsprävention (KRINKO) am Robert Koch-Institut (RKI). Bundesgesundheitsbl. 2012; 55: 1311–1354.

[5] Hawkey PM. The origins and molecular basis of antibiotic resistance. BMJ. 1998; 317: 657–660.

Roger Vogelmann

4 Antibiotic Stewardship (ABS) in der Gastroenterologie

4.1 Einführung

Die zunehmende Resistenzentwicklung bei bakteriellen Pathogenen in den letzten Jahrzehnten (s. Kap. 3.2) hat dazu geführt, dass vom Gesetzgeber in Deutschland und weltweit Strategien zur Verbesserung der Antibiotika-Anwendung eingefordert werden. Gerade in Krankenhäusern ist die Antibiotika-Verschreibungsdichte sehr hoch und Patienten erhalten im Durchschnitt an mehr als 50 % ihrer Aufenthaltstage ein Antibiotikum, auf Intensivstation sogar an bis zu 100 % der Tage. In 2011 wurde in Deutschland das Infektionsschutzgesetz (IfSG) geändert, um der Notwendigkeit einer umsichtigen Verwendung antimikrobieller Substanzen in der Humanmedizin Rechnung zu tragen. Dort wird festgehalten, dass „Daten ... des Antibiotikaverbrauchs unter Berücksichtigung der lokalen Resistenzsituation bewertet und sachgerechte Schlussfolgerungen hinsichtlich des Einsatzes von Antibiotika gezogen werden, [sic!] und dass die erforderlichen Anpassungen des Antibiotika-Einsatzes dem Personal mitgeteilt und umgesetzt werden" (IfSG § 23 Abs. 4). Für die Umsetzung dieser gesetzlichen Vorgaben können Antibiotic Stewardship–(ABS-)Programme in Kombination mit den Maßnahmen der Krankenhaushygiene in Krankenhäusern angewendet werden [1].

„ABS in der Gastroenterologie" ist somit zunächst keine korrekte Aussage, da ABS (oder auch AMS, „Antimicrobial Stewardship") Strategiemaßnahmen beschreibt, die in einem Krankenhaus zu einer Verbesserung der Verschreibungsqualität von Antiinfektiva führen sollen. Damit werden die Behandlungsergebnisse optimiert und Nebenwirkungen für den Patienten, die Resistenzentwicklung pathogener Keime und Kosten minimiert. Die Evidenz, dass diese Maßnahmen erfolgreich sind und diese Ziele auch erreicht werden, ist so gut, dass es seit Dezember 2013 eine eigene ABS-S3-Leitlinie über „Strategien zur Sicherung rationaler Antibiotika-Anwendung im Krankenhaus" in Deutschland gibt [1].

4.2 ABS im Krankenhaus

ABS-Programme wurden primär für Krankenhäuser konzipiert. Voraussetzungen für ein erfolgreiches ABS-Programm ist die Verfügbarkeit eines Teams von ABS-Experten und von Daten zu Infektionserregern, Resistenzen und Antiinfektiva-Verbrauch (Tab. 4.1). Das ABS-Team sollte mindestens aus einem Infektiologen oder infektiologisch ausgebildeten, klinisch tätigen Facharzt, einem erfahrenen Fachapotheker,

DOI 10.1515/9783110464757-006

Tab. 4.1: Voraussetzungen für ein ABS-Programm, modifiziert nach [1].

Team	Infektiologe oder infektiologisch ausgebildeter, klinisch tätiger Facharzt
	Erfahrener Fachapotheker
	Facharzt für Mikrobiologie
	Für die Krankenhaushygiene lokal verantwortlicher Arzt
Daten	Infektionserreger
	Resistenzen
	Antiinfektiva-Verbrauch
Kernstrategien	Anwendung lokaler Behandlungsleitlinien/-pfade
	Anwendung von Antiinfektiva-Hauslisten sowie spezieller Sonderrezept-, Freigaberegelungen bzw. Anwendungsbeschränkungen durch die Apotheke
	Gestaltung und Umsetzung von Fortbildungen, Schulungen und Informationen
	Durchführung proaktiver Antiinfektiva-Verordnungsanalysen bzw. Antiinfektiva-Visiten

einem Facharzt für Mikrobiologie und dem für die Krankenhaushygiene lokal verantwortlichen Arzt bestehen. Hervorzuheben ist, dass die Arbeit des ABS-Teams mit 0,5 Vollzeitstellen pro 250 Krankenhausbetten von der Krankenhausleitung ausgestattet werden soll. Daten zum Antiinfektiva-Verbrauch sollten in Tagesdosen pro 100 Pflegetage (die so genannte Anwendungsdichte) erfasst und den Fachabteilungen mindestens einmal pro Jahr oder besser einmal pro Halbjahr oder sogar einmal pro Quartal zur Verfügung gestellt werden. Lokale Resistenzdaten, auf die sich mittlerweile fast alle Therapieempfehlungen – auch in diesem Buch – beziehen, sollten von dem ABS-Team einmal pro Jahr erhoben und interdisziplinär bewertet werden.

Mit diesen Voraussetzungen lassen sich die ABS-Kernstrategien in einem Krankenhaus umsetzen. Dazu gehören:
– die Anwendung lokaler Behandlungsleitlinien/-pfade,
– die Anwendung von Antiinfektiva-Hauslisten sowie spezieller Sonderrezept-, Freigaberegelungen bzw. Anwendungsbeschränkungen durch die Apotheke,
– die Gestaltung und Umsetzung von Fortbildungen, Schulungen und Informationen,
– die Durchführung proaktiver Antiinfektiva-Verordnungsanalysen bzw. Antiinfektiva-Visiten.

Mit diesen Maßnahmen lassen sich die wesentlichen Ziele von ABS-Programmen, nämlich die Senkung der Sterblichkeit, die Reduzierung der Liege- und Behandlungsdauer und der Gesamtbehandlungskosten sowie die Verbesserung der Patientensicherheit durch eine adäquate antiinfektive Therapie, erreichen [1].

4.3 ABS in der Gastroenterologie

Selbst wenn die genannten personellen und organisatorischen Strukturen in einem Krankenhaus inkomplett sind oder fehlen sollten, können ABS-Strategien in der Gastroenterologie und Viszeralmedizin einen wichtigen Beitrag zur Sicherung rationaler Antibiotika-Anwendungen leisten, um die Ziele von ABS-Programmen in Krankenhäusern zu verwirklichen (Tab. 4.2). Die weiteren Kapitel in diesem Buch zeigen, dass es einen hohen Bedarf zur Therapieoptimierung bei gastrointestinalen Infektionskrankheiten gibt, um den Verbrauch von Antiinfektiva senken zu können.

Tab. 4.2: ABS-Strategien in der Gastroenterologie, modifiziert nach [1].

Strategie	Voraussetzung/Beispiel
Deeskalation	Mikrobiologische Diagnostik (bakt. Kulturen) von potentiell infiziertem Material (Aszites, Galle, Blut)
Therapiedauer	Studien zur Therapiedauer
Dosisoptimierung Antibiotika	z. B. *Helicobacter-pylori*-Eradikation (siehe Kap. 7)
Management von MRE und CDI[1]	Vermeiden von Fluorochinolonen und Cephalosporinen

[1] MRE = Multiresistente Erreger; CDI = *Clostridium-difficile*-Infektionen

4.3.1 Deeskalation

Die Vereinfachung einer initial gewählten empirischen Breitspektrumtherapie führt zu einer Reduktion der Antibiotika-Last. In der Viszeralmedizin muss der behandelnde Arzt immer früher aufgrund von Resistenzen bei *Escherichia coli* und anderen Enterobacteriaceae zur Verwendung von Breitspektrumantibiotika wie Piperacillin/Tazobactam greifen. Dies lässt sich beispielhaft an der Behandlung der spontan bakteriellen Peritonitis (SBP) sehen (s. Kap. 19.1). Wo früher noch mit Ceftriaxon oder Cefotaxim suffizient empirisch behandelt werden konnte, gehen heute die Empfehlungen hin zu empirischen Breitspektrumtherapien unter Verwendung von Kombinationen (z. B. Meropenem plus Vancomycin für die nosokomial erworbene SBP). Ohne eine Strategie, wie eine empirische Therapie deeskaliert werden kann, führt dies leicht zu einer spiralförmigen Eskalation, da die unkritische Anwendung von empirischen Breitspektrumtherapien zu immer breiteren antimikrobiellen Therapien (am Ende fast stets als Kombinationstherapie) führt. Eine sinnvolle Deeskalation kann nur in Abhängigkeit von dem Erreger, dessen Resistenz und der Art der Infektionserkrankung erfolgen. Dies setzt aber voraus, dass auch in der Gastroenterologie vor dem Einsatz von Antiinfektiva eine konsequente mikrobiologische (bzw. virologische) Diagnostik an relevanten Proben durchgeführt wird. Gerade weil die Infektionsquellen im Abdomen häufig nicht einfach zugänglich sind, wird darauf bislang leider oftmals zu schnell verzichtet. So lassen sich beispielsweise bei der SBP in nur 40 % der Fälle mit Aszites-Inokulation von Blutkulturflaschen Erreger identifizieren. Selbst wenn der für die Infektion maßgebliche Erreger bei Patienten mit fehlendem Erregernachweis im Aszites bei einer Bakteriämie mittels Blutkulturen noch identifiziert werden kann, besteht bei der SBP somit zu einem signifikanten Anteil häufig keine Möglichkeit zur gezielten Deeskalation. Jede Einrichtung sollte deshalb geeignete Deeskalationsstrategien festlegen sowie sicherstellen, dass konsequent bei jeder diagnostischen Aszitespunktion Blutkulturflaschen mit genügend Aszites (mind. 8–10 ml) beimpft und zusätzlich Blutkulturen (zur Erfassung spontaner Bakteriämien) abgenommen werden.

Ein weiteres wichtiges Beispiel ist die bakterielle Cholangitis (s. Kap. 22). Die Frage, ob konsequent bei jeder ERCP Gallenflüssigkeit für die mikrobiologische Untersuchung asserviert werden sollte, ist bislang nicht hinreichend geklärt. Es gibt eine gewisse Unsicherheit, ob die asservierte Galle durch die Art der Probengewinnung kontaminiert wird. Untersuchungen an entfernten Gallengangstents zeigen, dass eine Biofilm-Analyse des entfernten Stents wichtig sein kann, um den verursachenden Erreger zu identifizieren [2]. Dies erfordert eine Methode, die aufwendiger ist als die mikrobiologische Analyse von Körperflüssigkeiten, da das Material mit einem speziellen Ultraschallbad aufbereitet werden muss, um den Biofilm zu lösen. Ob derartige Strategien zur Sicherung von infiziertem Probenmaterial, die mit erhöhtem Aufwand und Kosten einhergehen, effektiv sind und neben einer Reduktion der Antibiotika-Last durch eine frühzeitige Deeskalation auch zu einer Verbesserung des Therapieerfolgs der Antibiotika-Gabe führen, ist bislang nicht hinreichend geklärt, da es an entsprechenden prospektiv-randomisierten Studien mangelt.

4.3.2 Therapiedauer

Ein weiterer wichtiger Faktor zur Therapieoptimierung ist die Regulierung der Therapiedauer, insbesondere wenn eine Deeskalation aufgrund mangelnder Erregeridentifikation nicht möglich ist. Auch hier fehlt bei vielen infektiösen Entitäten in der Gastroenterologie die Datengrundlage, um die Therapiedauer evidenzbasiert festzulegen. Ein gutes Beispiel hierfür bietet die Datengrundlage zur Antibiotika-Prophylaxe bei der oberen gastrointestinalen Blutung bei Patienten mit einer Leberzirrhose. In vielen verschiedenen Studien konnte gezeigt werden, dass eine prophylaktische Antibiotika-Gabe eine bakterielle Infektion, die Gesamtmortalität, die infektionsbedingte Mortalitätsrate, eine erneute Blutungsepisode und die Dauer des Krankenhausaufenthaltes signifikant reduziert [3]. Da diese Studien aber mit verschiedensten Antibiotika durchgeführt wurden, kann keine Empfehlung zur Antibiotika-Wahl gegeben werden, sondern es wird auf die lokale Resistenzsituation verwiesen (s. auch Kap. 19.1). Genauso wenig, wie es eine einheitliche Antibiotika-Wahl in den Studien gab, fiel leider auch die Dauer einer Antibiotika-Prophylaxe unterschiedlich aus.

Diese reichte von einer echten präinterventionellen Prophylaxe mittels Einmalgabe bis zu einer prophylaktischen Therapie von bis zu sieben Tagen. Ob diese Form der Prophylaxe (bzw. präemptiven empirischen Therapie) gegenüber einer Einmalgabe bei einer nichtetablierten Infektion wirklich notwendig ist, kann aus den Daten nicht sicher abgeleitet werden. Hier besteht auf jeden Fall Handlungsbedarf, diese Frage in entsprechenden Studien besser zu klären.

Die aktuelle Entwicklung bei einer der häufigsten bakteriellen Infektionen, der ambulant erworbenen Pneumonie (CAP), zeigt, dass die Antibiotika-Therapiedauer in den letzten Jahren signifikant reduziert werden konnte. In der neuen S3-Leitlinien-Empfehlung zur ambulant erworbenen Pneumonie in Deutschland wird die Therapiedauer in der Regel auf fünf Tage und auch bei der Legionellen- und *Pseudomonas*-Pneumonie auf sieben Tage bei klinischer Stabilität begrenzt [4]. Hier konnte in Studien gezeigt werden, dass deutlich weniger Therapietage ausreichend sind, als in vorherigen Jahren angewandt wurden. Auch in der Viszeralmedizin gab es kürzlich eine wichtige Studie zu diesem Thema, in der gezeigt werden konnte, dass bei komplizierten intraabdominellen Infektionen, bei denen eine Herdsanierung erfolgreich war (source control), eine Antibiotika-Therapie von vier Tagen ausreichend ist, und zwar unabhängig von einer Verbesserung der klinischen Zeichen (s. Kap. 23) [6]. Bis zu diesem Zeitpunkt wurde eine Therapielänge von vier bis sieben Tage empfohlen, in Abhängigkeit von einer Verbesserung der klinischen Zeichen der Infektion [7]. Untersuchungen an einer großen Studienpopulation in den USA haben aber gezeigt, dass Patienten in der „Real-life-Medizin" mit einer komplizierten intraabdominellen Infektion im Median zwischen elf und 18 Tagen behandelt werden [8]. Somit kann eine Therapiedauer von vier Tagen nach suffizienter chirurgischer bzw. interventioneller Herdsanierung bei der komplizierten intraabdominellen Infektion zu einer deutlichen Reduktion der Antibiotika-Last führen. Weitere Studien zur Therapiedauerverkürzung, wie von Sawyer et al. [6] vorgelegt, werden notwendig sein, um evidenzbasiert die Therapiedauer für bakterielle Infektionen in der Gastroenterologie weiter zu optimieren.

4.3.3 Dosisoptimierung

Antibiotika haben unterschiedliche Wirkprinzipien (s. Kap. 3.1). Manche Antibiotika wirken über die Höchstkonzentration (Aminoglykoside), so dass eine möglichst rasche Infusionsdauer wichtig ist. Betalaktam-Antibiotika dagegen wirken zeitabhängig und sind von der Zeit über der mittleren Hemmkonzentration (MHK) abhängig. Hier ist eine verlängerte Infusionsdauer vor allem bei kritisch Kranken sinnvoll und empfohlen [1]. Das Problem der zu niedrigen Antibiotika-Dosis wird z. B. auch bei der Eradikationstherapie von *Helicobacter pylori* am Beispiel von Amoxicillin deutlich (für Details s. Kap. 7). Bei einer kurzen Halbwertszeit von 1–1,5 h wird deutlich, dass aufgrund der Pharmakokinetik eine 3-mal tägliche Gabe von Amoxicillin besser als eine 2-mal tägliche ist, um eine ausreichende Zeit über der MHK zu erreichen [5]. Bei den aktuell empfohlenen empirischen Eradikationsschemata sind die Dosierungen von Amoxicillin und Metronidazol mit jeweils nur 2-maliger Gabe leider deutlich niedriger dosiert als bei anderen Infektionskrankheiten empfohlen und aufgrund der Pharmakokinetik sinnvoll. Die duale Hochdosis-Eradikationstherapie mit Amoxicillin und einem Protonenpumpeninhibitor zeigt, dass bei einer Dosisoptimierung auch die Effektivität dieser Therapie signifikant ansteigt [9]. Eine Dosisoptimierung von Antibiotika ist wegen der zunehmenden Resistenzentwicklung als ABS-Strategie in der Gastroenterologie sehr wichtig.

4.3.4 Management von Patienten mit multiresistenten Erregern (MRE) und *Clostridium difficile*

Eine weitere wichtige ABS-Strategie, die auch in der Gastroenterologie sehr relevant ist, betrifft das Management von Patienten mit multiresistenten Erregern und *Clostridium difficile*. ABS-Maßnahmen können die Infektionsrate mit *C. difficile* reduzieren und nehmen einen größeren Stellenwert als krankenhaushygienische Maßnahmen ein. Antibiotika im Allgemeinen und Fluorochinolone und Cephalosporine im Besonderen erhöhen die *C.-difficile*-Erkrankungsinzidenz signifikant. Der Ersatz von Cephalosporinen und Fluorochinolonen durch Penicilline kann diese deutlich senken. Gerade Cephalosporine und Fluorochinolone werden bislang gern bei bakteriellen Infektionen in der Gastroenterologie angewandt, wobei die ansteigenden Resistenzen im gramnegativen Bereich deren Anwendung zunehmend einschränken. Alternativ kann z. B. Piperacilin/Tazobactam als Breitspektrum-Penicillin angewandt werden. ABS-Maßnahmen können ferner zu einer Inzidenzreduktion von Infektionen durch mehrfach resistente gramnegative Bakterien (MRGN) führen und auch hier gilt, dass eine Anwendungsbeschränkung von Fluorochinolonen und Cephalosporinen und ihr Ersatz durch Penicilline diese Reduktion begünstigen [1].

4.4 Zusammenfassung

ABS-Maßnahmen in der Gastroenterologie sind ein wichtiger Bestandteil von ABS-Programmen in Krankenhäusern, um die Antibiotika-Last zu reduzieren. Die Hauptziele von ABS-Programmen liegen in einer Senkung der Sterblichkeit, einer Reduktion der Krankenhausverweildauer und einer Senkung der Kosten durch Optimierung der Antibiotika-Therapie. Zum jetzigen Zeitpunkt ist die Evidenz im Bereich der GI-Infektiologie zu den Themen *Deeskalation*, *Therapiedauer* und *Dosisoptimierung* infolge (noch) fehlender Studien zu gering, um für alle relevanten Entitäten evidenzbasierte Empfehlungen für gezielte ABS-Maßnahmen geben zu können. Hier besteht ein großer Handlungsbedarf, denn nur durch gezielte und gemeinsame Forschungsarbeiten im Rahmen von Netzwerken, wie z. B. für die ambulant erworbene Pneumonie im CAPNETZ-Forschungsverbund gezeigt, kann eine Datengrundlage geschaffen werden, um Antibiotika-Therapien bei bakteriellen Infektion in der Viszeralmedizin weiter optimieren zu können.

4.5 Literatur

[1] de With K, Allerberger F, Amann S, Apfalter P, Brodt HR, Eckmanns T, et al. Strategies to enhance rational use of antibiotics in hospital: a guideline by the German Society for Infectious Diseases. Infection. 2016; 44(3): 395–439.

[2] Lübbert C, Wendt K, Feisthammel J, Moter A, Lippmann N, Busch T, et al. Epidemiology and Resistance Patterns of Bacterial and Fungal Colonization of Biliary Plastic Stents: A Prospective Cohort Study. PLoS One. 2016; 11(5): e0155479.

[3] Chavez-Tapia NC, Barrientos-Gutierrez T, Tellez-Avila FI, Soares-Weiser K, Uribe M. Antibiotic prophylaxis for cirrhotic patients with upper gastrointestinal bleeding. Cochrane Database Syst Rev. 2010; (9): CD002907.

[4] Ewig S, Hoffken G, Kern WV, Rohde G, Flick H, Krause R, et al. [Management of Adult Community-acquired Pneumonia and Prevention – Update 2016]. Pneumologie. 2016; 70(3): 151–200.

[5] Odenholt I, Cars O, Lowdin E. Pharmacodynamic studies of amoxicillin against Streptococcus pneumoniae: comparison of a new pharmacokinetically enhanced formulation (2000 mg twice daily) with standard dosage regimens. J Antimicrob Chemother. 2004; 54(6): 1062–1066.

[6] Sawyer RG, Claridge JA, Nathens AB, Rotstein OD, Duane TM, Evans HL, et al. Trial of short-course antimicrobial therapy for intraabdominal infection. N Engl J Med. 2015; 372(21): 1996–2005.

[7] Solomkin JS, Mazuski JE, Bradley JS, Rodvold KA, Goldstein EJ, Baron EJ, et al. Diagnosis and management of complicated intra-abdominal infection in adults and children: guidelines by the Surgical Infection Society and the Infectious Diseases Society of America. Clin Infect Dis. 2010; 50(2): 133–164.

[8] Riccio LM, Popovsky KA, Hranjec T, Politano AD, Rosenberger LH, Tura KC, et al. Association of excessive duration of antibiotic therapy for intra-abdominal infection with subsequent extra-abdominal infection and death: a study of 2,552 consecutive infections. Surg Infect (Larchmt). 2014; 15(4): 417–424.

[9] Yang JC, Lin CJ, Wang HL, Chen JD, Kao JY, Shun CT, et al. High-dose dual therapy is superior to standard first-line or rescue therapy for Helicobacter pylori infection. Clin Gastroenterol Hepatol. 2015; 13(5): 895–905 e5.

5 Mikrobiom

Daniel C. Baumgart

5.1 Das gastrointestinale Mikrobiom

5.1.1 Einleitung

5.1.1.1 Mikrobielle Besiedelung im Mutterleib

Der Mensch und andere Lebewesen gehen im Laufe ihrer Entwicklung symbiotische Beziehungen mit anderen Spezies ein.

Während bis vor kurzem noch von einem sterilen Fetus ausgegangen und angenommen wurde, dass die mikrobielle Kolonisation des fetalen Darms erst und ausschließlich über die vaginale [74] und umgebende Flora während der Geburt abhängig vom Geburtsmodus [27] beginnt, legen neuere wissenschaftliche Daten weitere Wege nahe. Die Diversität der intestinalen Flora von Müttern unterscheidet sich von nichtschwangeren Frauen und nimmt dramatisch zwischen dem ersten und dritten Trimester zu [54].

5.1.1.2 Übertragungswege

In neuen Untersuchungen mit mütterlich oral verabreichten markierten Bakterien [48, 49] wurde gezeigt, dass die mütterliche Darmflora die mikrobielle Zusammensetzung des Mekoniums noch vor der Geburt bestimmt [38, 63]. Die pränatale mikrobielle Transmission mütterlicher Flora erfolgt über die Plazenta [48], die Amnionflüssigkeit [10, 73] und fetale Membranen [87]. Auch postnatal sind die orale Flora der Mutter [10, 26], die Brustdrüsenflora [15, 71] und die Hautflora um die Mamille [39] noch prägend für das Neugeborene.

Damit bestimmen mütterlicher Lebensstil, Medikamenteneinnahme [52] und mütterliche Ernährung [41] während der Schwangerschaft und Stillzeit bereits die spätere initiale kindliche Darmflora.

5.1.2 Diversität des Mikrobioms

5.1.2.1 Wissenschaftlicher Fortschritt

Der Baum des Lebens umfasst Prokaryonten, Eukaryonten und Bakterien. Unser Verständnis vom Baum des Lebens hat sich durch die technischen Möglichkeiten der genetischen Hochleistungssequenzierung [45] und Bioinformatik deutlich erweitert und teilweise taxonomische Neuordnungen aufgrund neu entdeckter genetisch determinierter Verwandtschaften begründet [19]. Erst im Jahr 2014 wurden auch ethnos-

DOI 10.1515/9783110464757-007

pezifische Mikrobiomsignaturen, z. B. für China, neu beschrieben, die in den initial untersuchten, meist westlichen Kohorten nicht abgebildet waren [58].

5.1.2.2 Dominante Stämme

90 % aller Zellen im Körper sind bakteriell und 99 % des gesamten genetischen Materials im menschlichen Körper ist bakteriellen Ursprungs. Von 29 bekannten bakteriellen Stämmen (Phyla) dominieren bei gesunden Menschen kontinuierlich vier Stämme (Actinobacteria, Bacteroidetes) im Dünn- und Dickdarm die Zusammensetzung der bakteriellen Flora [46].

5.1.2.3 Metabolismus

Vergleichende Untersuchungen von kombinierten mammalen (Maus und Mensch) Darmmikrobiom-Datensätzen mit kombinierten Umweltmikrobiom-Datensätzen aus Walskeletten, Seetang aus der Sargasso-See und Kulturboden haben eine relative Ungleichverteilung des mikrobiellen Genreichtums mit Über- und Unterpräsentationen gezeigt, wenn die mikrobiellen Gene nach Stoffwechselpfad-Kategorien gemäß der KEGG (Kyoto Encyclopedia of Genes and Genomes) sortiert werden [94]. Eine weitere Analyse auf Proteinebene zeigt, dass im Darmmikrobiom von Maus und Mensch Stoffwechselpfade dominieren, die in die Sporenbildung (aufgrund der Firmicutes-Stämme) sowie in die Aufnahme und den Abbau von Polysacchariden und Zuckern involviert sind.

5.1.2.4 Individuelle Zusammensetzung

Obwohl wir unsere initial intestinale bakterielle Flora mütterlich ererben, zeigen Untersuchungen an eineiigen Zwillingen im weiteren Verlauf des Lebens nur eine 17%ige Übereinstimmung. Dies deutet bereits eindrücklich darauf hin, dass weitere Faktoren einen entscheidenden Einfluss auf die Diversität der bakteriellen Flora nehmen [98].

Untersuchungen zur Varianz der human-assoziierten bakteriellen Flora zeigen, dass ihre Zusammensetzung in verschiedenen Organen und Körperregionen (z. B. Mund, Nase, äußerem Gehörgang, Haar, Hautpartien oder Dünn- und Dickdarm), an unterschiedlichen Tagen und Zeiten, geschlechtsabhängig und individuell variiert [21]. Im humanen Dünn- und Dickdarm werden Diversität und Quantität der bakteriellen Flora insbesondere durch den pH-Gradienten, den alimentären Substratgradienten und dabei besonders den Anteil luminaler kurzkettiger Fettsäuren bestimmt. (Abb. 5.1 und 5.2).

transversales Kolon
Substratabbau
Rückgang der bakteriellen Aktivität
Konzentration kurzkettiger Fettsäuren ≈ 117 mM
pH-Wert: ≈ 6,2

Jejunum   **Ileum**

Duodenum   **Kolon**   **Rektum**

10^3–10^5 g^{-1} 10^8 g^{-1}

10^{11} g^{-1}

< 10^4 g^{-1}

Magen   **Zäkum**

proximales Kolon   **distales Kolon**
aktive Fermentation   Abnahme der Kohlenhydrat-Fermentation
hohe bakterielle Wachstumsraten   Zunahme der Protein-Fermentation
Konzentration kurzkettiger Fettsäuren   Konzentration kurzkettiger Fettsäuren ≈ 90 mM
(Short-Chain Fatty Acids, SFCA) ≈ 127 mM   pH-Wert: 6,5–6,9
pH-Wert: 5,5–5,9

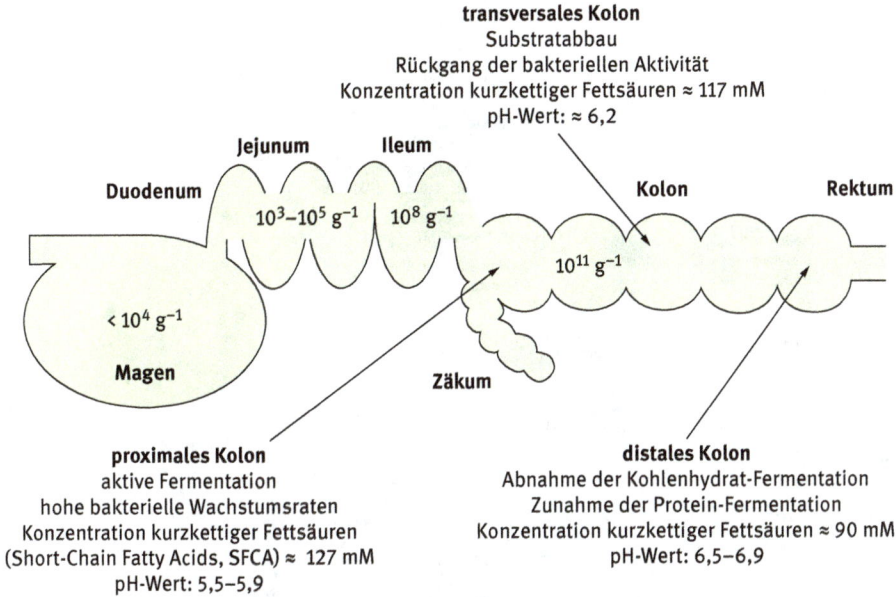

Abb. 5.1: Substrat- und pH-Wert-abhängige Verteilung der bakteriellen Flora im humanen Dünn- und Dickdarm. Reproduziert aus: Walker AW In: Crohn's Disease and Ulcerative Colitis: From Epidemiology and Immunobiology to a Rational Diagnostic and Therapeutic Approach. Baumgart DC, editor. Springer, New York; 2012. ISBN-13: 978-1461409977.

5.1.2.5 Einfluss des Lebensalters

Die zeitliche Varianz der bakteriellen Flora umfasst auch das Lebensalter. So haben entsprechende Untersuchungen und *In-silico*-Metaanalysen spezifische Diversitäten jüngerer und älterer Menschen auf Phylum- und Genus-Ebene gezeigt [20]. Eine Rolle nimmt dabei das *Clostridium*-Cluster bei Älteren ein. Auch eine örtliche Varianz ist beschrieben [112].

5.1.2.6 Enterotyp

Langfristig betrachtet ist das individuelle Mikrobiom jedoch stabil [32, 62]. Diese Tatsachen erfordern eine äußerst sorgfältige Analyse und Interpretation vorliegender wissenschaftlicher Daten und erschweren die Vergleichbarkeit von Untersuchungen unterschiedlicher Arbeitsgruppen. Das funktionelle und phylogenetische mikrobielle Profil eines Menschen machen seinen Enterotyp aus [6].

Status Mikrobiota

Pathogene

normale Physiologie
physiologische Programmierung
Energie

↑ Bifidobakterien

hohes Alter (veränderte Zusammensetzung und Vielfalt)

Pubertät, Schwangerschaft und Menopause (veränderte Zusammensetzung und Aktivität)

Erwachsener ≈ 1000 Spezies (ab dem 3. Lebensjahr)

Abstillphase ≈ 700 Spezies (6 Monate–1 Jahr)

Geburt ≈ 100 Spezies

Galle-, Fett-, Medikament- und Glukose-Abbau

Darm

Firmicutes

Körpertemperatur

Reproduktion

Organreifung

Bacteroidetes

H. pylori

Leber

viszeralsensitiver Vagusnerv

Wachstum

Herz Lunge

Genom des Wirts

0 12 M 36 M 12–18 J 25–35 J >36–59 J >60 J

Symbiose

Erkrankung

Antibiotika-verursachte Suszeptibilität

Mutter-zu-Kind-Mikrobiota-Interaktionen

Signalgebung Mikrobiota-zu-Kind

Immunsignalgebung Mikrobiota-zu-Erwachsenem, Koregulation von Stoffwechselwegen im Wirt

Gehirn

pathophysiol. Mikrobiota-Entwicklung

· Geburt
· Stillen
· Epigenetik

Clostridium spp.
Desulfovibrio spp.

Hormon-Signal (GLP-1)

Zusammensetzung und Aktivität

· Antibiotika
· Ernährung
· Medikamente
· Erkrankungen
· Verletzungen
· Operationen
· Stress

Ziele:
· Immunsystem
· Endocannabinoide
· Hormone
· Gallensäure
· kurzkettige Fettsäuren
· biogene Amine
· Fremdstoffe

alters-abhängige Abnahme

Dysbiose

veränderte Darm-Mikrobiota

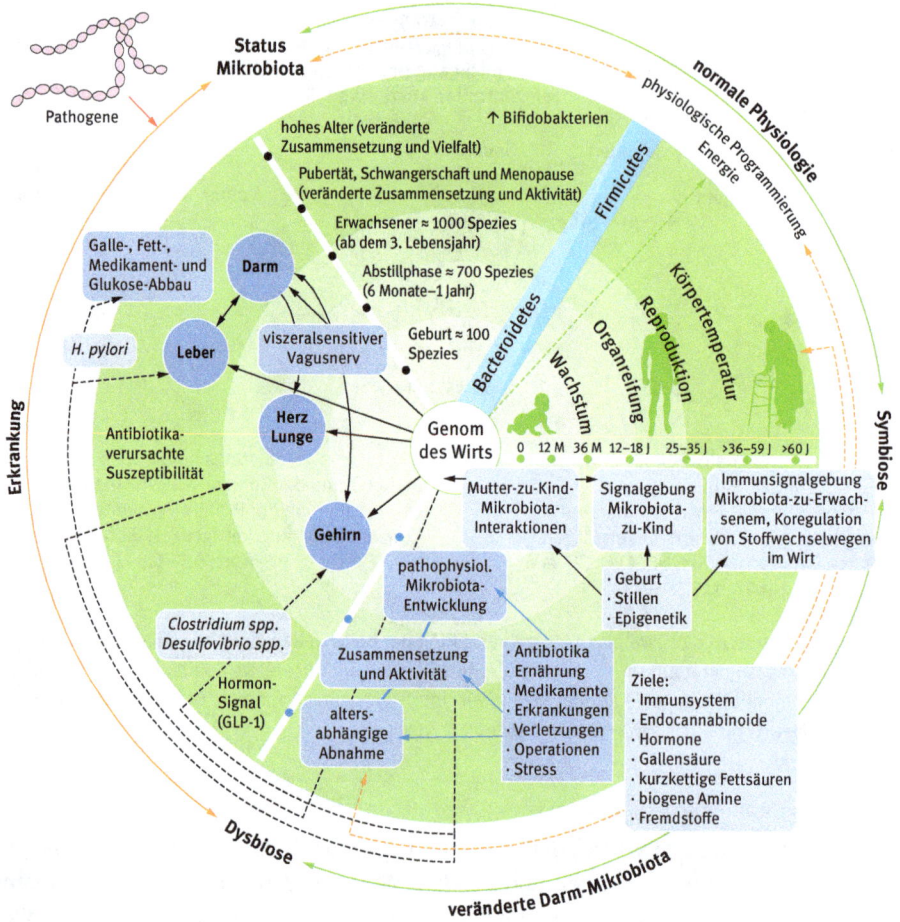

Abb. 5.2: Die Rolle der Darmflora für physiologische und pathologische Prozesse. Adaptiert aus [69].

5.1.2.7 Beispiel chronisch-entzündliche Darmerkrankungen

Vergleichende Untersuchungen haben ein Clustering [72] und eine verminderte Diversität besonders bei den Firmicutes- und Bacteroidetes-Stämmen bei Morbus-Crohn-Patienten gezeigt [35, 50, 106].

Eine Reduktion von *Faecalibacterium prausnitzii* (ein Firmicut) war auch mit einem höheren postoperativen Rezidivrisiko für den ilealen Morbus Crohn assoziiert und seine experimentelle Restitution zeigte anti-inflammatorische Effekte [85].

Diese Beobachtungen sollten nicht fehlgedeutet werden. Die Entwicklung einer Morbus-Crohn-Erkrankung [9] ist ein komplexer Vorgang und erfordert neben einem Biodiversitätsverlust auch weitere Umweltfaktoren und eine entsprechende genetische Suszeptibilität, wie in Mäusen mit und ohne human relevante Suzeptibilitätsmutationen gezeigt werden konnte [12].

Ein reiner Biodiversitätsverlust führt nicht zu einer entzündlichen Systemerkrankung wie Morbus Crohn, sondern einem auf den Darm beschränkten Phänotyp, wie z. B. für die antibiotikaassoziierte *Klebsiella-oxytoca*-Infektion mit hämorrhagischer Kolitis gezeigt werden konnte [43].

5.1.3 Tumorerkrankungen

5.1.3.1 Gastrointestinal-hepatobiliäre Onkogenese

Die Bedeutung einzelner Pathogene ist für eine Reihe von gastrointestinalen Malignomen seit längerem bekannt. Die am weitesten bekannte Assoziation ist sicherlich die von *Helicobacter pylori* mit dem Magenkarzinom [64] und Magenlymphom [108, 109]. Aber auch für andere Tumoren im Verdauungstrakt sind seit längerem Assoziationen mit einzelnen Pathogenen nachgewiesen, so z. B. zwischen ösophagealem Adenokarzinom und Kardiakarzinom mit *Streptococcus anginosus* [76] sowie eine inverse Assoziation mit *Helicobacter pylori* (cagA+) [44, 47], beim kolorektalem Karzinom mit *Streptococcus bovis [gallolyticus]* [53] oder *Bacteroides* [93, 111] sowie bei hepatobiliären Tumoren mit *Salmonella Typhi* [105].

Durch die neuen Möglichkeiten der Hochleistungssequenzierung im Gegensatz zu früheren kulturbasierten Methoden sind für einige gastrointestinale Tumorentitäten auch detailliertere Betrachtungen des gesamten Mikrobioms, d. h. nicht nur einzelner Pathogene, möglich geworden.

5.1.3.2 Kolorektales Karzinom

Aufgrund seiner Häufigkeit und gesundheitsökonomischen Bedeutung ist auch das kolorektale Karzinom in den Mittelpunkt der Mikrobiomforschung gerückt und soll hier beispielhaft für die gastrointestinalen Tumoren besprochen werden. Die Interpretation und Vergleichbarkeit der Ergebnisse kann bereits aufgrund von Unterschieden bei der Probengewinnung (Abstrich, Biopsie vs. luminale Entnahme) zu erheblichen Unterschieden führen [4].

Vergleichende Untersuchungen der adhärenten Flora normaler Kolonschleimhaut, von Darmpolypen (Adenomen) und von kolorektalen Karzinomen zeigen eine signifikant verminderte zeitliche Stabilität und erhöhte Diversität der Mikrobiota [17, 77, 81]. Insgesamt fielen eine Dominanz von Proteobacteria und geringere Vielfalt der Bacteroidetes bei Adenomen im Vergleich zu gesunden Kolonmukosa auf [14, 81]. Auch die luminale Kolonflora in Relation zum kolorektalen Karzinom wurde in einigen Studien untersucht. Hier fand sich eine Dominanz der *Bacteroides*- und *Prevotella*-Stämme [84]. Mindestens acht Studien haben unabhängig voneinander über eine Diversitätsreduktion der Kolonflora mit Dominanz insbesondere der *Fusobacteria* berichtet [1, 16, 18, 55, 65, 66, 88, 103]. Auch die für den Muzinabbau spezifische

Akkermansia wurde in einer Studie vierfach häufiger in Kolektomieresektaten von Karzinompatienten gefunden [104].

5.1.3.3 Kolonadenome, Adenom-Karzinom-Sequenz

Pathophysiologische Überlegungen zur Adenom-Karzinom-Sequenz legen nahe, dass es durch Diversitätsveränderungen zur Kolonisation von Mukosaabschnitten mit Biofilmen [23] normalerweise nicht adhärenten adeombegünstigenden Spezies oder solchen, die onkogene Zytokine [86], Toxine [13] (Tab. 5.1) oder Enzyme [5] (Tab. 5.2) sezernieren oder deren Sekretion hervorrufen, kommt. Eine wichtige Rolle dabei könnte auch der Selektionsdruck durch einen unterschiedlichen Besatz der Mukosa mit antimikrobiellen Peptiden [61] spielen [92]. In einem Mausmodell des kolorektalen Karzinoms wurde kürzlich eine alternative Hypothese formuliert. Hier wurde experimentell gezeigt, dass die Kolonkarzinomentstehung möglicherweise keine direkte Folge einer Entzündung oder der Produktion von DNA-Mutagenen durch die Mikrobiota ist, sondern über Kohlenhydratmetabolite wie z. B. Butyrat funktioniert (Abb. 5.3), die eine Hyperproliferation von MSH2 im Kolonepithel auslösen. Ferner wurde demonstriert, dass der Mismatch-repair-Signalweg eine Funktion bei der Regulation der β-Catenin-Aktivität hat und die Differenzierung von Transit-amplifying-Zellen im Kolon moduliert [11].

Tab. 5.1: Mikrobielle onkogene Mechanismen beim kolorektalen Karzinom: Toxine. Adaptiert aus einer Übersicht in [5].

Toxin	Vorkommen	Onkogene Relevanz
Bacillus fragilis enterotoxin	Enterotoxische *B. fragilis*	Induziert STAT3-Aktivierung und Th$_{17}$-Zellen. Prävalent beim humanen CRC
Cytolethal distending toxin	*E. coli, Campylobacter spp., Salmonella Typhi*	DNAse, verursacht dsDNA-Brüche, stoppt Zellzyklus in G2/M durch Inaktivierung von CDK1
Cycle inhibiting factor	Enteropathogene *E. coli*	Unterbricht Zellzyklus durch Stabilisierung der CDK-Inhibitoren p21 und p27, Replikation ohne Teilung (Hyperploidie)
Cytotoxic necrotizing factor	*E. coli*	Verhindert Apoptose via Bcl-2-Hochregulation in Epithelzellen
Pasteurella multocida toxin	*Pasteurella multocida*	Fördert Wachstum unverankerter Enterozyten und Fibroblasten
Cytotoxin-associated antigen A	*H. pylori*	Beschleunigt Zellzyklus und begünstigt morphologische Zellveränderungen, die Invasion begünstigen

Tab. 5.2: Mikrobielle onkogene Mechanismen beim kolorektalen Karzinom: Enzyme. Adaptiert aus einer Übersicht in [5].

Enzym	Funktion	Onkogene Relevanz
β-Glucuronidase	Hydrolysiert Glucuronsäure Konjugate in der Galle	Konvertiert heterozyklische Amine in gekochtem Fleisch zu aktiven Karzinogenen Hohe Spiegel mit erhöhtem CRC-Risiko assoziiert
β-Glucosidase	Hydrolysiert Pflanzenglykoside	Konvertiert Cyasin in aktives Karzinogen
Nitroreduktase	Reduzieren Nitrate zu Nitriten, bilden N-Nitroso-Verbindungen	Nitrate gelten als Karzinogene N-Nitroso-Verbindungen alkylieren DNA
Azoreduktase	Reduziert Azo-Verbindungen	Intestinale Mikrobiota können Azo-Verbindungen zu karzinogenen aromatischen Aminen konvertieren
Muzinase	Bauen protektive Muzine ab	Dysplasien treten in muzindepletierten Zonen auf
Katalase	Wandelt H_2O_2 in H_2O und O_2 um	Produziert von Laktobakterien, protektiv gegen kolorektales Karzinom, Katalase hemmt *Enterococcus-faecalis*-induzierte Aneuploidie
7-α/β-Dehydroxy-lierungsenzyme	Katalysiert die Bildung sekundärer Gallensäuren	Deoxycholsäure (DCA) mit erhöhtem CRC-Risiko assoziiert hohe DCA-Spiegel bei CRC-Patienten DCA aktiviert beta-Catenin, fördert Proliferation und Invasion

5.1.3.4 Hepatobiliäre Tumoren

Auch bei hepatobiliären Tumoren kam es in Tiermodellen durch Selektion oder andere Diversitätsveränderungen zu einer gesteigerten Suszeptibilität für eine chemische und virale Karzinogenese [22, 34].

5.1.4 Modulation und Rekomposition des gastrointestinalen Mikrobioms

5.1.4.1 Beispiel Adipositas

Ernährung und Medikamente nehmen einen maßgeblichen Einfluss auf die Zusammensetzung des gastrointestinalen Mikrobioms (Abb. 5.2). Es gibt signifikante Unterschiede im intestinalen mikrobiellen Spektrum von Menschen, die sich vegetarisch oder regulär ernähren mit favorisierter Induktion entsprechender Stoffwechselpfade [67].

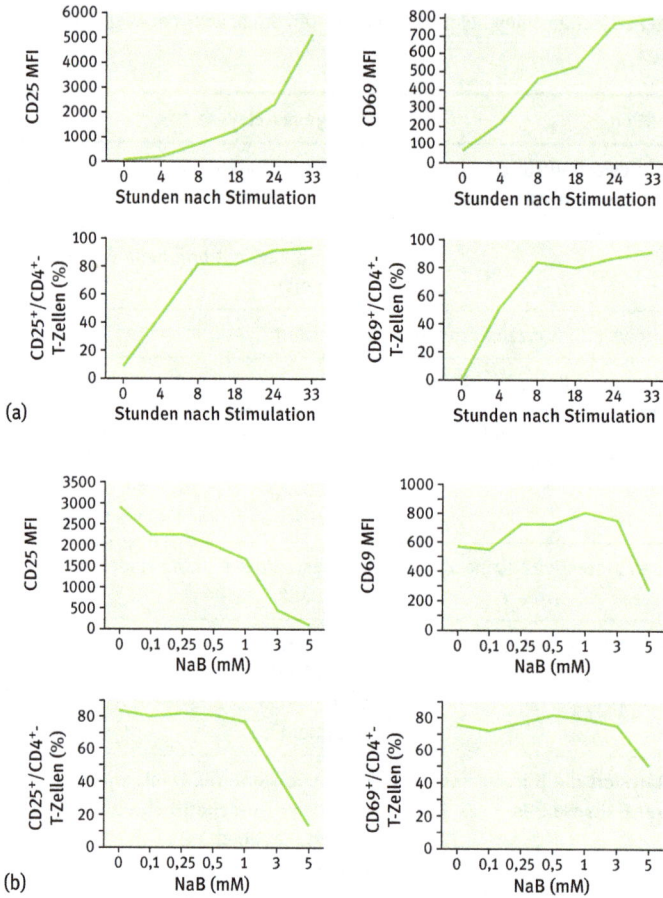

Abb. 5.3: Butyrat — ein Metabolit intestinaler Prokaryonten – hemmt dosisabhängig die CD4+ T-Zell-Aktivierung. Adaptiert aus [113].

Die Adipositas ist klar mit dem Mikrobiom assoziiert [57, 96, 97, 99]. Dabei konnte der Zusammenhang sowohl passiv, über Ernährungstagebücher, hergestellt werden als auch aktiv, d. h., dass Ernährungsumstellungen im Sinne einer High-fat-/Low-fiber- oder Low-fat-/High-fiber-Kost auch den Enterotyp gezielt verändern können [110, 95, 99]. In experimentellen Untersuchungen in humanisierten Mäusen konnte die Transplantation humaner intestinaler Flora von morbid adipösen Patienten in den Tieren einen adipösen Phänotyp auslösen [75].

5.1.5 Wichtige bakterielle Stoffwechselprodukte und -prozesse

Pro- und Eukaryonten im Darm sind symbiotisch in den menschlichen Metabolismus integriert. Stoffwechselprodukte und -prozesse haben erhebliches präventives und therapeutisches Potenzial.

Beispielhaft genannt seien die bakterielle Neutralisierungsfunktion von Ammoniak, die Katalasen von Laktobakterien, die oxidative Radikale reduzieren und vor dem kolorektalen Karzinom schützen, sowie bakteriell aus Ballaststoffen einer faserreichen Ernährung gebildetes Butyrat, welches dosisabhängig die Proliferation von aktivierten $CD4^+$-T-Zellen hemmt und deren Apoptose induziert und ebenso wie Stoffwechselprodukte von *Saccharomyces spp.* anti-inflammatorisch wirkt (Abb. 5.4). Auch anti-neoplastische Effekte durch Anreicherung der Ernährung mit Substraten, die Bakterien zur Produktion von Butyrat stimulieren, ist experimentell gezeigt worden [28].

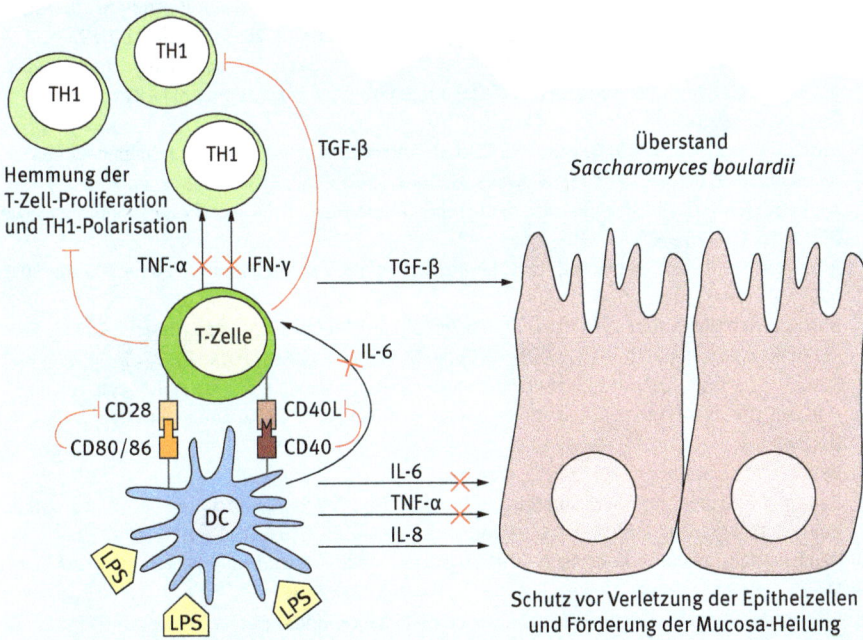

Abb. 5.4: Anti-inflammatorische Mechanismen des Eukaryonten *Saccharomyces*. Adaptiert aus [91].

5.1.6 Fäkale Mikrobiota-Transplantation bzw. fäkaler Mikrobiom-Transfer (FMT)

Die „Transplantation" intestinaler Flora als Therapieoption bei Dysenterie lässt sich bis in die chinesische Medizin der Dongjin-Dynastie des vierten Jahrhunderts zurückverfolgen [37]. „Moderne" Indikationsstellung und Durchführung der FMT werden ausführlich in Kapitel 6 dargestellt.

Hinweis: Dieses Kapitel wurde in seinen wesentlichen Bestandteilen mit Genehmigung durch den Autor und den Verlag dem Artikel „Das humane Mikrobiom" von Daniel C. Baumgart, publiziert in der Deutschen Medizinischen Wochenschrift (Dtsch Med Wochenschr. 2015; 140: 1451–6, DOI: 10.1055/s-0041-103202), entnommen.

5.1.7 Literatur

[1] Ahn J, Sinha R, Pei Z, et al. Human gut microbiome and risk for colorectal cancer. J Natl Cancer Inst. 2013; 105: 1907–1911.

[2] Ahyow LC, Lambert PC, Jenkins DR, et al. Bed occupancy rates and hospital-acquired Clostridium difficile infection: a cohort study. Infect Control Hosp Epidemiol. 2013; 34: 1062–1069.

[3] Angelberger S, Reinisch W, Makristathis A, et al. Temporal bacterial community dynamics vary among ulcerative colitis patients after fecal microbiota transplantation. Am J Gastroenterol. 2013; 108: 1620–1630.

[4] Araujo-Perez F, McCoy AN, Okechukwu C, et al. Differences in microbial signatures between rectal mucosal biopsies and rectal swabs. Gut Microbes. 2012; 3: 530–535.

[5] Arthur JC, Jobin C. The struggle within: microbial influences on colorectal cancer. InflammBowel Dis. 2011; 17: 396–409.

[6] Arumugam M, Raes J, Pelletier E, et al. Enterotypes of the human gut microbiome. Nature. 2011; 473: 174–180.

[7] Bae S, Ulrich CM, Neuhouser ML, et al. Plasma Choline Metabolites and Colorectal Cancer Risk in the Women's Health Initiative Observational Study. Cancer Res. 2014; 74: 7442–7452.

[8] Baroni A, Perfetto B, Paoletti I, et al. Malassezia furfur invasiveness in a keratinocyte cell line (HaCat): effects on cytoskeleton and on adhesion molecule and cytokine expression. Arch Dermatol Res. 2001; 293: 414–419.

[9] Baumgart DC, Sandborn WJ. Crohn's disease. Lancet. 2012; 380: 1590–1605.

[10] Bearfield C, Davenport ES, Sivapathasundaram V, et al. Possible association between amniotic fluid micro-organism infection and microflora in the mouth. BJOG. 2002; 109: 527–533.

[11] Belcheva A, Irrazabal T, Robertson SJ, et al. Gut microbial metabolism drives transformation of MSH2-deficient colon epithelial cells. Cell. 2014; 158: 288–299.

[12] Bloom SM, Bijanki VN, Nava GM, et al. Commensal bacteroides species induce colitis in host-genotype-specific fashion in a mouse model of inflammatory bowel disease. Cell HostMicrobe. 2011; 9: 390–403.

[13] Boleij A, Hechenbleikner EM, Goodwin AC, et al. The Bacteroides fragilis Toxin Gene Is Prevalent in the Colon Mucosa of Colorectal Cancer Patients. Clin Infect Dis. 2015; 60: 208–215.

[14] Brim H, Yooseph S, Zoetendal EG, et al. Microbiome analysis of stool samples from African Americans with colon polyps. PLoS One. 2013; 8: e81352.

[15] Cabrera-Rubio R, Collado MC, Laitinen K, et al. The human milk microbiome changes over lactation and is shaped by maternal weight and mode of delivery. Am J Clin Nutr. 2012; 96: 544–551.

[16] Castellarin M, Warren RL, Freeman JD, et al. Fusobacterium nucleatum infection is prevalent in human colorectal carcinoma. Genome Res. 2012; 22: 299–306.

[17] Chen W, Liu F, Ling Z, et al. Human intestinal lumen and mucosa-associated microbiota in patients with colorectal cancer. PLoSOne. 2012; 7: e39743.

[18] Chen W, Liu F, Ling Z, et al. Human intestinal lumen and mucosa-associated microbiota in patients with colorectal cancer. PLoS One. 2012; 7: e39743.

[19] Ciccarelli FD, Doerks T, von Mering C, et al. Toward automatic reconstruction of a highly resolved tree of life. Science. 2006; 311: 1283–1287.

[20] Claesson MJ, Cusack S, O'Sullivan O, et al. Composition, variability, and temporal stability of the intestinal microbiota of the elderly. ProcNatlAcadSciUSA. 2011; 108 Suppl. 1: 4586–4591.

[21] Costello EK, Lauber CL, Hamady M, et al. Bacterial community variation in human body habitats across space and time. Science. 2009; 326: 1694–1697.

[22] Dapito DH, Mencin A, Gwak GY, et al. Promotion of hepatocellular carcinoma by the intestinal microbiota and TLR4. Cancer Cell. 2012; 21: 504–516.

[23] Dejea CM, Wick EC, Hechenbleikner EM, et al. Microbiota organization is a distinct feature of proximal colorectal cancers. Proc Natl Acad Sci USA. 2014; 111: 18321–18326.

[24] Dethlefsen L, McFall-Ngai M, Relman DA. An ecological and evolutionary perspective on human-microbe mutualism and disease. Nature. 2007; 449: 811–818.

[25] Dethlefsen L, Relman DA. Incomplete recovery and individualized responses of the human distal gut microbiota to repeated antibiotic perturbation. ProcNatlAcadSciUSA. 2011; 108 Suppl. 1: 4554–4561.

[26] DiGiulio DB. Diversity of microbes in amniotic fluid. Semin Fetal Neonatal Med. 2012; 17: 2–11.

[27] Dominguez-Bello MG, Costello EK, Contreras M, et al. Delivery mode shapes the acquisition and structure of the initial microbiota across multiple body habitats in newborns. Proc Natl Acad Sci USA. 2010; 107: 11971–11975.

[28] Donohoe DR, Holley D, Collins LB, et al. A gnotobiotic mouse model demonstrates that dietary fiber protects against colorectal tumorigenesis in a microbiota- and butyrate-dependent manner. Cancer Discov. 2014; 4: 1387–1397.

[29] Dupont HL. Diagnosis and management of Clostridium difficile infection. Clin Gastroenterol Hepatol. 2013; 11: 1216–1223; quiz e1273.

[30] Eckburg PB, Bik EM, Bernstein CN, et al. Diversity of the human intestinal microbial flora. Science. 2005; 308: 1635–1638.

[31] Fahlen A, Engstrand L, Baker BS, et al. Comparison of bacterial microbiota in skin biopsies from normal and psoriatic skin. Arch Dermatol Res. 2012; 304: 15–22.

[32] Faith JJ, Guruge JL, Charbonneau M, et al. The long-term stability of the human gut microbiota. Science. 2013; 341: 1237439.

[33] Forslund K, Sunagawa S, Kultima JR, et al. Country-specific antibiotic use practices impact the human gut resistome. Genome Res. 2013; 23: 1163–1169.

[34] Fox JG, Feng Y, Theve EJ, et al. Gut microbes define liver cancer risk in mice exposed to chemical and viral transgenic hepatocarcinogens. Gut. 2010; 59: 88–97.

[35] Frank DN, St Amand AL, Feldman RA, et al. Molecular-phylogenetic characterization of microbial community imbalances in human inflammatory bowel diseases. Proc Natl Acad Sci USA. 2007; 104: 13780–13785.

[36] Gao Z, Tseng CH, Strober BE, et al. Substantial alterations of the cutaneous bacterial biota in psoriatic lesions. PLoS One. 2008; 3: e2719.

[37] Ge H. Zhou hou bei ji fang. Guangzhou Shi: Guangdong ke ji chu ban she; 2012.

[38] Gonzales-Marin C, Spratt DA, Allaker RP. Maternal oral origin of Fusobacterium nucleatum in adverse pregnancy outcomes as determined using the 16S-23S rRNA gene intergenic transcribed spacer region. J Med Microbiol. 2013; 62: 133–144.

[39] Grice EA, Kong HH, Conlan S, et al. Topographical and temporal diversity of the human skin microbiome. Science. 2009; 324: 1190–1192.

[40] Hannigan GD, Grice EA. Microbial ecology of the skin in the era of metagenomics and molecular microbiology. Cold Spring Harb Perspect Med. 2013; 3: a015362.

[41] Hansen CH, Krych L, Buschard K, et al. A Maternal Gluten-Free Diet Reduces Inflammation and Diabetes Incidence in the Offspring of NOD Mice. Diabetes. 2014; 63: 2821–2832.

[42] He M, Miyajima F, Roberts P, et al. Emergence and global spread of epidemic healthcare-associated Clostridium difficile. Nat Genet. 2013; 45: 109–113.

[43] Hogenauer C, Langner C, Beubler E, et al. Klebsiella oxytoca as a causative organism of antibiotic-associated hemorrhagic colitis. N Engl J Med. 2006; 355: 2418–2426.

[44] Huang JQ, Zheng GF, Sumanac K, et al. Meta-analysis of the relationship between cagA seropositivity and gastric cancer. Gastroenterology. 2003; 125: 1636–1644.

[45] Human Microbiome Project C. A framework for human microbiome research. Nature. 2012; 486: 215–221.

[46] Human Microbiome Project C. Structure, function and diversity of the healthy human microbiome. Nature. 2012; 486: 207–214.

[47] Islami F, Kamangar F. Helicobacter pylori and esophageal cancer risk: a meta-analysis. Cancer Prevention Research (Philadelphia, Pa). 2008; 1: 329–338.

[48] Jimenez E, Fernandez L, Marin ML, et al. Isolation of commensal bacteria from umbilical cord blood of healthy neonates born by cesarean section. Curr Microbiol. 2005; 51: 270–274.

[49] Jimenez E, Marin ML, Martin R, et al. Is meconium from healthy newborns actually sterile? Res Microbiol. 2008; 159: 187–193.

[50] Joossens M, Huys G, Cnockaert M, et al. Dysbiosis of the faecal microbiota in patients with Crohn's disease and their unaffected relatives. Gut. 2011; 60: 631–637.

[51] Kassam Z, Lee CH, Yuan Y, et al. Fecal microbiota transplantation for Clostridium difficile infection: systematic review and meta-analysis. Am J Gastroenterol. 2013; 108: 500–508.

[52] Keski-Nisula L, Kyynarainen HR, Karkkainen U, et al. Maternal intrapartum antibiotics and decreased vertical transmission of Lactobacillus to neonates during birth. Acta Paediatr. 2013; 102: 480–485.

[53] Klein RS, Recco RA, Catalano MT, et al. Association of Streptococcus bovis with carcinoma of the colon. N Engl J Med. 1977; 297: 800–802.

[54] Koren O, Goodrich JK, Cullender TC, et al. Host remodeling of the gut microbiome and metabolic changes during pregnancy. Cell. 2012; 150: 470–480.

[55] Kostic AD, Gevers D, Pedamallu CS, et al. Genomic analysis identifies association of Fusobacterium with colorectal carcinoma. Genome Res. 2012; 22: 292–298.

[56] Kump PK, Grochenig HP, Lackner S, et al. Alteration of intestinal dysbiosis by fecal microbiota transplantation does not induce remission in patients with chronic active ulcerative colitis. Inflamm Bowel Dis. 2013; 19: 2155–2165.

[57] Ley RE, Backhed F, Turnbaugh P, et al. Obesity alters gut microbial ecology. Proc Natl Acad Sci USA. 2005; 102: 11070–11075.

[58] Li J, Jia H, Cai X, et al. An integrated catalog of reference genes in the human gut microbiome. Nat Biotechnol. 2014, DOI: 10.1038/nbt.2942.

[59] Linden GJ, Herzberg MC, Working group 4 of joint EFPAAPw. Periodontitis and systemic diseases: a record of discussions of working group 4 of the Joint EFP/AAP Workshop on Periodontitis and Systemic Diseases. J Clin Periodontol. 2013; 40 Suppl. 14: S20–23.

[60] Liu X, Zou Q, Zeng B, et al. Analysis of fecal Lactobacillus community structure in patients with early rheumatoid arthritis. Curr Microbiol. 2013; 67: 170–176.

[61] Lo Sasso G, Ryu D, Mouchiroud L, et al. Loss of Sirt1 function improves intestinal anti-bacterial defense and protects from colitis-induced colorectal cancer. PLoS One. 2014; 9: e102495.

[62] Lozupone CA, Stombaugh JI, Gordon JI, et al. Diversity, stability and resilience of the human gut microbiota. Nature. 2012; 489: 220–230.

[63] Makino H, Kushiro A, Ishikawa E, et al. Transmission of intestinal Bifidobacterium longum subsp. longum strains from mother to infant, determined by multilocus sequencing typing and amplified fragment length polymorphism. Appl Environ Microbiol. 2011; 77: 6788–6793.

[64] Marshall BJ, Warren JR. Unidentified curved bacilli in the stomach of patients with gastritis and peptic ulceration. Lancet. 1984; 1: 1311–1315.

[65] McCoy AN, Araujo-Perez F, Azcarate-Peril A, et al. Fusobacterium is associated with colorectal adenomas. PLoS One. 2013; 8: e53653.

[66] Mira-Pascual L, Cabrera-Rubio R, Ocon S, et al. Microbial mucosal colonic shifts associated with the development of colorectal cancer reveal the presence of different bacterial and archaeal biomarkers. J Gastroenterol. 2014; DOI: 10.1007/s00535–014–0963–x

[67] Muegge BD, Kuczynski J, Knights D, et al. Diet drives convergence in gut microbiome functions across mammalian phylogeny and within humans. Science. 2011; 332: 970–974.

[68] Nelson RL, Kelsey P, Leeman H, et al. Antibiotic treatment for Clostridium difficile-associated diarrhea in adults. Cochrane Database Syst Rev. 2011, DOI: 10.1002/14651858.CD004610.pub4: CD004610.

[69] Nicholson JK, Holmes E, Kinross J, et al. Host-gut microbiota metabolic interactions. Science. 2012; 336: 1262–1267.

[70] Paulino LC, Tseng CH, Blaser MJ. Analysis of Malassezia microbiota in healthy superficial human skin and in psoriatic lesions by multiplex real-time PCR. FEMS Yeast Res. 2008; 8: 460–471.

[71] Perez PF, Dore J, Leclerc M, et al. Bacterial imprinting of the neonatal immune system: lessons from maternal cells? Pediatrics. 2007; 119: e724–732.

[72] Qin J, Li R, Raes J, et al. A human gut microbial gene catalogue established by metagenomic sequencing. Nature. 2010; 464: 59–65.

[73] Rautava S, Collado MC, Salminen S, et al. Probiotics modulate host-microbe interaction in the placenta and fetal gut: a randomized, double-blind, placebo-controlled trial. Neonatology. 2012; 102: 178–184.

[74] Ravel J, Gajer P, Abdo Z, et al. Vaginal microbiome of reproductive-age women. Proc Natl Acad Sci USA. 2011; 108 Suppl. 1: 4680–4687.

[75] Ridaura VK, Faith JJ, Rey FE, et al. Gut microbiota from twins discordant for obesity modulate metabolism in mice. Science. 2013; 341: 1241214.

[76] Sasaki H, Ishizuka T, Muto M, et al. Presence of Streptococcus anginosus DNA in esophageal cancer, dysplasia of esophagus, and gastric cancer. Cancer Res. 1998; 58: 2991–2995.

[77] Scanlan PD, Shanahan F, Clune Y, et al. Culture-independent analysis of the gut microbiota in colorectal cancer and polyposis. EnvironMicrobiol. 2008; 10: 789–798.

[78] Scher JU, Sczesnak A, Longman RS, et al. Expansion of intestinal Prevotella copri correlates with enhanced susceptibility to arthritis. Elife. 2013; 2: e01202.

[79] Scher JU, Ubeda C, Artacho A, et al. Decreased bacterial diversity characterizes the altered gut microbiota in patients with psoriatic arthritis, resembling dysbiosis in inflammatory bowel disease. Arthritis Rheumatol. 2015; 67: 128–139.

[80] Scher JU, Ubeda C, Equinda M, et al. Periodontal disease and the oral microbiota in new-onset rheumatoid arthritis. Arthritis Rheum. 2012; 64: 3083–3094.

[81] Shen XJ, Rawls JF, Randall T, et al. Molecular characterization of mucosal adherent bacteria and associations with colorectal adenomas. Gut Microbes. 2010; 1: 138–147.

[82] Shin NR, Lee JC, Lee HY, et al. An increase in the Akkermansia spp. population induced by metformin treatment improves glucose homeostasis in diet-induced obese mice. Gut. 2014; 63: 727–735.

[83]   Slimings C, Riley TV. Antibiotics and hospital-acquired Clostridium difficile infection: update of systematic review and meta-analysis. J Antimicrob Chemother. 2014; 69: 881–891.

[84]   Sobhani I, Tap J, Roudot-Thoraval F, et al. Microbial dysbiosis in colorectal cancer (CRC) patients. PLoS One. 2011; 6: e16393.

[85]   Sokol H, Langella P. Beneficial effects of exclusive enteral nutrition in Crohn's disease are not mediated by Faecalibacterium prausnitzii. Inflamm Bowel Dis. 2014; 20: E18.

[86]   Song X, Gao H, Lin Y, et al. Alterations in the microbiota drive interleukin-17C production from intestinal epithelial cells to promote tumorigenesis. Immunity. 2014; 40: 140–152.

[87]   Steel JH, Malatos S, Kennea N, et al. Bacteria and inflammatory cells in fetal membranes do not always cause preterm labor. Pediatr Res. 2005; 57: 404–411.

[88]   Tahara T, Yamamoto E, Suzuki H, et al. Fusobacterium in colonic flora and molecular features of colorectal carcinoma. Cancer Res. 2014; 74: 1311–1318.

[89]   Takemoto A, Cho O, Morohoshi Y, et al. Molecular characterization of the skin fungal microbiome in patients with psoriasis. J Dermatol. 2014, DOI: 10.1111/1346–8138.12739.

[90]   Tang WH, Wang Z, Levison BS, et al. Intestinal microbial metabolism of phosphatidylcholine and cardiovascular risk. N Engl J Med. 2013; 368: 1575–1584.

[91]   Thomas S, Metzke D, Schmitz J, et al. Anti-inflammatory effects of Saccharomyces boulardii mediated by myeloid dendritic cells from patients with Crohn's disease and ulcerative colitis. Am J Physiol Gastrointest Liver Physiol. 2011; 301: G1083–1092.

[92]   Tjalsma H, Boleij A, Marchesi JR, et al. A bacterial driver-passenger model for colorectal cancer: beyond the usual suspects. Nat Rev Microbiol. 2012; 10: 575–582.

[93]   Toprak NU, Yagci A, Gulluoglu BM, et al. A possible role of Bacteroides fragilis enterotoxin in the aetiology of colorectal cancer. Clin Microbiol Infect. 2006; 12: 782–786.

[94]   Tringe SG, von Mering C, Kobayashi A, et al. Comparative metagenomics of microbial communities. Science. 2005; 308: 554–557.

[95]   Turnbaugh PJ, Backhed F, Fulton L, et al. Diet-induced obesity is linked to marked but reversible alterations in the mouse distal gut microbiome. Cell Host Microbe. 2008; 3: 213–223.

[96]   Turnbaugh PJ, Hamady M, Yatsunenko T, et al. A core gut microbiome in obese and lean twins. Nature. 2009; 457: 480–484.

[97]   Turnbaugh PJ, Ley RE, Mahowald MA, et al. An obesity-associated gut microbiome with increased capacity for energy harvest. Nature. 2006; 444: 1027–1031.

[98]   Turnbaugh PJ, Quince C, Faith JJ, et al. Organismal, genetic, and transcriptional variation in the deeply sequenced gut microbiomes of identical twins. ProcNatlAcadSciUSA. 2010; 107: 7503–7508.

[99]   Turnbaugh PJ, Ridaura VK, Faith JJ, et al. The effect of diet on the human gut microbiome: a metagenomic analysis in humanized gnotobiotic mice. SciTranslMed. 2009; 1: 6ra14.

[100] Vaahtovuo J, Munukka E, Korkeamaki M, et al. Fecal microbiota in early rheumatoid arthritis. J Rheumatol. 2008; 35: 1500–1505.

[101] van Nood E, Dijkgraaf MG, Keller JJ. Duodenal infusion of feces for recurrent Clostridium difficile. N Engl J Med. 2013; 368: 2145.

[102] van Nood E, Vrieze A, Nieuwdorp M, et al. Duodenal infusion of donor feces for recurrent Clostridium difficile. N Engl J Med. 2013; 368: 407–415.

[103] Warren RL, Freeman DJ, Pleasance S, et al. Co-occurrence of anaerobic bacteria in colorectal carcinomas. Microbiome. 2013; 1: 16.

[104] Weir TL, Manter DK, Sheflin AM, et al. Stool microbiome and metabolome differences between colorectal cancer patients and healthy adults. PLoS One. 2013; 8: e70803.

[105] Welton JC, Marr JS, Friedman SM. Association between hepatobiliary cancer and typhoid carrier state. Lancet. 1979; 1: 791–794.

[106] Willing BP, Dicksved J, Halfvarson J, et al. A pyrosequencing study in twins shows that gastrointestinal microbial profiles vary with inflammatory bowel disease phenotypes. Gastroenterology. 2010; 139: 1844–1854.

[107] Wolff B, Berger T, Frese C, et al. Oral status in patients with early rheumatoid arthritis: a prospective, case-control study. Rheumatology (Oxford). 2014; 53: 526–531.

[108] Wotherspoon AC, Doglioni C, Diss TC, et al. Regression of primary low-grade B-cell gastric lymphoma of mucosa-associated lymphoid tissue type after eradication of Helicobacter pylori. Lancet. 1993; 342: 575–577.

[109] Wotherspoon AC, Ortiz-Hidalgo C, Falzon MR, et al. Helicobacter pylori-associated gastritis and primary B-cell gastric lymphoma. Lancet. 1991; 338: 1175–1176.

[110] Wu GD, Chen J, Hoffmann C, et al. Linking long-term dietary patterns with gut microbial enterotypes. Science. 2011; 334: 105–108.

[111] Wu S, Rhee KJ, Albesiano E, et al. A human colonic commensal promotes colon tumorigenesis via activation of T helper type 17 T cell responses. Nat Med. 2009; 15: 1016–1022.

[112] Yatsunenko T, Rey FE, Manary MJ, et al. Human gut microbiome viewed across age and geography. Nature. 2012; 486: 222–227.

[113] Zimmerman MA, Singh N, Martin PM, et al. Butyrate suppresses colonic inflammation through HDAC1-dependent Fas upregulation and Fas-mediated apoptosis of T cells. Am J Physiol Gastrointest Liver Physiol. 2012; 302: G1405–1415.

Eduard F. Stange, Jan Wehkamp

5.2 Mikrobiom und humorale Abwehrmechanismen des Gastrointestinaltrakts gegen Pathogene

5.2.1 Definition

Zusammensetzung und Funktion des gastrointestinalen Mikrobioms wurden im vorangehenden Kapitel erläutert. Dieses Mikrobiom wird durch die Schleimhautbarriere auf Distanz gehalten, die aus der Mukusschicht, dem Epithel mit den Tight Junctions und, nach dessen Überwindung, auch aus den intra- und subepithelialen Entzündungszellen besteht.

5.2.2 Struktur und Funktion der Barriere

Die Mukusschicht (Abb. 5.5) wird durch verschiedene Glykoproteine geformt, insbesondere Muzine wie das strukturbildende Muc2 [1]. Sezerniert werden die meisten Schleimsubstanzen durch die Becherzellen im Epithel. Die Muzine bilden ein Gel, das zunächst als physikalische Barriere wirkt und die bakterielle Flora vom Epithel fernhält. Im Dünndarm ist die Mukusschicht eher diskontinuierlich, im Kolon dagegen vermutlich wegen der hohen luminalen Keimdichte kontinuierlich. Hier werden zwei Mukusschichten unterschieden: Die lumenwärts gerichtete Schicht mit etwa 700 µm Durchmesser ist relativ liquide und noch bakteriell kontaminiert, während die fest

normal		Morbus Crohn	Colitis ulcerosa

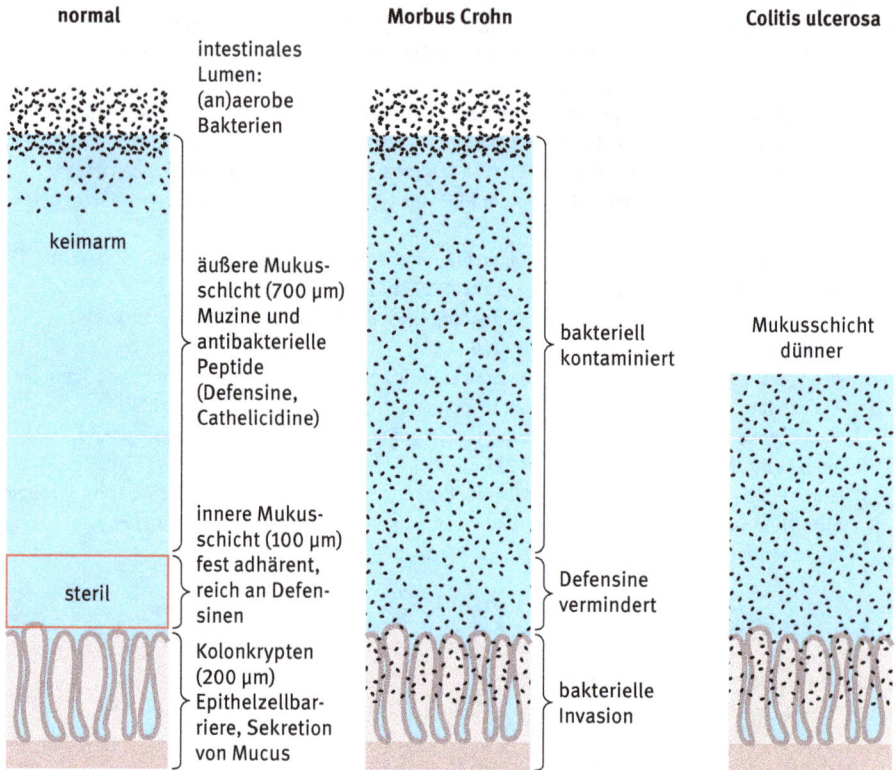

normal

intestinales
Lumen:
(an)aerobe
Bakterien

keimarm

äußere Mukus-
schlcht (700 µm)
Muzine und
antibakterielle
Peptide
(Defensine,
Cathelicidine)

innere Mukus-
schicht (100 µm)
fest adhärent,
reich an Defen-
sinen

steril

Kolonkrypten
(200 µm)
Epithelzellbar-
riere, Sekretion
von Mucus

Morbus Crohn

bakteriell
kontaminiert

Defensine
vermindert

bakterielle
Invasion

Colitis ulcerosa

Mukusschicht
dünner

Abb. 5.5: Schematische Darstellung der Mukusschicht im Normalzustand und bei chronisch-entzündlichen Darmerkrankungen.

dem Epithel anheftende kompakte Schicht von 100–200 µm Durchmesser praktisch steril ist.

Dies wird dadurch erreicht, dass die negativ geladenen Muzine die durch Epithelzellen sezernierten Defensine mit positiver Ladung elektrostatisch binden. Defensine sind als endogen durch das Epithel oder auch Granulozyten gebildete Peptidantibiotika die wichtigsten Akteure des angeborenen Immunsystems, da sie sämtliche (potenziell) bakteriell kontaminierten Körperoberflächen schützen [2]. Die epithelialen werden unterteilt in die sog. α-Defensine wie humanes Defensin-5 (HD5) und humanes Defensin-6 (HD6), beide spezifisch in Panethzellen nachweisbar, sowie die durch die epithelialen Oberflächenzellen gebildeten β-Defensine. Hier sind vor allem das konstitutive humane β-Defensin-1 (HBD1) und die vor allem bei Infektionen durch TLR-Rezeptoren sowie Zytokine induzierbaren β-Defensine-2 (HBD2) und HBD3 von Bedeutung. Im Kolon induziert MUC2 die Synthese von HBD-2, d. h., beide wesentlichen Mukusbestandteile werden koordiniert reguliert [3]. Ergänzt werden diese in ihrer antibakteriellen Aktivität durch zahlreiche weitere Peptide wie das Cathelicidin

LL37 oder auch Histone und natürlich die Immunglobuline (IgA und IgG). Nach Sekretion in den Mukus verbleiben sie dort als antibakterielles Reservoir, vermutlich in höchster Konzentration epithelnah, und verleihen diesem seine chemische Schutzfunktion.

Diese wird ergänzt durch die physikalische Barriere der Epithelzellen, die gebunden durch Tight junction eine kontinuierliche Zellschicht bilden und beide wesentlichen Komponenten des Mukus produzieren. Kommt es doch zu einer Keiminvasion, kann diese Zellschicht durch Ulceration komplett verloren gehen und die Barriere zusammenbrechen. Im Rahmen der Entzündung werden verschiedene Zytokine freigesetzt, die neben bakteriellen Proteasen zytotoxisch wirken können. Andere Zytokine wie TGF-ß unterstützen demgegenüber die Restitution durch verstärkte Zellmigration zur Deckung des Defekts.

5.2.3 Helicobacter pylori

Im Magen zeigt die Mukusschicht eine Besonderheit: Es besteht ein ausgeprägter pH-Gradient von etwa 1,0 nahe dem Magenlumen bis 7,0 nahe dem Epithel. *Helicobacter pylori* kann die Mukusschicht nach Reduktion der Viskoelastizität durch aktive Propulsion überwinden. Er schützt sich durch die Urease-vermittelte Spaltung von Harnstoff in Ammoniak und Kohlendioxid gegen die Magensäure. In dieser Nische siedelt sich *H. pylori* bevorzugt epithelnah an und kann dann Rezeptoren der Epithelzellen besetzen.

Die *Helicobacter*-Infektion und -Gastritis ist assoziiert mit einer Induktion von HBD-2, das auch im Magensaft nachweisbar ist, und der ebenfalls antibakteriell wirksamen Antiprotease Elafin [4]. Demgegenüber ist die Expression von HBD-1 und HBD-3 unverändert oder sogar vermindert. Die intrazelluläre Signalkaskade erfolgt über NOD1, NFkB und vermutlich auch über den EGF-Rezeptor. Interessanterweise können genetisch alterierte *Helicobacter* mit einem defekten cag-Pathogenicity Island (PAI) das HBD-2 nicht induzieren, während cag die HBD-3-Expression durch Blockade des EGF-Rezeptor-Signalweges sogar blockiert. Die Infektion führt längerfristig auch zu einer intestinalen Metaplasie mit Ausbildung von Panethzellen, deren HD5-Sekretion *H. pylori* ebenfalls bekämpft und daher mit der Keimdichte negativ assoziiert ist.

Allerdings ist *H. pylori* relativ resistent gegenüber HBD-1 und Elafin, und nur wenige Stämme sind gegenüber HBD-2 empfindlich. Antibakteriell wirksam sind LL-37 und HBD-3, das aber eben nicht induziert wird [4]. Damit hat der Keim nicht nur eine sichere Nische, sondern verschafft sich sogar gegenüber anderen (HBD-2-empfindlichen) Keimen einen Überlebensvorteil. Dies erklärt auch, wie dieses Bakterium seinen Gastgeber ein Leben lang begleiten und nach Jahrtausenden noch nachweisbar sein kann [5].

5.2.4 Gastrointestinale Infektionen

Die typische Situation bei anderen intestinalen Infektionen lässt sich gut am Beispiel *Campylobacter jejuni* illustrieren [6]. Dieser Erreger hat keinen Einfluss auf die Expression des konstitutiven HBD-1, induziert aber die unter Kontrollbedingungen nicht exprimierten β-Defensine 2 und 3. Diese attackieren dann seine Zellmembran, so dass unter optimalen Bedingungen praktisch alle Bakterien, zumindest *in vitro*, abgetötet werden.

Andere Pathogene haben eine Reihe von Gegenmaßnahmen entwickelt, die praktisch die Defensinwirkung neutralisieren können [7]. So kann wie bei *H. pylori* die Erkennung durch den Wirt umgangen werden, andererseits können manche die Defensinsynthese direkt blockieren oder es werden Decoys abgegeben, die Defensine binden können. Ein weiterer Schutzmechanismus von bakterieller Seite ist die Änderung der bakteriellen Oberflächenladung ins Positive, so dass die Defensine elektrostatisch abgestoßen werden.

Salmonella Typhimurium hat sogar die Fähigkeit entwickelt, die Defensinsynthese in den Panethzellen zu blockieren. Andere Pathogene wie *Shigella spp.* oder auch *Cryptosporidium parvum* inhibieren β-Defensin-1 [8]. Diese unterschiedlichen Techniken der Modulation für die Invasoren gefährlicher Defensine stellen somit wesentliche bakterielle Pathogenitätsfaktoren dar. Andererseits wird auch das Abwehrsystem in seiner Aktivität durch die jeweilige kommensale Flora kontrolliert, so dass manche Individuen gegen Infektionen resistent sind. Ein historisches Beispiel für dieses Phänomen ist der für die Shigellenruhr unempfängliche Soldat des Ersten Weltkrieges, aus dessen Stuhl der in Freiburg tätige Professor Alfred Nissle das nach ihm benannte Probiotikum *Escherichia coli* (Mutaflor) 1917 isolierte. Viel später erst wurde gefunden, dass gerade dieser *E.-coli*-Stamm bestimmte Defensine induziert [9].

5.2.5 Morbus Crohn

Bei Morbus-Crohn-Patienten mit Dünndarmbefall liegt eine spezifische, verminderte Expression der Paneth-Zell-α-Defensine HD5 und HD6 vor [2]. Im Gegensatz dazu sind weitere Paneth-Zell-Produkte wie Lysozym und Phospholipase A2 nicht vermindert exprimiert. Die α-Defensin-Reduktion ist besonders ausgeprägt bei Patienten mit der SNP13-Mutation im NOD2-Gen; sie ist unabhängig vom Entzündungsgrad und führt zu einer funktionell verminderten antimikrobiellen Aktivität der Mukosa und zu einer Veränderung des lokalen Mikrobioms. Die Mechanismen sind vielfältig und nur ein kleiner Teil hängt mit NOD2 zusammen. Von zentraler Bedeutung ist der Wnt-Signalweg, der die Differenzierung von Stammzellen in Panethzellen reguliert. Der Transkriptionsfaktor TCF-4 (T-cell specific transcription factor 4; auch TCF7L2, transcription factor 7-like 2) ist in seiner Expression stark reduziert. Neben diesen beiden Wnt-Genen gibt es eine genetische Assoziation mit der Autophagie (Autophagy-related protein 16–1, ATG16L1), was zu morphologischen Veränderungen der Paneth-Zell-Granula führt. Des Weiteren wurde eine Aktivierung der Autophagie in Paneth-Zellen nachgewiesen, die mit einer signifikanten Reduktion der Anzahl an sekretorischen Granula (Defensine) und dem Auftreten von Crinophagie-Merkmalen in den Paneth-Zellen einherging. Das endosomale Stressprotein XPB1 und zahlreiche weitere Mechanismen wurden identifiziert, die ebenfalls die wichtige Funktion und Rolle der Panethzelle bei M. Crohn belegen [10]. Interessanterweise haben die verschiedenen genetischen Mechanismen auch einen kumulativen Einfluss auf die gestörte Paneth-zellmorphologie und deren Grad korreliert mit dem klinischen Verlauf (Rezidivrate).

M. Crohn mit Krankheitslokalisation im Kolon ist mit einer gestörten β-Defensin-expression assoziiert [2]. Bei Patienten mit Befall des Kolons wurde in Kolonbiopsien aus makroskopisch nicht entzündeten Bereichen eine verminderte Expression des konstitutiven β-Defensins HBD-1 im Vergleich zu Patienten mit Krankheitslokalisation im Ileum, Colitis ulcerosa und Kontrollpersonen nachgewiesen. Die Induzierbarkeit der β-Defensine (besonders HBD-2 und -3) ist signifikant eingeschränkt. Auch das Cathelicidin LL-37 und die antimikrobiell wirksamen Serinproteaseinhibitoren Elafin und SLPI (Secretory leukocyte protease inhibitor) werden bei M. Crohn im Vergleich zur Colitis ulcerosa vermindert induziert. Funktionell spiegelt sich diese verminderte Expression antimikrobiell wirksamer Peptide bei M. Crohn des Dickdarms in einer verminderten antimikrobiellen Aktivität der Kolonmukosa wider (Abb. 5.5), die die früher beobachtete bakterielle Besiedlung des Epithels erklärt [11]. Somit besteht also ähnlich wie im Dünndarm eine geschwächte mukosale Barriere [12].

5.2.6 Colitis ulcerosa

Bei der Colitis ulcerosa wurden spezifische Veränderungen der Struktur, Dicke und Kontinuität der Mukusschicht beschrieben, welche eine Schwächung der Mukosabarriere bedingen und somit das Epithel gegenüber einer bakteriellen Invasion anfälliger machen [1]. So ist die Mukusschicht im Vergleich zu gesunden Kontrollpersonen dünner (Abb. 5.5) und diskontinuierlicher aufgebaut; akut entzündete Areale sind teilweise sogar mukusfrei. Im Gegensatz dazu ist die Dicke der Mukusschicht beim M. Crohn mit jener von gesunden Kontrollpersonen vergleichbar oder überschreitet sie sogar. Auch das Glykosylierungsmuster der Muzine ist bei der Colitis ulcerosa verändert, d. h., die Glykane sind kürzer und weniger komplex aufgebaut und ihre Sulfatierung ist ebenfalls eingeschränkt. Zudem wiesen Mukusproben aus dem Ileum und Kolon einen im Vergleich zu M.-Crohn-Patienten und Kontrollpersonen signifikant verminderten Gehalt an Phosphatidylcholin und Lysophosphatidylcholin auf. Antimikrobielle Peptide werden ausreichend und sogar verstärkt exprimiert, allerdings erfordern sie den Mukus als Matrix, damit sie auf dem Epithel gehalten werden können. Dieser Mechanismus scheint bei Colitis ulcerosa nicht zu funktionieren, so dass eine geschwächte Mukusbarriere keinen effektiven Schutz vor einer bakteriellen

Invasion durch kommensale Keime bietet. Dies erklärt auch, dass die Immunreaktion bei beiden Erkrankungen nicht gegen das körpereigene Gewebe (Autoimmunität), sondern gegen die Darmflora gerichtet ist. Es ist zwar plausibel, dass die bei entzündlichen Darmerkrankungen beschriebenen Veränderung des Mikrobioms, wie die verminderte Diversität, durch das mukosale antibakterielle System des Wirtes bedingt ist, aber die Henne-Ei-Frage ist ungelöst.

5.2.7 Literatur

[1] Johansson ME, Sjövall H, Hansson GC. The gastrointestinal mucus system in health and disease. Nat Rev Gastroenterol Hepatol. 2013; 10: 352–361.

[2] Ostaff MJ, Stange EF, Wehkamp J. Antimicrobial peptides and gut microbiota in homeostasis and pathology. EMBO Mol Med. 2013; 5: 1465–1483.

[3] Cobo ER, Kissoon-Singh V, Moreau F, Chadee K. Colonic MUC2 mucin regulates the expression and antimicrobial activity of β-defensin 2. Mucosal Immunol. 2015; 8: 1360–1372.

[4] Nuding S, Gersemann M, Hosaka Y, Konietzny S, Schaefer C, Beisner J, et al. Gastric antimicrobial peptides fail to eradicate Helicobacter pylori infection due to selective induction and resistance. PLoS One. 2013; e73867.

[5] Maixner F, Krause-Kyora B, Turaev D, Herbig A, Hoopmann MR, Hallows JL, et al. The 5300-year-old Helicobacter pylori genome of the Iceman. Science. 2016; 351:162–165

[6] Zilbauer M, Dorrell N, Boughan PK, Harris A, Wren BW, Klein NJ, et al. Intestinal innate immunity to Campylobacter jejuni results in induction of bactericidal human beta-defensins 2 and 3. Infect Immun. 2005; 73: 7281–7289.

[7] Kraus D, Peschel A. Molecular mechanisms of bacterial resistance to antimicrobial peptides. Curr Top Microbiol Immunol. 2006; 306: 231–250.

[8] Islam D, Bandholtz L, Nilsson J, Wigzell H, Christensson B, Agerberth B, et al. Downregulation of bactericidal peptides in enteric infections: a novel immune escape mechanism with bacterial DNA as a potential regulator. Nat Med. 2001; 2: 180–185.

[9] Wehkamp J, Harder J, Wehkamp K, Wehkamp-von Meissner B, Schlee M, Enders C, et al. NF-kappaB- and AP-1–mediated induction of human beta defensin-2 in intestinal epithelial cells by Escherichia coli Nissle 1917: a novel effect of a probiotic bacterium. Infect Immun. 2004; 72: 5750–5758.

[10] Wehkamp J, Stange EF. Paneth's disease. J Crohns Colitis. 2010; 4: 523–531.

[11] Swidsinski A, Ladhoff A, Pernthaler A, Swidsinski S, Loening-Baucke V, Ortner M, et al. Mucosal flora in inflammatory bowel disease. Gastroenterology. 2002; 122: 44–54.

[12] Nuding S, Fellermann K, Wehkamp J, Stange EF. Reduced mucosal antimicrobial activity in Crohn's disease of the colon. Gut. 2007; 56: 1240–1247.

Ulrich Rosien, Arno Siebenhaar

6 Fäkaler Mikrobiomtransfer – Indikation und Durchführung

6.1 Historie

Der fäkale Mikrobiomtransfer – die Übertragung von Fäzes zwischen Individuen – stellt keine Erfindung der modernen Medizin dar, sondern wird bereits in einem Handbuch für Notfallmedizin im China des 4. Jahrhunderts erwähnt. Im Mittelalter wurde diese Therapie sowohl bei Menschen als auch bei Weidevieh angewendet. Ferner dient die Ingestion von Kameldung bei Beduinen schon lange als Heilmittel gegen Durchfallerkrankungen. Seit dem 20. Jahrhundert werden fäkale Bakterienstämme in Form von Probiotika für die Humanmedizin isoliert und Patienten verabreicht.

Im Jahr 1958 wurde erstmals durch Eiseman et al. die Durchführung eines Stuhltransfers zur Therapie einer pseudomembranösen Kolitis beschrieben. Nachdem die Behandlungsmethode in den folgenden Jahrzehnten wenig Beachtung fand und bis 2011 jährlich noch unter zehn Artikel veröffentlicht wurden, zeigte sich danach ein starker Anstieg der Publikationen zu dem Thema mit zuletzt 209 Veröffentlichungen im Jahr 2015.

International wird der Begriff „fecal microbiota transplantation" verwendet. Da das Wirkprinzip eine Übertragung von Mikroorganismen und nicht von menschlichen Körperzellen ist, wird im deutschen Sprachraum eher „Transfer" anstelle von „Transplantation" verwendet („Fäkaler Mikrobiomtransfer (FMT)" oder „Stuhltransfer").

6.2 Grundprinzip

Durch Übertragung von Stuhl eines Donors (= Spender) auf einen Empfänger finden eine erwünschte Modifikation und Alteration des Darmmikrobioms beim Empfänger statt. Dies gilt sowohl nach vorangegangener Darmlavage als auch bei einer Übertragung in einen „unvorbereiteten" Darm. Bereits in den ersten Tagen nach der Stuhlübertragung gleichen sich Empfänger- und Spendermikrobiom im Darm des Empfängers an. Auch nach mehreren Monaten sind noch Anteile beider Mikrobiota mit molekularbiologischen Methoden nachweisbar.

Bei dem kurativen Effekt eines Stuhltransfers spielt die „Intaktheit" des Spendermikrobioms eine wesentliche Rolle. Insbesondere durch Antibiotika-Therapien ist die Diversität des Mikrobioms herabgesetzt und die intakte Struktur als Schutz z. B. gegen Infektionen mit pathogenen Keimen (sog. „Kolonisationsresistenz") beschädigt. Diese Struktur bzw. Funktion kann durch die Übertragung „intakten" Stuhls wiederhergestellt werden.

DOI 10.1515/9783110464757-008

6.3 Indikation

Die aktuell einzige in konsentierten Therapiealgorithmen verschiedener internationaler Fachgesellschaften niedergelegte Indikation für den FMT ist die multipel rezidivierende oder therapierefraktäre *Clostridium-difficile*-Infektion (CDI). Hierbei bestehen Heilungsraten durch FMT von ca. 80–90 % nach dem ersten Stuhltransfer; bei fehlendem Primärerfolg oder bei Auftreten eines Rezidivs kann die Behandlung mit einer erneuten 80–95%igen Heilungschance wiederholt werden. Hinsichtlich der Ansprechraten bestehen keine wesentlichen Unterschiede zwischen den Applikationsarten des Stuhlpräparates (endoskopisch, Sonde, Einlauf oder Kapsel, s. u.), wobei sich eine Tendenz zu besseren Therapieerfolgen für die koloskopische Applikation zeigt.

Für alle anderen Therapiefelder – insbesondere die chronisch-entzündlichen Darmerkrankungen (CED) und das Reizdarmsyndrom (RDS) – ist eine Indikation für den FMT derzeit nicht gegeben, da bislang kein hinreichender therapeutischer Nutzen belegt werden konnte.

6.4 Vorbereitung

6.4.1 Voruntersuchungen des Spenders

Die Übertragung der Darmflora zwischen zwei Individuen birgt ein relevantes Risiko der Übertragung von Krankheiten, da es sich hierbei um ein in der Zusammensetzung bislang nicht standardisierbares Präparat handelt, welches zudem definitionsgemäß nicht keimfrei sein kann. Es sind daher umfangreiche Voruntersuchungen erforderlich, um dieses Übertragungsrisiko zu minimieren.

In erster Linie muss der Stuhlspender auf bekannte Infektionskrankheiten, welche potenziell fäkal (oder oral) übertragbar sind, untersucht werden. Aber auch nichtinfektiöse Krankheiten wie z. B. das metabolische Syndrom, Allergien, Autoimmunerkrankungen, neurologische Erkrankungen wie Encephalitis disseminata, M. Parkinson, Depression sowie rheumatische Krankheitsbilder können mit Alterationen im Darmmikrobiom einhergehen. Beispielsweise ist eine Veränderung der Insulinsensitivität durch Stuhltransfer bekannt. Daher müssen auch solche potenziell durch Stuhl übertragbaren oder veränderbaren Erkrankungen beim Spender nach Möglichkeit ausgeschlossen werden. Ferner sollte der Stuhlspender in den ca. sechs Monaten vor der Stuhlübertragung keine Medikamente eingenommen haben, welche seine Mikrobiomstruktur relevant beeinflussen (in erster Linie Antibiotika).

Die Voruntersuchungen vor einem Stuhltransfer sind in den vorliegenden Studien nicht einheitlich durchgeführt. Eine umfassende Zusammenstellung sinvoller Diagnostik ist in Tab. 6.1 aufgeführt.

Die erforderlichen Voruntersuchungen sind kostenintensiv (ca. 500–700 Euro). Aus diesem Grund, aber auch, weil vielen Patienten kein nach den genannten Krite-

Tab. 6.1: Notwendige Diagnostik des Stuhlspenders vor einem fäkalen Mikrobiomtransfer.

Anamnese und körperliche Untersuchung
Normaler Stuhlgang
Kürzlich durchgemachte Infektion
Chronisch-entzündliche Darmerkrankung oder andere Erkrankungen des Gastrointestinaltrakts
Maligne Erkrankungen
– selbst
– familiäre Belastung
Antibiotikaeinnahme innerhalb der letzten 6 Monate
Reise in ein Land mit niedrigem Hygienestandard/erhöhtem Infektionsrisiko mit Problemkeimen (z. B. Südeuropa, Indien, Südostasien) innerhalb der letzten 6 Monate
Medikamente mit potenziellem Einfluss auf das Mikrobiom
Bluttransfusion, Tattoo innerhalb der letzten 6 Monate
Sexuelles Risikoverhalten/Promiskuität
Drogenabusus
Nachweis multiresistenter Erreger (MRE, eigene Besiedlung (ggf. Z. n.), auch z. B. Kontakt zu Betroffenen, Arbeit in der Landwirtschaft)
Diabetes mellitus
Adipositas (BMI > 30), Metabolisches Syndrom
Psychiatrische Erkrankung (z. B. Depression, Schizophrenie, Autismus, Asperger-Syndrom)
Neurologische Erkrankung (z. B. M. Parkinson, Multiple Sklerose)
Autoimmunerkrankungen, rheumatische Erkrankungen
Neigung zu Unverträglichkeiten/Allergien (z. B. allergisches Asthma, multiple Unverträglichkeiten)

Blutanalysen/Serologien
Diff.-BB, Elektrolyte, CRP, Leberwerte, Nierenwerte, Lipase, Gerinnung, TSH, HbA1c, HDL/LDL Cholesterin
HIV 1/2 (Serologie, PCR nur bei spez. Indikation)
Hepatitis A, B, C, E (Serologie, PCR nur bei spez. Indikation)
Syphilis/Lues (TPPA/TPHA)
Yersinien, *Campylobacter*, *Entamoeba histolytica* (Serologie)
Zytomegalie-Virus (CMV-PCR)
Tuberkulose (Quantiferontest oder TB SPOT-Test)
Zöliakie (Ak gg. gewebsspez. Transglutaminase, Ak gg. deamidiertes Gliadin)
Autoimmunserologie (ANA, AMA, ANCA, Rheumafaktor)

Stuhlanalysen
Calprotectin
Pathogene Enteritis-Erreger (Salmonellen, Shigellen, Yersinien, *Campylobacter*, *Bacillus cereus*)
Clostridium difficile (Toxin-Nachweis + GDH, ggf. PCR toxinkodierender Gensequenzen bei diskrepanten Ergebnissen)
Stuhlmikroskopie auf Parasiten (insbes. auch Amöben und Lamblien), Würmer, Wurmeier, *Giardia-lamblia*-Antigen, *Entamoeba-histolytica*-Antigen
Obligat darmpathogene *E. coli* (EHEC/STEC, EPEC, EIEC)
Norovirus (PCR)
Multiresistente Erreger (insbesondere MRGN, VRE, MRSA)
Kryptosporidien, Mikrosporidien (nur bei immunsupprimierten Empfängern, sonst ggf. verzichtbar)

rien geeigneter Stuhlspender aus dem persönlichen Umfeld zur Verfügung steht, haben einige Zentren den FMT von regelmäßig voruntersuchten „Fremd"-Stuhlspendern etabliert.

Während die Stuhlzusammensetzung „gesunder" Spender und die Interaktion mit dem Empfängerorganismus einen Effekt auf den Therapieerfolg zu haben scheinen, sind Geschlecht, Alter und Verwandtschaftsgrad wahrscheinlich nicht von Bedeutung. Trotz zahlreicher Untersuchungen hinsichtlich des Enterotyps des Spenderstuhls, Mikrobiom-Diversität und ähnlicher Parameter gibt es bislang noch keine hinreichenden Auswahlkriterien bezüglich des jeweils optimalen Stuhlspenders.

6.4.2 Vorbereitung des Stuhlempfängers

In der Regel wird beim Empfänger eine Darmlavage zur Vorbereitung des Stuhltransfers durchgeführt; sie ist aber nicht zwingend erforderlich. Eine CDI-Therapie (Vancomycin, Metronidazol, Fidaxomicin) sollte, wenn klinisch vertretbar, möglichst zwei Tage vor der Stuhlübertragung abgesetzt werden. Im Fall einer schweren CDI kann eine fortgesetzte Therapie selten notwendig sein. Der Nutzen einer Loperamid-Therapie (um die Verweilzeit des Spenderstuhls im Darm zu verlängern) ist nicht belegt, ebenso wenig die Therapie mit Protonenpumpen-Inhibitoren (PPI) vor einem Stuhltransfer über den oberen Gastrointestinaltrakt.

6.4.3 Herstellung eines Stuhlpräparats

Frische Stuhlproben in Mengen zwischen 25 und 100 g sollten (möglichst) innerhalb von 6 h, nicht später als nach 24 h übertragen werden. Kryokonservierte Proben stehen erheblich länger zur Verfügung und sind nach neuerer Datenlage ebenso effektiv. Ein möglicher Benefit einer anaeroben Lagerung auch frischer Proben ist nicht belegt.

In der Regel wird der zu übertragende Stuhl zunächst in 200–500 ml Flüssigkeit (meist Leitungswasser oder isotonischer Kochsalzlösung) verdünnt und dann in einem sterilisierbaren Mixer vermischt und filtriert, so dass die entsprechende Suspension über eine Sonde oder ein Endoskop übertragen werden kann.

Mittlerweile werden zudem kryokonservierte Stuhlpräparationen in Kapselform zur peroralen Einnahme hergestellt. Die Kultivierung standardisierbarer Stuhlproben befindet sich in der Erprobung. Es handelt sich dann aber um Arzneimittel mit notwendiger Herstellungserlaubnis und nicht mehr um eine individuelle Heilbehandlung (s. Kap. 6.6).

6.5 Stuhlübertragung

Applikationswege sind naso-duodenale Sonde, rektaler Verschluss-Einlauf, endosko-pisch (duodenal/jejunal, zökal oder rektosigmoidal) oder peroral in Kapselform. Das Volumen des Stuhlpräparats sollte bei Anwendung in den oberen Gastrointestinal-trakt zur Minimierung des Aspirationsrisikos möglichst gering gehalten werden, zu-dem sollte die Instillation jenseits des Treitz'schen Bandes angestrebt werden. Die koloskopische Übertragung (Abb. 6.1 und Abb. 6.2) bietet neben der direkten (physio-logischen) Applikation in das Zielorgan die zusätzliche Möglichkeit, das Kolon dia-gnostisch zu inspizieren.

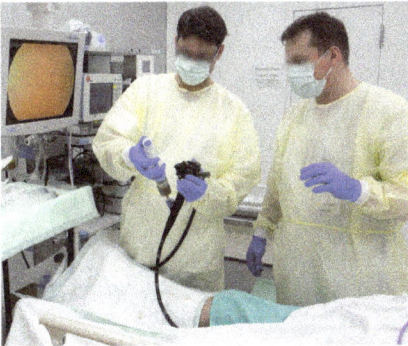

Abb. 6.1: Applikation der Stuhlsuspension über den Arbeitskanal des Koloskops. (Bildquelle: Christoph Lübbert, Leipzig.)

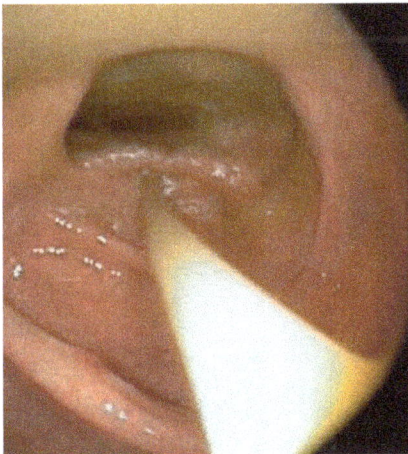

Abb. 6.2: Koloskopische Instillation einer Stuhlsuspension ins Zökum.

6.6 Risiken eines Stuhltransfers

Neben dem Infektionsrisiko durch Erreger intestinaler oder auch extraintestinaler Erkrankungen muss auch das potenzielle – und bislang nicht abschließend geklärte – Übertragungsrisiko nichtinfektiöser Erkrankungen (wie z. B. metabolisches Syndrom, neurologische, allergische oder rheumatologische Krankheiten) in Betracht gezogen werden. Diese Risiken können nur durch gewissenhafte Voruntersuchungen der Stuhlspender minimiert werden (s. Kap. 6.3.1).

Nach Durchführung eines FMT können gelegentlich Allgemeinsymptome wie Fieber, Blähungen, Abdomenschmerzen auftreten, welche meist aber spontan innerhalb von Tagen sistieren.

In Einzelfallberichten sind aber auch schwerere unerwünschte Reaktionen beschrieben, wie (Aspirations-)Pneumonie, Cholezystitis, Pharyngitis, Auslösung oder Verschlimmerung eines Schubes einer CED, aber ebenfalls die Induktion einer Adipositas.

6.7 Rechtliches

Vor Durchführung eines FMT ist eine Absprache mit den örtlichen Gesundheitsbehörden erforderlich und eine Genehmigung vor der ersten Durchführung zu beantragen. Der zu übertragende Stuhl ist als Arznei zu betrachten und die Stuhlübertragung fällt somit unter das Arzneimittelgesetz (AMG, § 2 Abs. 1 Nr. 1 und Nr. 2a.). Die Aufbereitung des Transferstuhls unterliegt § 13 Abs. 2b des AMG als individuelle Arzneimittelzubereitung. Demnach muss zwingend der behandelnde Arzt, der für die Herstellung und Verabreichung verantwortlich ist, persönlich beteiligt sein. Nur wenn dies eingehalten wird, entfällt die im § 13 des AMG vorgeschriebene Herstellererlaubnis durch die jeweilige Behörde. Vor diesem Hintergrund ist beispielsweise auch der Versand kryokonservierter Kapseln zur Verwendung durch „fremde Ärzte" in Deutschland derzeit nicht möglich.

6.8 Weiterführende Literatur

[1] Borody TJ, Paramsothy S, Agrawal G. Fecal microbiota transplantation: indications, methods, evidence, and future directions. Curr Gastroenterol Rep. 2013; 15(8): 337.
[2] Colman RJ, Rubin DT. Fecal microbiota transplantation as therapy for inflammatory bowel disease: A systematic review and meta-analysis. J Crohn's Colitis. 2014; 8(12): 1569–1581.
[3] Eiseman B, et al. Fecal enema as an adjunct in the treatment of pseudomembranous enterocolitis. Surgery. 1958; 44(5): 854–859.

[4] Kump PK, et al. Empfehlungen zur Anwendung der fäkalen Mikrobiotatransplantation „Stuhltransplantation": Konsensus der Österreichischen Gesellschaft für Gastroenterologie und Hepatologie (ÖGGH) in Zusammenarbeit mit der Österreichischen Gesellschaft für Infektiologie und. Z Gastroenterol. 2014; 52(12): 1485–1492.

[5] Lübbert C, John E, Müller L von. Clostridium difficile infection: guideline-based diagnosis and treatment. Dtsch Ärzteblatt Int. 2014; 111(43): 723–731.

[6] Moayyedi P, et al. Canadian Association of Gastroenterology position statement: fecal microbiota transplant therapy. Can J Gastroenterol & Hepatol. 2014; 28(2): 66–68.

[7] Petrof EO, et al. Stool substitute transplant therapy for the eradication of Clostridium difficile infection: „RePOOPulating"' the gut. Microbiome. 2013; 1(1): 3.

[8] Rossen, N, et al. Findings From a Randomized Controlled Trial of Fecal Transplantation for Patients With Ulcerative Colitis. Gastroenterology. 2015; 149(1): 110–118.

[9] Sha S, et al. Systematic review: faecal microbiota transplantation therapy for digestive and nondigestive disorders in adults and children. Aliment Pharmacol & Ther. 2014; 39(10): 1003–1032.

[10] Tacke, D, et al. First implementation of frozen, capsulized faecal microbiota transplantation for recurrent Clostridium difficile infection into clinical practice in Europe. Clinical microbiology and infection. 2015; 21(11), pp. e82–84.

[11] van Nood E, et al. Duodenal infusion of donor feces for recurrent Clostridium difficile. N Engl J Med. 2013; 368(5): 407–415.

[12] Vrieze A, et al. Transfer of intestinal microbiota from lean donors increases insulin sensitivity in individuals with metabolic syndrome. Gastroenterology. 2012; 143(4): 913–969.

[13] Anderson JL, Edney RJ, Whelan K. Systematic review: faecal microbiota transplantation in the management of inflammatory bowel disease. Aliment Pharmacol & Ther. 2012; 36(6): 503–516.

[14] Youngster I, et al. Oral, capsulized, frozen fecal microbiota transplantation for relapsing Clostridium difficile infection. JAMA. 2014; 312(17): 1772–1778.

Roger Vogelmann

7 *Helicobacter-pylori*-Infektion des Magens

7.1 Einleitung

Helicobacter pylori (*H.-pylori*) gilt als häufigster Auslöser einer bakteriellen Infektion weltweit, womit die *H.-pylori*-Infektion eine der wichtigsten Infektionskrankheiten in der Gastroenterologie darstellt. Es wird damit gerechnet, dass ca. 50 % der Weltbevölkerung infiziert sind. Seit der Entdeckung des Zusammenhangs zwischen einer *H.-pylori*-Infektion und der Entstehung von chronisch aktiver Gastritis, gastroduodenalen Ulzera, Adenokarzinomen und MALT-Lymphomen des Magens (Abb. 7.1) ist das Bakterium in den Mittelpunkt zahlreicher klinischer Studien und Forschungsprojekte gerückt. Insbesondere Grundlagenforscher sind davon fasziniert, wie sich ein Bakterium in einer der lebensfeindlichsten Umgebungen des menschlichen Körpers aufhalten kann und sich dort eine Überlebensnische schafft, ohne seinen Wirt in den meisten Fällen krank zu machen (s. Kap. 5.2). Nur in ca. 10–15 % der Fälle führt die *H.-pylori*-Infektion des Menschen, der den einzigen bekannten Wirt des Erregers darstellt, zu einer Erkrankung.

7.2 Diagnostik

Im April 2016 ist in Deutschland ein wichtiges Update der S2k-Leitlinie ‚*Helicobacter pylori und gastroduodenale Ulkuskrankheit*' der Deutschen Gesellschaft für Gastroenterologie, Verdauungs- und Stoffwechselkrankheiten (DGVS) erschienen. Eine relevante Änderung dabei ist die Empfehlung, dass zwei positive *H.-pylori*-Testergebnisse für eine zuverlässige Diagnostik vorliegen sollten [1]. Der Grund hierfür ist die mittlerweile niedrige *H.-pylori*-Prävalenz in den Industrieländern, die zu einem niedrigen positiven prädiktiven Wert für einen einzelnen Test führt. Die Faustregel „Lebensalter in Prozent entspricht der Prävalenz" kann nur noch mit Einschränkungen angewendet werden. Es wird in Deutschland von einer Prävalenz von ca. 3 % bei Kindern und ca. 48 % bei den Erwachsenen ausgegangen. Bei Immigranten liegt diese aber deutlich höher (36–86 %).

Als Ausnahme für diese Empfehlung gilt das Ulcus duodeni (Abb. 7.1a), bei dem nur ein positives Testergebnis für die Diagnose einer *H.-pylori*-Infektion ausreicht. Hier sollte allerdings beachtet werden, dass ein Ulcus duodeni ohne weiteren *H.-pylori*-Nachweis nicht mit einer *H.-pylori*-Eradikationstherapie behandelt werden sollte. Weitere Ausnahmen, bei denen nur ein positives Testergebnis ausreicht, sind der histologische Nachweis bei chronisch-aktiver Gastritis (Abb. 7.1b) oder die positive *H.-pylori*-Kultur [5].

DOI 10.1515/9783110464757-009

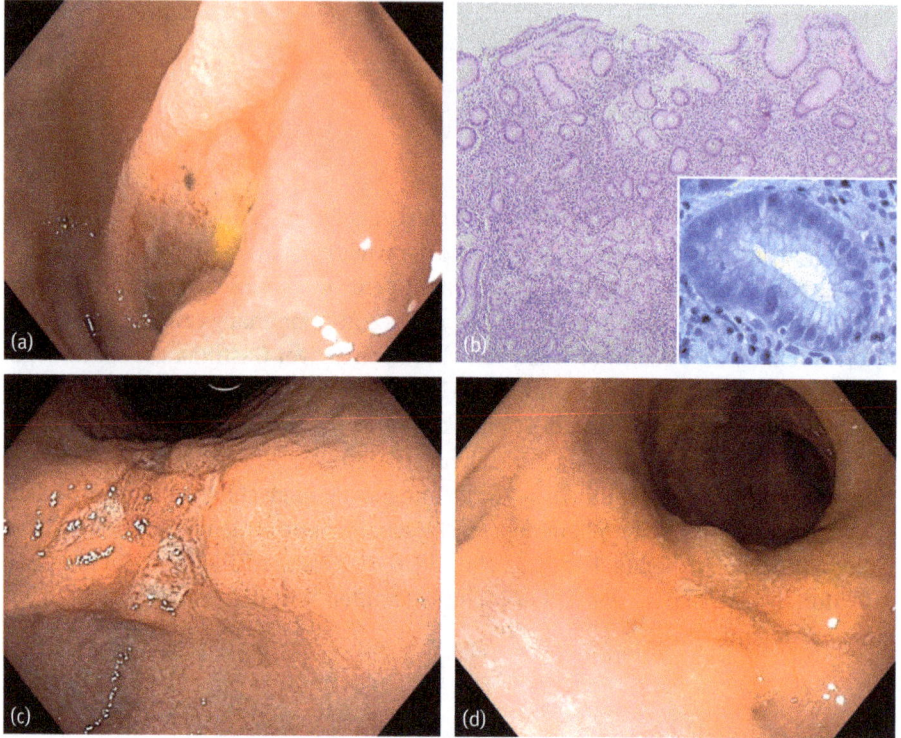

Abb. 7.1: (a) Makroskopisches Bild: Ulcus duodeni; (b) Mikroskopisches Bild: *H.-pylori* induzierte chronisch aktive Gastritis (Insert: *H.-pylori*-Färbung – modifizierte Giemsa-Färbung); Makroskopisches Bild: (c) MALT-Lymphom; (d) Magenkarzinom.

Der Urease-Schnelltest, die Histologie, die Kultur, die molekularbiologische Untersuchung (PCR), der Antigen-Stuhltest oder der C_{13}-Harnstoff-Atemtest können im Gegensatz zu Antikörper-Nachweisen in Stuhl oder Serum eine aktuelle Infektion anzeigen und sollten deswegen auch primär verwendet werden. Die Sensitivität und Spezifität der Tests sind in der Regel hoch (Tab. 7.1). Dabei sind insbesondere die beiden nichtinvasiven Tests, der C_{13}-Harnstoff-Atemtest und der Stuhlantigen-Test, mittels monoklonaler Antikörper für den Patienten attraktiv. Der C_{13}-Harnstoff-Atemtest wird allerdings zunehmend seltener angeboten, da er personal- und zeitintensiv ist (die Durchführung zieht sich über mehrere Stunden hin). Der Stuhlantigen-Test ist somit in der Praxis deutlich einfacher umzusetzen. Wichtig bei der Durchführung ist, dass vor dem Test keine Protonenpumpen-Inhibitoren (PPI) eingenommen werden, da dadurch der Test falsch negativ ausfallen kann. Das Mindestzeitintervall nach Beendigung einer PPI-Therapie sollte dabei zwei Wochen und nach *H.-pylori*-Eradikationstherapie vier Wochen betragen. Auch eine Antibiotika-Therapie wegen einer anderen Infektionskrankheit kann das Testergebnis verfälschen, so dass der *H.-pylori*-Test auch hier erst vier Wochen danach durchgeführt werden sollte.

Tab. 7.1: Diagnostik von *H. pylori*. Modifiziert nach [5].

		Sensitivität (%)	Spezifität (%)
Nichtinvasive Tests	C$_{13}$-Atemtest	85–95	85–95
	Stuhlantigen-Test (monoklonaler Ak)	85–95	85–95
Invasive Tests	Kultur	70–90	100
	Histologie	80–98	90–98
	Urease-Schnelltest	90–95	90–95
	PCR	90–95	90–95

7.3 Therapie

7.3.1 Indikation

Jede *H.-pylori*-Besiedelung führt zu einer chronischen Infektion der Magenschleimhaut, selbst wenn diese nur minimal und makroskopisch nicht sichtbar ist. Damit ist ein *H.-pylori*-Befall immer als Infektion zu werten, auch wenn diese meist klinisch inapparent verläuft. Es stellt sich dadurch die berechtigte Frage, ob jedem *H.-pylori*-Nachweis auch eine entsprechende Eradikationstherapie folgen sollte, insbesondere, wenn ca. 60–90 % aller Magenkarzinome nach Studien durch *H.-pylori* verursacht werden [8]. In der neuen S2k-Leitlinie der DGVS wird deshalb empfohlen, dass „Patienten mit asymptomatischer *H.-pylori*-Gastritis [...] eine Eradikationsbehandlung angeboten werden [sollte]. (Konsensusstärke: starke Konsens-Empfehlung)" Diese Empfehlung wird im Hinblick auf mögliche zukünftige Therapien mit ASS oder NSAR bzw. der allgemeinen Karzinomprävention gegeben. Die empfohlenen Indikationen der Eradikationstherapie bei symptomatischer *H.-pylori*-Infektion sind in Tab. 7.2 zusammengefasst [5].

7.3.2 Die Geschichte der Kombinationstherapie

Bereits kurz nach der Entdeckung von *H.-pylori* wurden Versuche unternommen, die Infektionserkrankung antibiotisch zu behandeln. Obwohl *In-vitro*-Untersuchungen eine hervorragende Sensibilität des Erregers für viele Antibiotika zeigten, blieben Eradikationserfolge *in vivo* zunächst überraschenderweise aus [9]. Dies führte rasch zu den ersten Kombinationstherapien, da die Monotherapie erfolglos blieb. In 1989 zeigten Borody et al., dass eine Kombinationstherapie aus Bismuthsalz, Tetracyclin und Metronidazol erfolgreich sein kann [2]. Diese Substanzen, die in dem heutigen Präparat Pylera® enthalten sind, wurden dabei allerdings für zwei bis vier Wochen verabreicht. Dabei wurde eine Eradikationsrate von 94 % erreicht.

Tab. 7.2: Indikationen zur Eradikationstherapie bei symptomatischer *H.-pylori*-Infektion [5].

Soll	Peptisches Ulkus
	MALT-Lymphom
	Idiopathische thrombozytopenische Purpura (ITP)
	Morbus Ménétrier
	Lymphozytäre Gastritis
	Vor einer geplanten Dauermedikation mit niedrig dosiertem ASS oder nicht steroidalen Antirheumatika (NSAR): Patienten mit einer Ulkusanamnese
	Unter Therapie mit ASS oder nicht steroidalen Antirheumatika (NSAR): Patienten mit einer gastroduodenale Blutung
Kann	Diffuses großzelliges B-Zell-Lymphom (DLBCL) des Magens mit oder ohne MALT-Komponente im Stadium I–II
	Funktionelle Dyspepsie (Reizmagen)
	Nach adäquater Diagnostik ungeklärte Eisenmangelanämie
Keine	Refluxsymptome oder -ösophagitis

Ein zweiter wichtiger Meilenstein in der Therapie war die Einführung der PPI Anfang der 1990er-Jahre. Diese zeigten im Gegensatz zu den bis dahin verwendeten H_2-Blockern eine eigene selektive Aktivität gegen *H.-pylori*, wobei schnell klar wurde, dass PPI alleine zu keiner Eradikation der Infektion führen [6]. Untersuchungen an Patienten mit einem CYP2C19-Polymorphismus haben gezeigt, dass eine bessere Säuresuppression eine verbesserte Eradikationsrate bewirkt [7], da PPI über CYP2C19 in der Leber verstoffwechselt werden. Es gibt unterschiedliche CYP2C19-Genotypen in der Bevölkerung, die zu unterschiedlich schneller hepatischer Metabolisierung von PPI führen. In asiatischen Bevölkerungskollektiven finden sich in 13–23 % der Fälle Patienten, die PPIs nur schlecht metabolisieren, so dass es dadurch zu einer stärken Säuresuppression kommt. Diese Patienten haben in den *H.-pylori*-Eradikationsstudien eine deutlich bessere *H.-pylori*-Eradikationsrate als Patienten mit einer extensiven Metabolisierungsrate (30–40 % der asiatischen Bevölkerung). In Europa ist die Gruppe der schlecht metabolisierenden Patienten mit 3–5 % gering im Gegensatz zu 70 % der Patienten, die PPI sehr gut verstoffwechseln; aber auch hier lässt sich die Abhängigkeit der *H.-pylori*-Eradikationsrate vom CYP2C19-Genotyp nachweisen.

7.3.3 Antibiotika zur Eradikationstherapie

Die in der *H.-pylori*-Eradikationstherapie eingesetzten Substanzen haben unterschiedliche Eigenschaften. Tetrazykline hemmen die bakterielle Proteinsynthese, sind auch bei niedrigem pH-Wert aktiv und wirken im Magenlumen. Metronidazol wirkt unabhängig vom pH-Wert und wird aktiv in den Magensaft sezerniert. Das bereits früh verwendete Bismuthsalz ist selbst kein Antibiotikum, wirkt aber topisch unter Zerstörung der bakteriellen Zellwand und hat somit einen komplementären Effekt. Das ebenfalls bereits früh in die Eradikationstherapie eingeführte Amoxicillin hemmt die Synthese der bakteriellen Zellwand, zeigt eine sehr hohe Sensitivität gegen *H.-pylori*, ist säurestabil, aber bei einem pH-Wert > 5,5 am wirksamsten und wird im Gegensatz zu Ampicillin aktiv aus der Blutbahn in den Magensaft sezerniert. Clarithromycin hemmt die bakterielle Proteinsynthese, ist relativ säurestabil und zeigt eine intrazelluläre Wirkung [15].

7.3.4 Resistenzentwicklung

Seit dem Beginn der massenhaften *H.-pylori*-Behandlung in den 1990er Jahren sind die Resistenzraten leider dramatisch gestiegen. Weltweit liegen die Resistenzen gegen Clarithromycin, Metronidazol und das Ersatzantibiotikum Levofloxacin mindestens über 10 %, in vielen Fällen bereits über 30 % [13]. Für Clarithromycin und Metronidazol ist eine schnelle Resistenzentwicklung bei einer Monotherapie beschrieben, wobei diese nicht als *H.-pylori*-Eradikationstherapie angelegt war, sondern im Rahmen der Behandlung von anderen Infektionskrankheiten, wie z. B. Pneumonie oder abdominellen Infektionen, erfolgte. Daraus leitet sich ab, dass eine ausführliche Erhebung der Antibiotika-Historie für eine erfolgreiche *H.-pylori*-Eradikationstherapie sehr wichtig ist. Zahlen aus Deutschland zeigen eine Resistenzrate gegenüber Metronidazol von über 35 %, so dass dieses Antibiotikum in einer Kombinationstherapie empirisch nicht mehr angewendet werden sollte. Für Clarithromycin liegt die Zahl derzeit bei ca. 11 %, jedoch nur bei Patienten ohne Vortherapie. Nach der Gabe von Makrolid-Antibiotika steigen die Resistenzraten auf mehr als 50 % an [16].

Eine wichtige Frage für den praktizierenden Arzt lautet, ob er aufgrund dieser Datenlage bereits vor der ersten Eradikationstherapie eine Resistenztestung für Clarithromycin durchführen sollte. Während beim Erwachsenen zwei empirische Eradikationstherapien ohne Resistenztestung toleriert werden und in den meisten Zentren erst vor der dritten Therapie eine erneute Gastroskopie mit Probenentnahme für die Resistenztestung durchführt wird, wird bei Kindern und Jugendlichen in der S2k-Leitlinie der DGVS eine andere Strategie empfohlen [5]. Hier sollten eine Resistenztestung vor der ersten Eradikationstherapie durchgeführt und eine Clarithromycin-basierte Triple-Therapie ohne Resistenztestung wegen der unnötigen Belastung des Kindes durch Antibiotika und einer Wiederholungsgastroskopie nicht durchgeführt werden. Der Goldstandard für die Resistenztestung ist zurzeit die kulturelle Anzucht des Erregers aus der Magenbiopsie mit anschließender Resistenztestung auf verschiedene Antibiotika. Da die Anzucht von *H.-pylori* schwierig ist, kann dies nur an wenigen Zentren durchgeführt werden (Nationales Referenzzentrum für *Helicobacter pylori* am Universitätsklinikum Freiburg; https://www.uniklinikfreiburg.de/mikrobiologie/nrz.html). Für Clarithromycin gibt es molekularbiologische Verfahren aus Magenbiopsien, die einen direkten Nachweis einer Resistenzmutation mittels PCR oder Fluoreszenz-*in-situ*-Hybridisierung (FISH) ermöglichen. Da die Anzucht von *H.-pylori* aufwendig ist, bietet dieser Ansatz eine schnelle „Vor-Ort"-Methode. Eine Clarithromycin-Resistenztestung mittels Real-time-PCR im Stuhl stellt eine attraktive nichtinvasive Methode dar, ist aber den anderen Methoden unterlegen und kann derzeit noch nicht empfohlen werden [5].

Allein für Amoxicillin sind die Resistenzraten weltweit und in Deutschland trotz des regelmäßigen Einsatzes in der Infektiologie im Allgemeinen und der *H.-pylori*-Eradikationstherapie im Besonderen vernachlässigbar gering. Daher ist Amoxicillin ein sehr wichtiger Eckpfeiler in der *H.-pylori*-Eradikationstherapie.

7.3.5 Therapieregime

Verschiedene Therapieregime sind als „für die Eradikation geeignet" im Update der S2k-Leitlinie der DGVS des Jahres 2016 gelistet (Tab. 7.3) [5]. Die italienische Triple-Therapie mit PPI/Amoxicillin/Metronidazol ist aufgrund der Resistenzlage nicht mehr geeignet. Die französische Triple-Therapie (PPI/Amoxicillin/Clarithromycin) gilt als noch geeignet, allerdings nur bei Patienten ohne ein erhöhtes Risiko für eine Clarithromycin-Resistenz (Herkunftsland, frühere Makrolid-Exposition, weibliches Geschlecht). Dabei wird die 14-tägige Therapie besser als eine 7-tägige bewertet [18]. Deswegen wird verstärkt auf eine Bismuth-haltige Vierfach-Therapie (PPI/Bismuth-Salz/Tetracyclin/Metronidazol, entspricht PPI/Pylera®) über zehn Tage gesetzt, die der französischen Triple-Therapie überlegen ist [10].

7.4 Neue Entwicklungen

Die Entwicklung der *H.-pylori*-Eradikationstherapie hin zu längerer Therapiedauer oder breiteren Kombinationstherapien ist klar der zunehmenden Resistenzentwicklung geschuldet. Mit Amoxicillin steht aber weiterhin ein Antibiotikum mit einer sehr hohen *In-vitro*-Sensitivität und einer äußerst geringen Resistenzrate zur Verfügung. Amoxicillin ist bei einem pH-Wert > 5,5 am wirksamsten. Die ersten Monotherapien zur Eradikation der *H.-pylori*-Infektion wurden vor der Einführung einer ausreichenden Säureblockade durch PPI durchgeführt und blieben deshalb erfolglos. Ein weiterer wichtiger Aspekt bei Amoxicillin besteht darin, dass seine bakterizide Wirkung als Beta-Laktam-Antibiotikum zeitabhängig ist und wesentlich von der Zeit des Antibiotika-Spiegels über der mittleren Hemmkonzentration (MHK) des zu therapierenden Erregers abhängt. Bei seiner kurzen Halbwertszeit von 1–1,5 h wird deutlich, dass aufgrund der Pharmakokinetik eine 3-mal tägliche Gabe von Amoxicillin besser als eine 2-mal tägliche ist, um eine ausreichende Zeit über der MHK

Tab. 7.3: Therapieregime zur Eradikationstherapie von *H.-pylori*-Infektionen. Modifiziert nach [5].

Name	Linie	Schema	Dosierung	Dauer
Standard-Triple-Therapie (französisch)	1°-Linie	PPI Clarithromycin 500 mg Amoxicillin 1000 mg	1-0-1 1-0-1 1-0-1	(7–)10 Tage
Bismuth-haltige Vierfachtherapie	1°-Linie/ 2°-Linie nach Standard-TT	PPI Bismuth-Kalium-Salz 140 mg Tetracyclin 125 mg Metronidazol 125 mg	1-0-1 } 3-3-3-3	10 Tage
Kombinierte Vierfachtherapie	1°-Linie	PPI Clarithromycin 500 mg Amoxicillin 1000 mg Metronidazol 400 mg	1-0-1 1-0-1 1-0-1 1-0-1	7 Tage
Eingeschränkte Empfehlung				
Standard-Triple-Therapie (italienisch)[1]	1°-Linie	PPI Clarithromycin 500 mg Metronidazol 400 mg	1-0-1 1-0-1 1-0-1	(7–)10 Tage
Fluorochinolon-Triple-Therapie[2]	2°-Linie	PPI Levofloxacin 500 mg Amoxicillin 1000 mg	1-0-1 1-0-0 1-0-1	10 Tage
Duale Hochdosis-Therapie	1°-Linie/ 2°-Linie	Pantoprazol 40 mg *oder* Rabeprazol 20 mg *plus* Amoxicillin 1000 mg	1-1-1 *oder* 1-0-1 *plus* 1-1-1	14 Tage

[1] abhängig von Resistenzlage Metronidazol; [2] vermehrtes Auftreten von *C. difficile* und Resistenzbildung durch Levofloxacin Empfehlung Abschnitt 7.4

zu erreichen [12]. Von Beginn an wurde Amoxicillin in den *H.-pylori*-Therapiestudien in einer Dosierung von 2000 mg/Tag eingesetzt, zum Teil mit 2-mal täglicher Gabe oder mit 4-mal täglicher Gabe (4 × 500 mg/Tag). Die Gründe dafür sind nicht ersichtlich, denn bei anderen Infektionserkrankungen wie der ambulant erworbenen Pneumonie wird Amoxicillin erfolgreich mit 3 × 1000 mg/Tag und bei einem Körpergewicht von < 70 kg mit 4 × 750 mg/Tag eingesetzt.

1995 wurde in Deutschland eine multizentrische, doppelblinde, randomisierte Studie an 270 Patienten mit einem *H.-pylori* induzierten Ulcus duodeni durchgeführt [1]. Hier wurde eine hochdosierte Amoxicillin-Therapie von 3 × 750 mg/Tag mit einer ausreichend hohen Säuresuppression mit Omeprazol (3 × 40 mg/Tag) für 14 Tage gegenüber Omeprazol plus Placebo untersucht. In der Amoxicillin-Omeprazol-Gruppe wurde eine hohe *H.-pylori*-Eradiaktionsrate von 91 % (89 % in der Intention-to-treat-Analyse) erreicht. Auffällig in dieser Studie war, dass sich von den zwölf Patienten, die bereits vor der Eradiaktionstherapie Omeprazol eingenommen haben, nur sieben eradizieren ließen (58 %). Im Vergleich zu den 122 Patienten, die nicht mit Omeprazol vorbehandelt wurden und von denen 114 eradiziert wurden (91 %), ist diese Fallzahl aber so gering, dass unklar bleibt, ob eine PPI-Vortherapie bei der Hochdosis-Amoxicillin-Therapie überhaupt eine signifikante Rolle spielt.

Zeitgleich zu dieser Studie wurde in Frankreich das Konzept der französischen Triple-Therapie entworfen. Da die Eradikationstherapie mit der dort angewandten dualen Amoxicillin-PPI-Therapie nicht erfolgreich war, wurde das Antibiotikum Clarithromycin ergänzt, und es konnte eine Überlegenheit der Triple-Therapie gegenüber der dualen Therapie gezeigt werden. Das hatte zur Folge, dass sich die Triple-Therapie rasch über die Grenzen von Frankreich hinaus durchgesetzt hat [3]. Die duale Amoxicillin-PPI-Therapie wies in den französischen Studien nur eine Eradikationsrate von 26 % auf; allerdings waren die PPI-Dosis (Omeprazol 2 × 40 mg/Tag) und vor allem die Amoxicillin-Dosis (2 × 750 mg/Tag) sehr niedrig gewählt, und es wurde eine ungünstige Pharmakokinetik durch die nur 2-malige Gabe von Amoxicillin erreicht. Somit wird schnell ersichtlich, warum der *H.-pylori*-Eradikationserfolg in Frankreich mit der dualen Amoxicillin-PPI Therapie im Vergleich zu der genannten deutschen Studie schlechter ausfiel.

2006 wurde von Miehlke et al. eine Studie an 145 *H.-pylori* infizierten Patienten mit einer Clarithromycin- und Metronidazol-Resistenz nach erfolglosen Vortherapien mit einer dualen Hochdosis-Amoxicillin-PPI-Therapie durchgeführt (Amoxicillin 3 × 1000 mg/Tag, Omeprazol 3 × 40 mg/Tag, beides für 14 Tage) [11]. Dabei wurden 50/67 (74,6 %) der Patienten in der Per-Protocol- und 50/72 (69,5 %) in der Intention-to-treat-Analyse in dieser schwierigen Konstellation erfolgreich eradiziert. Somit war die duale Hoch-Dosis-Therapie einer Triple-Therapie mit Esomeprazol/Rifabutin/Amoxicillin nicht unterlegen.

Die Idee der dualen Hoch-Dosis-Eradikationstherapie mit Amoxicillin/PPI wurde auch in zwei kürzlich durchgeführten randomisierten, kontrollierten Studien in der VR China bzw. Taiwan wieder aufgegriffen. Auch hier zeigte sich, dass bei einer

Hochdosis-Therapie mit 3×1000 mg Amoxicillin/Tag (analog zur Therapie der ambulant erworbenen Pneumonie) zusammen mit einer effektiven Säuresuppression in der Intention-to-treat-Analyse Eradikationsraten von weit über 80 % erreicht werden [14, 17].

In der vorher gültigen S3-Leitlinie der DGVS „*Helicobacter pylori* und gastroduodenale Ulkuskrankheit" aus dem Jahr 2009 wurde die duale Amoxicillin-PPI-Therapie wegen der uneinheitlichen Datenlage erwähnt, aber nicht empfohlen [4]. In der neuen S2K-Leitlinie wird diese Möglichkeit der Therapie leider nicht mehr aufgeführt [5]. Wichtig bei der Bewertung der Literaturdaten zur dualen Amoxicillin-PPI Therapie ist die in den Studien verwendete Tagesdosis von Amoxicillin, seine Dosisverteilung über den Tag und eine ausreichende Säuresuppression. Werden die Studien nach diesen Gesichtspunkten bewertet, dann zeigt sich eine sehr gute Effektivität der dualen Hoch-Dosis-Therapie mit Amoxicillin/PPI. Somit stellt diese Therapieoption eine wichtige Alternative zu den derzeit empfohlenen Triple- bzw. Quadruple-Therapieregimen dar (s. Tab. 7.3), da hierdurch Antibiotika sinnvoll eingespart werden können, ohne dass es dabei zu einer wesentlichen Verschlechterung bei der *H.-pylori*-Eradikationsrate kommt.

7.5 Literatur

[1] Bayerdörffer E, Miehlke S, Mannes GA, Sommer A, Hochter W, Weingart J, et al. Double-blind trial of omeprazole and amoxicillin to cure Helicobacter pylori infection in patients with duodenal ulcers. Gastroenterology. 1995; 108(5): 1412–1417.

[2] Borody TJ, Cole P, Noonan S, Morgan A, Lenne J, Hyland L, et al. Recurrence of duodenal ulcer and Campylobacter pylori infection after eradication. Med J Aust. 1989; 151(8): 431–435.

[3] Delchier JC, Elamine I, Goldfain D, Chaussade S, Barthelemy P, Idstrom JP. Omeprazole-amoxycillin versus omeprazole-amoxycillin-clarithromycin in the eradication of Helicobacter pylori. Aliment Pharmacol Ther. 1996; 10(3): 263–268.

[4] Fischbach W, Malfertheiner P, Hoffmann JC, Bolten W, Bornschein J, Gotze O, et al. S3-guideline "helicobacter pylori and gastroduodenal ulcer diseaseöf the German society for digestive and metabolic diseases (DGVS) in cooperation with the German society for hygiene and microbiology, society for pediatric gastroenterology and nutrition e. V., German society for rheumatology, AWMF-registration-no. 021 / 001. Z Gastroenterol. 2009; 47(12): 1230–1263.

[5] Fischbach W, Malfertheiner P, Lynen Jansen P, Bolten W, Bornschein J, Buderus S, et al. [S2k-guideline Helicobacter pylori and gastroduodenal ulcer disease]. Z Gastroenterol. 2016; 54(4): 1.

[6] Iwahi T, Satoh H, Nakao M, Iwasaki T, Yamazaki T, Kubo K, et al. Lansoprazole, a novel benzimidazole proton pump inhibitor, and its related compounds have selective activity against Helicobacter pylori. Antimicrob Agents Chemother. 1991; 35(3): 490–496.

[7] Kuo CH, Lu CY, Shih HY, Liu CJ, Wu MC, Hu HM, et al. CYP2C19 polymorphism influences Helicobacter pylori eradication. World J Gastroenterol. 2014; 20(43): 16029–16036.

[8] Malfertheiner P, Sipponen P, Naumann M, Moayyedi P, Megraud F, Xiao SD, et al. Helicobacter pylori eradication has the potential to prevent gastric cancer: a state-of-the-art critique. Am J Gastroenterol. 2005; 100(9): 2100–2115.

[9] McNulty CA, Dent JC. Susceptibility of clinical isolates of Campylobacter pylori to twenty-one antimicrobial agents. Eur J Clin Microbiol Infect Dis. 1988; 7(4): 566–569.

[10] Malfertheiner P, Bazzoli F, Delchier JC, Celinski K, Giguere M, Riviere M, et al. Helicobacter pylori eradication with a capsule containing bismuth subcitrate potassium, metronidazole, and tetracycline given with omeprazole versus clarithromycin-based triple therapy: a randomised, open-label, non-inferiority, phase 3 trial. Lancet. 2011; 377(9769): 905–913.

[11] Miehlke S, Hansky K, Schneider-Brachert W, Kirsch C, Morgner A, Madisch A, et al. Randomized trial of rifabutin-based triple therapy and high-dose dual therapy for rescue treatment of Helicobacter pylori resistant to both metronidazole and clarithromycin. Aliment Pharmacol Ther. 2006; 24(2): 395–403.

[12] Odenholt I, Cars O, Lowdin E. Pharmacodynamic studies of amoxicillin against Streptococcus pneumoniae: comparison of a new pharmacokinetically enhanced formulation (2000 mg twice daily) with standard dosage regimens. J Antimicrob Chemother. 2004; 54(6): 1062–1066.

[13] Papastergiou V, Georgopoulos SD, Karatapanis S. Treatment of Helicobacter pylori infection: meeting the challenge of antimicrobial resistance. World J Gastroenterol. 2014; 20(29): 9898–9911.

[14] Ren L, Lu H, Li HY, Zhu LY, Xu XQ, Gu LY, et al. New dual therapy for primary treatment of Helicobacter pylori infection: A prospective randomized study in Shanghai, China. J Dig Dis. 2014; 15(11): 622–627.

[15] Walsh JH, Peterson WL. The treatment of Helicobacter pylori infection in the management of peptic ulcer disease. N Engl J Med. 1995; 333(15): 984–991.

[16] Wuppenhorst N, Draeger S, Stuger HP, Hobmaier B, Vorreiter J, Kist M, et al. Prospective multicentre study on antimicrobial resistance of Helicobacter pylori in Germany. J Antimicrob Chemother. 2014; 69(11): 3127–3133.

[17] Yang JC, Lin CJ, Wang HL, Chen JD, Kao JY, Shun CT, et al. High-dose dual therapy is superior to standard first-line or rescue therapy for Helicobacter pylori infection. Clin Gastroenterol Hepatol. 2015; 13(5): 895–905 e5.

[18] Yuan Y, Ford AC, Khan KJ, Gisbert JP, Forman D, Leontiadis GI, et al. Optimum duration of regimens for Helicobacter pylori eradication. Cochrane Database Syst Rev. 2013(12): CD008337.

8 Infektiöse Durchfallerkrankungen

Hans-Jörg Epple

8.1 Bakterielle Durchfallerkrankungen (Salmonellose, Campylobakteriose, Shigellose, Yersiniose, ETEC, EHEC etc.)

8.1.1 Einleitung

Infektionen des Magen-Darm-Trakts gehören zu den häufigsten Infektionen überhaupt. Studien aus Nordamerika und Europa zeigten eine Häufigkeit von Diarrhöepisoden in der Allgemeinbevölkerung von 0,5–1,3 Episoden/Jahr. Die meisten davon sind infektiöser Genese. Prinzipiell kommt eine große Vielfalt viraler, bakterieller und parasitärer Erreger als Auslöser in Frage. In Deutschland werden aber mehr als 90 % der gemeldeten Fälle durch vier Erreger verursacht: Norovirus, Rotavirus, *Campylobacter* und Salmonellen (s. Tab. 8.1). Die Transmission bakterieller Enteritis-Erreger erfolgt in ressourcenreichen Ländern meist über kontaminierte Lebensmittel, seltener als Schmierinfektion. Kardinalsymptom der bakteriellen Gastroenteritis ist die akute Diarrhö, die gelegentlich mit Erbrechen assoziiert ist. Nach dem Infektionsschutzgesetz besteht in Deutschland eine namentliche Meldepflicht bei gesicherter Infektion durch *Campylobacter*, Salmonellen, *Yersinia enterocolitica*, darmpathogene *E. coli* inkl. EHEC, Shigellen, *Giardia lamblia*, Kryptosporidien sowie durch Rota- und Noroviren. Zudem muss bereits bei Verdacht auf eine akute infektiöse Gastroenteritis sowie im bestätigten Erkrankungsfall namentlich gemeldet werden, wenn eine Person betroffen ist, die eine Tätigkeit in der Lebensmittelverarbeitung ausübt oder wenn mindestens zwei gleichartige Erkrankungen auftreten, bei denen ein epidemiologischer Zusammenhang vermutet wird.

Im Folgenden werden Pathogenese, Mikrobiologie, Diagnostik und Therapie der ambulant erworbenen bakteriellen Gastroenteritis besprochen. Bezüglich der Gastroenteritis bei Reiserückkehrern (s. Kap. 8.5), der viralen Gastroenteritis (Kap. 8.3) und der *Clostridium-difficile*-Infektion (Kap. 8.2) sei auf die jeweiligen Einzelkapitel verwiesen.

8.1.2 Definitionen

Diarrhö bezeichnet die Steigerung der Stuhlfrequenz bei gleichzeitiger Minderung der Stuhlkonsistenz. Nach der Definition der Weltgesundheitsorganisation (WHO) liegt eine Diarrhö vor, wenn pro Tag drei oder mehr breiige oder wässrige Stühle abgesetzt werden, aber auch dann, wenn die Stuhlfrequenz über das vom jeweiligen Individuum als normal empfundene Maß hinaus erhöht ist.

DOI 10.1515/9783110464757-010

Tab. 8.1: Statistik meldepflichtiger infektiöser Darmkrankheiten des RKI für 2015. EHEC = entero-hämorrhagische *E. coli*, HUS = hämolytisch-urämisches Syndrom.

Erreger-Spezies	Gemeldete Fallzahl 2015 in Deutschland
Norovirus-Erkrankung	89.045
Campylobacter-Enteritis	70.190
Rotavirus-Erkrankung	33.160
Salmonellose	13.823
EHEC (außer HUS)	1.604
Lambliasis/Giardiasis	3.602
Yersiniose	2.752
Kryptosporidiose	1.735
Shigellose	570
Listeriose	662

Die Differenzierung in akute Diarrhö (Dauer ≤ 14 Tage), persistierende Diarrhö (14 bis ≤ 30 Tage) und chronische Diarrhö (> 30 Tage) erlaubt gewisse Rückschlüsse auf die Ätiologie. Die akute Diarrhö wird meist durch eine virale oder bakterielle Infektion oder durch bakterielle Toxine hervorgerufen. Bei der persistierenden Diarrhö spielen Infektionen mit Protozoen eine wichtige Rolle. Die chronische Diarrhö ist meist nichtinfektiöser Genese, seltener durch – meist protozoale – Infektionen bedingt. Allerdings wird die Beziehung zwischen auslösendem Agens und Dauer der Diarrhö von vielen Faktoren beeinflusst. Beispielsweise kann bei Immunsupprimierten die Norovirus-Infektion auch einen chronischen Verlauf nehmen.

Bewährt hat sich die Unterscheidung in entzündliche versus nichtentzündliche Form. Die entzündliche Diarrhö ist charakterisiert durch das Auftreten von Leukozyten bzw. Leukozytenmarkern und sichtbarem oder okkultem Blut im Stuhl. Klinisch präsentiert sie sich typischerweise als Dysenterie mit abdominellen Krämpfen, Tenesmen und Fieber. Wässrige Stühle ohne Beimengung von Blut und Leukozyten sind typisch für die nichtentzündliche Diarrhö. Die entzündliche Form der infektiösen Diarrhö verläuft in der Regel schwerer und wird meistens durch enteropathogene Bakterien verursacht. Die nichtentzündliche Form ist hingegen häufig viralen Ursprungs.

8.1.3 Pathogenese

Die Diarrhö ist Ausdruck eines vermehrten Wassergehalts des Stuhls. Dieser entsteht als Folge einer verminderten enteralen Resorption und/oder einer vermehrten Sekretion von Soluten und Flüssigkeit. Sowohl Resorption als auch Sekretion sind Funktionen des einreihigen Zylinderepithels der Darmmukosa.

Eine verminderte Resorptionsleistung der Darmschleimhaut kann funktionell oder strukturell bedingt sein. Häufig sind mehrere Mechanismen beteiligt. Beispielsweise kommt es bei der Lambliasis zu einer Zöliakie-ähnlichen Zottenatrophie mit

Verlust an resorptiver Oberfläche und zusätzlich zur Minderung der epithelialen Disaccharidase-Aktivität und der aktiven Glukose-Resorption.

Eine gesteigerte intestinale Sekretion ist Folge einer pathologischen Stimulation aktiver Ionen- und Wassersekretionsvorgänge oder einer abnormen Durchlässigkeit der epithelialen Barriere.

Als klassische Beispiele für eine pathologische Aktivierung aktiver intestinaler Sekretion gilt der Wirkmechanismus von Choleratoxin und dem hitzelabilen Enterotoxin enterotoxischer *Escherichia coli* (ETEC). Über die Modifikation von G-Proteinen induzieren die Toxine eine dauerhafte Öffnung des CFTR-Chlorid-Kanals mit dem Resultat einer unter ATP-Verbrauch erfolgenden Sekretion von Chlorid und Wasser.

Anders als dieser energieverbrauchende Prozess folgt die passive Sekretion von Soluten und Wasser dem elektrochemischen Gradienten zwischen Interstitium und Darmlumen. Ihr Ausmaß wird nicht durch epitheliale Transporter, sondern durch die Dichtigkeit des Epithelverbands reguliert. Bei erregerbedingter Zerstörung der Integrität des Darmepithels kommt es zur so genannten Leckflux-Diarrhö. Dieser Mechanismus spielt eine wichtige Rolle bei Darminfektionen, die mukosale Entzündungen, epitheliale Apoptosen und Epithelnekrosen verursachen (z. B. Shigellose, *C.-difficile*-Infektion). Aber auch bei erhaltener Integrität des Epithels können molekulare Alterationen der epithelialen Schlussleisten über eine gesteigerte parazelluläre Durchlässigkeit zur Leckflux-Diarrhö führen. Beispiele hierfür sind das *Bacteroides-fragilis*-Enterotoxin und das von *V. cholerae* gebildete Zonula occludens Toxin-1.

Die gedankliche Trennung der genannten Pathomechanismen erleichtert das Verständnis der zur Diarrhö führenden Vorgänge. Viele Enteropathogene entfalten ihre Wirkung aber über mehrere Ansatzpunkte. Beispielsweise verursachen die Enterotoxine von *C. difficile* durch Dissoziation von Proteinen aus dem Schlussleistennetz eine Erhöhung der parazellulären Permeabilität. Gleichzeitig lösen sie eine starke mukosale Entzündungsreaktion aus, die wiederum zu einem epithelialen Zelluntergang mit Verlust der epithelialen Integrität führt.

8.1.4 Erreger und Klinik

8.1.4.1 Salmonellen
Salmonellen sind bewegliche gramnegative Bakterien, die ein weites Spektrum von Infektionskrankheiten hervorrufen können. Die Taxonomie der Salmonellen ist kompliziert und wird im medizinischen Schrifttum häufig nicht korrekt wiedergegeben. Es wird nach Spezies, Subspezies und Serovar unterschieden, z. B. *Salmonella enterica subsp. enterica* Serovar Enteritidis, kurz: *Salmonella Enteritidis. Salmonella Typhi* und *S. Paratyphi* sind die Erreger des Typhus bzw. Paratyphus. Ihr einziger Wirt ist der Mensch. Beim Typhus/Paratyphus handelt es sich um eine systemische Infektionskrankheit. Erst in der Spätphase der Infektion tritt bei unbehandelten Patienten die Diarrhö klinisch in den Vordergrund. In Deutschland wird Typhus nahezu aus-

schließlich bei Reiserückkehrern und Migranten diagnostiziert. Für weitere Details der Erkrankung sei auf Kap. 15 verwiesen.

Nichttyphoidale Salmonellen wie *S. Enteritidis* und *S. Typhimurium* sind die Erreger der Salmonellen-Enteritis. Im Gegensatz zu *S. Typhi* und *S. Paratyphi* sind sie sowohl für die Vermehrung im Menschen als auch in Tieren adaptiert. Salmonellen sind weltweit verbreitet und besitzen ein Reservoir in Tieren, die auch für die Herstellung von Lebensmitteln genutzt werden, wie Rindern, Schweinen und Geflügel. Da die Infektionsdosis hoch ist (10^4–10^6 Erreger; im Vergleich *S. Typhi* und *S. Paratyphi* 10^2–10^3), setzt die Infektion eine Vermehrung der Erreger in kontaminierten Nahrungsmitteln voraus. Kontaminierte tierische Lebensmittel bilden daher die häufigste Infektionsquelle. Eine Transmission über kontaminiertes Wasser ist dagegen unwahrscheinlich.

Nach einer Inkubationszeit von 6 h bis drei Tagen manifestiert sich die Salmonellen-Enteritis mit plötzlich einsetzendem Durchfall, krampfartigen Bauchschmerzen, leichtem Fieber und gelegentlich auch Erbrechen. Blutbeimengungen im Stuhl sind eher selten. Dauer und Schwere der selbst-limitierenden Erkrankung hängen von der Infektionsdosis ab. Üblicherweise sistiert das Fieber nach 48 bis 72 h, die Diarrhö nach vier bis zehn Tagen. Das Hauptrisiko der Salmonellen-Enteritis liegt in der mit ihr verbundenen Volumendepletion. Selten (< 5 % d. F.), aber häufiger als bei anderen Enteritis-Erregern, kommt es zu bakteriämischen Verläufen, die durch Erregerabsiedlungen wiederum Abszesse und Organkomplikationen (septische Arthritis, Endokarditis, Fremdkörperinfektion, Meningitis, Perikarditis u. a. m.) hervorrufen können. Immunsupprimierte und ältere Patienten tragen hierfür ein erhöhtes Risiko. Bei HIV-Infizierten gilt die Salmonellen-Sepsis als AIDS-definierende Erkrankung.

Auch nach völligem Abklingen der Symptome können noch Erreger ausgeschieden werden. Die durchschnittliche Dauer der Erregerausscheidung liegt bei etwa einem Monat. Sie kann aber auch über viele Monate anhalten. Ein Dauerausscheider-Status ist möglich.

8.1.4.2 *Campylobacter*

Campylobacter spp. sind motile, gramnegative Bakterien. Sie kolonisieren den Gastrointestinaltrakt einer Vielfalt tierischer Wirte, darunter auch Geflügel, Rinder und Schweine. Wie bei der Salmonellen-Enteritis wird die Infektion meist über kontaminierte Lebensmittel erworben.

Campylobacter jejuni (Abb. 8.1) und *Campylobacter coli* sind die Haupterreger der *Campylobacter*-Enteritis und die häufigsten bakteriellen Enteritis-Erreger in Deutschland und Europa. Klinisch ist die *Campylobacter*-Enteritis nicht von einer bakteriellen Enteritis anderer Ätiologie zu unterscheiden. Allerdings geht der Diarrhö bei der *Campylobacter*-Infektion häufiger ein kurzes febriles Prodromalstadium voran. Insbesondere bei Kindern und jungen Erwachsenen können gelegentlich auch periumbilikale

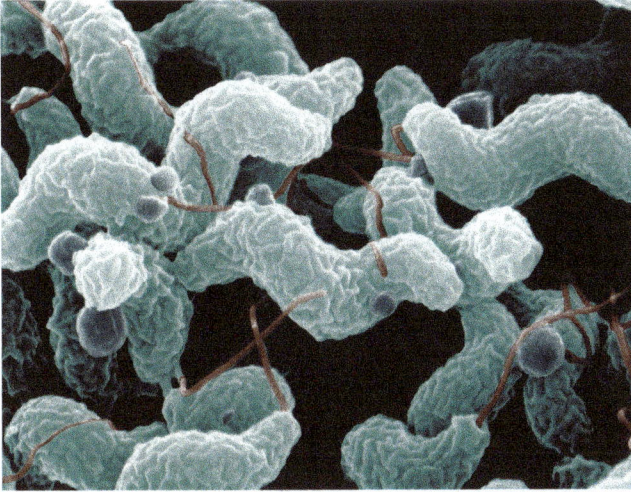

Abb. 8.1: *Campylobacter jejuni.* Elektronenmikroskopische Aufnahme mit charakteristischer Korkenzieher-Form. (Quelle: De Wood, Pooley, USDA, ARS, EMU. [Public domain], via Wikimedia Commons.)

Schmerzen mit Ausstrahlung in den rechten Unterbauch auftreten und dann zur Fehldiagnose einer akuten Appendizitis führen.

Die Inkubationszeit liegt zwischen ein und sieben, die Krankheitsdauer zwischen zwei und sieben Tagen. Blutige Stühle treten nur sporadisch auf und weisen auf einen schweren entzündlichen Verlauf hin. Bakteriämische Verläufe sind seltener als bei der Salmonellen-Enteritis. Häufiger als bei dieser kommt es hingegen zu immunologisch vermittelten extraintestinalen Komplikationen wie einer reaktiven Arthritis, einer aseptischen Meningitis oder einem Guillain-Barré-Syndrom. Obwohl Letzteres eine seltene Komplikation darstellt, gilt die *Campylobacter*-Infektion aufgrund ihrer hohen Inzidenz als dessen häufigster infektiöser Auslöser.

8.1.4.3 Darmpathogene *E. coli*

E. coli, begeißelte, gramnegative Bakterien, sind physiologischer Bestandteil der intestinalen Mikrobiota und werden für Belange der Hygiene als Fäkalindikatorkeim genutzt. Die meisten *E.-coli*-Stämme sind apathogen. Von diesen unterscheiden sich die darmpathogenen *E. coli* durch das Vorhandensein chromosomal oder Plasmid-kodierter Virulenzfaktoren. Je nach vorhandenen Virulenzfaktoren setzen die darmpathogenen *E. coli* verschiedene Pathomechanismen in Gang und verursachen dadurch unterschiedliche klinische Bilder. Deshalb werden sie in verschiedene Subtypen differenziert, wobei sich die Nomenklatur am jeweils dominanten Pathomechanismus orientiert.

Enterotoxische *E. coli* (ETEC) produzieren ein Enterotoxin, das eine Dauerstimulation der intestinalen Chloridsekretion und somit eine nichtentzündliche, sekretorische Diarrhö induziert. Enteroinvasive *E. coli* (EIEC) besitzen die Fähigkeit zur Invasion der Darmschleimhaut und verursachen dadurch eine entzündliche Diarrhö. Enteropathogene *E. coli* (EPEC) führen über epitheliale Bindung zur Umorganisation des Zytoskeletts der Enterozyten mit der Folge einer erhöhten Permeabiliät der epithelialen Schlussleisten und konsekutiver Leckflux-Diarrhö. Auch Enteroaggregative *E. coli* (EAEC) können sich an intestinale Epithelzellen anhaften. Zusätzlich produzieren sie Zytotoxine und Enterotoxine mit Wirkung auf die Permeabilität und Ionentransportvorgänge des intestinalen Epithels.

8.1.4.4 Enterohämorrhagische *E. coli* (EHEC)

Aufgrund ihrer hohen Pathogenität kommt den enterohämorrhagischen *E. coli* (EHEC) eine besondere Bedeutung zu. Meist verfügen sie über die genetische Ausstattung, sich wie enteropathogene oder enteroaggregative *E. coli* am intestinalen Epithel anzuhaften. Ihr wichtigster Virulenzfaktor aber umfasst die Produktion und Sekretion von Shigatoxinen (STx1 und STx2; Synonyme: Shiga-like-Toxine oder Verotoxine). Die teils schweren Krankheitserscheinungen der EHEC-Infektion werden im Wesentlichen durch die Shigatoxine ausgelöst. Sie binden an Membranrezeptoren insbesondere von Kapillarendothelzellen und verursachen den Tod der Zielzellen durch Hemmung der Proteinbiosynthese.

E.-coli-Stämme, die grundsätzlich zur Shigatoxin-Produktion befähigt sind, werden STEC genannt. Nicht alle STEC sind aber in der Lage, beim Menschen das Bild einer schweren hämorrhagischen Enteritis auszulösen, wobei die molekularen Grundlagen für dieses unterschiedliche Verhalten noch nicht in sämtlichen Einzelheiten geklärt sind. Bestimmte anhand von Oberflächen-Antigenen differenzierte Serogruppen weisen eine besondere Assoziation mit dem Vollbild der EHEC-Infektion auf. Weltweit und auch in Deutschland am häufigsten wird der Serotyp O157 gefunden. Weitere häufig isolierte Serogruppen sind O26, O91, O103 und O145. Im Jahr 2011 kam es in Deutschland durch den Serotyp 104 zu einer großen EHEC-Epidemie. Da immer wieder neue Serovare bei EHEC-Infektionen isoliert werden, gilt derzeit grundsätzlich jeder STEC als potenzieller EHEC.

Das wichtigste tierische Reservoir von EHEC ist der Darm von Wiederkäuern (Rinder, Schafe, Ziegen, aber auch Rehe und Hirsche). Die Infektion erfolgt in aller Regel durch den Verzehr kontaminierter Lebensmittel. Durch die hohe Umweltresistenz der Erreger und deren niedrige Infektionsdosis spielen auch Wasser und nichttierische Lebensmittel eine wichtige Rolle bei der Übertragung. Die EHEC-Epidemie in Deutschland 2011 wurde sehr wahrscheinlich durch kontaminierte kontaminierte Sprossen ausgelöst.

Nach Aufnahme des Erregers und einer Inkubationszeit von durchschnittlich drei bis vier (Spanne: zwei bis neun) Tagen kommt es zum Auftreten einer Enteritis, oft mit blutiger Diarrhö. Trotz oft schwerem Krankheitsbild liegt typischerweise kein Fieber vor. Fünf bis vierzehn Tage nach Diarrhöbeginn können mikroangiopathische Komplikationen auftreten, die sich als hämolytisch-urämisches Syndrom (HUS) oder thrombozytisch thrombozytopenische Purpura (TTP) in Form eines variablen Mischbildes mit Hämolyse, Thrombopenie, akutem Nierenversagen, zentralnervösen Symptomen und anderen Organfunktionsstörungen manifestieren.

8.1.4.5 Shigellen

Aufgrund ihrer äußerst engen Verwandtschaft gehören Shigellen phylogenetisch eigentlich zur Spezies *E. coli*. Wegen lang bestehender Konventionen wurde aber bislang in der Literatur an einer eigenständigen Gattung *Shigella* festgehalten. Die Einteilung in die vier klassischen *Shigella*-Subtypen, *S. dysenteriae*, *S. flexneri*, *S. boydii* und *S. sonnei*, erfolgt serologisch und biochemisch. Die erworbene Immunität gegen Shigellen ist serotypspezifisch. Daher sind mehrfache Shigellen-Infektionen durch verschiedene Serotypen möglich.

Shigellen infizieren nur den Menschen und höhere Primaten. Die Übertragung erfolgt durch direkten Kontakt von Mensch zu Mensch als fäkal-orale Schmierinfektion, aber auch über kontaminierte Lebensmittel oder Wasser, wobei die geringe Infektionsdosis (einige hundert bis einige tausend Organismen) die Transmission begünstigt und auch die hohe sekundäre Übertragungsrate innerhalb von Familien oder anderen eng zusammenlebenden Gruppen erklärt.

Charakteristisch ist die Fähigkeit der Erreger zur Invasion intestinaler Epithelzellen. Hierin gleichen sie den enteroinvasiven *E. coli* (EIEC). Darüber hinaus besitzen manche Shigellen (*S. dysenteriae*) die Fähigkeit zur Produktion von Shigatoxin. Nach erfolgter Aufnahme in die Epithelzellen können sich die Erreger innerhalb der Enterozyten fortbewegen, in benachbarte Zellen eindringen und sich in diesem Kompartiment vermehren. Allerdings kommt es zur Induktion einer mukosalen Entzündung unterschiedlichen Ausmaßes. Die Shigellose bildet somit den Prototyp einer entzündlichen infektiösen Diarrhö.

Nach oraler Aufnahme und einer durchschnittlichen Inkubationszeit von ein bis vier Tagen präsentiert sich die Shigellose als infektiöse Diarrhö, wobei das Spektrum der klinischen Erscheinungen vom asymptomatischen Ausscheidertum bis zur schwersten fieberhaften Infektion reicht. Am häufigsten ist das Bild einer selbstlimitierenden, unblutigen wässrigen Diarrhö mit hohem Gehalt an Granulozyten. Am anderen Ende des Spektrums steht die so genannte Dysenterie oder Ruhr, die durch hochfrequentes Absetzen kleiner Stuhlportionen (10 bis 30× pro Tag) mit Beimengungen von Blut, Schleim und Eiter charakterisiert ist. Begleitet wird die Diarrhö von abdominellen Krämpfen, Tenesmen und Allgemeinsymptomen wie Fieber und Hypotension. Eine schwere Dysenterie kann bis zum toxischen Megakolon, zur entzündlichen Stenose oder zur Perforation fortschreiten. Seltener als bei der *Campylobacter*-Infektion treten extraintestinale Komplikationen wie eine reaktive

Arthritis auf. Insbesondere bei Kleinkindern kann es bei schwerer Proktitis zu einem Rektumprolaps kommen. Bei Infektionen mit Shigatoxin-bildenden Shigellen können wie bei der EHEC-Infektion auch mikroangiopathische Komplikationen auftreten. Insgesamt sind extraintestinale Komplikationen in entwickelten Ländern aber selten. Reaktive Arthritiden wurden insbesondere nach Infektion mit *S. flexneri* beschrieben. Solange der Erreger mit dem Stuhl ausgeschieden wird, liegt Ansteckungsfähigkeit vor. Sie kann noch eine bis vier Wochen nach der akuten Krankheitsphase bestehen. Eine länger anhaltende Ausscheidung ist sehr selten.

8.1.4.6 Yersinien

Yersinien sind fakultativ anaerobe gramnegative Enterobakterien. Die Erreger der Yersiniose gehören den Spezies *Yersinia pseudotuberculosis* und *Yersinia enterocolitica* an, die durch biochemische Tests voneinander differenziert werden können. *Yersinia enterocolitica* besitzen die Fähigkeit, sich auch bei niedrigen Temperaturen (beispielsweise ebenso in gekühlten Narungsmitteln) zu vermehren.

Auch die enterale Yersinien-Infektion erfolgt in aller Regel über kontaminierte Nahrungsmittel. Yersinien wurden aus einer Vielzahl unterschiedlicher tierischer Wirte isoliert. Das epidemiologisch wichtigste Hauptreservoir für *Yersinia enterocolitica* ist das Schwein. Folglich gilt in Deutschland der Verzehr von rohem Schweinehackfleisch, z. B in Form von Mett oder Hackepeter, als wichtigster Risikofaktor. Es sind aber auch Infektionen über andere Nahrungsmittel, durch kontaminiertes Wasser oder durch direkten Kontakt mit infizierten Haustieren dokumentiert. Für *Yersinia pseudotuberculosis* stellt vermutlich auch Wild ein wichtiges Reservoir dar.

Yersinien besitzen die Fähigkeit, nach Adhäsion und Invasion der Darmschleimhaut das Mukosa-assoziierte lymphatische Gewebe der Dünndarmmukose und mesenteriale Lymphknoten zu besiedeln. Daher ist die Yersiniose meist mit einer entzündlichen Diarrhö verbunden. Darüber hinaus produzieren manche Stämme ein Enterotoxin, das ähnlich wie das Enterotoxin von ETEC im Dünndarmepithel eine aktive Chlorid- und Wasser-Sekretion induziert. Weil das Wachstum von *Yersinia enterocolitica* stark von einer ausreichenden Eisenversorgung abhängt, verfügt der Erreger über sehr effektive Eisenaufnahmemechanismen. Bei Eisenüberladungssyndromen wie z. B. der Hämochromatose besteht ein erhöhtes Risiko für eine Infektion mit *Yersinia enterocolitica*. In Deutschland stellt die Yersiniose die dritthäufigste bakterielle Enteritis dar. Vermutlich aufgrund der Unreife des Immunsystems liegt die Inzidenz der Yersiniose bei Kleinkindern mehr als zehnmal höher als bei Erwachsenen.

Nach einer durchschnittlichen Inkubationszeit von fünf (Bandbreite eins bis elf) Tagen kommt es typischerweise zu einer fieberhaften Diarrhö, die von Vomitus, abdominellen Schmerzen und Tenesmen begleitet sein kann. Meist sistieren die Symptome nach ein bis zwei Wochen spontan. Ähnlich wie bei der *Campylobacter*-Infektion kann, insbesondere bei Kindern, ein rechtsseitiger Unterbauchschmerz eine Appendizitis vortäuschen. Ebenfalls gibt es bei der Yersiniose immer wieder immunologische

Kreuzreaktionen, die extraintestinale Komplikationen oder Folgeerkrankungen wie Erythema nodosum, reaktive Arthritis, Glomerulonephritis, Urethritis, Konjunktivitis oder Uveitis auslösen.

8.1.4.7 Cholera

Bei der Cholera handelt es sich um eine schwere akute sekretorische Diarrhö, verursacht durch eine Infektion mit *Vibrio cholerae*, Serogruppe O1 oder O139. Die Erkrankung ist in mehr als 50 Ländern endemisch und verursacht regelmäßig epidemische Ausbrüche, zuletzt z. B. in Haiti im Jahr 2010 oder im Südsudan im Jahr 2015. Nach Deutschland importierte Fälle sind sehr selten (2015: drei Fälle). Therapeutisch entscheidend ist eine suffiziente Rehydratationstherapie, evtl. flankiert durch eine antimikrobielle Therapie. Wegen zunehmender Resistenzen gegenüber Tetracyclin bzw. Doxycyclin wird Ciprofloxacin in einer Dosis von 15 mg/kg KG i. v. über drei Tage oder Azithromycin in einer Einzeldosis von 20 mg/kg KG i. v. bevorzugt.

8.1.4.8 Kryptosporidiose

Cryptosporidium hominis und *Cryptosporidium parvum* sind die häufigsten Erreger der humanen Kryptosporidiose, einer Erkrankung, die bis zu 7 % der akuten Diarrhöen verursacht. Klinisch zeigt sich die Kryptosporidiose bei immunkompetenten Patienten als selbstlimitierender, mit Übelkeit und Bauchschmerzen einhergehender wässriger Durchfall. Vor allem Kinder und ältere Menschen sind betroffen. Bei immunkomprimierten Patienten allerdings kann eine *Cryptosporidium*-Infektion zu lebensbedrohlichen und chronischen Verläufen führen. Wie bei der Lambliasis scheint bereits die Aufnahme von zehn Oozysten für eine Infektion ausreichend zu sein. Die Infektion erfolgt in der Regel über verunreinigtes Trinkwasser.

Die erregerspezifische Therapie der Kryptosporidiose ist schwierig. Bei immunsupprimierten Patienten ist eine antimikrobielle Behandlung der Kryptosporidiose in der Regel nicht erfolgreich und auch nicht durch hinreichend aussagekräftige Studien abgesichert. Bei immunkompetenten Patienten konnte Nitazoxanid erfolgreich eingesetzt werden. Eine Kombination von Paromomycin und Azithromycin erscheint ebenfalls möglich, ohne dass dafür eine hinreichende Evidenz bekannt wäre.

8.1.5 Diagnostik

Anamnese und körperliche Untersuchung ermöglichen eine Einschätzung des Schweregrads der Erkrankung. Die Erhebung der Nahrungsmittel und Reiseanamnese sowie Fragen nach Umgebungsinfektionen, Tierkontakten und Antibiotika-Exposition können Hinweise zu dem Infektionsmodus und auslösenden Agens ergeben.

Standardmethode zur Identifikation bakterieller Enteritis-Erreger ist die Stuhlkultur. Die Stuhlmikroskopie und der Antigen-Nachweis im Stuhl werden vorrangig bei Verdacht auf parasitäre/protozoale Infektionen eingesetzt. Für Infektionen mit *Campylobacter* oder Yersinien sind antikörperbasierte serologische Nachweisverfahren verfügbar. Da nur der Titer-Anstieg in Verlaufsuntersuchungen eine Diagnose erlaubt, spielt die Serologie in der Akutversorgung eine untergeordnete Rolle. Sie kann aber bei immunologischen Folgeerkrankungen oder epidemiologischen Fragestellungen hilfreich sein.

In den letzten Jahren nimmt die Bedeutung molekularer diagnostischer Methoden stetig zu. Besonders interessant für die Enteritis-Diagnostik sind Multiplex-PCR-Verfahren, mit denen durch Analyse einer einzigen Stuhlprobe ein breites Panel an viralen, bakteriellen und protozoalen Enteritis-Erregern abgedeckt werden kann. Weitere Vorteile der Methode liegen in ihrer hohen Sensitivität und der raschen Verfügbarkeit der Ergebnisse. Dennoch gibt es ungelöste Fragen, die eine breite Routine-Anwendung bislang verhindert haben. Da die DNA- oder RNA-basierte Erregerdetektion grundsätzlich nicht zwischen lebenden, sich vermehrenden und toten oder inaktiven Erregern ohne Krankheitsbedeutung differenzieren kann, ist ihre Spezifität geringer als diejenige der Kultur. Entsprechend wurden auch bei asymptomatischen Patienten mittels Multiplex-PCR in signifikanter Zahl positive Befunde für virale und bakterielle Pathogene erhoben. Folglich ergibt sich für den Arzt ein Interpretationsproblem, z. B. wenn mehrere potenzielle Pathogene gleichzeitig oder seltene Erreger (EAEC, EPEC, Sapovirus) detektiert werden. Zudem erlaubt die PCR keine Resistenzanalysen. Daher gilt die konventionelle Stuhlkultur derzeit unverändert als Standardmethode zur Erreger-Identifikation bei V. a. bakterielle Enteritis.

Eine routinemäßige Erregerdiagnostik ist bei der akuten infektiösen Diarrhö nicht sinnvoll. Die meisten infektiösen Gastroenteritiden sind viraler Genese, und auch bei bakterieller Ursache ist der Verlauf in aller Regel moderat und selbstlimitierend. Es ergibt sich somit aus der Identifizierung des Erregers meist keine therapeutische Konsequenz. Zudem ist die Positivrate der Stuhlkultur niedrig, und sie erfasst nicht alle potenziellen Erreger. Insbesondere darmpathogene *E. coli* einschließlich EHEC werden durch die Standardstuhlkultur nicht detektiert. Aus diesen Gründen wird von den meisten Fachgesellschaften eine Erregertestung nur bei schwerem Krankheitsbild (s. Tab. 8.2) empfohlen. Bei blutiger Diarrhö sollte eine EHEC-Infektion in Betracht gezogen und ggfs. die Stuhlkultur durch eine spezifische Diagnostik (z. B. molekularer Nachweis des Shigatoxin-Gens) ergänzt werden. Gemäß den Vorgaben des Infektionsschutzgesetzes sollte eine Erregerdiagnostik auch bei Patienten, die in Gemeinschaftseinrichtungen oder Lebensmittel verarbeitenden Institutionen arbeiten, und bei Verdacht auf eine Häufung, bei der ein epidemiologischer Zusammenhang vermutet werden kann, durchgeführt werden.

Tab. 8.2: Indikatoren für eine mikrobiologische Stuhldiagnostik. Bei vorangegangener Antibiotika-Exposition zusätzlich Diagnostik auf *C. difficile* (s. Kap. 8.2).

Indikatoren für eine Erregerdiagnostik
Persistierend hohe Stuhlfrequenz (> 6/d)
Blutige Diarrhö
Ausgeprägte systemische Symptome
Immunsuppression
Relevante Komorbiditäten
Hohes Alter
Antibiotika-Exposition

8.1.6 Therapie

Die wichtigste therapeutische Maßnahme besteht in einer ausreichenden Flüssigkeits- und Elektrolytsubstitution. Sie kann hocheffektiv mit einer oralen Rehydratationslösung durchgeführt werden. Bei moderaten Verläufen reichen aber auch pragmatische Lösungen („Oma-Rezepte") wie z. B. verdünnte Fruchtsäfte zusammen mit Salzgebäck aus. Von entscheidender Bedeutung ist dabei das richtige Verhältnis von Natrium und Glukose in der Lösung. Selbst bei schwerer Enteritis bleibt nämlich die Aktivität der Na-abhängigen Glukoseresorption lange erhalten. Dieser Umstand wird bei der Rehydratationslösung ausgenutzt, indem ihre Zusammensetzung an die Stöchiometrie des Natrium-Glukose-Kotransporters optimal angepasst ist. Ist dies nicht der Fall, kann die orale Rehydrierung über osmotische Effekte die Diarrhö zusätzlich aggravieren. Bewährt hat sich die von der WHO empfohlene Trinklösung (Tab. 8.3). In den allermeisten Fällen ist eine orale Rehydrierung vollkommen ausreichend und einer parenteralen Substitution mindestens gleichwertig. Bei schwerem Volumenmangel oder therapierefraktärer Emesis sollte die Rehydrierung allerdings primär mittels Infusionsbehandlung erfolgen.

Tab. 8.3: Zusammensetzung der weltweit üblichen WHO-Rehydratationslösung (Osmolarität von 245 mOsm/L; Empfehlung der WHO; Quelle: http://www.who.int).

Rehydratationslösung gemäß WHO
Glukose 13,5 g/L
Natriumchlorid 2,6 g/L
Kaliumchlorid 1,5 g/L
Natriumcitrat 2,9 g/L

Bezüglich der symptomatischen Therapie gilt, dass nur bei unkompliziertem Verlauf (keine Blutbeimengung, kein dysenterisches Bild, kein Fieber) und fehlenden Hinweisen auf eine *C.-difficile*-Infektion eine kurzdauernde motilitätshemmende Therapie mit Loperamid erwogen werden sollte. Mit der Enteritis einhergehende Schmerzen können mit N-Butylscopolamin, Paracetamol und Metamizol behandelt werden. Sollte dies nicht ausreichen, ist der Einsatz von Opiaten zu erwägen, wobei deren motilitätshemmende Wirkung zu berücksichtigen ist. Auf ASS, NSAR und Coxibe sollte wegen ihrer potenziell Mukosa-schädigenden Wirkung verzichtet werden.

Der Nutzen einer empirischen Antibiotika-Therapie ist umstritten. Zwar kann durch eine Antibiotika-Therapie in einigen Fällen eine gewisse Reduktion der Symptomdauer erreicht werden. Dieser Vorteil muss allerdings gegen mögliche unerwünschte Wirkungen einer Antibiotika-Therapie abgewogen werden. Grundsätzlich sollten Antibiotika in Anbetracht der zunehmenden Verbreitung multiresistenter Erreger restriktiv eingesetzt werden. Zudem kann eine Antibiotika-Therapie als wichtigster Risikofaktor für die *C.-difficile*-Infektion selbst zum Auslöser einer Enteritis werden. Die Antibiotika-Therapie der Salmonellose erhöht vermutlich die Rate an Dauerausscheidern, diejenige der EHEC-Infektion befördert möglicherweise einen schweren Verlauf. Daher sollte vor dem Hintergrund des meist selbstlimitierenden Charakters der infektiösen Gastroenteritis eine empirische Antibiotika-Therapie nur bei schwerem Krankheitsbild (z. B. sehr hoher Stuhlfrequenz, SIRS, Dysenterie) oder bei Vorliegen von Risikofaktoren (z. B. Immunsuppression, ausgeprägter Komorbidität, sehr geringem oder sehr hohem Alter) erwogen werden.

Ohne Kenntnis des Erregers richtet sich die Auswahl des Antibiotikums nach den zu erwartenden Erregern und deren Resistenzspektrum (s. Tab. 8.4). In Europa ist *Campylobacter* der am häufigsten isolierte Erreger der bakteriellen Gastroenteritis. Die Resistenzrate gegenüber dem in der Vergangenheit empfohlenen Ciprofloxacin beträgt inzwischen mehr als 50 %. Aus diesem Grund wird zur empirischen Initialtherapie der Einsatz von Azithromycin empfohlen (500 mg/d über 3 Tage), alternativ kann Clarithromycin gegeben werden (2×500 mg/d über 3–5 Tage). Eine weitere Alternative ist die i. v. Therapie mit Cefotaxim (3 × 2 g/d über 3–5 Tage) oder evtl. Ceftriaxon (2 g/d über 3–5 Tage).

Die Indikationsstellung zur gezielten Antibiotika-Therapie nach Erregernachweis erfolgt gemäß den Ausführungen zur empirischen Therapie. Abweichend hiervon stellt die bakterielle Dysenterie durch *Shigella spp.* per se eine Indikation zur Antibiotika-Therapie dar (Ciprofloxacin 2 × 500 mg/d für 3–5 Tage). Ob die antibiotische Therapie der EHEC-Infektion das Risiko für die Entwicklung eines HUS befördert, wird kontrovers diskutiert. *In vitro* fand sich eine gesteigerte Toxinproduktion der Erreger bei Exposition gegen bestimmte Antibiotika. Die Ergebnisse klinischer Studien waren diesbezüglich inkonklusiv. Aktuell wird wegen des unkalkulierbaren Risikos empfohlen, eine EHEC-Infektion nach Möglichkeit nicht antibiotisch zu behandeln. Falls sich bei EHEC-Infektion eine Indikation für eine systemische Antibiotika-Gabe ergibt – sei es zur Behandlung einer systemischen EHEC-Infektion, sei es zur Behandlung einer interkurrenten Infektionen mit einem anderen Erreger –, wird derzeit, bei allerdings schlechter Evidenzlage, der primäre Einsatz eines Carbapenems empfohlen. Ungeachtet der Antibiotika-Therapie gilt die klare Empfehlung, dass Patienten

Tab. 8.4: Wichtige Erregersteckbriefe und antimikrobielle Therapieprinzipien; aus: Lübbert C, Weis S. Medikamentöse Therapie der Diarrhö. Teil 1 – Akute Diarrhö. Der Internist 2013; 54: 1383–1392.

Erreger	Inkubationszeit	Klinische Symptomatik	Krankheitsdauer	Therapie (CAVE: Resistenzen sind zu beachten)
Viren				
Noroviren	ca. 1 Tag	Erbrechen, Durchfall, Myalgien, Kopfschmerzen, selten Fieber	1–2 Tage	Symptomatisch
Astroviren		Wässrige Durchfälle	2–3 Tage	Symptomatisch
Rotaviren		Wässrige Durchfälle, Erbrechen, selten Fieber	5–7 Tage	Symptomatisch
Adenoviren		Durchfall, Erbrechen, selten Fieber	Bis zu 12 Tagen	Symptomatisch
Bakterien				
Salmonellen	1–3 Tage	Gastroenteritis (75 %), Fieber (50 %), Bakteriämie (5–10 %), blutige Diarrhö (gelegentlich); Komplikation: reaktive Arthritis	1–3 Wochen	Bei invasiver Erkrankung: Ciprofloxacin, Azithromycin
Shigellen	1–3 Tage	Fieber, starke Bauchschmerzen, zunächst wässrige, später blutig-schleimige Diarrhö; Komplikation: reaktive Arthritis	3 Tage bis 1 Woche (selten bis zu 4 Wochen)	Ciprofloxacin, Azithromycin

Tab. 8.4: [Fortsetzung]

Erreger	Inkubationszeit	Klinische Symptomatik	Krankheitsdauer	Therapie (CAVE: Resistenzen sind zu beachten)
Bakterien				
Yersinien	1–3 Tage	Fieber, Bauchschmerzen, Durchfälle; Komplikation: reaktive Arthritis	1–3 Wochen	Bei hochakuten Verläufen: Ciprofloxacin, Doxycyclin
Campylobacter	1–3 Tage	Starke Bauchschmerzen, wässrige Durchfälle (gelegentlich blutig); Komplikation: reaktive Arthritis, selten Guillain-Barré-Syndrom (GBS)	bis 1 Woche	Bei schweren Verläufen: Azithromycin, Clarithromycin
Enterotoxin-bildende/enteropathogene *E. coli* (ETEC, EPEC)	1–2 Tage	Wässrige Durchfälle, in schweren Fällen choleraartig (Reiswasser-Stühle)	3–7 Tage	Bei schweren Verläufen: Ciprofloxacin, Azithromycin, Rifaximin
Enteroinvasive/enterohämorrhagische *E. coli* (EIEC, EHEC)	1–14 Tage	Wässrige oder blutige Diarrhö, Erbrechen, Fieber, Bauchschmerzen, hämolytisch-urämisches Syndrom (EHEC)	3–7 Tage	Keine Antibiotika-Therapie
Bakterielle Toxine von *Staphylococcus aureus*	Stunden	Übelkeit, Erbrechen, wässrige Durchfälle	1–2 Tage	Keine Antibiotika-Therapie
Bakterielle Toxine von *Bacillus cereus*	Stunden	Übelkeit, Erbrechen, wässrige Durchfälle	1–2 Tage	Keine Antibiotika-Therapie
Bakterielle Toxine von *Clostridium perfringens*	Stunden	Übelkeit, Erbrechen, wässrige Durchfälle, Bauchkrämpfe, Dehydratation	1–2 Tage	Keine Antibiotika-Therapie

Tab. 8.4: [Fortsetzung]

Erreger	Inkubationszeit	Klinische Symptomatik	Krankheitsdauer	Therapie (CAVE: Resistenzen sind zu beachten)
Bakterien				
Vibrio cholerae	1–3 Tage	reiswasserähnliche Stühle und Erbrechen, massive Exsikkose	individuell sehr unterschiedlich	Ciprofloxacin, Azithromycin
Clostridium difficile	Unterschiedlich	Meist in direktem zeitlichem Zusammenhang mit vorangegangener Antibiotika-Gabe: 1. wässrige, selbstlimitierende Durchfälle 2. pseudomembranöse Kolitis, potenziell lebensbedrohlich	iIndividuell sehr unterschiedlich, unter Umständen über Monate	Vancomycin (oral), evtl. Fidaxomicin
Protozoen				
Giardia lamblia	Bis zu 2 Wochen	Giardiasis/Lambliasis	Unbehandelt bis mehrere Monate oder sogar Jahre	Metronidazol, Albendazol
Entamoeba histolytica	Sehr variabel	Amöbiasis (Amöbenruhr), blutige Durchfälle, Erbrechen, Fieber, Bauchschmerzen, häufigste extraintestinale Manifestation: Amöbenleberabszess	Unbehandelt bis mehrere Monate	Metronidazol (bei invasiver Infektion), Paromomycin (zur intraluminalen Zystensanierung)
Cryptosporidium parvum	3–12 Tage	Wässrige Durchfälle, Bauchschmerzen, leichtes Fieber	Bei Immunkompetenten selbstlimitierend	Bei HIV-Patienten antiretrovirale Therapie (ART) indiziert

mit EHEC-Infektion keine Motilitätshemmer bekommen sollten, weil dies mit einem erhöhten Risiko zentralnervöser Manifestationen einhergeht.

8.1.7 Meldepflicht

Eine klinische Meldepflicht für infektiöse bakterielle Durchfallerkrankungen besteht bei Verdacht, Erkrankung und Tod (§ 6 Abschn. 1 IfSG). Der Nachweis der Erreger ist nach § 7, Abschn. 1, des Infektionsschutzgesetzes durch das Labor meldepflichtig (Tab. 8.5).

Tab. 8.5: Meldepflicht für akute infektiöse Durchfallerkrankungen nach dem Infektionsschutzgesetz (IfSG). Vgl. dazu auch Tab. 38.1

Namentliche Meldung bei gesicherter Infektion durch
- *Campylobacter spp.*
- *Salmonella spp.*
- *Yersinia enterocolitica*
- EHEC/STEC, HUS
- Sonstige darmpathogene *Escherichia coli*
- *Shigella spp.* (Shiga-Toxin-Nachweis)
- *Giardia lamblia*
- Humanpathogene *Cryptosporidium spp.*
- Rota- und Noroviren

Namentliche Meldung bei Verdacht, Erkrankung, Tod und Ausscheidung
- Typhus
- Paratyphus
- Cholera

Meldepflicht für *Clostridium-difficile*-Infektionen (CDI)
- Schwer oder tödlich verlaufende CDI

8.1.8 Weiterführende Literatur

[1] RKI. Ratgeber für Ärzte. Zugang über die Website des Robert Koch-Instituts. www.rki.de (dort dann die einzelnen Entitäten erregerbezogen abrufen).
[2] Epple HJ, Zeitz M. Enteritis infectiosa. Internist. 2011; 52: 1038–1044.
[3] Hagel S, Epple HJ, Feurle GE, et al. S2k-Leitlinie Gastrointestinale Infektionen und Morbus Whipple. Z Gastroenterol. 2015; 53: 418–459.
[4] Lübbert C. Antimicrobial therapy of acute diarrhoea: a clinical review. Expert Rev Anti Infect Ther. 2016; 14: 193–206.

Andreas Stallmach
8.2 *Clostridium-difficile*-Infektion

8.2.1 Einleitung

Clostridium difficile (*C. diff.*) ist ein obligat anaerob wachsender, grampositiver, stäbchenförmiger Erreger, welcher bei bis zu 80 % der Kleinkinder und 1–3 % der gesunden Bevölkerung zur normalen Standortflora im Darm gehört [1]. *C. diff.* bildet aerotolerante Sporen, die eine Resistenz gegen physikalische Einflüsse wie Wärme und Austrocknung sowie gegen eine Reihe verschiedener chemischer Substanzen, einschließlich vieler Desinfektionsmittel, besitzen. Menschen dienen dem Bakterium als natürliches Reservoir. Es wird leicht fäkal-oral durch Ingestion der Sporen, welche überall, insbesondere in Einrichtungen des Gesundheitssystems, vorkommen, übertragen. Nach Aufnahme in ein Krankenhaus kommt es relativ schnell zu einem Anstieg der Kolonisation bei ca. 20–40 % der Patienten, wobei aber der überwiegende Teil der Patienten asymptomatisch bleibt [2]. Die amerikanische Gesundheitsbehörde Centers for Disease Control and Prevention (CDC) hat neben Carbapenem-resistenten Enterobacteriaceae (CRE) und Cephalosporin-resistenten Gonokokken *C. diff.* als eine der drei wichtigsten Bedrohungen im Gesundheitssystem bewertet und geht von 430.000 Infektionen mit 29.000 Todesfällen pro Jahr aus [3]. In Deutschland liegt die Zahl der durch nosokomial erworbene CDI bedingten Hospitalisierungen mit 0,47/1.000 Patiententage mehr als doppelt so hoch als die durch nosokomial erworbene Infektionen mit Methicillin-resistenten *Staphylococcus aureus* (MRSA), die 0,2/1.000 beträgt [4]. Bei einer ambulant erworbenen *C.-diff.*-Infektion (CDI) liegt die Sterblichkeitsrate innerhalb von 30 Tagen bei 1,3 % und bei einer nosokomial erworbenen Infektion bei 9,3 % [3]. Dabei ist die Mortalitätsrate von Patienten, die eine CDI zunächst überwunden haben, noch Monate im Vergleich zu ähnlich schwerkranken Patienten ohne CDI erhöht [5]. Die mit der CDI verbundene erhöhte Morbidität, die mit einer verlängerten stationären Behandlungsdauer und einem erheblichen Mehraufwand des Hygienemanagements einhergeht, führt zu einer deutlichen Steigerung der Behandlungskosten im Krankenhaus (circa 7.200 €pro Behandlungsfall) [6].

C. diff. wurde Ende der 1970er-Jahre als Erreger von Durchfallerkrankungen in Zusammenhang mit Antibiotika-Behandlung identifiziert [7]. Ein hypervirulenter Stamm, NAP1/BI/027, der sich durch die Produktion eines binären Toxins, erhöhtes Sporulationsvermögen sowie durch eine vielfach höhere Toxin-A- und Toxin-B-Freisetzung auszeichnet, breitet sich seit dem Jahr 2000 über Nordamerika und Europa aus. Dieser wird unter anderem für die zunehmende Inzidenz, schwere therapierefraktäre Krankheitsverläufe und häufige Rezidive einer CDI verantwortlich gemacht [8].

8.2.2 Pathogenese der CDI

Der wichtigste Faktor in der Pathogenese der CDI ist die Störung des intestinalen Mikrobioms, die so genannte Dysbiose, hauptsächlich hervorgerufen durch Antibiotika-Gaben. Unter physiologischen Bedingungen vermittelt die Mikrobiota eine kompetitive Kolonisationsresistenz gegen toxigene *C.-diff.*-Stämme. Seit langer Zeit ist bekannt, dass z. B. die Kolonisation mit nicht toxigenen *C.-diff.*-Stämmen eine Protektion gegen die Infektion mit toxigenen *C. difficile* vermittelt [9]. Stärker als über rein physikalische Phänomene wie die Kompetition um „Kolonisationsplätze", „Adhärenznischen" oder „Nährstoffe" hinaus, nimmt die physiologische Flora über Mediatoren und Stoffwechselprodukte Einfluss auf die Suszeptibilität für toxigene *C.-diff.*-Stämme. *Bacillus thuringiensis* beispielsweise produziert das antibakterielle Peptid Thuricin CD, welches verschiedene *C.-difficile*-Isolate abtötet [10].

Primäre Gallensäuren wie Taurocholat sind bei der Reifung von Sporen in vegetative Formen von großer Bedeutung, während Derivate der Chenodesoxycholsäure inhibitorisch wirken [11, 12] (Abb. 8.2). Aus einer Antibiotika-Gabe resultieren Veränderungen der Mikrobiota mit daraus folgenden reduzierten Konzentrationen inhibitorischer sekundärer Gallensäuren. In diesem Sinne kann die Konzentrationserhöhung sekundärer Gallensäuren durch die Gabe eines „Bakteriencocktails" mit *Clostridium scindens* im Tierexperiment protektiv gegen CDI wirken [13].

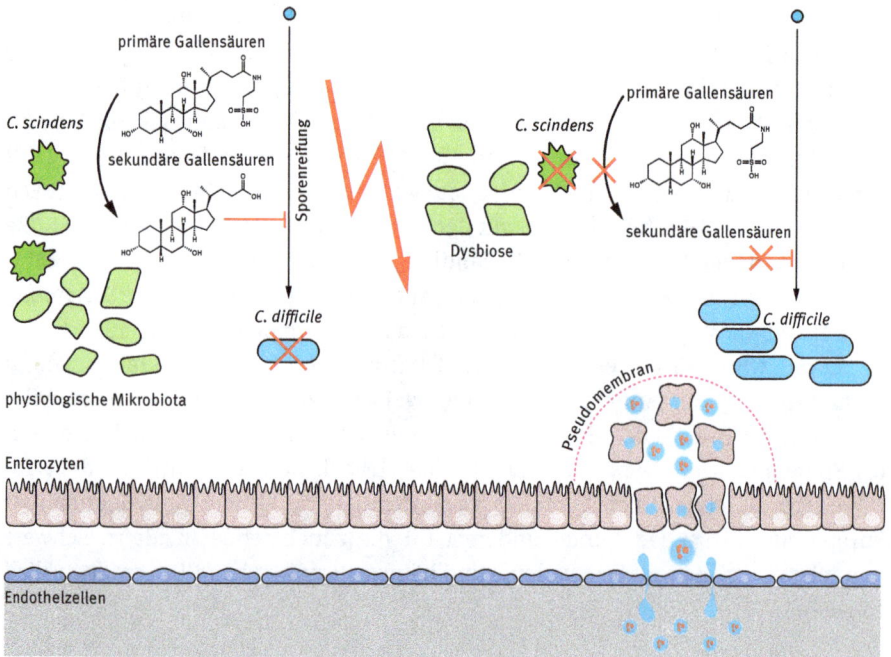

Abb. 8.2: Wirkung von primären und sekundären Gallensäuren auf die Sporenreifung von *C. difficile*.

Nach fäkal-oraler Aufnahme der Sporen toxigener *C.-diff.*-Stämme reifen diese im Intestinum zu vegetativen Formen. Diese infiltrieren die Muzinschicht auf den Enterozyten und adhärieren an der Oberfläche [14]. Mit der Adhärenz wird die Toxinproduktion aufgenommen, die zu starken inflammatorischen Reaktionen führt. Die Enterotoxine A (TcdA kodiert von tcdA; 308 kDa) und die Zytotoxine B (TcdB kodiert von tcdB; 270 kDa) und/oder die binären Toxine (kodiert durch cdtA und cdtB)) sind die zentralen Virulenzfaktoren von *C. diff.* [15]. Diese werden während der logarithmischen Wachstums- und Plateauphase freigesetzt. Die häufigsten toxinbildenden Stämme gehören zum PCR-Ribotyp (RT) 001, RT 012, RT 014/020, RT 017, RT 106, und RT 018 [16], zu den hypervirulenten Stämmen die RT 027 und 078 [17]. TcdA und TcdB inaktivieren GTPasen aus den Rho- und Ras-Familien und führen so zu Störungen des Aktin-Zytoskeletts mit gestörter Zellteilung und Apoptose [18]. Dieser Prozess zerstört die epitheliale Barriere mit konsekutiver Permeabilitätsstörung und Translokation pathogener und kommensaler Bakterien in die Lamina propria. Durch die Freisetzung proinflammatorischer Zytokine kommt es zur Einwanderung inflammatorischer Zellen, von denen Neutrophile in der Pathogenese der CDI von zentraler Bedeutung sind und z. B. in den pseudomembranösen Läsionen nachgewiesen werden [19], Abb. 8.3.

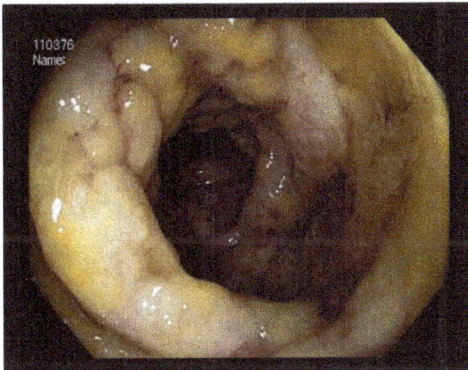

Abb. 8.3: Endoskopisches Bild einer schweren pseudomembranösen Kolitis. (Bildquelle: Christoph Lübbert, Leipzig.)

Neben der Dysbiose besitzt das Darm-assoziierte Immunsystem in der Pathogenese der CDI eine wichtige Bedeutung. Dieses agiert im Sinne eines „zweischneidigen Schwertes" mit protektiver oder auch destruktiv-inflammatorischer Dominanz. Mit Germination der *C.-diff.*-Sporen kommt es bereits 1 h nach Exposition der Mukosa mit Toxinen zu einer sehr raschen und starken Infiltration mit neutrophilen Granulozyten [20, 21]. Die CDI geht dabei mit der Aktivierung multipler Signalkaskaden und Sekretion chemotaktischer Proteine einher (s. Tab. 8.6, modifiziert nach [22]).

Tab. 8.6: Bedeutung verschiedener Signalkaskaden in der Pathogenese von CDI.

Chemotaktische Substanz	Modell	Postulierter Mechanismus	Effekt/Zeitpunkt/Referenz
GM-CSF/GM-CSFR [23]	Antikörper/C57BL6 Mäuse/C. diff.	Zentrale Funktion in Leukozytenreifung	Reduzierte Granulozytenzahl im Kolon
MyD88/CXCL1 [24]	C57BL6 Mäuse (MyD88$^{-/-}$)/C. diff.	MyD88 vermittelte Expression von CXCL1 zur verstärkten Leukozytendiapedese	Reduzierte Granulozytenzahl in der Lamina propria
Leptin [25]	Antikörper/C57BL6 Mäuse/C. diff.	Leptin-STAT-3 vermittelte Signalkaskade zur Leukozytendiapedes	Reduzierte Granulozytenzahl im Kolon/ reduzierte cxcl1 Expression
IL-22-STAT3	C57BL6 Mäuse/anti-IL-22, anti-CD160/c. diff.	IL-22/CD160 abhängige Phosphorylierung von STAT3 und daraus folgender Modifikation der Chemokinvermittelten Leukozytendiapedese	Reduzierte Granulozytenzahl im Zökum und Kolon/verminderte Expression von cxcl1, ccl2, cxcl9, cxcl10 im Kolon
IL-23 [26]	C57BL6 Mäuse, IL23p19$^{-/-}$/C. diff.	IL-23 induzierte inflammatorische Gewebedestruktion	Erhöhte IL-23p19-expression bei Patienten mit CDI/reduzierte Mortalität in KO-Mäusen
IL-23 [27]	C57BL6 Mäuse, Il17a$^{-/-}$ und p19$^{-/-}$/C. diff.	IL-23 reguliertes Chemokinmuster zur Leukozytendiapedese	Reduzierte Granulozytenzahl in der Lamina propria/verminderte Expression von cxcl1, cxcl2, ccl3, csf3 im Kolon/weniger schwere Entzündungen im Kolon
NOD1/CXCL1	C57BL6 Mäuse, Nod1$^{-/-}$ und Nod2$^{-/-}$ / C. diff.	NOD1-abhängige Expression von CXCL1 vermittelter Leukozytendiapedese	Reduzierte Granulozytenzahl im Zökum und Kolon/verminderte Expression von cxcl1 im Serum

Die zentrale protektive Bedeutung der Neutrophilen wird durch tierexperimentelle und klinische Befunde belegt. So weisen $TLR^{-/-}$ und $MyD88^{-/-}$ KO-Mäuse, bei denen die Migrationsfähigkeit Neutrophiler aus dem Blut in den Darm reduziert ist, eine deutliche höhere Morbidität auf. Die experimentelle Applikation eines Antikörpers gegen Gr-1, der die Reifung von Leukozyten im Knochenmark hemmt, führt ebenfalls zu einer erhöhten Mortalität mit *C.-diff* infizierter Mäuse [24]. Neutropenische Patienten (bei hämatologischer Grunderkrankung) oder nach allogener Stammzelltransplantation weisen eine erhöhte Inzidenz- bzw. Rekurrenzrate für CDI auf [28, 29]. Insgesamt sind Neutrophile wichtig, um die infektionsbedingte Inflammation zu begrenzen; es gibt aber auch Befunde, dass Neutrophile zur Aggravierung des Krankheitsbildes beitragen. Die Ablation von Leukozyten durch einen Antikörper gegen CD18 (einem Leukozyten-Adhäsionsmolekül) reduziert die Toxin-A-induzierte Inflammation im Kolon. Auch ist eine systemische Leukozytose ein negativer Prädiktor für den Verlauf (s. u.) und geht mit einer erhöhten 30-Tage-Mortalitätsrate einher [30]. Neben Neutrophilen ist eine weitere wichtige Zellpopulation, die innate lymphoid cells (ILCs), für das epitheliale Immunsystem wichtig. Die ILCs produzieren wie Helferzellen T-Zell-Zytokine, exprimieren aber keinen T-Zellrezeptor und können damit Antigen-unabhängig aktiviert werden. ICL haben wahrscheinlich über ihre IFN-γ-Produktion einen günstigen Einfluss auf die CDI-bedingte Mortalität; auch wird über IL-22, ein TH_{17}-Zytokin, welches die Komplement-vermittelte Bakteriolyse fördert, die Mortalität reduziert. Höhere Konzentrationen des pro-inflammatorischen Chemokins CXCL5 und von IL-8 sind dagegen mit einer verzögerten Ausheilung der CDI verbunden. Ein genetischer Polymorphismus, der zu einer verstärkten IL-8-Expression führt, ist mit einer erhöhten CDI-Rezidivrate verknüpft [31], was auf den hohen Stellenwert der überschießenden Inflammation für schwere Verläufe hinweist.

In der Zusammenfassung spielen inflammatorische Zellen eine zentrale Rolle in der Regulation der immunologischen Antwort gegen *C. diff.* In das Kolon einwandernde Neutrophile vermitteln initial über Phagozytose und Sekretion bakterizider Mediatoren eine Protektion. Verschiebt sich das Verhältnis zu Gunsten einer überschießenden destruktiven Immunanwort gegen *C. diff.* und anderen mikrobiellen Pathogenen, die im Rahmen der Infektion in die Mukosa translozieren, resultieren ausgeprägte Gewebeschäden und persistierende Verläufe (s. Abb. 8.4).

8.2.3 Klinisches Bild und Falldefinitionen

CDI gelten als Hauptursache für nosokomiale gastrointestinale Infektionen in industrialisierten Ländern [33]. In Deutschland verfünffachte sich von 2002 bis 2006 bei hospitalisierten Patienten die Inzidenz der CDI von 1,7–3,8 auf 14,8 Fälle pro 100.000 Patienten [34]. Die zunehmende Häufigkeit betrifft aber längst nicht nur Patienten im Krankenhaus: In der Humanmedizin werden insgesamt mehr als 80 % der jährlich verwandten Antibiotika in Deutschland im ambulanten Sektor eingesetzt, somit wer-

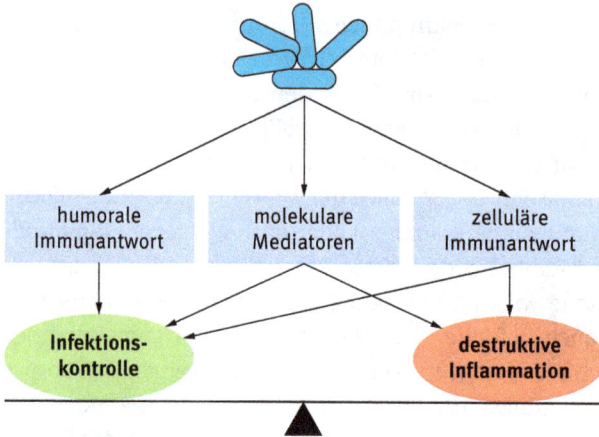

Abb. 8.4: Gleichgewicht zwischen protektiven und destruktiven Inflammationskaskaden bei der CDI. Modifiziert nach [32].

den auch im ambulanten Bereich CDI immer häufiger beobachtet. Zusammenfassend treten ca. ein Drittel aller CDI im ambulanten Bereich auf, die übrigen zwei Drittel verteilen sich gleichermaßen auf Infektionen bei Patients im Krankenhaus, in Pflegeheimen und in Einrichtungen des Gesundheitssystems (z. B. Rehabilitationskliniken) [3]. Meist sind ältere Menschen betroffen. So ist die Inzidenz bei den über 65-Jährigen 10-mal höher als bei jüngeren Menschen [35].

Durch das Robert Koch-Institut (RKI) in Berlin sind im Mai 2016 neue Falldefinitionen zur Verfügung gestellt worden, die das Management der CDI verändern. Die Tab. 8.7 bildet danach die ambulante CDI ab.

Tab. 8.7: Ambulante CDI nach RKI-Kriterien.

Symptombeginn vor oder an dem Tag der stationären Aufnahme oder dem darauffolgenden Tag.
Kein Aufenthalt in einer medizinischen Einrichtung innerhalb der 12 Wochen vor Symptombeginn.

Wichtig ist die Unterscheidung der leichten von der schweren CDI. Auch hierzu sind vom RKI neue Kriterien vorgelegt worden, die die Probleme in der Patientenbetreuung besser als die alten Kriterien abbilden. Nach RKI-Kriterien liegt ein schwerer Verlauf der CDI liegt vor, wenn die in Tab. 8.8 aufgeführten Kriterien erfüllt sind.

Bezüglich der Definitionen eines Rückfalls nimmt das RKI ebenfalls Stellung: Grundsätzlich ist in dieser Situation zwischen einem Therapieversagen bei der ersten CDI und einer erneuten Infektion, z. B. mit einem anderen Stamm, zu differenzieren. Die Sporenbildung von *C. diff.* trägt dabei wesentlich zum Therapieversagen bzw. zum frühzeitigen Rückfall bei. Das RKI klassifiziert dabei wie in Tab. 8.9.

Tab. 8.8: Schwere CDI nach RKI-Kriterien.

Aufnahme des Erkrankten zur Behandlung einer ambulant erworbenen CDI in eine medizinische Einrichtung.
Verlegung des Erkrankten zur Behandlung der CDI oder ihrer Komplikationen auf eine Intensivstation.
Notwendigkeit für einen chirurgischen Eingriff, z. B. Kolektomie, aufgrund eines Megakolons, einer Perforation oder einer refraktären Kolitis.
Tod des Erkrankten innerhalb von 30 Tagen nach der Feststellung der CDI und Wertung der Infektion als direkte Todesursache oder als zum Tode beitragende Erkrankung.

Tab. 8.9: Kriterien für den Rückfall einer CDI.

Wenn zwischen dem Sistieren der Symptome und dem erneuten Auftreten von Beschwerden mehr als 2 Monate verstrichen sind, werden diese CDI-Episoden bei einem Patienten als zwei verschiedene Ereignisse angesehen.
Tritt eine Episode innerhalb von 2 Monaten gegenüber einer früheren Episode auf (Rückkehr der Symptome weniger als 2 Monate nach Besserung des klinischen Bildes), wird diese als Rückfall der anfänglichen Erkrankung verstanden.
Eine 2. Episode liegt vor, wenn zwischen Ende und Neuauftreten der Symptome mindestens 1 Woche gelegen hat.

Einschränkend muss betont werden, dass ein Rückfall entweder einem Rezidiv mit dem gleichen *C.-diff.*-Stamm oder einer Reinfektion mit einem anderen Stamm entspricht. In der Praxis ist es nicht möglich, zwischen diesen beiden Möglichkeiten zu unterscheiden, so dass der Begriff „Rückfall" für die Bezeichnung beider Ereignisse benutzt werden soll [36]. Wenn auch die Differenzierung an mancher Stelle etwas arbiträr erscheint, ist eine konsequente Verwendung dieser Nomenklatur hilfreich, um bessere epidemiologische Daten zur CDI in Deutschland zu erhalten.

Die Symptome beginnen meist im Laufe der Antibiotika-Therapie, bei einem Drittel der Patienten erst nach der Therapie. Die Spannbreite reicht vom einfachen Stuhlverlust (3–4 Entleerungen pro Tag für wenige Tage), entsprechend einem milden Krankheitsbild, bis hin zu vital bedrohlichen Formen. Die schwere CDI ist durch eine fulminante Kolitis (s. Abb. 8.3) mit blutigen Diarrhöen, Bauchschmerzen, Fieber, Leukozytose und einer exudativen Enteropathie, die zur Hypalbuminämie führt, gekennzeichnet. Die mittlere Krankheitsdauer beträgt zehn bis zwölf Tage. Bei schwersten Fällen sind Dehydratationen, Hypotension, dem klinischen Bild der Sepsis entsprechend, sowie ein toxisches Megakolon oder Kolonperforationen zu beobachten. Betroffen sind v. a. schwerstkranke, multimorbide oder postoperative Patienten mit Antibiotika-Therapie.

8.2.4 Diagnostik

Bei Verdacht auf eine CDI sollte frühzeitig der mikrobiologische Nachweis von *C. diff.* geführt werden, um rasch eine spezifische Therapie einleiten zu können. In der Regel reicht eine breiig-flüssige Stuhlprobe aus. Eine Diagnostik aus geformtem Stuhl ist nicht indiziert. In besonderen Situationen, z. B. beim Ileus, können Rektalabstriche eingesetzt werden. Ein allgemein akzeptierter diagnostischer Algorithmus existiert nicht. Grundsätzlich ist zwischen einem ein- oder mehrstufigen Vorgehen zu unterscheiden. Als erster Test bietet sich der Glutamat-Dehydrogenase-(GDH-)Nachweis im Stuhl an. Die GDH ist das common antigen von *C. diff.* und kann sowohl bei toxigenen als auch nicht toxigenen Stämmen nachgewiesen werden. Der GDH-Nachweis ist aufgrund seiner Sensitivität, aber niedriger Spezifität in mehrstufigen Diagnosealgorithmen ein kostengünstiger und „schneller" Suchtest [37]. Da die GDH sowohl bei toxigenen als auch nicht toxigenen Stämmen auftritt, ist eine Bestätigung (Toxin-Nachweis per Enzym-linked Immunosorbent Assay (EIA) = als antikörperbasiertes Nachweisverfahren, Nachweis toxinkodierender Gensequenzen (PCR) oder Zytotoxizitätsnachweis in der Zellkultur) notwendig. Auch diese so genannten Bestätigungstests haben Vor- und Nachteile, die in Tab. 8.10 dargestellt sind. Problematisch erscheint die Überdiagnostik aufgrund eines alleinigen GDH-Nachweises bzw. aufgrund der PCR-basierten Diagnostik. So sind schwerere Verläufe bei einer CDI, die insbesondere aufgrund eines antikörperbasierten Toxin-Nachweises [38] bzw. eines Kulturbefundes diagnostiziert wurden, beschrieben worden [39, 40].

Von der Europäischen Gesellschaft für Klinische Mikrobiologie und Infektionskrankheiten (ESCMID) wird ein zweistufiges Vorgehen favorisiert [41]. Alternativ hierzu kann in einer einstufigen Diagnostik direkt ein molekularbiologischer Nachweis toxinbildender Stämme geführt werden. Dieses wird in der amerikanischen Leitlinie zur CDI-Diagnostik empfohlen [42]. Wichtig ist, dass die Ergebnisse der Diagnostik schnell verfügbar sind. Lange Transportwege (z. B. zu auswärtigen Zentrallaboratorien) oder Lagerungszeiten sind unbedingt zu vermeiden.

Tab. 8.10: Vor- und Nachteile verschiedener diagnostischer Verfahren zum Nachweis einer CDI.

Nachweisverfahren	Vorteile	Nachteile
GDH	Schnell, sensitiv, als „Bed-Side-Test" verfügbar	Nicht spezifisch für toxigene *C.-diff.*-Stämme
EIA	i. d. R. gute Sensitivität, hohe Spezifität	Große Empfindlichkeit der Probe für Transportbedingungen
PCR	Hohe Spezifität	(Zu hohe Sensitivität) mit Nachweis klinisch nicht relevanter Infektionen?
Kultur	Goldstandard	Zeitaufwändig, kostenintensiv

8.2.5 Therapie

In der Therapie der CDI ist eine frühzeitige Stratifizierung des Schweregrades notwendig. Grundsätzlich sollte zwischen einer a) milden, b) schweren und c) schweren, komplizierten CDI differenziert werden. In Abhängigkeit der Definitionskriterien für eine „schwere CDI" variiert die Häufigkeit bei hospitalisierten Patienten zwischen 12 % und 60 % [43]. Hingewiesen sei an dieser Stelle nochmals auf die Falldefinition des RKI (s. o.), in der jede CDI, die zur Hospitalisierung führt, als eine schwere CDI verstanden wird. Insgesamt gibt es für die schwere CDI kein international akzeptiertes einfaches Klassifikationsschema. Deshalb müssen in der *Ex-ante*-Situation am Krankenbett so genannte Prädiktoren für einen schweren Verlauf (s. Tab. 8.11) mit zur Therapieentscheidung beitragen und ggf. bei einer milden CDI zu einer Therapieeskalation im Sinne einer schweren CDI.

Tab. 8.11: Prädikatoren einer schweren CDI.

– Leukozytose > 15.000/µL
– Hypalbuminämie < 30 g/l
– Kreatininanstieg > 50 %
– Laktaterhöhung ≥ 5 mmol/l
– Alter < 65 Jahre
– signifikante Komorbidität (z. B. Niereninsuffizienz, Immunsuppression u. a.)

8.2.5.1 Milde CDI

Bei einem sehr leichten Krankheitsbild kann bei Patienten ohne Risikofaktoren und unter engmaschiger klinischer Beobachtung der Spontanverlauf abgewartet und auf eine spezifische Therapie verzichtet werden. Dabei sollte wenn möglich – wie bei allen Formen der CDI – das auslösende Antibiotikum abgesetzt werden. So führt bei 15–23 % der Patienten mit symptomatischer CDI bereits das Beenden der Antibiotika-Therapie (wenn aus klinischer Sicht vertretbar) zum Sistieren des Durchfalls innerhalb von zwei bis drei Tagen. In anderen Fällen ist eine medikamentöse Therapie indiziert. Metronidazol und Vancomycin sind seit Jahrzehnten die Standardantibiotika für die Therapie der CDI. Für den Einsatz von Metronidazol sprechen die im Vergleich zu Vancomycin geringeren Kosten. Bezüglich der Ansprechraten zeigte sich in einer Meta-Analyse kein Unterschied zwischen den beiden Substanzen [44]. Bei Kontraindikationen gegen Metronidazol sollte primär Vancomycin eingesetzt werden. Die empfohlene, aus Studien abgeleitete Dosis beträgt 4 × 125 mg p. o. täglich. Mit dieser Dosierung sind Stuhlkonzentrationen weit über der minimalen Hemmkonzentration (MHK) für nahezu alle *C.-diff.*-Stämme zu erreichen.

8.2.5.2 Schwere CDI

Bei einer schweren CDI ist Vancomycin Metronidazol überlegen [44, 45]. Aus diesen Gründen wird in allen aktuellen Leitlinien Vancomycin für die Therapie schwerer Verläufe empfohlen [41, 42, 46]. Eine Alternative zu Vancomycin bietet Fidaxomicin. Fidaxomicin ist der erste Vertreter einer neuen Antibiotika-Stoffgruppe, der Makrozykline. Fidaxomicin besitzt ein enges Wirkspektrum, vornehmlich gegen *C. diff.*, mit deutlich geringerer Aktivität gegen andere grampositive Bakterien (z. B. Vancomycin-resistente Enterokokken). Fidaxomicin wurde aufgrund zweier Phase-III-Nichtunterlegenheitsstudien zugelassen, in denen 200 mg Fidaxomicin alle 12 h p. o. mit Vancomycin 125 mg alle 6 h per os für je zehn Tage verglichen wurde. Die aus beiden Studien zusammengefassten Ergebnisse von 1.105 Patienten zeigten primäre Heilungsraten von 92 % für Fidaxomicin und 90 % für Vancomycin, wobei sich Fidaxomicin als nicht unterlegen erwies [47, 48].

8.2.5.3 Schwere, komplizierte CDI

Die schwere, komplizierte CDI ist ein lebensbedrohliches Krankheitsbild, welches eine interdisziplinäre intensivmedizinische Betreuung erfordert. Therapeutische Schwierigkeiten bestehen bei Patienten, bei denen die gastrointestinale Motilität gestört ist (Megakolon, Ileus). Auch bei diesen ist primär die Therapie mit Vancomycin durchzuführen. Die orale Vancomycin-Behandlung kann hier über eine nasogastrale Sonde in Kombination mit retrograden Applikationen (Koloskopie, Retentionseinläufe) durchgeführt werden. Ob der in verschiedenen Leitlinien empfohlene Therapieansatz mit einer additiven i. v.-Gabe von Metronidazol hilfreich ist, muss kritisch hinterfragt werden. So wird Metronidazol nach i. v. Gabe in das Kolon sezerniert. Eine retrospektive Studie für die Kombinationsbehandlung aus topischer Vancomycin-Gabe mit Metronidazol i. v. zeigt eine niedrigere Mortalität als eine alleinige Vancomycin-Gabe. Alle anderen Zielparameter (Zeit bis zum klinischen Erfolg, Krankenhausliegezeit nach CDI-Diagnose etc.) unterschieden sich jedoch nicht [49]. Tierexperimentelle Studien [50] und eine Metanalyse [51] stützen diese Empfehlung jedoch nicht. Ob in dieser Situation ein alleiniges „misdo" („damit kann ich nichts falsch machen") ausreicht, bleibt zweifelhaft. Kasuistiken und Fallserien weisen auf die Effektivität einer additiven Gabe von Tigecyclin in dieser Situation hin [52–55].

Insgesamt ist die schwere, komplizierte CDI ein Krankheitsbild, für das kontrollierte Studien dringend benötigt werden, um eine Evidenz für eine effektive Behandlung zu schaffen.

Wichtig in der Behandlung einer komplizierten, schweren CDI ist das rechtzeitige Erkennen eines Therapieversagens. Auch hier gibt es keine allgemein gültige Definition: In verschiedenen Publikationen wird ein Therapieversagen definiert als Symptompersistenz über fünf bis zehn Tage unter einer kontinuierlichen Therapie [56]. Ein Ansprechen wird durch eine Verbesserung der Symptome zum Tag 5 mit weniger als drei Stuhlentleerungen pro Tag definiert [57]. Bei hospitalisierten Patienten mit einer schweren CDI, einer signifikanten Komorbidität und der Notwendigkeit, Antibiotika kontinuierlich trotz CDI weiterzugeben, beträgt die Rate des Therapieversagens unter Metronidazol über 60 % [58].

8.2.5.4 Rezidivierende CDI

Das Rezidivrisiko einer CDI ist hoch und tritt bei der Erstinfektion in ca. 20 % der Fälle auf. Nach dem 2. Rezidiv steigt die Gefahr auf 40–65 %. Die DGVS-Leitlinie zur infektiösen Gastroenteritis empfiehlt, dass das erste Rezidiv einer CDI zunächst wie die Erstinfektion behandelt werden sollte. Eine bessere Möglichkeit zur Therapie der rezidivierenden CDI ergibt sich mit dem Einsatz von Fidaxomicin. In großen randomisierten Vergleichsstudien ist die Rate an Rezidiven nach Fidaxomicin-Therapie signifikant niedriger als nach Behandlung mit Vancomycin. Bei Rückfällen innerhalb der ersten zwei Wochen nach Therapieende wies Fidaxomicin eine Überlegenheit gegenüber Vancomycin (Rückfallrate bei Fidaxomicin: 7,4 % vs. Vancomycin: 19,3 %) auf.

Bei Patienten mit mehreren (> 2) Rezidiven kann eine fäkale Mikrobiota-Transplantation (FMT) als Therapie durchgeführt werden (s. dazu auch Kap. 12). Es gibt zahlreiche Fallserien, Kohortenstudien sowie eine prospektiv-kontrollierte Interventionsstudie ([59], zur Übersicht siehe [60]), die die erfolgreiche Behandlung mittels FMT bei Patienten mit CDI-Rezidiven beschreiben. Das deutsche MikroTrans-Register weist eine Heilungsrate nach 30 bzw. 90 Tagen von 86,1 % und 80,7 % aus [60]. Dabei erlitten 12 % der Patienten ein behandlungsassoziiertes unerwünschtes Ereignis. Die endoskopische Applikation in das rechtsseitige Kolon ist dabei der Applikation über Sonden oder Kapseln in den oberen Gastrontestinaltrakt überlegen [61]. Insgesamt sind das allgemeine Risiko einer FMT, insbesondere im Hinblick auf Infektionen, sowie die langfristigen klinischen Folgen zurzeit noch nicht vollständig absehbar.

8.2.6 Ausblick einschließlich offener Fragen

Ohne Zweifel stellen CDI für unser Gesundheitssystem besondere Herausforderungen dar. Neben den hygienischen Problemen in der Betreuung (Kapazität an Einzelzimmern, Notwendigkeit der Kohortenisolierung) ergeben insbesondere die hohe Rezidivneigung sowie die steigende Rate des primären Therapieversagens bei älteren Patienten mit Komorbiditäten offene Fragen. Ob das Problem des primären Therapieversagens mit der Testung neuer Antibiotika wie Cadazolid, Ridinilazol und Surotomycin [62] in klinischen Studien gelöst wird, erscheint fraglich. So wurden z. B. in der zur Zulassung von Fidaxomicin führenden Studie von Louie und Mitarbeitern 40 % der Patienten ambulant betreut [47]. Der Einschluss von Patienten mit komplizierter, schwerer Infektion, die auf einer Intensivstation lagen, wurde als Ausschlusskriterium definiert. Dieses ist vordergründig nachvollziehbar, da andernfalls eine relevante krankheitsbedingte Mortalität zu verzeichnen gewesen wäre und es diese im Rahmen klinischer Prüfungen zu vermeiden gilt. Dieses Dilemma bleibt bestehen und verhindert somit die Schaffung einer hohen Evidenz zur Therapie dieses komplexen Krankheitsbildes. Andere Therapieverfahren, wie z. B. Toxinbinder oder Toxin-Antikörper, werden sich mit der FMT messen lassen müssen. Prophylaktische Ansätze, die das Mikrobiom modifizieren (Probiotika im Sinne von Bakterien oder Hefen), oder Vakzinierungen erscheinen pathophysiologisch sinnvoller [63]. Auch hier ist aber der Beleg für einen therapeutischen Mehrwert noch zu führen.

8.2.7 Literatur

[1] Goudarzi M, Seyedjavadi SS, Goudarzi H, Mehdizadeh Aghdam E, Nazeri S. Clostridium difficile Infection: Epidemiology, Pathogenesis, Risk Factors, and Therapeutic Options. Scientifica. 2014; 2014: 916826.

[2] Bartlett JG. Narrative review: the new epidemic of Clostridium difficile-associated enteric disease. Annals of internal medicine. 2006; 145(10): 758–764.

[3] Lessa FC, Mu Y, Bamberg WM, Beldavs ZG, Dumyati GK, Dunn JR, et al. Burden of Clostridium difficile infection in the United States. The New England journal of medicine. 2015; 372(9): 825–834.

[4] Meyer E, Gastmeier P, Weizel-Kage D, Schwab F. Associations between nosocomial meticillin-resistant Staphylococcus aureus and nosocomial Clostridium difficile-associated diarrhoea in 89 German hospitals. The Journal of hospital infection. 2012; 82(3): 181–186.

[5] Karas JA, Bradshaw S, Mahmud W, Enoch DA. Mortality in hospitalized older adults associated with Clostridium difficile infection at a district hospital. Infectious disease reports. 2010 Feb 3;2(1):e8. PubMed PMID: 24470889. Pubmed Central PMCID: 3892575.

[6] Lübbert C, John E, von Müller L. Clostridium-difficile-Infektion: Leitliniengerechte Diagnostik- und Behandlungsoptionen. Deutsches Arzteblatt international. 2014; 111(43): 723–731.

[7] Bartlett JG, Onderdonk AB, Cisneros RL, Kasper DL. Clindamycin-associated colitis due to a toxin-producing species of Clostridium in hamsters. The Journal of infectious diseases. 1977; 136(5): 701–705.

[8] Stabler RA, Dawson LF, Phua LT, Wren BW. Comparative analysis of BI/NAP1/027 hypervirulent strains reveals novel toxin B-encoding gene (tcdB) sequences. Journal of medical microbiology. 2008; 57(Pt 6): 771–775.

[9] Merrigan MM, Sambol SP, Johnson S, Gerding DN. Prevention of fatal Clostridium difficile-associated disease during continuous administration of clindamycin in hamsters. The Journal of infectious diseases. 2003; 188(12): 1922–1927.

[10] Rea MC, Sit CS, Clayton E, O'Connor PM, Whittal RM, Zheng J, et al. Thuricin CD, a posttranslationally modified bacteriocin with a narrow spectrum of activity against Clostridium difficile. Proceedings of the National Academy of Sciences of the United States of America. 2010; 107(20): 9352–9357.

[11] Sorg JA, Sonenshein AL. Bile salts and glycine as cogerminants for Clostridium difficile spores. Journal of bacteriology. 2008; 190(7): 2505–2512.

[12] Sorg JA, Sonenshein AL. Inhibiting the initiation of Clostridium difficile spore germination using analogs of chenodeoxycholic acid, a bile acid. Journal of bacteriology. 2010; 192(19): 4983–4990.

[13] Buffie CG, Bucci V, Stein RR, McKenney PT, Ling L, Gobourne A, et al. Precision microbiome reconstitution restores bile acid mediated resistance to Clostridium difficile. Nature. 2015; 517(7533): 205–208.

[14] Voth DE, Ballard JD. Clostridium difficile toxins: mechanism of action and role in disease. Clinical microbiology reviews. 2005; 18(2): 247–263.

[15] Lamont T. Clostridium difficile in adults: Epidemiology, microbiology, and pathophysiology. http://www.uptodate.com/contents/clostridium-difficile-in-adults-epidemiology-microbiology-and-pathophysiology: UpToDate; 2015 [cited 2015].

[16] Bauer MP, Notermans DW, van Benthem BH, Brazier JS, Wilcox MH, Rupnik M, et al. Clostridium difficile infection in Europe: a hospital-based survey. Lancet. 2011; 377(9759): 63–73.

[17] Baldan R, Cavallerio P, Tuscano A, Parlato C, Fossati L, Moro M, et al. First report of hypervirulent strains polymerase chain reaction ribotypes 027 and 078 causing severe Clostridium difficile infection in Italy. Clinical infectious diseases: an official publication of the Infectious Diseases Society of America. 2010; 50(1): 126–127.

[18] Kelly CP, Pothoulakis C, LaMont JT. Clostridium difficile colitis. The New England journal of medicine. 1994; 330(4): 257–262.

[19] Kelly CP, Becker S, Linevsky JK, Joshi MA, O'Keane JC, Dickey BF, et al. Neutrophil recruitment in Clostridium difficile toxin A enteritis in the rabbit. The Journal of clinical investigation. 1994; 93(3): 1257–1265.

[20] Burakoff R, Zhao L, Celifarco AJ, Rose KL, Donovan V, Pothoulakis C, et al. Effects of purified Clostridium difficile toxin A on rabbit distal colon. Gastroenterology. 1995; 109(2): 348–354.

[21] Hasegawa M, Yamazaki T, Kamada N, Tawaratsumida K, Kim YG, Nunez G, et al. Nucleotide-binding oligomerization domain 1 mediates recognition of Clostridium difficile and induces neutrophil recruitment and protection against the pathogen. Journal of immunology. 2011; 186(8): 4872–4880.

[22] Jose S, Madan R. Neutrophil-mediated inflammation in the pathogenesis of Clostridium difficile infections. Anaerobe. 2016; 41: 85–90.

[23] McDermott AJ, Frank CR, Falkowski NR, McDonald RA, Young VB, Huffnagle GB. Role of GM-CSF in the inflammatory cytokine network that regulates neutrophil influx into the colonic mucosa during Clostridium difficile infection in mice. Gut microbes. 2014; 5(4): 476–484.

[24] Jarchum I, Liu M, Shi C, Equinda M, Pamer EG. Critical role for MyD88-mediated neutrophil recruitment during Clostridium difficile colitis. Infection and immunity. 2012; 80(9): 2989–2996.

[25] Madan R, Guo X, Naylor C, Buonomo EL, Mackay D, Noor Z, et al. Role of leptin-mediated colonic inflammation in defense against Clostridium difficile colitis. Infection and immunity. 2014; 82(1): 341–349.

[26] Buonomo EL, Madan R, Pramoonjago P, Li L, Okusa MD, Petri WA, Jr. Role of interleukin 23 signaling in Clostridium difficile colitis. The Journal of infectious diseases. 2013; 208(6): 917–920.

[27] McDermott AJ, Falkowski NR, McDonald RA, Pandit CR, Young VB, Huffnagle GB. Interleukin-23 (IL-23), independent of IL-17 and IL-22, drives neutrophil recruitment and innate inflammation during Clostridium difficile colitis in mice. Immunology. 2016; 147(1): 114–124.

[28] Luo R, Greenberg A, Stone CD. Outcomes of Clostridium difficile infection in hospitalized leukemia patients: a nationwide analysis. Infection control and hospital epidemiology. 2015; 36(7): 794–801.

[29] Huang AM, Marini BL, Frame D, Aronoff DM, Nagel JL. Risk factors for recurrent Clostridium difficile infection in hematopoietic stem cell transplant recipients. Transplant infectious disease: an official journal of the Transplantation Society. 2014; 16(5): 744–750.

[30] Solomon K, Martin AJ, O'Donoghue C, Chen X, Fenelon L, Fanning S, et al. Mortality in patients with Clostridium difficile infection correlates with host pro-inflammatory and humoral immune responses. Journal of medical microbiology. 2013; 62(Pt 9): 1453–1460.

[31] Garey KW, Jiang ZD, Ghantoji S, Tam VH, Arora V, Dupont HL. A common polymorphism in the interleukin-8 gene promoter is associated with an increased risk for recurrent Clostridium difficile infection. Clinical infectious diseases: an official publication of the Infectious Diseases Society of America. 2010; 51(12): 1406–1410.

[32] Buonomo EL, Petri WA, Jr. The microbiota and immune response during Clostridium difficile infection. Anaerobe. 2016; 41: 79–84.

[33] Burckhardt F, Friedrich A, Beier D, Eckmanns T. Clostridium difficile surveillance trends, Saxony, Germany. Emerging infectious diseases. 2008; 14(4): 691–692.

[34] Lynen Jansen P, Stallmach A, Lohse AW, Lerch MM. [Development of gastrointestinal infectious diseases between 2000 and 2012]. Zeitschrift fur Gastroenterologie. 2014; 52(6): 549–557.

[35] Olsen MA, Young-Xu Y, Stwalley D, Kelly CP, Gerding DN, Saeed MJ, et al. The burden of clostridium difficile infection: estimates of the incidence of CDI from U.S. Administrative databases. BMC infectious diseases. 2016; 16(1): 177.

[36] Kuijper EJ, Coignard B, Tull P, difficile ESGfC, States EUM, European Centre for Disease P, et al. Emergence of Clostridium difficile-associated disease in North America and Europe. Clinical microbiology and infection: the official publication of the European Society of Clinical Microbiology and Infectious Diseases. 2006; 12 Suppl 6: 2–18.

[37] Cheng JW, Xiao M, Kudinha T, Xu ZP, Sun LY, Hou X, et al. The Role of Glutamate Dehydrogenase (GDH) Testing Assay in the Diagnosis of Clostridium difficile Infections: A High Sensitive Screening Test and an Essential Step in the Proposed Laboratory Diagnosis Workflow for Developing Countries like China. PLoS One. 2015; 10(12): e0144604.

[38] Shimizu H, Mori M, Yoshimoto N. Clostridium difficile Infection Is More Severe When Toxin Is Detected in the Stool than When Detected Only by a Toxigenic Culture. Internal medicine. 2015; 54(17): 2155–2159.

[39] Polage CR, Gyorke CE, Kennedy MA, Leslie JL, Chin DL, Wang S, et al. Overdiagnosis of Clostridium difficile Infection in the Molecular Test Era. JAMA internal medicine. 2015; 175(11): 1792–1801.

[40] Planche TD, Davies KA, Coen PG, Finney JM, Monahan IM, Morris KA, et al. Differences in outcome according to Clostridium difficile testing method: a prospective multicentre diagnostic validation study of C difficile infection. The Lancet Infectious diseases. 2013; 13(11): 936–945.

[41] Debast SB, Bauer MP, Sanders IM, Wilcox MH, Kuijper EJ, Group ES. Antimicrobial activity of LFF571 and three treatment agents against Clostridium difficile isolates collected for a pan-European survey in 2008: clinical and therapeutic implications. The Journal of antimicrobial chemotherapy. 2013; 68(6): 1305–1311.

[42] Surawicz CM, Brandt LJ, Binion DG, Ananthakrishnan AN, Curry SR, Gilligan PH, et al. Guidelines for diagnosis, treatment, and prevention of Clostridium difficile infections. The American journal of gastroenterology. 2013; 108(4): 478–498; quiz 99.

[43] Khanafer N, Barbut F, Eckert C, Perraud M, Demont C, Luxemburger C, et al. Factors predictive of severe Clostridium difficile infection depend on the definition used. Anaerobe. 2016; 37: 43–48.

[44] Johnson S, Louie TJ, Gerding DN, Cornely OA, Chasan-Taber S, Fitts D, et al. Vancomycin, metronidazole, or tolevamer for Clostridium difficile infection: results from two multinational, randomized, controlled trials. Clinical infectious diseases: an official publication of the Infectious Diseases Society of America. 2014; 59(3): 345–354.

[45] Zar FA, Bakkanagari SR, Moorthi KM, Davis MB. A comparison of vancomycin and metronidazole for the treatment of Clostridium difficile-associated diarrhea, stratified by disease severity. Clinical infectious diseases: an official publication of the Infectious Diseases Society of America. 2007; 45(3): 302–307.

[46] Hagel S, Epple HJ, Feurle GE, Kern WV, Lynen Jansen P, Malfertheiner P, et al. [S2k-guideline gastrointestinal infectious diseases and Whipple's disease]. Zeitschrift fur Gastroenterologie. 2015; 53(5): 418–459.

[47] Louie TJ, Miller MA, Mullane KM, Weiss K, Lentnek A, Golan Y, et al. Fidaxomicin versus vancomycin for Clostridium difficile infection. The New England journal of medicine. 2011; 364(5): 422–431.

[48] Cornely OA, Crook DW, Esposito R, Poirier A, Somero MS, Weiss K, et al. Fidaxomicin versus vancomycin for infection with Clostridium difficile in Europe, Canada, and the USA: a double-blind, non-inferiority, randomised controlled trial. The Lancet Infectious diseases. 2012; 12(4): 281–289.

[49] Rokas KE, Johnson JW, Beardsley JR, Ohl CA, Luther VP, Williamson JC. The Addition of Intravenous Metronidazole to Oral Vancomycin is Associated With Improved Mortality in Critically Ill Patients With Clostridium difficile Infection. Clinical infectious diseases: an official publication of the Infectious Diseases Society of America. 2015; 61(6): 934–941.

[50] Erikstrup LT, Aarup M, Hagemann-Madsen R, Dagnaes-Hansen F, Kristensen B, Olsen KE, et al. Treatment of Clostridium difficile infection in mice with vancomycin alone is as effective as treatment with vancomycin and metronidazole in combination. BMJ open gastroenterology. 2015; 2(1): e000038.

[51] Li R, Lu L, Lin Y, Wang M, Liu X. Efficacy and Safety of Metronidazole Monotherapy versus Vancomycin Monotherapy or Combination Therapy in Patients with Clostridium difficile Infection: A Systematic Review and Meta-Analysis. PloS one. 2015; 10(10): e0137252.

[52] Herpers BL, Vlaminckx B, Burkhardt O, Blom H, Biemond-Moeniralam HS, Hornef M, et al. Intravenous tigecycline as adjunctive or alternative therapy for severe refractory Clostridium difficile infection. Clinical infectious diseases: an official publication of the Infectious Diseases Society of America. 2009; 48(12): 1732–1735.

[53] Britt NS, Steed ME, Potter EM, Clough LA. Tigecycline for the Treatment of Severe and Severe Complicated Clostridium difficile Infection. Infectious diseases and therapy. 2014; 3(2): 321–331.

[54] Knafl D, Winhofer Y, Lotsch F, Weisshaar S, Steininger C, Burgmann H, et al. Tigecycline as last resort in severe refractory Clostridium difficile infection: a case report. The Journal of hospital infection. 2016; 92(3): 296–298.

[55] Di Bella S, Nisii C, Petrosillo N. Is tigecycline a suitable option for Clostridium difficile infection? Evidence from the literature. International journal of antimicrobial agents. 2015; 46(1): 8–12.

[56] Abou Chakra CN, Pepin J, Sirard S, Valiquette L. Risk factors for recurrence, complications and mortality in Clostridium difficile infection: a systematic review. PloS one. 2014; 9(6): e98400.

[57] Fernandez A, Anand G, Friedenberg F. Factors associated with failure of metronidazole in Clostridium difficile-associated disease. Journal of clinical gastroenterology. 2004; 38(5): 414–418.

[58] Pham VP, Luce AM, Ruppelt SC, Wei W, Aitken SL, Musick WL, et al. Age-Stratified Treatment Response Rates in Hospitalized Patients with Clostridium difficile Infection Treated with Metronidazole. Antimicrobial agents and chemotherapy. 2015; 59(10): 6113–6116.

[59] van Nood E, Vrieze A, Nieuwdorp M, Fuentes S, Zoetendal EG, de Vos WM, et al. Duodenal infusion of donor feces for recurrent Clostridium difficile. The New England journal of medicine. 2013; 368(5): 407–415.

[60] Hagel S, Fischer A, Ehlermann P, Frank T, Tueffers K, Sturm A, et al. Fecal Microbiota Transplant in Patients With Recurrent Clostridium Difficile Infection. Dtsch Arztebl Int. 2016; 113(35–36): 583–589.

[61] Furuya-Kanamori L, Doi SA, Paterson DL, Helms SK, Yakob L, McKenzie SJ, et al. Upper Versus Lower Gastrointestinal Delivery for Transplantation of Fecal Microbiota in Recurrent or

Refractory Clostridium difficile Infection: A Collaborative Analysis of Individual Patient Data From 14 Studies. J Clin Gastroenterol. 2017; 51(2): 145–150.

[62] Slayton ET, Hay AS, Babcock CK, Long TE. New antibiotics in clinical trials for Clostridium difficile. Expert Rev Anti Infect Ther. 2016: 1–12.

[63] McFarland LV. Therapies on the horizon for Clostridium difficile infections. Expert opinion on investigational drugs. 2016; 25(5): 541–555.

Mario Hönemann, Uwe G. Liebert
8.3 Virale Durchfallerkrankungen

8.3.1 Einleitung

Die Mehrzahl akuter Gastroenteritiden kann auf eine virale Genese zurückgeführt werden, wobei es saisonale Häufungen und epidemiologische Unterschiede bezüglich verschiedener Altersgruppen gibt. Noroviren sind die meistgemeldeten infektiösen Krankheitserreger in Deutschland und der Haupterreger von epidemischen Gastroenteritis-Ausbrüchen. Vor allem bei Kindern unter fünf Jahren stellen Rotaviren weiterhin einen bedeutenden Auslöser von Morbidität und Hospitalisierung dar; seit Einführung zweier potenter Impfstoffe sind allerdings auch in dieser Patientengruppe Noroviren bundesweit inzwischen als Hauptpathogene anzusehen. Als weitere Erreger viraler Gastroenteritiden sind Adenoviren und bei Kleinkindern Echoviren sowie seltener Astroviren und Sapoviren zu nennen, die vor allem bei sporadisch auftretenden Durchfallerkrankungen zu finden sind, allerdings auch größere Ausbrüche verursachen können.

Im Folgenden soll ein Überblick über die häufigsten viralen Gastroenteritiserreger gegeben werden. Bezüglich der Definition und Pathogenese von Diarrhö sei auf das Kapitel 8.1.2 und 8.1.3 verwiesen.

8.3.2 Pathogene

8.3.2.1 Noroviren
Die 1972 durch Elektronenmikroskopie entdeckten Noroviren aus der Familie der Caliciviridae besitzen als Hauptauslöser viraler Gastroenteritiden in Deutschland – sowie weltweit – eine große klinische Bedeutung. Noroviren weisen eine hohe antigene und molekulare Variabilität auf. Sie werden in fünf Genogruppen und zahlreiche Genotypen eingeteilt. Humanpathogen sind im Wesentlichen die Genogruppen I und II. Weltweit wird Genotyp II.4 am häufigsten gefunden und ist immer wieder mit größeren Ausbrüchen assoziiert, tritt aber auch bei sporadischen Fällen auf. Seit 2014 breitet sich von Japan ausgehend weltweit zunehmend auch Genotyp II.17 aus. Eine Immunität wird aufgrund hoher Antigen-Variabilität allenfalls kurz und nur gegenüber dem zu diesem Zeitpunkt zirkulierenden Stamm erzeugt, was die Entwicklung eines potenten Impfstoffes sehr erschwert. Verdeutlicht wird dies durch die Tatsache, dass die bisherigen Noroviruspandemien von 1996/97, 2002, 2004, 2006 und 2012 allesamt durch Varianten des Genotyps II.4 ausgelöst wurden.

Die Übertragung von Noroviren erfolgt fäkal-oral von Mensch zu Mensch, zudem durch Aerosole, die beispielsweise beim Erbrechen entstehen. Weitere Infektionsquellen sind kontaminierte Nahrungsmittel, Flüssigkeiten und Oberflächen. Bereits zehn bis 100 Partikel des sehr umweltstabilen Virus reichen aus, um eine Infektion auszulösen, weshalb es zu einer sehr schnellen Ausbreitung in Gemeinschaftseinrichtungen wie Kindergärten, Krankenhäusern und Altersheimen kommen kann. Norovirus-Infektionen weisen eine saisonale Häufung in den Wintermonaten (Oktober bis März) auf, kommen aber das ganze Jahr über vor. Über die Hälfte der 2015 an das Robert Koch-Institut (RKI) gemeldeten Erkrankungsfälle betrafen unter fünf Jahre alte Kleinkinder und über 69-jährige Erwachsene.

Nach einer Inkubationszeit von zehn bis 50 h manifestiert sich die Infektion mit massiven wässrigen Durchfällen und schwallartigem Erbrechen, die jeweils auch allein vorliegen und einen massiven Flüssigkeits- und Elektrolytverlust zur Folge haben können. Weitere Symptome sind Abdominalkrämpfe, Übelkeit, Kopfschmerzen, Mattigkeit und Myalgien. Fieber ist allenfalls gering ausgeprägt. Klinisch inapparente Verläufe sind möglich. Die akute Phase dauert zwischen einem und drei Tagen an, die Virusausscheidung erfolgt allerdings noch bis zu mehreren Wochen nach Abklingen der klinischen Symptomatik. Bei immunkompromitierten Patienten können eine Norovirus-Replikation und -Ausscheidung über Monate oder Jahre zu beobachten sein.

8.3.2.2 Rotaviren

Die unbehüllten Rotaviren gehören zur Familie der Reoviridae und haben ähnlich wie Influenzaviren ein segmentiertes Genom, das prinzipiell die Möglichkeit von Rekombinationen zweier verschiedener Stämme bei einer simultanen Infektion eröffnet. Aufgrund unterschiedlicher antigener und genetischer Eigenschaften werden aktuell acht Serogruppen (A bis H) unterschieden. Infektionen beim Menschen werden vor allem durch die Gruppe A verursacht. Durch zwei Oberflächenproteine (VP7 und VP4), die für die Virusneutralisation von besonderer Bedeutung sind, ist eine weitere Subklassifikation in G- und P-Genotypen möglich. Die Vielzahl der bisher bekannten G- und P-Genotypen für Rotavirus A erlaubt theoretisch hunderte verschiedene Kombinationen, allerdings repräsentieren G1P[8], G2P[4], G3P[8], G4P[8] und G9P[8] annähernd 90 % der zirkulierenden Stämme mit einer Dominanz von G1P[8]. Von Bedeutung ist dies, da durch die zugelassenen Impfstoffe Rotarix (attenuiertes humanes G1P[8]-Isolat, GlaxoSmithKline) und RotaTeq (reassortiertes bovines Rotavirus, das G1, G2, G3, G4 und P[8] von humanpathogenen Noroviren exprimiert; Merck, Sanofi Pasteur MSD) eine ausreichende (Kreuz-)Immunität gegenüber diesen häufigen Genotypen erzeugt wird. Unklar ist bislang, inwieweit eine Selektion von bisher selteneren Stämmen stattfindet.

Eine Übertragung von Rotaviren erfolgt vorwiegend fäkal-oral durch Schmierinfektionen. Wie Noroviren sind die Rotavirus-Partikel sehr umweltstabil, wodurch auch kontaminierte Nahrungsmittel oder Flüssigkeiten als Infektionsquelle dienen können. In der akuten Phase können bis zu 10^{11} Viren pro Gramm Stuhl ausgeschieden werden, die minimale Infektionsdosis liegt nur bei zehn bis 100 Viruspartikeln.

Die Inkubationszeit einer Rotavirus-Infektion beträgt ein bis drei Tage. Neben asymptomatischen oder milden Krankheitsbildern können sich schwere, von Erbrechen und wässrigen Diarrhöen – häufig mit Schleimbeimengungen – charakterisierte Verläufe entwickeln. Fieber und abdominale Krämpfe können als weitere Symptome hinzutreten. Die symptomatische Phase dauert zwischen zwei und sechs Tagen an und kann durch den Elektrolyt- und Flüssigkeitsverlust eine Hospitalisierung nach sich ziehen. Die Virusausscheidung erfolgt in der Regel nicht länger als ein bis drei Wochen.

Rotavirus-assoziierte Gastroenteritiden sind vor allem bei Säuglingen und Kleinkindern unter fünf Jahren von Bedeutung, bei denen der Erreger seit der bundesweiten Empfehlung zur Immunisierung von Neugeborenen im Jahr 2014 inzwischen hinter die Noroviren auf Platz zwei gefallen ist. Bei Erwachsenen tritt die Krankheit seltener und in einer milden bzw. asymptomatischen Verlaufsform auf, häufig sind Eltern infizierter Kinder betroffen. Ein zweiter Häufungsgipfel zeigt sich bei Patienten über 69 Jahren, denen ein Anteil von 20 % der an das RKI gemeldeten Fälle im Jahr 2015 zukam. Ähnlich wie bei den unter 5-Jährigen stammten die Meldungen hier zu einem hohen Anteil (59 %) von hospitalisierten Fällen. Die meisten Infektionsfälle traten in den Jahren 2014 und 2015, jeweils im April, auf.

8.3.2.3 Seltenere Erreger viraler Gastroenteritiden

Humanpathogene Adenoviren sind als einzige der hier vorgestellten Erreger DNA-Viren. Verschiedenen viralen Subspezies (A bis G) können dabei unterschiedliche Manifestationen zugeschrieben werden. Das durch die Adenoviren ausgelöste klinische Spektrum ist breit und reicht von Infekten des Respirationstraktes, Keratokonjunctivitis epidemica über Gastroenteritiden bis zu disseminierten Infektionen und hämorrhagischer Zystitis bei immunsupprimierten Patienten. Die enterischen Adenoviren sind der dritthäufigste virale Auslöser von Gastroenteriden (besonders Subspezies F und C) bei Kindern mit einer Inzidenzrate von 3–15 %. Infektionen verlaufen häufig asymptomatisch, können jedoch auch mit Fieber und Durchfällen assoziiert sein, die bis zu zwei Wochen andauern. Eine Virusausscheidung ist in der Folge über einen langen Zeitraum möglich sowie eine Reaktivierung bei Immunkompromittierung.

Astroviren aus der Familie der Astroviridae, die auch wichtige Tierpathogene enthält, werden weltweit zunehmend als Erreger sporadischer Durchfallerkrankungen und selten als Auslöser von Gastroenteritis-Ausbrüchen gefunden. Das Hauptpatientenkollektiv sind Kleinkinder, bei denen Inzidenzraten von 4–7 % angegeben werden. Das klinische Bild ist von gastrointestinalen Symptomen und milder wässriger Diarrhö gekennzeichnet, die nicht länger als ein bis drei Tage anhält. Weitaus häufiger verlaufen Astrovirusinfektionen jedoch asymptomatisch.

Sapoviren gehören wie Noroviren zur Familie der *Caliciviridae*, was eine gewisse Ähnlichkeit in den Charakteristiken beider Arten erklärt. Sapoviren sind für sporadische und zunehmend häufiger auch epidemische Gastroenteritisausbrüche weltweit verantwortlich, verlaufen aber in der Regel milder als Norovirusinfektionen. Eine saisonale Häufung wird ebenfalls in den kalten Monaten beobachtet.

Enteroviren (insbesondere bei Kleinkindern), Parechoviren, Coronaviren und Echovirus sind von geringer Bedeutung, können aber in Einzelfällen schwere Krankheitssymptome hervorrufen.

8.3.3 Diagnostik

Für die Erregerdiagnostik aus Stuhlproben stehen molekularbiologische Methoden zur Verfügung. Vorteile der Nukleinsäurenachweise sind eine sehr hohe Sensitivität und Spezifität. Zusätzlich bietet sich durch Sequenzanalysen die Möglichkeit der Rekonstruktion von Infektionsketten. Für Rotaviren der Serogruppe A steht ein zuverlässiger Antigen-ELISA zur Verfügung, der jedoch eine eingeschränkte Sensitivität bei geringen Virusmengen (< 500.000 infektiöse Partikel) aufweist. Für andere Erreger erreichen Antigen-Tests nicht die Anforderungen für eine zuverlässige Diagnostik. In besonderem Maße sind hier Norovirus-ELISAs zu nennen, die beispielsweise den sich rasch ausbreitenden Genotyp II.17 nur sehr eingeschränkt erkennen.

8.3.4 Therapie

Eine kausale antivirale Therapie steht gegenwärtig für keinen der genannten viralen Erreger zur Verfügung. Analog zu den in Kapitel 8.1 beschriebenen bakteriellen Durchfallerkrankungen stehen symptomatische Maßnahmen und der Ausgleich des zum Teil erheblichen Elektrolyt- und Flüssigkeitsverlustes, der gerade bei Kleinkindern und älteren Patienten eine Hospitalisierung zur Folge haben kann, im Vordergrund.

8.3.5 Impfung und Prävention

Eine Impfprophylaxe steht nur für Rotaviren zur Verfügung (Säuglingsimpfung!), die seit zehn Jahren zu einer starken Reduktion der Hospitalisierungen und der gemeldeten Fallzahlen geführt hat. Die große antigene Variabilität hat bisher die Entwicklung eines effektiven Norovirus-Impfstoffes verhindert. Von größter Bedeutung ist deshalb die Implementierung verschärfter Hygienemaßnahmen, um eine rasche Verbreitung, insbesondere in Gemeinschaftseinrichtungen, zu vermeiden.

8.3.6 Meldepflicht

Eine klinische (namentliche) Meldepflicht für Durchfallerkrankungen besteht in Deutschland bei Verdacht, Erkrankung und Tod (§ 6 Abschn. 1 IfSG) für Noro- und Rotaviren (Tab. 8.5). Der Nachweis der Erreger ist außerdem nach § 7, Abschn. 1, des Infektionsschutzgesetzes durch das Labor meldepflichtig. Bundeslandabhängig kann die Meldepflicht auf Astro- und Adenoviren ausgeweitet sein (z. B. in Sachsen).

Für Österreich besteht eine Meldepflicht nach dem Epidemiegesetz aus dem Jahr 1950 und der Verordnung des Bundesministeriums für Gesundheit und Frauen betreffend anzeigepflichtige übertragbare Krankheiten aus dem Jahr 2004 für viral bedingte Lebensmittelvergiftungen.

In der Schweiz sind virale Durchfallerkrankungen nur bei Ausbruchsgeschehen für Arzt und Labor meldepflichtig, nicht jedoch bei sporadischen Fällen.

8.3.7 Weiterführende Literatur

[1]   Bok K, Green KY. Norovirus gastroenteritis in immunocompromised patients. N Engl J Med. 2012; 367: 2126–2132.
[2]   Dennehy PH. Rotavirus Infection: A Disease of the Past? Infect Dis Clin North Am. 2015; 29: 617–635.
[3]   Grimwood K, Buttery JP. Clinical update: rotavirus gastroenteritis and its prevention. Lancet. 2007; 370: 302–304.
[4]   Glass RI, Parashar UD, Estes MK. Norovirus gastroenteritis. N Engl J Med. 2009; 361: 1776–1785.
[5]   Robilotti E, Deresinski S, Pinsky BA. Norovirus. Clin Microbiol Rev. 2015; 28: 134–164.

8.3.8 Weiterführende Internetadressen

-   Erregersteckbrief des RKI zu Noroviren. Abrufbar über:
    http://www.rki.de/DE/Content/InfAZ/N/Noroviren/Noroviren.html
-   Erregersteckbrief des RKI zu Rotaviren. Abrufbar über:
    http://www.rki.de/DE/Content/Infekt/EpidBull/Merkblaetter/Ratgeber_Rotaviren.html

Christoph Lübbert, Joachim Richter

8.4 Lambliasis/Giardiasis und andere Darmprotozoonosen

8.4.1 Definition

Bei der Lambliasis/Giardiasis handelt es sich um eine Infektion des oberen Dünndarms durch *Giardia lamblia*, die meist mit Bauchschmerzen, Durchfall und Blähungen verbunden ist.

8.4.2 Erreger

Der Erreger ist *Giardia lamblia* syn. *Giardia intestinalis*, *Giardia duodenalis* (zu den intestinalen Protozoen gehörend, Klasse Mastigophora, Flagellata). Der Erreger wurde schon im 17. Jahrhundert von Antoni van Leeuwenhoek mikroskopisch erfasst und beschrieben. Die Bezeichnungen Lambliasis und Giardiasis für den Befall beim Menschen haben sich in der Fachliteratur etabliert – letztere vor allem im frankophonen und anglophonen Schrifttum.

Nach heutigem Wissensstand gibt es mehrere Subtypen, von denen einige nur für den Menschen, andere nur für Tiere, wiederum andere für beide pathogen sind. Zu letzteren scheinen die Genotypen A und B zu gehören, da sie beim Menschen und bei Haustieren wie Hunden, Katzen und Rindern gefunden wurden. Primär tierpathogene Lamblien-Spezies kommen weltweit bei zahlreichen Säugetierarten vor (z. B. *Giardia bovis*, *Giardia canis*, *Giardia cati*).

8.4.3 Epidemiologie

Die Lambliasis/Giardiasis beim Menschen wird fäkal-oral übertragen und hängt von der schlechten Lebensmittel- und Trinkwasserhygiene ab. Eine solche kann auch indirekt über Fliegen erfolgen. Ein gleichzeitiger Befall mit verschiedenen intestinalen Parasitosen und anderen fäkal-oral übertragenen Infektionen ist in Endemiegebieten häufig. In den letzten Jahrzehnten wurde über eine Befallshäufigkeit mit Lamblien in lateinamerikanischen, afrikanischen und asiatischen Slumgebieten von über 80 % bei Kindern und 30 % bei Erwachsenen berichtet, während diese in Mitteleuropa unter 1 % lag. In Deutschland wird heute wieder häufiger ein Lamblienbefall bei Tropenreisenden festgestellt, insbesondere bei Rucksacktouristen nach Aufenthalt in Indien sowie bei Migranten aus tropischen und subtropischen Ländern. Seit Beginn der Meldepflicht in Deutschland wird die Infektion bei kleinen Kindern ohne eindeutige Reiseanamnese gemeldet, wobei nicht geklärt ist, ob es sich dabei um autochthone Infektionen handelt. Die Inzidenz einer Infektion mit *Giardia lamblia* hierzulande liegt bei ca. 5/100.000, wobei von einer hohen Dunkelziffer ausgegangen werden muss.

8.4.4 Infektionsweg und Biozyklus

Die Übertragung erfolgt fäkal-oral über die Nahrungskette, aber ebenfalls eine direkte Mensch-zu-Mensch-Übertragung durch Schmierinfektion ist möglich. Da es auch ein Tierreservoir für bestimmte Lambliensubtypen gibt, die zugleich für den Menschen pathogen sind, ist zusätzlich eine zoonotische Übertragung denkbar, vor allem von Haustieren. Neuere Beobachtungen, besonders bei Personal in Kleintierpraxen, lassen dies vermuten.

Die Infektion erfolgt durch orale Aufnahme von Zysten, die im ausgereiften Stadium vier Kerne besitzen (Abb. 8.5). Im oberen Dünndarm findet die Exzystierung mit der Umwandlung in die beweglichen Trophozoiten statt (Abb. 8.6). Im Gegensatz zu den Amöben, die im Kolon parasitieren, verbleiben die Trophozoiten der Lamblien in den oberen Dünndarmabschnitten. Sie besitzen Geißeln für eine rasche Fortbewegung (daher Flagellata) und können sich an der intestinalen Schleimhautoberfläche mittels einer ventralen Saugscheibe festsaugen. Die Vermehrung erfolgt durch Längsteilung. Lamblien dringen auch in die Schleimhaut ein, lösen jedoch im Gegensatz zu den invasiven Trophozoitenstadien von *Entamoeba histolytica* kein Gewebe auf und führen daher nicht zu ulzerösen Entzündungen. Nicht sicher ist, ob sie sich auch längere Zeit in den Gallenwegen aufhalten können. Bei massivem Befall im Dünndarm entsteht eine mikroskopisch auffällige Störung der Zottenarchitektur mit Abflachung der Mikrovilli, die besonders bei starker Ausprägung zur Abnahme der En-

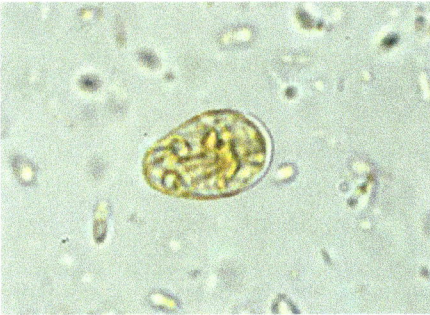

Abb. 8.5: Zyste von *Giardia lamblia*. (Bildquelle: Springer.)

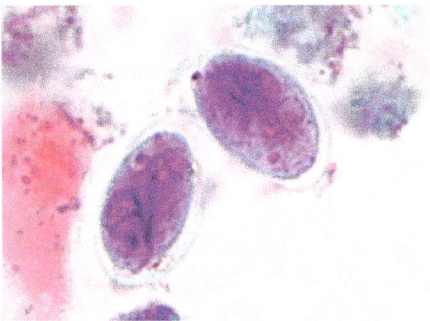

Abb. 8.6: Trophozoit von *Giardia lamblia*. (Bildquelle: Springer.)

terozytenfunktion führt. Dies kann mit Verdauungsstörungen unterschiedlichen Ausmaßes verbunden sein. Anfangs entsteht mitunter eine sekundäre Laktoseintoleranz, später kann der Prozess bei sehr starker Ausprägung zum Vollbild eines Malabsorptionssyndroms führen. Ein Zusammenhang mit der tropischen Sprue ist wahrscheinlich. Vieles ist noch nicht ausreichend verstanden, z. B. wie es dabei auch zur Hemmung von Pankreasenzymen kommt. Diese schweren Krankheitsbilder sind jedoch eher selten. Häufig ist der Befall nur oligo- oder asymptomatisch.

Der Befall mit Lamblien kann in Selbstheilung übergehen, jedoch auch jahrelang bestehen bleiben. Einige der Trophozoiten gelangen dabei in die tieferen Darmabschnitte, wo sich ein großer Teil von ihnen enzystiert. Dabei werden die Geißeln eingeschlagen und die Zysten mit einer kräftigen Membran umgeben. Während Trophozoiten, wenn sie mit dem Stuhl ausgeschieden werden, im Freien rasch zugrunde gehen, sind die Zysten sehr umweltresistent und bleiben in feuchter und etwas kühlerer Umgebung monatelang infektiös. Sie widerstehen auch der Chlorierung von Wasser. Ein Teil von ihnen gelangt in die Nahrungskette des Menschen, wodurch der Biozyklus wieder geschlossen wird.

Die Infektiosität der Lambliasis/Giardiasis ist bei Beachtung allgemeiner Hygieneregeln sicherlich nicht sehr hoch. Kleinraumepidemien, die in Kindergärten und Pflegeheimen beobachtet wurden, sowie Partnerinfektionen im Intimbereich, vor allem bei homosexuellen Männern, belegen jedoch, dass sie keinesfalls unterschätzt werden darf, zumal die minimale Infektionsdosis nur bei etwa zehn Zysten liegt. Infektiös ist nicht nur der Kranke, sondern auch der klinisch gesunde Zystenausscheider.

8.4.5 Klinik

Eine feststehende Inkubationszeit ist nur schwer anzugeben. Akute Beschwerden können bereits drei bis sieben Tage nach der Infektion beginnen, mitunter auch erst nach einigen Wochen. Nach akutem Beginn geht die Erkrankung in der Regel in ein längeres milderes Stadium über.

Abgesehen davon, dass häufig Beschwerdefreiheit besteht bzw. die Infektion subklinisch verläuft, kann das Krankheitsbild sehr vielgestaltig sein. Die Symptomatik reicht von Bauchschmerzen unterschiedlichen Ausmaßes, abdominellen Krämpfen, Übelkeit, Appetitlosigkeit, ausgeprägtem Meteorismus, Flatulenz und wässrigen, oft übelriechenden Durchfällen. Typischerweise geben die Patienten ein „Grummeln im Bauch" an. Die Krankheitserscheinungen können mitunter auch mit Fettstühlen wie bei exokriner Pankreasinsuffizienz einhergehen, bis hin zur Entstehung eines Malabsorptionssyndroms mit Gewichtsverlust.

Die Durchfälle bei Lambliasis sind beim Erwachsenen typischerweise weder mit Fieber noch mit Blutabgang verbunden. Bei Kindern können im akuten Anfangsstadium starke Schmerzen im Oberbauch und Erbrechen auftreten. Ein chirurgisch anzugehendes akutes Abdomen kann dadurch vorgetäuscht werden.

Bei Patienten nach einer zurückliegenden Billroth-II-Operation ist es möglich, dass sich eine Lamblieninfektion in der zuführenden Schlinge manifestiert und sehr hartnäckige, krampfartige Oberbauchbeschwerden und Durchfälle hervorruft. Zysten werden dabei im Stuhl in der Regel nicht gefunden. Die Abgrenzung zu einem nicht infektiösen Postgastrektomie-Syndrom ist dann schwierig. Der Lambliennachweis ist in der Regel nur durch Untersuchung von endoskopisch gewonnenem Dünndarmsekret tief aus der zuführenden Schlinge möglich.

Ein angeborener IgA-Mangel ist häufiger mit Lambliasis verbunden, da sekretorische IgA-Antikörper des Dünndarms für die Immunabwehr einer Lamblieninfektion wichtig sind. Besonders problematisch ist die Lambliasis bei Patienten mit einer common variable immune deficiency (CVID). Andererseits tritt die Lambliasis z. B. bei Patienten mit HIV/AIDS nicht häufiger als bei Immunkompetenten auf, stellt bei ihnen aber eine wichtige Differentialdiagnose zu Erkrankungen durch opportunistische Darmkeime dar, insbesondere Kryptosporidien und Mikrosporidien.

8.4.6 Differentialdiagnose

Das Spektrum möglicher Differentialdiagnosen ist groß. In erster Linie können andere Darmerreger wie *Cyclospora cayetanensis*, Kryptosporidien und Mikrosporidien ähnliche Symptome hervorrufen. Bakterielle und virale Enteritiden zeigen häufig akutere Verläufe und sind selbstlimitierend. Auf eine bakterielle Enteritis deuten erhöhte Entzündungsparameter und eine neutrophile Leukozytose hin. Allerdings schließt das Fehlen dieser Laborveränderungen eine bakterielle Enteritis nicht aus. Andererseits führt die Lambliasis typischerweise nicht zur Erhöhung der Entzündungsparameter. An Koinfektionen, die nicht selten sind, muss vor allem gedacht werden, wenn einer akuten Diarrhö persistierende Beschwerden folgen. Die Differentialdiagnose umfasst darüber hinaus nichtinfektiöse Darmerkrankungen, wie das Reizdarmsyndrom (RDS) vom Diarrhö-Typ (s. Kap. 13) oder die Laktoseintoleranz. Andererseits kann die Lambliasis sowohl zur erworbenen Laktoseintoleranz als auch zum postinfektösen RDS führen. Dies gilt ebenso für Maldigestion und Malabsorption. Bei Sprue – sowohl bei der einheimischen glutensensitiven Sprue (Zöliakie) als auch bei der tropischen Sprue, die vermutlich auf einer komplexen infektiösen Genese im oberen Dünndarm beruht – besteht im Vollbild ähnlich wie bei der schweren chronischen Lambliasis eine Zottenatrophie im Dünndarm mit einem Malabsorptionssyndrom. Die Lambliasis lässt sich durch den Nachweis von Trophozoiten in der Duodenalbiopsie sichern, wobei ein negatives Ergebnis die Lambliasis nicht ausschließt, weshalb sensitivere Verfahren eingesetzt werden sollten. Eine glutensensitive Sprue wird durch histologische Spezifika und spezifische Immuntests nachgewiesen, die tropische Sprue ist weitgehend eine Ausschlussdiagnose. Aktuelle molekularbiologische Studien haben gezeigt, dass *Tropheryma whipplei* häufig z. B. bei Kindern in Westafrika ausgeschieden wird. Die Bedeutung dieses Befundes ist aber zurzeit noch unklar. Bei dem seltenen systemischen Morbus Whipple, der ebenfalls mit chronischen Durchfällen und bei nicht rechtzeitiger Erkennung mit einem rasch fortschreitenden bedrohlichen Malabsorptionssyndrom einhergeht, finden sich in den Dünndarmbiopsien charakteristische PAS-positive Glykoproteine. Auch ein spezifischer PCR-Nachweis im Biopsat ist möglich. Bei Auftreten extraintestinaler Symptome dieser Erkrankung wie ZNS-Störungen, Polyserositis mit Fieber oder Arthritis, die den Durchfällen längere Zeit vorausgehen kann, entfällt die Lambliasis als Differentialdiagnose.

Von entscheidender Bedeutung ist die Reise- und Stuhlanamnese: Klinisch und anamnestisch ist eine Abgrenzung zur Amöbenkolitis als auch zu chronisch-entzündlichen Darmerkrankungen (CED) möglich, wenn Durchfälle mit den für diese Erkrankungen charakteristischen blutig-schleimigen Abgängen verbunden sind und zu erhöhten Entzündungsparametern einschließlich Calprotectin im Stuhl führen.

8.4.7 Diagnostik

Für den mikroskopischen Nachweis wird zunächst Stuhl untersucht – bei negativem Befund, jedoch fortbestehendem Verdacht auch mehrmals. Es finden sich in ihm überwiegend Zysten von *Giardia lamblia*, selten auch, in frischem Stuhl, Trophozoiten. Die voll ausgebildeten Zysten haben durch ihre ovale Form, dicke Membran, vier Zellkerne und kurvenförmigen Fibrillen bzw. rudimentären Geißeln ein charakteristisches Aussehen (s. Abb. 8.5). Die Trophozoiten dagegen zeigen eine birnenförmige Gestalt mit zwei deutlich erkennbaren Zellkernen, zwischen denen sich vier Basalkörperchen befinden, von denen Fibrillen ausgehen, den Zellkörper in verschiedene Richtungen durchziehen und an verschiedenen Stellen, besonders deutlich am spitzen Zellende, nach außen in freie Geißeln übergehen (s. Abb. 8.6). Wenn der Stuhl sofort körperwarm nativ untersucht wird, können die Trophozoiten durch ihre lebhaften Fortbewegungen mittels der Geißeln rasch entdeckt werden. Dieses Vorgehen ist zu Beginn besonders bei stark wässrigen Durchfällen, die Trophozoiten in höherer Anzahl enthalten, zu empfehlen. Ansonsten erfolgt im Routinelabor die Untersuchung des Stuhles jedoch mit Laboranreicherungsmethoden (MIF- oder SAF-Methoden). Durch spezielle Anreicherungs-, Konservierungs- und Färbeeigenschaften lassen sich dann vor allem die Zysten gut erkennen, während die Trophozoiten zerstört werden. Eine höhere Sensitivität weisen fluoreszenzmikroskopische Untersuchungen auf, die heute in kommerziellen Testkits häufig zusätzlich mit zur Anwendung kommen, sowie die ebenfalls verfügbare antigenspezifische Stuhluntersuchung mittels ELISA. Besonders sensitiv sind molekularbiologische Nachweisverfahren (PCR).

Da die Zystenausscheidung im chronischen Infektionsstadium deutliche Schwankungen aufweist, sollten bei fortbestehendem klinischen Verdacht mehrmalige Stuhluntersuchungen an verschiedenen Tagen erfolgen.

Obwohl multiple Stuhluntersuchungen mit adäquaten Nachweisverfahren in der Regel sensitiver als endoskopische Verfahren sind, können bei negativem Befund

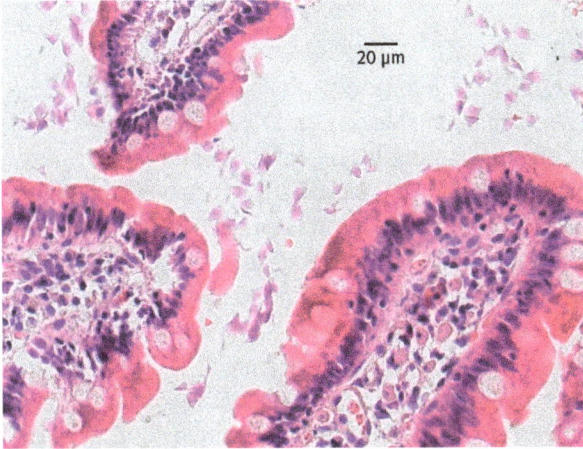

Abb. 8.7: Dünndarmhistologie mit Nachweis von *Giardia lamblia*. Hämatoxylin-Eosin-Färbung. (Mit freundl. Genehmigung von Prof. Dr. Christian Wittekind, Institut für Pathologie, Uniklinikum Leipzig).

Lamblien auch mittels endoskopischer Materialgewinnung im oberen Darmtrakt erfasst werden. Dabei handelt es sich fast ausschließlich um Trophozoiten. Untersucht werden nativer Duodenalsaft sowie Duodenalschleimhaut, die bei tiefer Ösophagogastroduodenoskopie durch Aspiration und Biopsie leicht gewonnen werden können. Bei sofortiger mikroskopischer Untersuchung von nativem Duodenalsaft sind die Trophozoiten leicht an ihren lebhaften Bewegungen zu erkennen. In Abstrichpräparaten von Biopsiepartikeln der Duodenalschleimhaut sind diese gleichfalls gut zu sehen, ebenso wie in der histologischen Untersuchung (Abb. 8.7), wobei sie sich auf der Schleimhaut befinden bzw. im bereits fortgeschrittenen Stadium zwischen den Mikrovilli. Als Färbeverfahren geeignet sind vor allem die May-Grünwald- bzw. Giemsa-Färbung. Die Duodenoskopie mit Duodenalbiopsie erlaubt gleichzeitig eine morphologische Beurteilung, inwieweit bereits eine Störung der Zottenatrophie eingetreten ist.

Serologische Untersuchungen sind nicht regulär verfügbar und für die Routine weitgehend entbehrlich, da es – vom temporär möglichen Befall der Gallenwege abgesehen – keine extraintestinalen Absiedlungen bei Lambliasis gibt. Eine systemisch messbare Antikörper-Bildung kommt aber nach neueren Angaben nur sehr selten bei ausgeprägtem Schleimhautbefall im Dünndarm zustande.

Molekulargenetische Typisierungen mit Feststellung des Genotyps und Beurteilung, ob es sich um einen human- oder tierpathogenen Stamm handelt (zukünftig evtl. auch mit Resistenzbestimmungen), ist bis jetzt nur in wenigen spezialisierten Zentren möglich, die sich wissenschaftlich intensiver mit der Lambliasis/Giardiasis beschäftigen.

8.4.8 Therapie

Die Therapie erfolgt in erster Linie mit Nitroimidazolpräparaten wie Tinidazol, Ornidazol oder Secnidazol. In Deutschland muss auf Metronidazol zurückgegriffen werden, da die genannten moderneren, effektiveren und besser verträglichen Nitroimidazolpräparate nicht oder nicht mehr im Handel sind. Wegen einer allgemein abnehmenden Sensibilität der Erreger liegen die empfohlenen Dosierungen bei Erwachsenen für Metronidazol bei 4×500 mg p. o. für fünf bis zehn Tage, bei Tinidazol, Ornidazol und Secnidazol bei 1×2 g p. o. für zwei (bis fünf) Tage. Eine systematische Resistenztestung wie bei Bakterien wird es auf längere Sicht für die Routine jedoch noch nicht geben. Bei einem Therapieversagen wird empfohlen, einen erneuten Therapieversuch mit einem anderen, vorher noch nicht eingesetzten Nitroimidazolpäparat durchzuführen. Im Falle eines weiteren Misserfolgs ist dann eine Behandlung mit einer medikamentösen Alternative wie Paromomycin in einer Dosis von 25–35 mg/kg KG p. o. (verteilt auf 3–4 Tagesdosen), über sieben bis zehn Tage indiziert.

Die Behandlung einer multiresistenten Lambliasis besteht aus einer simultanen Kombinationstripletherapie mit einem Nitroimidazol + Paromomycin + Mebendazol 2–3×100–200 mg/d (oder Albendazol 1×400 mg/d) bzw. einem Nitroimidazol + Mebendazol + Chloroquin 2×250 mg (bis 2×10 mg/kg KG/d) für fünf Tage, wobei die Nitroimidazoltherapie für zehn Tage fortgeführt wird. In letzterem Fall sollte eine EKG-Kontrolle erfolgen, da Chloroquin Endstreckenveränderungen hervorrufen kann. Bei schwer behandelbaren Fällen wie bei einer CVID ist eine prolongierte Therapie ggf. mit Hinzugabe von Nitazoxanid in einer Dosis von 2×500 mg/d zu diskutieren. Letzteres Medikament ist in Deutschland nicht im Handel und scheint nach bisherigen Erfahrungen als Monopräparat keine bessere Wirksamkeit im Vergleich mit den vorgenannten Medikamenten zu besitzen. Quinacrine und Furazolidin sind Reservemedikamente, die ebenfalls in Deutschland nicht im Handel sind. Die Sanierung eines asymptomatischen Trägers ist zwar nicht zwingend notwendig, sollte allerdings eine weitere klinische Beobachtung mit Stuhlkontrollen in größeren Zeitabständen nach sich ziehen.

8.4.9 Prophylaxe, Bekämpfung und Kontrolle

Der Schutz vor einer Lamblieninfektion bei einem Aufenthalt in den Endemiegebieten entspricht den allgemeinen Verhaltensregeln zur Vermeidung intestinaler Infektionen. Lamblienausscheider dürfen nicht im Lebensmittelbereich arbeiten, was eine Aufgabe der gesetzlichen kommunalhygienischen Überwachung durch die Gesundheitsämter darstellt.

Da von Tieren, insbesondere Haustieren, nach neueren Beobachtungen auch für den Menschen pathogene Lamblienstämme übertragen werden können, sind ein entsprechendes Hygieneverhalten im Umgang mit erkrankten Haustieren und eine enge Zusammenarbeit mit dem Tierarzt wichtig.

8.4.10 Meldepflicht

Laut Infektionsschutzgesetz ist die Lambliasis bei Verdacht, Krankheit und Tod meldepflichtig.

8.4.11 Andere Darmprotozoonosen

Der Nachweis von *Blastocystis hominis* beim Menschen wird gemeinhin als kommensalisch angesehen, ebenso Nachweise von *Endolimax nana*, *Entamoeba coli*, *Entamoeba hartmannii*, *Entamoeba moshkovskii*, *Dientamoeba fragilis* oder *Jodamoeba bütschlii* (vgl. Kap. 36.3). Eindeutige Humanpathogenität mit antiparasitärem Behandlungsbedarf konnte nie bewiesen werden. Auf die Bedeutung von *Entamoeba histolytica* als Erreger der Amöbiasis (s. Kap. 9) und auf die Pathogenität von Kryptosporidien sowie Mikrosporidien bzw. *Cystoisospora belli* oder *Cyclospora cayetanensis* bei immunsupprimierten Patienten und HIV-Infizierten (s. Kap. 30) wird an anderer Stelle ausführlich hingewiesen.

8.4.12 Weiterführende Literatur

[1]   Almirall P, Escobedo AA, Ayala I, et al. Mebendazole compared with secnidazole in the treatment of adult giardiasis: a randomised, no-inferiority, open clinical trial. J Parasitol Res. 2011; 2011: 636857.

[2]   Cañete R, Rivas DE, Escobedo AA, et al. A randomized, controlled, open-label trial evaluating the efficacy and safety of chloroquine in the treatment of giardiasis in children. West Indian Med J. 2010; 59: 607–611.

[3]   Escobedo AA, Hanevik K, Almirall P, et al. Management of chronic Giardia infection. Expert Rev Anti Infect Ther. 2014; 12: 1143–1157.

[4]   Wahnschaffe U, Ignatius R, Loddenkemper C, et al. Diagnostic value of endoscopy for the diagnosis of giardiasis and other intestinal diseases in patients with persistent diarrhea from tropical or subtropical areas. Scand J Gastroenterol. 2007; 42: 391–396.

[5]   Fleischer K. Lambliasis und andere Darmflagellaten. In: Lang W, Hrsg. Tropenmedizin in Klinik und Praxis; Georg Thieme Verlag Stuttgart New York; 1993. S. 87–91.

[6]   Müller A, Rinder H: Giardiasis und andere intestinale Protozoeninfektionen. In: Löscher T, Burchard GD, Hrsg. Tropenmedizin in Klinik und Praxis, 4. Aufl., Georg Thieme Verlag, Stuttgart; 2010. S. 651–655.

[7]   Solaymani-Mohammadi S, Genkinger JM, Loffredo CA, Singer SM. A meta-analysis of the effectiveness of albendazole compared with metronidazole as treatments for infections with *Giardia duodenalis*. PLoS Negl Trop Dis. 2010; 4: e682.

[8] Muhsen K, Levine MM. A Systematic Review and Meta-analysis of the Association Between *Giardia lamblia* and Endemic Pediatric Diarrhea in Developing Countries. Clin Infect Dis. 2012; 55 Suppl 4: 271–293.

[9] Förster M, Gestmann F, Mehlhorn H, et al. Flies as Vectors of Parasites Potentially Inducing Severe Diseases in Humans and Animal. In: Arthropods as Vectors of Emerging Diseases, Springer, Berlin; 2012.

[10] Richter J. Antimicrobials for Parasitic Diseases. In: Wolfe MM, Lowe R, eds. Pocket Guide to Gastrointestinal Drugs. 1st edition; 2014. Wiley Blackwell. p. 203–218.

8.4.13 Weiterführende Internetadressen

– Steckbrief der CDC, Atlanta, USA. Abrufbar über:
  http://www.cdc.gov/parasites/giardia
– Steckbrief der WHO, Genf. Abrufbar über:
  http://www.who.int/ith/diseases/giardiasis/en/index.html
– Steckbrief des RKI, Berlin. Abrufbar über:
  http://www.rki.de/DE/Content/InfAZ/G/Giardiasis/Giardiasis.html

Thomas Weinke
8.5 Reisediarrhö

8.5.1 Einleitung

In vielen tropischen und subtropischen Ländern stellen Durchfallerkrankungen eine der Hauptursachen für Morbidität und Mortalität, insbesondere bei Kleinkindern, dar (laut WHO 760.000 Todesfälle überwiegend im Kleinkindesalter). Mehr als 100 Mio. Menschen reisen jährlich aus industrialisierten Ländern in tropische Gebiete und setzen sich damit dem Risiko einer Reisediarrhö aus. In Hochrisikogebieten erkrankt etwa ein Drittel aller Tropenreisenden an einer Diarrhö (10–50 %), s. Abb. 8.8. Es wird von etwa 30–40 Mio. Erkrankungen pro Jahr ausgegangen. Damit ist sie die häufigste reiseassoziierte Infektionsproblematik, die trotz ihres meist selbstlimitierenden Verlaufes Reiseaktivitäten deutlich einschränken kann. Bei bis zu 20 % der Betroffenen kommt es zu vorübergehender Bettlägerigkeit und bei knapp 1 % ist eine stationäre Behandlung erforderlich.

8.5.2 Epidemiologie und Risikofaktoren

Da die Infektionserreger der Reisediarrhö fäkal-oral übertragen werden (kontaminierte Flüssigkeiten und Nahrungsmittel), stellt der Hygienestandard einen entscheidenden Risikofaktor dar. Am häufigsten kommt es daher bei Reisen unter einfachen

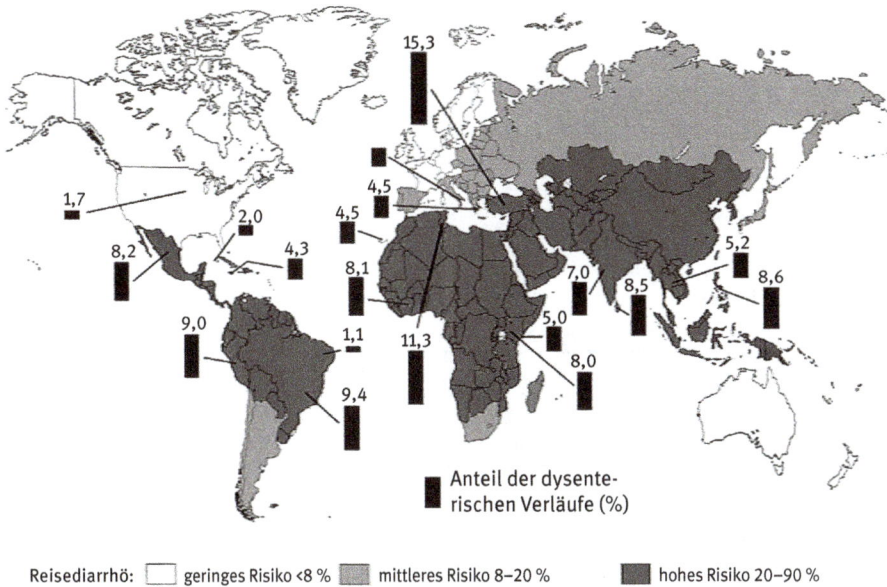

Abb. 8.8: Inzidenzrate der Reisediarrhö bei Reisenden aus industrialisierten Ländern in den ersten zwei Wochen nach Reisebeginn in verschiedenen Regionen der Welt zwischen 1996–2008, modifiziert nach: Steffen R. Epidemiology of Traveler's Diarrhea. Clin Infect Dis. 2005; 41(8): 536–540.

Bedingungen oder bei engem Kontakt zur einheimischen Bevölkerung zum Reisedurchfall. Bei verminderter Magensäurebildung (langfristige PPI-Einnahme, Z. n. Gastrektomie) kann bereits eine geringe Anzahl von Erregern zur Erkrankung führen. Junge Erwachsene und Kinder haben ein erhöhtes Risiko aufgrund eines anderen Reisestils und anderer Essgewohnheiten. Auch genetische Faktoren scheinen eine wenn auch untergeordnete Rolle zu spielen.

Patienten mit chronisch-entzündlichen Darmerkrankungen (CED, Colitis ulcerosa, Morbus Crohn) sind anfällig für komplizierte Verläufe der Reisediarrhö. Ferner kann ein akuter Schub ihrer chronischen Erkrankung ausgelöst werden. Eine weitere gefährdete Gruppe sind Patienten mit einer reduzierten Immunabwehr.

8.5.3 Ätiologie und Pathomechanismus

Verschiedene Bakterien, Viren und Parasiten können eine Reisediarrhö auslösen, wobei die Erregerisolierung nur in 40–60 % der Fälle gelingt. Davon sind mehr als 70 % bakterielle Durchfallerkrankungen. Wichtige bakterielle Erreger von Durchfallerkrankungen sind enteropathogene *Escherichia coli*, *Campylobacter spp.*, Salmonellen, Shigellen, *Aeromonas* und *Plesiomonas*. In letzter Zeit sind Noroviren als Erreger der Reisediarrhö zunehmend in den Fokus gerückt; Noroviren sind mit einer Häufigkeit von

Tab. 8.12: Regionale Verteilung einiger Enteropathogene in verschiedenen geographischen Regionen (in %).

Bakterien	Asien	Lateinamerika	Afrika
ETEC	6–37	17–70	8–42
Andere *E. coli*	3–4	7–22	2–9
Campylobacter jejuni	9–39	1–5	1–28
Salmonella spp.	1–33	1–16	4–25
Shigella spp.	0–17	2–30	0–9
Plesiomonas shigelloides	3–13	0–6	3–5
Aeromonas spp.	1–57	1–5	0–9
Viren			
Noroviren	4	15	15
Rotaviren	1–8	0–6	0–36
Parasiten			
Entamoeba histolytica	5–11	< 1	2–9
Giardia lamblia	1–12	1–2	0–1
Kryptosporidien	1–5	< 1	2
Cyclospora cayetanensis	1–5 (?)	< 1 (?)	< 1 (?)
Ohne Erregernachweis	**10–56**	**24–62**	**15–53**

bis zu 15 % beschrieben worden. Ferner ist zu beachten, dass asymptomatische Reisende Pathogene ausscheiden können und dass etwa 15 % der Erkrankten mehrere Erreger ausscheiden.

Die prozentuale Verteilung der verschiedenen Erreger kann von Ort zu Ort erheblichen Schwankungen unterworfen sein (Tab. 8.12).

Enterotoxin bildende *E.-coli*-Stämme (ETEC) sind in vielen Studien immer wieder als der häufigste Erreger der Reisediarrhö mit einer Häufigkeit von 10–60 % herausgestellt worden. Nach dem Anheften der Erreger an die Schleimhaut (mukosale Adhärenz) wirken ETECs durch eine Toxinproduktion, die über Stimulation zellulärer Kinasen zu einer Flüssigkeitssekretion ins Darmlumen führt.

Enterotoxine von *Vibrio cholerae* und ETEC haben eine Aminosäure-Homologie von 80 %, so dass über diese Antigen-Verwandtschaft ein vergleichbarer Pathomechanismus offenkundig wird. Zunehmend werden auch mehr enteroaggregative *E.-coli*-Stämme (EAEC) beschrieben, aber enterohämorrhagische (EHEC) oder enteroinvasive *E. coli* (EIEC) spielen bei der Reisediarrhö eine untergeordnete Rolle.

Andere Erreger wirken durch Invasion in die Mukosa, was zu einer reduzierten Resorptionsoberfläche führt (Tab. 8.13), wie z. B. Shigellen, Amöben, aber auch *Campylobacter* und Salmonellen.

Bei der chronischen Reisediarrhö (Diarrhö länger als vier Wochen), die zahlenmäßig nur etwa 5 % der Fälle ausmacht, müssen im Gegensatz zur akuten Reisediarrhö

Tab. 8.13: Pathomechanismen der Diarrhö.

	Luminal	Mukosal
Mechanismus	Enterotoxin oder entzündliche Schleim-hautalteration	Mukosale Invasion, reduzierte Resorp-tionsfläche
Ort	Dünndarm	Kolon
Typ	Nichtentzündliche , wässrige Diarrhö	Entzündliche Dysenterie
Beispiele	ETEC (ST, LT), *Vibrio cholerae*, *Staph.-aureus*-Toxin, *Rotaviren*, *Giardia lamblia*	Shigellen
		Campylobacter jejuni, Salmonellen, EIEC, *Entamoeba histolytica*

eher auch Parasiten (Protozoen) bedacht werden (insbesondere *Giardia lamblia* und *Entamoeba histolytica*).

8.5.4 Klinik

Die klassische Reisediarrhö ist definiert durch mindestens drei ungeformte Stühle pro Tag und mindestens eines der folgenden Begleitsymptome: Übelkeit und Erbrechen (~15 %), Bauchschmerzen, Stuhldrang, Tenesmen, Fieber oder blutig-schleimige Stuhlbeimengungen (~ 2–10 %).

Reisedurchfälle treten zu 90 % innerhalb der ersten zwei Wochen der Reise auf und halten durchschnittlich drei bis fünf Tage an. Bei 10 % der Erkrankten dauert die Diarrhö länger als eine Woche. In 5–10 % persistiert die Reisediarrhö mehr als zwei Wochen, in 1–3 % sogar mehr als vier Wochen.

Die Erkrankung hat einen selbstlimitierenden Charakter, ist für den Erwachsenen oft als mittelschwer einzustufen und nur selten bedrohlich. Die Betroffenen sind allerdings gezwungen, geplante Aktivitäten im Urlaub abzubrechen oder zu verschieben. Somit wird klar, dass die Reisediarrhö einen wesentlichen Verlust an Urlaubsqualität bedeutet und die Erkrankung mit einer deutlichen Erwartungsangst belegt ist.

Besonders wirtsspezifische Faktoren (Immunitätsfaktoren, genetische Prädisposition, Altersunterschiede, Hypo-/Anazidität, präexistente CED) können Ausmaß und Schwere der Erkrankung beeinflussen. Die Reisediarrhö verläuft in 10–20 % der Fälle mit Komplikationen, d. h. mit Fieber, anhaltenden profusen Diarrhöen und Erbrechen, Blutbeimengungen zum Stuhl, Exsikkose und Kreislaufdysregulation.

Seltene Komplikationen einer Reisediarrhö sind eine post-infektiöse Arthritis (besonders nach Shigellen-Infektion) sowie ein Guillain-Barré-Syndrom (z. B. nach *Campylobacter*-Infektion). Als Komplikation einer intestinalen Amöbiasis kann ein Amöbenleberabszess (s. Kap. 9) auftreten, aber nicht jedem Amöbenleberabszess muss eine Diarrhö vorausgehen.

In letzter Zeit wurde zunehmend das postinfektiöse Reizdarmsyndrom (RDS) als Problem definiert (s. Kap. 13), welches die Patienten über Monate bis Jahre beeinträchtigen kann. Dabei können sich Diarrhöen mit Phasen von Obstipation in Verbindung mit Bauchschmerz und Meteorismus abwechseln.

8.5.5 Diagnostik

Aufgrund des in der Mehrzahl der akuten Fälle kurzen und meist selbstlimitierenden Verlaufs erübrigt sich in vielen Fällen eine spezifische bzw. mikrobiologische Stuhldiagnostik.

Bei länger anhaltenden Beschwerden oder einer akuten Reisediarrhö mit schwerer Allgemeinsymptomatik, Nachweis von Invasionszeichen wie anhaltendem oder ansteigendem Fieber und blutigen Stühlen, aber auch bei Gruppenerkrankungen, sollten Stuhluntersuchungen zum Nachweis von Salmonellen, Shigellen, *Campylobacter* und ggf. Noroviren durchgeführt werden.

Einfach zu ermittelnde Laborwerte, die einen Hinweis für schwere Verläufe geben, sind erhöhte Entzündungsparameter im Blut (CRP, BSG) oder Stuhlmarker (Calprotectin). Damit kann eine entzündliche von einer nichtentzündlichen Darmerkrankung differenziert werden bzw. es hilft bei der Einschätzung der Schwere der Erkrankung.

Bei allen Fällen einer chronischen Reisediarrhö sollte eine sorgfältige mikrobiologische Aufarbeitung erfolgen. Dann ist zusätzlich eine mikroskopische Stuhluntersuchung auf Protozoen und Wurmeier sinnvoll. Blutige Diarrhöen können ein Hinweis auf eine symptomatische Amöbiasis sein, die z. B. mittels Mikroskopie einer noch warmen nativen Stuhlprobe bzw. spezifischen Antigen-Nachweises im Stuhl diagnostiziert werden kann.

Ferner sind andere Differentialdiagnosen der chronischen Diarrhö einzubeziehen. Bei einer fieberhaft verlaufenden Reisediarrhö bei Rückkehr aus einem Endemiegebiet der lebensbedrohlichen Malaria tropica muss immer eine entsprechende Ausschlussdiagnostik (Dicker Tropfen und Blutausstrich, Malaria-Schnelltest) als Sofortmaßnahme durchgeführt werden.

8.5.6 Bedeutung der intestinalen Mikrobiota

Der Stellenwert des gastrointestinalen Mikrobioms (s. Kap. 5) ist in den letzten Jahren zunehmend auch zum Forschungsziel bei der Reisediarrhö geworden. So konnte gezeigt werden, dass die Diversität des intestinalen Mikrobioms vor der Reise einen Risikofaktor für eine nachfolgende Infektion darstellte. Die ursprüngliche Vielfalt des Mikrobioms war deutlich geringer bei denen, die eine nachfolgende Infektion, z. B. mit *Campylobacter,* erworben hatten. Damit lassen sich zwar potenziell Reisende mit einem höheren Infektionsrisiko definieren, aber direkte Prophylaxe-Konsequenzen können damit noch nicht abgeleitet werden. Es gilt aber weiter festzuhalten, dass ein intaktes intestinales Mikrobiom (mit hoher Diversität) eine Kolonisationsresistenz vor pathogenen Mikroorganismen verleiht.

Die Veränderung des intestinalen Mikrobioms nach der Reise mit und ohne Reisediarrhö war Untersuchungsziel einer kürzlich publizierten amerikanischen Studie. Dabei wurde allerdings das Mikrobiom nur nach der Reise untersucht (nicht vorher!). Es wurde dann eine Gruppe mit und ohne Reisediarrhö verglichen mit Daten aus dem Human Microbiome Project, die als Normalverteilung betrachtet wurden. Es zeigte sich bei allen Reisenden ein verändertes Mikrobiom, wobei die Aussagekraft durch die fehlende Untersuchung vor der Reise eingeschränkt ist.

In vielen tropischen Gebieten weist die einheimische Bevölkerung eine höhere Frequenz der Kolonisation des Gastrointestinaltrakts mit ESBL-(Extended-Spectrum-β-Laktamase-)bildenden Enterobacteriaceae auf. Eine prospektive finnische Studie ging der Frage nach, ob Fernreisende mit Diarrhö eine erhöhte Kolonisation mit ESBL-Bildnern aufweisen im Vergleich zu Personen ohne Reisediarrhö. Dazu wurden Stuhlproben von 430 Finnen vor und nach einer Fernreise untersucht. 21 % waren nach der Reise mit ESBL-Bildnern (fast ausschließlich *E. coli*) kolonisiert (vorher negativ). Risikofaktoren für eine Kolonisation waren die Reiseregion, das Vorkommen einer Reisediarrhö und der Einsatz von Antibiotika. Das Risiko war in Südasien am höchsten mit einer Kolonisationsrate von 46 %. 23 % der Probanden wurden ohne Diarrhö und ohne Antibiotika kolonisiert, 47 % mit Diarrhö und ohne Antibiotika und 80 % mit Diarrhö und mit Antibiotika. So konnte eine globale Risikostratifizierung zum Erwerb von ESBL-bildenden Erregern erfolgen.

Es muss daher kritisch hinterfragt werden, ob der empirische Einsatz von Antibiotika bei der Reisediarrhö hilfreich oder sogar schädlich ist. Dies gilt insbesondere für den prophylaktischen Einsatz von Antibiotika, aber auch für die Therapie von leichten oder moderaten Verläufen. Die finnische Arbeitsgruppe hat ihre Arbeiten auf die Frage ausgedehnt, ob Loperamid als Motilitätshemmer die Kolonisation mit ESBL-Bildnern beeinflusst. Dabei zeigt sich bei 288 finnischen Reisenden mit Reisediarrhö, dass der alleinige Einsatz von Loperamid die Kolonisationsrate nicht beeinflusste (21 % ohne Medikation, 20 % mit Loperamid). Der Einsatz von Antibiotika alleine erhöhte die Kolonisation auf 40 %, bei einer Kombination von Antibiotikum mit Loperamid lag diese bei 71 %.

In einer deutschen Studie bei Reisenden betrug die Kolonisationsrate mit ESBL-Bildnern (fast ausschließlich *E. coli*) sogar 30 % (58 von 191 vorher nicht Kolonisierten). Auch hier wurden die Reiseziele Indien und Südostasien und das Vorkommen einer Reisediarrhö als besondere Risikofaktoren für vermehrte ESBL-Kolonisation definiert. Nach einem halben Jahr waren noch drei von 35 Probanden (8,6 %) mit ESBL-Bildnern kolonisiert.

Eine weitere Studie aus Frankreich erbrachte bei 595 untersuchten Reisenden sogar eine Kolonisation mit multiresistenten Enterobacteriaceae von 51 % (292 von 595 vorher nicht Kolonisierten). Drei Reisende (0,5 %) hatten Carbapenemase bildende Darmkeime erworben. Drei Monate nach der Reiserückkehr waren nur noch 4,7 %

kolonisiert, so dass das kritische Intervall die ersten drei Monate nach Reiseende umfasst, offensichtlich aber nicht die Zeiträume darüber hinaus. Auch in dieser Studie
bestimmte das Reiseziel die Rate der ESBL-Kolonisation; sie lag in Asien bei 72 %, in
Sub-Sahara-Afrika bei 48 % und in Lateinamerika bei 31 %.

Somit muss gefragt werden, ob Tropenrückkehrer, die stationär aufgenommen
werden, routinemäßig auf ESBL-Bildner gescreent werden müssen, und wenn ja, wie
lange dies nach der Reise erforderlich ist. Die vorliegenden Daten lassen keinen anderen Schluss zu, als dass bei stationärer Aufnahme innerhalb der ersten drei Monate
nach Tropenreise (insbesondere aus Asien und Afrika) eine Routinetestung und ggf.
Isolierung dieser Patienten erforderlich ist.

8.5.7 Therapie

Die einfachste und gleichzeitig komplikationsverhindernde Therapie der Reisediarrhö
ist die orale Rehydrierung. In schweren Fällen muss der Ersatz von Flüssigkeit und
Elektrolyten auch parenteral erfolgen.

Zur Therapie der Reisediarrhö stehen weiterhin Antibiotika und Motilitätshemmer zur Verfügung. Die Behandlung kann als Selbsttherapie während der Reise
durchgeführt werden oder ärztlich indiziert nach der Reise im Heimatland. Wenn eine
Selbsttherapie des Reisenden empfohlen wird, sollte dies im Rahmen eines ausführlichen Beratungsgespräches erfolgen. Gerade für Reisen in abgelegene Gebiete kann
ein Antibiotikum zur Selbsttherapie mitgegeben werden (mit den oben aufgeführten
Limitationen).

8.5.7.1 Antibiotika

Mehrere Studien haben belegt, dass Antibiotika die Diarrhödauer und -frequenz ver-
kürzen und somit auch das Risiko für ein mögliches Flüssigkeitsdefizit vermindern.
Antibiotika sind (auch empirisch) klar indiziert bei fieberhaften Verläufen und blutiger Diarrhö. Zur empirischen Anibiotika-Therapie kommen Fluorchinolone, Rifaximin
oder Azithromycin in Frage (Tab. 8.14).

Fluorchinolone wie Ciprofloxacin wirken bakterizid und galten bisher als Mittel
der Wahl; sie sind in zahlreichen Studien gut untersucht, dennoch sind auch hier
die potenziellen Nebenwirkungen der Chinolone zu bedenken. Ferner sind *Campylo-*

Tab. 8.14: Antibiotika-Dosierung bei empirischem Einsatz während der Reise.

Ciprofloxacin	2 × 500 mg für 3 Tage
Rifaximin	3 × 200 mg für 3 Tage, alternativ 2 × 400 mg für 3 Tage
Azithromycin	1 × 500 mg für 3 Tage, alternativ einmalig 1000 mg

bacter-Spezies in erheblichem Maße gegen Chinolone resistent (Alternative: Azithromycin).

Azithromycin war in vergleichenden Studien mit Ciprofloxacin mindestens gleich gut wirksam. Azithromycin kann (im Gegensatz zu Chinolonen) auch Kindern gegeben werden. Es besteht wie bei anderen Makroliden u. a. das Risiko erhöhter Digoxin-Spiegel, peripherer Gefäßspasmen und einer QTc-Zeitverlängerung. Dies ist gerade für eine potenzielle Selbsttherapie zu bedenken.

Rifaximin, ein nur oral applizierbares Antibiotikum (semisynthetisches Rifampicinderivat), wird selbst von einer stark entzündlich veränderten Schleimhaut nur minimal resorbiert, erfährt hierdurch eine hohe intraluminale Konzentration und wird zu 97 % unverändert mit den Fäzes ausgeschieden. Die Wirksamkeit von Rifaximin war vergleichbar mit Ciprofloxacin, mit dem Vorteil fehlender systemischer Nebenwirkungen oder Arzneimittelinteraktionen und dem Nachteil der fehlenden Zulassung für invasive bakterielle Erreger.

Intestinale Protozoeninfektionen bedürfen einer gezielten Therapie und setzen daher eine spezialisierte Diagnostik voraus. Bei Nachweis einer Amöbiasis oder einer Lambliasis/Giardiasis sollten Nitroimidazolderivate (Metronidazol) eingesetzt werden.

8.5.7.2 Motilitätshemmer

Motilitätshemmer reduzieren die Stuhlfrequenz durch Verminderung der intestinalen, propulsiven Aktivität. Der Einsatz eines Motilitätshemmers ist daher in erster Linie als überbrückende Maßnahme bei der unkomplizierten Reisediarrhö und für maximal 48 h sinnvoll. Am bekanntesten ist das synthetische Opioid Loperamid. Es sollten dann initial 4 mg gegeben werden, nach jedem weiteren ungeformten Stuhl 2 mg, wobei die tägliche Dosis von 16 mg nicht überschritten werden soll. Bei fieberhafter oder blutiger Diarrhö ist Loperamid kontraindiziert, ebenso bei Kleinkindern. Erbrechen und Stuhlverhalt und die Gefahr der Entwicklung eines toxischen Megakolons sind mögliche Komplikationen unter dieser Therapie.

8.5.7.3 Sekretionshemmer

Bei Racecadotril handelt es sich um ein Prodrug, das im Körper zur Wirkform Thiorphan aktiviert wird. Thiorphan ist ein so genannter Enkephalinase-Hemmer. Enkephaline sind endogene Neuropeptide mit antisekretorischer Wirkung, die bei Durchfallerkrankungen im Sinne einer Gegenregulation wirksam werden, d. h., weniger Wasser und Elektrolyte werden in den Darm abgegeben. In randomisierten doppelblinden Vergleichsstudien zwischen Loperamid und Racecadotril konnte die gleiche Wirksamkeit hinsichtlich Wirkeintritt, Reduktion der Stuhlfrequenz und Durchfalldauer für die Behandlung der akuten unkomplizierten Diarrhö gezeigt werden. In diesen Studien wurde auch beobachtet, dass durchfallbegleitende Symptome, wie z. B. Bauchschmerzen oder Blähungen, signifikant schneller reduziert wurden und sekundäre Obstipation signifikant seltener beobachtet wurde. Die verfügbaren Studien wurden bei Patienten mit akuter Diarrhö durchgeführt. Studien zur Reisediarrhö liegen allerdings nicht vor, so dass hier gefolgert wird, dass das Szenario einer akuten infektiösen Diarrhö dem einer Reisediarrhö vergleichbar ist.

8.5.7.4 Andere Substanzen

Unter den Probiotika werden sowohl den Hefen (z. B. *Saccharomyces boulardii*) als auch Bakterienpräparaten (z. B. *Lactobacillus spp.*, verschiedene *E.-coli*-Stämme) immunmodulatorische Eigenschaften zugeschrieben. Es gibt nur wenige Studien zum Einsatz von Probiotika in der Therapie der Reisediarrhö, die keine überzeugenden Daten für den Einsatz von Probiotika liefern.

Zu [Bismuth]-Salzen finden sich einige Studien, die eine gute Wirksamkeit beschreiben; Bismuth ist aber in Deutschland in dieser Indikation nicht zugelassen.

Andere Substanzen wie Kaolin, Pektin, *Carbo medicinalis*, Tannin etc. entbehren einer guten Datenlage aus klinischen Studien, so dass ihr Einsatz nicht zu empfehlen ist.

8.5.8 Prophylaxe

Die Möglichkeiten einer Prävention sind begrenzt. Die Expositionsprophylaxe sollte zwar propagiert werden, dennoch ist klar erwiesen, dass mehr als 95 % der Reisenden Diätfehler begehen. Andere mögliche Prophylaxe-Maßnahmen sind der Einsatz von Antibiotika oder eine Immunisierung.

8.5.8.1 Antibiotika-Prophylaxe

Es gibt viele Studien, die die Effektivität einer Antibiotika-Prophylaxe belegen. Die meisten Daten existieren für Fluorchinolone (besonders Ciprofloxacin), aber auch für Rifaximin sind mehrere gute Studien publiziert. Dennoch wird unter Risiko-Nutzen-Aspekten eine kontinuierliche Antibiotika-Prophylaxe bei Urlaubsreisenden nicht empfohlen. Dies wird erhärtet durch die erhöhte Kolonisationsrate mit multiresistenten Erregern nach Antibiotika-Einnahme.

8.5.8.2 Immunisierung

Die eleganteste Prophylaxe der Reisediarrhö wäre die Schutzimpfung. Der Choleraimpfstoff Dukoral® ist ein abgetöteter Ganzzellimpfstoff, der mehrere *Vibrio-cholerae*-O1-Stämme enthält. Dies führt zur Entwicklung von antibakteriellen und antitoxischen Antikörpern. Antibakterielle Antikörper verhindern die mukosale Anhaftung der Cholera-*Vibrionen* und antitoxische Antikörper unterbinden die Wirksamkeit des Choleratoxins. Auf Grund der Strukturhomologie des hitzelabilen Toxins von ETEC mit dem Cholera-Toxin ist eine immunologische Kreuzreaktion auch gegen den Reisediarrhö-Erreger ETEC belegt. Es ist jedoch zu bedenken, dass ETEC nur ein kausaler Erreger ist und der Impfstoff keine Protektion gegen andere Erreger verleiht.

Bei besonderen Zielgruppen und Risikopersonen ist der Einsatz zu erwägen; dazu gehören z. B. Mitarbeiter in Flüchtlingscamps in Endemiegebieten, Personen mit fehlender Magensäurebarriere (dauerhafte PPI-Therapie, Gastrektomierte), Patienten mit rezidivierenden schweren Durchfallepisoden (z. B. auch Patienten mit CED).

In Anbetracht der Vielzahl mikrobiologischer Erreger der Reisediarrhö hat dieser Impfstoff jedoch nicht den Stellenwert einer primären Impfung gegen Reisediarrhö.

Eine andere ETEC-Vakzine, die perkutan über ein Pflaster verabreicht wurde, hat in klinischen Studien trotz nachweisbarer Immunogenität keine Effektivität gezeigt.

8.5.9 Fazit für die Praxis

Die Reisediarrhö ist die häufigste Infektionsproblematik bei Fernreisen und wird überwiegend durch ETEC-Stämme, aber auch andere pathogene *E.-coli*-Stämme, *Campylobacter*, Salmonellen, Shigellen und Noroviren verursacht. Reisende sollten über die Möglichkeiten einer Selbsttherapie mittels Rehydration, Sekretionshemmern und Motilitätshemmern informiert werden. In seltenen Fällen kann auch die Mitnahme eines Antibiotikums zur Selbsttherapie indiziert sein. Dafür können Ciprofloxacin, Rifaximin oder Azithromycin eingesetzt werden. Die Möglichkeiten einer Prophylaxe sind begrenzt, da Hinweise zur Nahrungsmittelhygiene oft nicht beachtet werden. Eine allgemeine Antibiotika-Prophylaxe ist nicht gerechtfertigt. Eine Impfprophylaxe ist nur für wenige Indikationsgruppen gerechtfertigt (z. B. CED-Patienten, Immunsupprimierte, berufliche Tätigkeit in Krisengebieten).

8.5.10 Weiterführende Literatur

[1] Behrens RH, Cramer JP, Jelinek T, et al. Efficacy and safety of a patch vaccine containing heat-labile toxin from Escherichia coli against travellers' diarrhoea: a phase 3, randomised, double-blind, placebo-controlled field trial in travellers from Europe to Mexico and Guatemala. Lancet Infect Dis. 2014; 14: 197–204.
[2] Burchard GD, Hentschke M, Weinke T, et al. Reisediarrhoe. Dtsch Med Wochenschr. 2013; 138: 1673–1678.
[3] DuPont HL, Ericsson CD, Farthing M, et al. Expert review of the evidence base for self-therapy of travelers' diarrhea J Travel Med. 2009; 16: 161–171.
[4] Jiang ZD, Dupont HL, Brown EL, et al. Microbial etiology of travelers' diarrhea in Mexico, Guatemala, and India: importance of enterotoxigenic Bacteroides fragilis and Arcobacter species. J Clin Microbiol. 2010; 48: 1417–1419.

[5] Kampmann C, Dicksved J, Engstrand L, Rautelin H.-Composition of human faecal microbiota in resistance to campylobacter infection. Clin Microbiol Infect. 2016; 22: 61.e1–61.e8

[6] Kantele A, Lääveri T, Mero S, et al. Antimicrobials increase travelers' risk of colonization by extended-spectrum beta-lactamase-producing Enterobacteriaceae. Clin Infect Dis. 2015; 60: 837–846.

[7] Kantele A, Mero S, Kirveskari J, Lääveri T. Increased risk for ESBL-producing bacteria from co-administration of loperamide and antimicrobial drugs for travelers´diarrhea. Emerg Inf Dis. 2016; 22: 117–120.

[8] Lübbert C, Straube L, Stein C, et al. Colonization with extended-spectrum beta-lactamase-producing and carbapenemase-producing Enterobacteriaceae in international travelers returning to Germany. Int J Med Microbiol. 2015; 305: 148–156.

[9] Murphy H, Pandey P. Pathogens for travelers' diarrhea in Nepal and resistance patterns. Curr Infect Dis Rep. 2012; 14: 238–245.

[10] Ruppé E, Armand-Lefèvre L, Estellat C, et al. High rate of acquisition but short duration of carriage of multidrug-resistant Enterobacteriaceae after travel to the tropics. Clin Infect Dis. 2015; 61: 593–600.

[11] Shah N, Du Pont HL, Ramsey DJ. Global etiology of travelers' diarrhea: systematic review from 1973 to the present. Am J Trop Med Hyg. 2009; 80: 609–614.

[12] Steffen R, Hill DR, DuPont HL. Traveler´s diarrhea: a clinical review. J Am Med Ass. 2015; 313: 71–80.

[13] Weinke T, Liebold I, Burchard GD, et al. Prophylactic immunisation against traveller's diarrhoea caused by enterotoxin-forming strains of Escherichia coli and against cholera: does it make sense and for whom? Travel Med Infect Dis. 2008; 6: 362–327.

[14] Weinke T, Liebold I. Intestinale Protozoeninfektionen. Dtsch Med Wochenschr. 2013; 138: 709–711.

Christoph Lübbert
9 Amöbiasis

9.1 Definition

Als Amöbiasis wird die primäre Infektion des Dickdarms durch *Entamoeba histolytica* bezeichnet, die sich sekundär auch außerhalb des Verdauungstraktes manifestieren kann. Die Bezeichnung Entamöbiasis ist heute nicht mehr gebräuchlich.

9.2 Erreger

Die einzige humanpathogene Amöbenart ist *Entamoeba histolytica* (zu den intestinalen Protozoen gehörend, Klasse Rhizopoda). Die Bezeichnung „Amöbiasis" ist daher dem Befall mit dieser Amöbenart vorbehalten. Weitere beim Menschen nachgewiesene intestinale Amöben-Spezies sind *Entamoeba dispar*, *Entamoeba coli*, *Entamoeba moshkovskii*, *Entamoeba polecki* sowie *Endolimax nana* und *Jodamoeba bütschlii*. Diese gelten sämtlich als apathogen. Werden sie im Stuhl – z. B. nach längerem Tropenaufenthalt – gefunden, können sie jedoch Indikator für eine Ernährung unter hygienisch ungünstigen Bedingungen sein, durch die auch *E. histolytica* und andere pathogene Infektionserreger übertragen werden. Bei negativem Befund wäre dann der Stuhl gegebenenfalls nochmals zu untersuchen, zumal eine einmalige Stuhluntersuchung den Befall mit *E. histolytica* und weiteren pathogenen Erregern, insbesondere *Giardia lamblia*, nicht sicher ausschließt.

Einige weitere Protozoen gelten als fakultativ pathogen, z. B. *Blastocystis hominis* oder *Entamoeba gingivalis*. Letztere Spezies kommt nicht im Darm vor, sondern im Zahnfleischbereich und weist in erster Linie auf eine mangelhafte Mundpflege hin.

9.3 Epidemiologie

Nach Schätzungen der Weltgesundheitsorganisation (WHO) sind nahezu 10 % der Weltbevölkerung mit *E. histolytica* infiziert, ca. zehn Millionen erkranken jährlich an einer invasiven Amöbiasis und etwa 100.000 sterben an Komplikationen – in erster Linie am (unbehandelten) Amöbenleberabszess. Dabei besteht ein großer Nord-Süd-Unterschied. In ruralen Gebieten Indiens z. B. haben epidemiologische Erhebungen eine intestinale Durchseuchung von > 50 % der Einwohner ergeben, in den Industrieländern dagegen kommt *E. histolytica* heute nicht mehr endemisch vor. Diese Angaben spiegeln daher die auch heute noch bestehende ungünstige hygienische Situation und unzureichende medizinische Versorgung in tropischen und subtropischen Ländern wider, wo durch das Fehlen entsprechender Abwasser-

DOI 10.1515/9783110464757-011

systeme und infolge des warmen Klimas günstige Bedingungen für die Verbreitung von humanpathogenen Darmkeimen und für große Bevölkerungsschichten keine adäquaten Behandlungsmöglichkeiten vorhanden sind.

Von einer invasiven Amöbiasis betroffen sind bei uns vor allem Rucksacktouristen (meist nach längerem Indienaufenthalt) sowie Migranten aus den Tropen und Subtropen. Todesfälle treten in der Reise- und Migrantenmedizin in Deutschland bei rechtzeitiger Erkennung und Behandlung nicht mehr auf; lediglich komplizierte Verläufe werden sehr selten durch anfängliche Verkennung einer Amöbenkolitis als nichtinfektiöse chronisch-entzündliche Darmerkrankungen wie Colitis ulcerosa oder Morbus Crohn mit entsprechender immunsuppressiver Fehlbehandlung über längere Zeit beobachtet. Autochthone Einzelfälle, z. B. bei Kanalarbeitern, sind in der Literatur beschrieben.

9.4 Infektionsweg und Biozyklus

Die Infektion erfolgt fäkal-oral durch Aufnahme von vierkernigen Zysten (Abb. 9.1) mit kontaminierter Nahrung bzw. mit verunreinigten Getränken (besonders durch Salate, Gemüse, Obst, Fruchtsäfte und Trinkwasser). Diese Zysten werden von Amöbenträgern (meist klinisch gesund) mit dem Stuhl ausgeschieden. Unter feuchten und kühleren Bedingungen können Amöbenzysten in der Außenwelt monatelang überleben. Ein Teil von ihnen gelangt dadurch in die Nahrungskette. Sie können ebenfalls durch Fliegen („Latrinenfliegen"), Schaben und andere Arthropoden von menschlichen Fäkalien auf Nahrungsmittel verschleppt werden. Die direkte Übertragung und die Kontamination von Nahrungsmitteln sind auch durch verunreinigte Hände möglich. Der Aufklärung und Kontrolle von Küchenpersonal kommt daher eine besondere Bedeutung zu.

Im menschlichen Darm entstehen durch Exzystierung und Teilung einkernige so genannte vegetative Formen bzw. Trophozoiten. Diese siedeln sich primär im Dickdarm an. Sie bewegen sich durch Scheinfüßchen (Plasmaausstülpungen, sog.

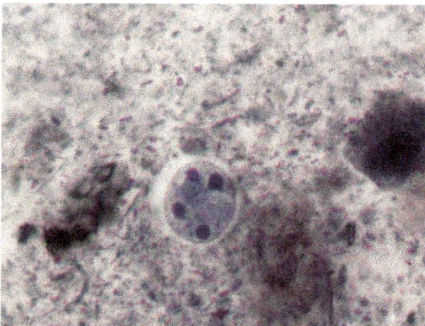

Abb. 9.1: Vierkernige *Entamoeba-histolytica*-Zyste (Mikroskopie, nativ), Färbung nach Heidenhain. (Bildquelle: Stefan Schubert, Leipzig.)

Pseudopodien) und ernähren sich zunächst rein saprophytär (früher als nichtinvasive Minutaformen bezeichnet). Sie stellen das Korrelat der klinisch asymptomatischen Darmlumeninfektion dar. Einige von ihnen können sich in große Formen umbilden (früher Magnaformen genannt – Abb. 9.2), welche durch Gewebsauflösung (daher „...histolytica") in die Darmwand eindringen und dadurch zur symptomatischen Amöbenkolitis führen. Von hier können sie über die Pfortader auch in die Leber gelangen. Der größte Teil der Trophozoiten jedoch bleibt saprophytär, vermehrt sich durch Teilungen und enzystiert sich wieder mit Bildung einer Zystenmembran. Durch Kernteilungen entstehen ein-, zwei- und schließlich vierkernige Zysten. Diese Zystenstadien werden von den Amöbenträgern mit dem Stuhl wieder ausgeschieden. Somit ist der Biozyklus geschlossen.

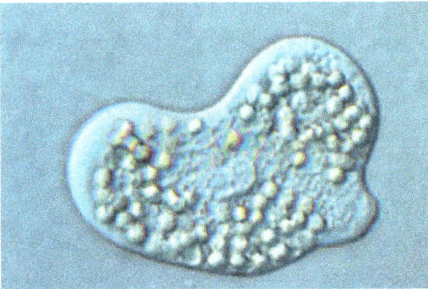

Abb. 9.2: Gewebsinvasives Trophozoitenstadium (früher als „Magnaform" bezeichnet) mit phagozytierten Erythrozyten — wie ein „Sack voller Nüsse" (Mikroskopie, nativ). (Bildquelle: https://www.cdc.gov/dpdx/amebiasis/.)

Klinisch asymptomatische Darmlumeninfektionen mit fortwährender Zystenausscheidung können jahre- bis jahrzehntelang fortbestehen. Da gewebsinvasive Trophozoiten, die vom akut Erkrankten ausgeschieden werden, nur bis maximal 30 Minuten außerhalb des Darms überleben, die Zysten dagegen Wochen bis Monate, ist nicht so sehr der Erkrankte infektiös, sondern eher der klinisch gesunde Dauerausscheider. Eine direkte Übertragung kommt vereinzelt im Rahmen von Intimkontakten vor, die den Analbereich einbeziehen, vor allem bei männlichen Homosexuellen.

9.5 Klinik

9.5.1 Amöbenkolitis

Eine feststehende Inkubationszeit ist nicht bekannt. Im Gegensatz zur bakteriellen Ruhr (invasive Shigellose), die im typischen Fall hochakut mit Fieber, Tenesmen, häufigem und quälendem Stuhldrang, verbunden mit blutig-schleimigem, teils eitrigem Durchfall verläuft, ist der Verlauf bei der Amöbenkolitis eher subakut-chronisch – in der Regel ohne Fieber und ohne stärkere abdominelle Beschwerden. Massive Durchfälle sind seltener. Als typisch bei stärkerer Entzündung werden blutig-schleimige („himbeergeleeartige") Diarrhö bzw. Auflagerungen auf dem Stuhl angesehen. Milde kurz dauernde Durchfälle werden vom Patienten oft gar nicht wahrgenommen. Im Gegensatz zur Shigellenruhr bleibt aber häufig eine Dauerausscheidertum zurück.

Bei einer chronischen Amöbenkolitis als Folge einer nicht rechtzeitigen Erkennung und Behandlung können bei jahrelangem Verlauf durch Haustrierungsverlust zusätzlich schwere funktionelle Störungen des Dickdarms, die weitgehend irreversibel sind, als Spätkomplikationen hinzukommen.

9.5.2 Amöbendysenterie (Amöbenruhr)

Neben dem typischen milden Verlauf einer akuten Amöbenkolitis wird bei raschem Fortschreiten selten eine als akute Amöbendysenterie (Amöbenruhr) bezeichnete Form mit Schüttelfrost, abdominellen Krämpfen, Tenesmen und Fieberschüben beobachtet, vor allem wenn eine bakterielle Superinfektion vorhanden ist. Rein klinisch ist eine Unterscheidung zur bakteriellen Ruhr dann kaum möglich.

Fulminante Verläufe mit septischen Temperaturen, hoher Leukozytose, geblähtem Abdomen und peritonitischen Symptomen sind an den Status einer Immundefizienz geknüpft. Sie können z. B. auch durch Glukokortikoidbehandlung infolge einer endoskopischen Fehldiagnose als nichtinfektiöse chronische Darmentzündung wie Colitis ulcerosa (oder M. Crohn) entstehen. Ein toxisches Megakolon kann sich entwickeln, und Darmperforationen sind dann leicht möglich, vor allem durch Druckerhöhungen im Darmlumen, weshalb endoskopische Untersuchungen obsolet sind und auch operative Eingriffe am Kolon möglichst unterbleiben sollten (so genanntes „Löschpapierphänomen" der Kolonwand – beim Versuch der Übernähung von Perforationen entstehen in der Umgebung neue Einrisse, weshalb dann oft eine Kolektomie erforderlich wird).

9.5.3 Kolonamöbom

Es handelt sich um einen sehr seltenen entzündlichen Tumor auf dem Boden einer Amöbenkolitis, welche jedoch klinisch nicht vordergründig gewesen sein muss (Abb. 9.3). Eine Abgrenzung zum kolorektalen Karzinom ist erforderlich. Histologisch findet sich granulomatöses Entzündungsgewebe, unter Umständen mit Erregereinschlüssen. Die Therapie ist medikamentös-konservativ wie bei der Amöbenkolitis.

9.5.4 Amöbenleberabszess

Der Amöbenleberabszess stellt die weitaus häufigste extraintestinale Absiedlung der Amöbiasis dar. Im Gegensatz zu bakteriellen Abszessen ist er in der Regel rein konservativ-medikamentös gut zu behandeln und bedarf nur in Ausnahmefällen einer

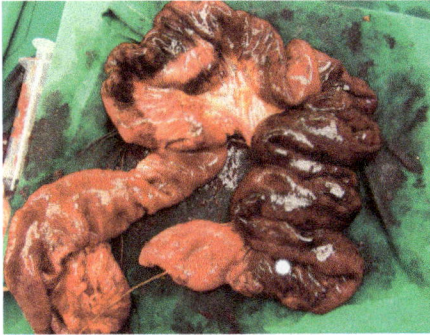

Abb. 9.3: Fulminante Amöbenkolitis. (Quelle: Alvi AR et al. Fulminant amoebic colitis: a rare fierce presentation of a common pathology. Trop Doct. 2013; 43(2): 80–82.)

chirurgischen Intervention. Er kann bereits wenige Wochen, aber auch noch viele Jahre, sogar Jahrzehnte, nach einem Tropenaufenthalt auftreten. Am wichtigsten ist daher bei deutlicher druckschmerzhafter Lebervergrößerung mit Fieber die Frage an den Patienten, ob er jemals in seinem Leben in den Tropen bzw. Subtropen war. Eine vorher aufgetretene Amöbenkolitis ist klinisch nur in wenigen Fällen zu eruieren. Auch werden zum Zeitpunkt seines Auftretens nur selten Amöben im Stuhl nachgewiesen.

Mikrobiologisch und pathologisch handelt es sich um eine zumeist sterile Kolliquationsnekrose. Das erklärt die deutlichen Unterschiede zum Vorgehen bei bakteriellen Abszessen. Invasive Trophozoiten von *E. histolytica* gelangen nach Invasion der Darmwand über die Pfortader in die Leber. Der Amöbenleberabszess entwickelt sich aus einer zunächst lokalisierten Ansiedlung von Amöben, die sich allmählich immer weiter in die Peripherie „vorarbeiten", dabei Lebergewebe zerstören und eine zunehmende Kolliquationsnekrose hinterlassen, die schließlich größere Ausmaße erreicht. Von der Abszesskapsel her kommt es dabei ständig zu kleineren Einblutungen. Das erklärt, weshalb im Abszess keine Erreger nachweisbar sind, und dass die Farbe der Abszessflüssigkeit typischerweise blutig ist. Im Rahmen der Einschmelzung unter Therapie mit Metronidazol kann sich der Abszessinhalt schokoladenbraun verfärben, bei pastöser Konsistenz (nach Literaturangaben) „wie Sardellenpaste".

Klinisch bestehen mitunter längere Zeit rechtsseitige dumpfe Oberbauchschmerzen. Im Akutstadium tritt dann ein deutliches Krankheitsgefühl mit hohem Fieber auf. Es liegen Richtung Schulter ausstrahlende Schmerzen am unteren rechten Rippenbogen vor. Korrespondierend ist eine oft erhebliche Lebervergrößerung zu tasten. Meist handelt es sich um einen großen Solitärabszess im rechten Leberlappen, oft subdiaphragmal und wandständig zur Thoraxwand (Abb. 9.4). Selten sind multiple Abszesse vorhanden, auch unter Einbeziehung des linken Leberlappens (Abb. 9.5). Lebensgefährliche, ohne adäquate medizinische Versorgung nicht selten tödlich verlaufende Komplikationen können durch Ruptur eines Amöbenleberabszesses in benachbarte Hohlräume auftreten, insbesondere ins Peritoneum mit Ausbildung einer Amöbenperitonitis sowie in die Pleurahöhle mit der Gefahr eines Pleurempyems. Sehr

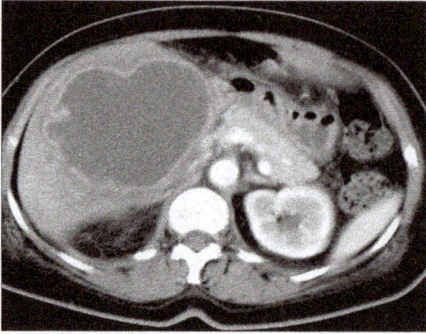

Abb. 9.4: Solitärer Amöbenleberabszess. (Bildquelle: Christoph Lübbert, Leipzig.)

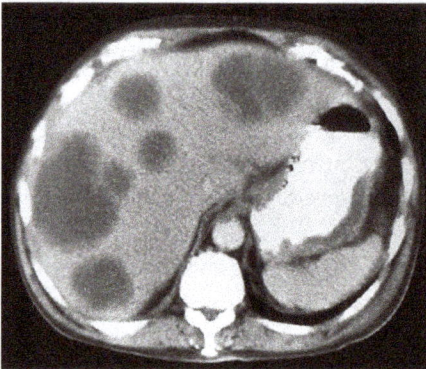

Abb. 9.5: Multiple Amöbenleberabszesse (CT). (Bildquelle: Christoph Lübbert, Leipzig.)

selten sind auch, ausgehend von Abszessen im linken Leberlappen, Fälle von Amöbenperikarditis mit konsekutiver Ausbildung einer Herzbeuteltamponade beschrieben worden.

9.5.5 Andere seltene Organlokalisationen und -komplikationen

Eine pleuropulmonale Amöbiasis infolge Penetration oder Ruptur eines Leberabszesses in die Lunge mit Anschluss an das Bronchialsystem macht sich durch Aushusten größerer Mengen nekrotischen Materials bemerkbar. Sehr selten entstehen pulmonale Amöbenabszesse durch direkte hämatogene Aussaat aus dem Darm ohne vorherige Ausbildung eines Leberabszesses.

Ein Amöbenhirnabszess geht dagegen nahezu immer durch hämatogene Aussaat von einem Leberamöbenabszess aus und stellt eine äußerst gefährliche Komplikation dar.

Eine genitale Amöbiasis kann durch Penetration vom Darmlumen aus bzw. durch rektovaginale Fistelbildung entstehen und muss gegenüber Malignomen sowie chronischen Infektionskrankheiten wie Tuberkulose bzw. venerischen Erkrankungen in diesem Bereich abgegrenzt werden.

Eine Hautamöbiasis in Form eitriger Geschwürbildung kann sich, vor allem im anogenitalen Bereich, durch Schmierinfektionen entwickeln.

9.6 Differentialdiagnose

Eine äußerst seltene, jedoch auch in Mitteleuropa vorkommende, ähnlich der Amöbenkolitis verlaufende Erkrankung ist die Kolitis durch *Balantidium coli* (Balantidienruhr). Vor allem Schweinezüchter sind betroffen.

Sehr wichtig ist die schon erwähnte Differentialdiagnose zwischen Amöbenkolitis und Colitis ulcerosa sowie Morbus Crohn, da die Fehlbehandlung einer Amöbenkolitis mit Glukokortikoiden unter der Annahme einer chronisch-entzündlichen Darmerkrankung (CED) zu einer fulminanten Verlaufsform führen kann. Bevor eine CED behandelt wird, sollten daher die Reiseanamnese des Patienten nochmals eingehend erhoben und eine Amöbenkolitis sicher ausgeschlossen werden. Endoskopisch besteht eine gewisse Abgrenzbarkeit zur Colitis ulcerosa darin, dass die Amöbenkolitis häufiger einen diskontinuierlichen Befall mit Bevorzugung der Ileozäkalregion und der Kolonflexuren zeigt, außer der Lokalisation im Rektosigmoid.

9.7 Diagnostik

9.7.1 Stuhluntersuchung bei intestinalem Befall

Der mikroskopische Nachweis von *E. histolytica* setzt Erfahrung und einen ausreichenden Zeitaufwand voraus. Beim Erkrankten wie beim gesunden Amöbenausscheider können typische Zystenstadien im Nativstuhl, besser erkennbar nach Zusatz von Färbelösungen wie Lugol'scher Lösung, nachgewiesen werden: meist die vierkernigen (Abb. 9.1), seltener auch die einkernigen nichtinvasiven Trophozoiten. Durch Untersuchungsverfahren mit speziellen Medien (insbesondere mit MIF- oder SAF-Medium), die Anreicherungs-, Konservierungs- und Färbeeigenschaften besitzen, lässt sich die Treffsicherheit gegenüber der Nativstuhluntersuchung deutlich erhöhen. Ein wesentlicher Nachteil der Mikroskopie besteht darin, dass sich hierbei die Zysten von *E. histolytica* nicht von denen der apathogenen Arten *E. dispar* und *E. moshkovskii* unterscheiden lassen.

Seit mehreren Jahren ist ein Antigen-Nachweis im Stuhl mittels ELISA verfügbar, der weitaus sensitiver ist als die Mikroskopie. Ein zusätzlicher Vorteil liegt darin, dass einige Testkits spezifisch sind für *E. histolytica*-Antigen und dadurch die Unterscheidung von apathogenen Arten erlauben. Daher sollten nur solche spezifischen Tests in der Praxis Verwendung finden.

Die PCR-Diagnostik im Stuhl besitzt die höchste Sensitivität und erlaubt eine sichere Speziesdifferenzierung. Sie wird jedoch nur in Speziallabors durchgeführt und sollte – schon aus Kostengründen – speziellen Fragestellungen vorbehalten bleiben, beispielsweise der Klärung eines mit den herkömmlichen Methoden fraglich bleibenden Therapieerfolges.

Der serologische Nachweis von *E. histolytica* (ELISA, IFT, IHA) bleibt bei einer reinen Darmlumeninfektion naturgemäß negativ, wird dagegen bei Gewebsinvasion positiv. Er dient daher nicht dem generellen Nachweis einer Amöbiasis, sondern der Unterscheidung zwischen der reinen Darmlumeninfektion und einer gewebsinvasiven Amöbiasis, insbesondere bei Verdacht auf Amöbenleberabszess oder andere extraintestinale Lokalisationen.

9.7.2 Amöbenleberabszess und andere extraintestinale Manifestationen

Beim Amöbenleberabszess zeigt die Laboruntersuchung eine deutliche Leukozytose und CRP-Erhöhung. Dagegen sind in Diskrepanz zu der auffälligen schmerzhaften Lebervergrößerung der Bilirubin-Wert sowie die Transaminasen häufig normal oder nur leicht erhöht. Die Diagnosesicherung beruht auf der Lebersonographie und dem sehr zuverlässigen serologischen Nachweis von *E. histolytica*. Die Sonographie ist unter den bildgebenden Verfahren bei typischer Konstellation ausreichend, und eine Schnittbildgebung (CT oder MRT) ist meist entbehrlich. Im Röntgen-Thorax zeigt sich häufig ein deutlicher Zwerchfellhochstand. Basale rechtsseitige Atelektasen sowie seröse Reizergüsse sind nicht selten. Eine rechtsseitige Pleuraverschattung kann ferner für eine Durchwanderung oder bei entsprechender akuter Klinik sogar für eine Ruptur in den Pleuraraum sprechen.

Eine perkutane diagnostische Abszesspunktion ist nur bei drohender Perforationsgefahr indiziert. Amöben können in dem durch ständige Einblutungen typischerweise blutig bis schokoladenbraun gefärbten (Abb. 9.6), seltener rahmig-gelben Eiter mikroskopisch meist nicht nachgewiesen werden, da sie sich in erster Linie in der Abszesswand befinden. Eine Untersuchung des Stuhles sollte immer mit veranlasst werden.

Unter einfachen Feldbedingungen in tropischen Ländern, ohne Möglichkeiten der Bildgebung, wird bei typischer fluktuierender Schwellung zwischen den Rippen an der rechten lateralen Thoraxwand (meist zwischen 9. und 10. Rippe), welche auf einen großen wandständigen Abszess hinweist, eine perkutorisch gesteuerte Punktion mit einer kleinen Kanüle und Spritze durchgeführt. Sie dient neben der Druckentlastung insbesondere auch der diagnostischen Orientierung durch Feststellung der Farbe des Punktates. *Ex juvantibus* ist die rasche klinische Besserung nach Einleitung einer Metronidazol-Therapie eine zusätzliche Bestätigung für das Vorliegen des Amöbenleberabszesses.

Bei den anderen, sehr seltenen extraintestinalen Manifestationen ist ebenfalls die Serologie von wegweisender Bedeutung. Das Kolonamöbom wird durch positive Serologie und Histologie mit Nachweis einer granulomatösen Entzündung gesichert.

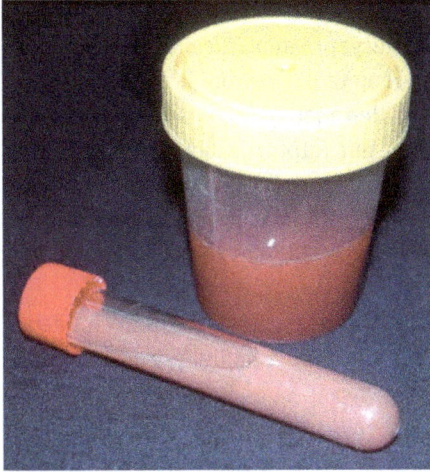

Abb. 9.6: Blutig tingierte Abszessflüssigkeit aus einem Amöbenleberabszess, Akutstadium (Punktat). (Bildquelle: Stefan Schubert, Leipzig.)

9.8 Therapie

Bis auf wenige Ausnahmen ist die Therapie der Amöbiasis medikamentös-konservativ. Metronidazol als Mittel der Wahl wirkt sehr gut gegen die gewebsinvasiven Formen, jedoch nicht ausreichend bei reiner Darmlumeninfektion. Daher werden anschließend zur Sanierung einer möglicherweise zurückbleibenden Darmlumeninfektion nichtresorbierbare so genannte Kontaktamöbizide wie Diloxanid oder Paromomycin verabreicht. Resistenzen sind bei allen genannten Mitteln bisher nicht bekannt geworden. Bei schweren dysenterischen Erkrankungen sind in Einzelfällen zusätzlich Antibiotika gegen bakterielle Superinfektionen angezeigt. Bei den weitaus häufigeren reinen Darmlumeninfektionen wäre eine Behandlung mit Paromomycin oder einem anderen darmlumenwirksamen Medikament ausreichend. Da sich aber nicht immer sicher eine bereits eingetretene Gewebsinvasion durch einzelne Amöben ausschließen lässt, wird oftmals eine zusätzliche Metronidazolbehandlung durchgeführt.

Je nach klinischer Ausprägung (milde Durchfälle bis akut-dysenterisches Stadium, Kolonamöbom) wird bei Erwachsenen Metronidazol in einer Dosis von täglich 3×400–500 mg p. o. über sieben bis zehn Tage bis täglich 3×10 mg/kg KG i. v. über zehn Tage verordnet, anschließend Paromomycin täglich 3×500 mg p. o. über acht bis zehn Tage.

9.8.1 Therapie des Amöbenleberabszesses

Die Therapie des Amöbenleberabszesses besteht wie bei schwerer Amöbenkolitis aus einer 10-tägigen sequentiellen Behandlung mit Metronidazol (initial immer i. v.) und einer anschließenden Paromomycin-Gabe gegen eine mögliche fortbestehende Darmlumeninfektion. Eindrucksvoll ist die rasche klinische und subjektive Besserung mit Abnahme des Druckschmerzes und Fieberabfall bereits in den ersten 12 h. Abszessaspirationen zur Druckentlastung sind nur in ausgeprägten Einzelfällen angezeigt, möglichst unter einer bereits begonnenen parenteralen Metronidazolbehandlung. Wegen der Rupturgefahr unter Therapie ist in den ersten Tagen strenge Bettruhe einzuhalten. Lebensgefährliche Komplikationen mit Ruptur in benachbarte innere Hohlräume erfordern stets ein intensivmedizinisches individuelles Vorgehen, mit gezielter Einlage von Drainagen unter gleichzeitiger antibiotischer Behandlung. Nach erfolgreicher Therapie bildet sich die Abszesshöhle erst allmählich über viele Monate zurück, was jedoch klinisch ohne Bedeutung ist.

Die Behandlung anderer extraintestinaler Manifestationen besteht zunächst ebenfalls anfänglich aus der parenteralen Metronidazolbehandlung in enger interdisziplinärer Zusammenarbeit.

9.9 Prophylaxe

Der Schutz vor einer Amöbeninfektion, vor allem bei Reisen in die Tropen und Subtropen, entspricht den allgemeinen Regeln zum Schutz vor bakteriellen Darminfektionen. Besonders wichtig ist die vorherige reisemedizinische Beratung bei Patienten mit CED und chronischen Lebererkrankungen. Wenn beispielsweise CED-Patienten im schubfreien Intervall als Rucksacktouristen in Hochrisikoregionen wie Indien reisen, kann das Auftreten einer Amöbenkolitis zur Überlagerung beider Erkrankungen führen. Zum Schutz vor einer Übertragung bei uns sollten Amöbenausscheider vor allem nicht im Lebensmittelbereich beschäftigt werden. Dies kann nur durch entsprechende Stuhlkontrollen seitens der Gesundheitsämter im Rahmen der gesetzlich vorgeschriebenen kommunalhygienischen Überwachung erreicht werden.

9.10 Meldepflicht

Laut Infektionsschutzgesetz ist die Amöbiasis lediglich dann meldepflichtig, wenn zwei oder mehr gleichartige Erkrankungen auftreten, bei denen ein epidemischer Zusammenhang wahrscheinlich ist.

9.11 Weiterführende Literatur

[1] Tannich E, Burchard GD. Amöbiasis und andere Amöbeninfektionen.;n: Löscher T, Burchard GD, Hrsg. Tropenmedizin in Klinik und Praxis, 4. Aufl.; Georg Thieme Verlag, Stuttgart; 2010: 39–650.
[2] Stanley SL Jr. Amoebiasis. Lancet, 2003; 361: 1025–1034.

[3] Haque R, Huston CD, Hughes M, Houpt E, Petri WA Jr. Amebiasis. N Engl J Med. 2003; 348: 1565–1573.
[4] Choudhuri G, Rangan M. Amebic infection in humans. Indian J Gastroenterol. 2012; 31: 153–162.

9.11.1 Weiterführende Internetadressen

- Steckbrief der CDC, Atlanta, USA. Abrufbar über:
  www.cdc.gov/parasites/amebiasis
- Steckbrief der WHO, Genf. Abrufbar über:
  www.who.int/ith/diseases/amoebiasis/en/index.html

Joachim Richter

10 Intestinale Nematoden-Infektionen

10.1 Definition

Unter intestinalen Nematoden-Infektionen werden Infektionen des Darms mit Rund-
würmern verstanden. Der Zyklus einiger Rundwürmer schließt auch die systemische
Wanderung von Wurmlarven durch den Organismus ein (z. B. Spulwürmer, Hakenwürmer, Zwergfadenwürmer). Besonders lange können Infektionen anhalten, wenn
Selbst-Reinfektionen stattfinden (Madenwürmer, Zwergfadenwürmer).

10.2 Erreger

Die wichtigsten humanpathogenen Spezies umfassen *Enterobius* syn. *Oxyuris vermicularis* (Madenwurm, pinworm), *Ascaris lumbricoides* (Spulwurm), *Trichuris trichiura*
(Peitschenwurm, whipworm) *Strongyloides stercoralis* (Zwergfadenwurm, franz. An-
guillules) und *Uncinaria sp.* (Hakenwürmer, hookworm), darunter *Ancylostoma duodenale* und *Necator americanus*. Primär zoonotische Nematoden, die den Menschen
betreffen, verursachen vorwiegend extraintestinale Symptome, wie *Trichinella* (Tri-
chinen), tierpathogene Hakenwurm-Spezies wie *Toxocara canis* und *Toxocara catis*
(Larva migrans visceralis) und Schweinespulwürmer (Larva migrans visceralis). Infektionen durch Larven von *Ancylostoma braziliense*, *Ancylostoma caninum*, *Ancylostoma tubaeforme*, *Uncinaria stenocephala* und anderen Ancylostomatidae, die sich
im Menschen nicht zu adulten Würmern entwickeln können, da der Mensch ein Fehl-
wirt ist, manifestieren sich als Larva migrans cutanea, deutsch auch „Hautmaulwurf",
engl. „creeping eruption". Nematoden, die in erster Linie gastritische Beschwerden
hervorrufen, sind *Anisakis spp.* Seltenere Infektionen, die als importierte Infektionen nur ausnahmsweise eine Rolle spielen, umfassen u. a. Infektionen durch *Capilla-
ria philippinensis*, *Strongyloides fülleborni*, *Trychostrongylus sp.*, *Anylostoma caninum*,
Ösophagostoma bifurcum.

10.3 Epidemiologie

Die Epidemiologie der Infektionen hängt vom Lebenszyklus der Parasiten ab. Die Madenwurminfektion ist eine von Mensch zu Mensch fäkal-oral übertragene Infektion.
Tiere spielen keine Rolle. Spul- und Peitschenwurminfektionen werden oral mit fä-

DOI 10.1515/9783110464757-012

kal kontaminierten Lebensmitteln, Zwergfaden- und Hakenwurminfektionen perkutan über die intakte Haut erworben.

10.4 Madenwurminfektion (*Enterobius* syn. *Oxyuris vermicularis*)

Die Madenwurminfektion ist weltweit in allen Klimazonen verbreitet, schätzungsweise sind mehr als eine Milliarde Menschen mit *Enterobius* infiziert. Unter Kindern in Hochendemiegebieten sind Prävalenzen bis zu 100 % keine Seltenheit. Die weltweite Prävalenz ist schwer zu ermitteln, da Madenwurmeier durch parasitologische Standard-Stuhluntersuchungen bis zu 95 % nicht detektiert werden. Die Madenwurminfektion stellt die häufigste Wurminfektion in Deutschland dar. Einziger Wirt des etwa 1 cm langen Madenwurms ist der Mensch. Die weiblichen Würmer befinden sich im Kolon und Rektum. Sie wandern nachts durch die Analöffnung in die Perianalregion, um dort ihre Eier abzulegen, in denen innerhalb weniger Stunden infektionsfähige Larven entstehen. Eine nicht auskurierte Oxyuriasis kann nicht nur zu körperlichen Konsequenzen führen (unstillbarer, vor allem nächtlicher Juckreiz, Superinfektion von Exkoriationen, Schlafstörungen, Vulvovaginitis durch Wurmmigration in den weiblichen Genitaltrakt), sondern auch eine erhebliche Stigmatisation der infizierten Person bewirken. Zudem finden sich mitunter bei verwurmten Personen psychische Folgesymptome, wie Ekel vor sich selbst. Der heftige, durch die Migration ausgelöste Juckreiz führt zum Kratzen, viele Eier geraten unter die Fingernägel, andere haften an Schlafanzug, Unter- oder Bettwäsche. Erstere können ingestiert, letztere inhaliert werden (Staubeier) und dann in die Speiseröhre gelangen.

Der vollständige Entwicklungszyklus dauert meist zwischen 20 und 40 Tagen. Das Weibchen legt in seiner durchschnittlich zwei- bis sechswöchigen Lebenszeit etwa 10.000 Eier ab, deren Größe $20 \times 60\,\mu m$ beträgt (Abb. 10.1). Der Mensch kann sich nicht nur bei anderen infizieren, sondern auch bei sich selbst (Auto-Infektion). Die

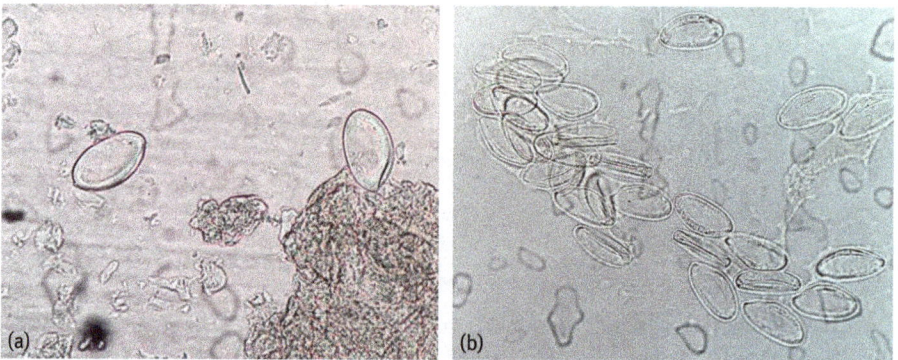

Abb. 10.1: Eier des Madenwurms (*Enterobius vermicularis*). (Bildquelle: Norman Lippmann, Leipzig.)

Klebestreifen-(Tesafilm-) Analabklatschmethode ist diagnostisch: Ein transparenter Klebestreifen wird morgens (vor dem Waschen und vor dem ersten Stuhlgang) auf die Perianalregion gedrückt und wieder abgezogen. Der Klebestreifen wird anschließend auf einen Objektträger aufgedrückt und das Präparat mikroskopisch untersucht. Zur Diagnose und Therapiekontrolle sind mindestens drei Klebestreifenpräparate, jeweils an aufeinanderfolgenden Tagen gewonnen, erforderlich, da von den Weibchen nicht an jedem Tag Eier abgelegt werden.

Therapie der Wahl ist Mebendazol 100 mg als Einmalgabe (Kinder ab 2 Jahren und Erwachsene), ggf. zu wiederholen nach 14 und 28 Tagen. Alternativen sind Albendazol 400 mg einmalig, Pyrvinium 5 mg/kg KG (ab dem 4. Lebensmonat) oder Pyrantel 10 mg/kg KG (ab dem 7. Lebensmonat) und höher dosiertes Albendazol (14 mg/kg KG) als Einzeldosis ggf. wiederholt nach 14 und 28 Tagen. Schwangere sollten, wenn dringend erforderlich, erst nach dem ersten Trimenon behandelt werden
Selbst extensive hygienische Maßnahmen schützen nicht vor der Inhalation von Wurmeiern, daher sollte beim Umgang mit kontaminierter Wäsche ein Mundschutz getragen werden. Antiparasitäre Therapien müssen bei rezidivierenden Infektionen wiederholt durchgeführt werden, da die Wirkstoffe zwar gegen die jugendlichen und adulten Würmer hochwirksam sind, nicht jedoch gegen die Larven und Eier. Da die Eier von *Enterobius* hochinfektiös sind, ist häufig die ganze Familie beziehungsweise alle Haushaltsangehörige mit infiziert. Die Familie muss daher in die Untersuchungen mit einbezogen werden, wenn eine Infektion nach Therapie mit Mebendazol persistiert. Resistenzen sind nicht bekannt. Sollte die Infektion trotz wiederholter Familientherapie rezidivieren, sind Umgebungsuntersuchungen (Kindergarten, Schule, Verwandtschaft, Freundeskreis) erforderlich, um die Infektionsquelle zu identifizieren.

10.5 Askariasis (*Ascaris lumbricoides*)

Die Spulwurminfektion ist eine ubiquitäre und die vielleicht häufigste Wurminfektion weltweit. Die Askariasis betrifft mindestens ein Fünftel bis zu einem Viertel der Menschheit. Der Mensch ist der einzige Wirt. Die Verbreitung beruht auf schlechten hygienischen Verhältnissen, wenn die Trennung zwischen Ab- und Brauchwasser unzureichend ist und die Düngung von Gemüse mit menschlichem Stuhl („Kopfdüngung") vorgenommen wird. In den Industrieländern liegt die Prävalenz unter 1 %. Infektionen werden in Deutschland sporadisch auch ohne Reiseanamnese beobachtet. Hier werden Infektionen häufiger durch die eng verwandte zoonotische Spezies *Ascaris suum* hervorgerufen. In Hochendemiegebieten infizieren sich kleine Kinder, wenn sie auf mit Menschenstuhl kontaminiertem Boden krabbeln. Die Infektion kann auch durch kontaminiertes Trinkwasser, eihaltige Erde oder Staub erworben werden.

Die Spulwurminfektion stellt sich klinisch in zwei Phasen dar: ein akutes Larvenmigrationsstadium und ein chronisches Stadium, das durch adulte Würmer hervorgerufen wird. Das akute Stadium kann unbemerkt verlaufen oder bei massivem Befall zu einem febrilen eosinophilen Syndrom führen, das durch Fieber, hohe Bluteosinophilenzahl und flüchtige Infiltrate in der Lunge (sog. Löffler-Infiltrate) gekennzeichnet ist. Die Diagnostik in diesem Stadium, das zehn bis 14 Tage *post infectionem* beginnt, beruht auf dem Nachweis von spezifischen Antikörpern. Irrlaufende juvenile Würmer können in das Genitalsystem, die Trachea und Bronchien einwandern und aus der Nase, dem Auge oder dem Bauchnabel austreten. Das chronische Stadium kann ebenfalls asymptomatisch verlaufen und ist durch die Lebensdauer der adulten Würmer von maximal 1,5 Jahren begrenzt. Komplikationen sind die Verlegung der Gallengänge oder des Pankreasganges mit entsprechenden Symptomen wie Gallenkoliken, intermittierendem Ikterus und Pankreatitis oder, bei massivem Befall, Volvolus, Darmperforationen, Appendizitis und Ileus. Die Diagnostik in diesem Stadium beruht auf dem Nachweis typischer befruchteter oder unbefruchteter Wurmeier im Stuhl oder, wenn keine Auslandsaufenthalte anamnestisch bekannt sind, auf der Serologie. Eine positive Serologie ohne Nachweis von Wurmeiern im Stuhl kann auf eine frühe Infektion in der Phase der Präpatenzzeit, d. h. wenn noch keine Eier produziert werden, oder auf eine eingeschlechtliche Infektion durch männliche Adultwürmer zurückgeführt werden. Die ca. 15–35 cm langen Adultwürmer mit einem Durchmesser von 2–4 mm lassen sich mitunter durch bildgebende Verfahren nachweisen und sind durch ihre typische Form erkennbar (Abb. 10.2).

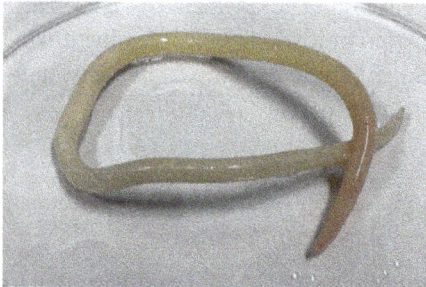

Abb. 10.2: Adulter *Ascaris lumbricoides*. (Bildquelle: Norman Lippmann, Leipzig.)

Die Therapie besteht bei Erwachsenen und Kindern ab dem zweiten Jahr in der Gabe von Mebendazol 2 × 100 mg/d über drei Tage. Kleinkinder sollten nur bei manifesten Gedeihstörungen vor dem ersten Lebensjahr behandelt werden und Schwangere, wenn dringend erforderlich, erst nach dem ersten Trimenon.

10.6 Peitschenwurminfektion (*Trichuris trichiura*)

Die Peitschenwurminfektion betrifft ca. 800 Mio. Menschen weltweit. Die Infektion wird in ähnlicher Weise wie die Spulwurminfektion erworben, simultane Koinfektionen sind daher keine Seltenheit. Die ca. 3 cm langen Rundwürmer weisen ein

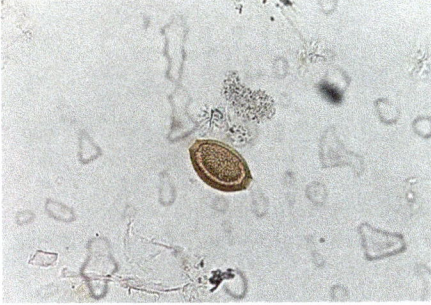

Abb. 10.3: Ei des Peitschenwurms (*Trichuris trichiura*). (Bildquelle: Norman Lippmann, Leipzig.)

typisches fadenförmiges Vorderende auf. Das Reifen einer infektionstüchtigen Larve nimmt zwei bis vier Wochen in Anspruch. Der Mensch ist der einzige Wirt. Die überwiegende Zahl der Infektionen verläuft asymptomatisch. Bei massivem Befall können vor allem bei Kindern Dysenterie, schleimig blutige Durchfälle, Tenesmen, Rektumprolaps und Malnutrition auftreten. Bei Erwachsenen sind hartnäckige Störungen des unteren Urogenitaltrakts nicht selten. Die Diagnose erfolgt durch den Nachweis typischer Eier im Stuhl (Abb. 10.3). Die Therapie besteht in einer mindestens 3- bis zu 6-tägigen Behandlung mit Mebendazol 2 × 100 mg/d oder Albendazol 1 × 400 mg/d. Schwangere sollten mit beiden Präparaten, wenn dringend erforderlich, erst nach dem ersten Trimenon behandelt werden.

10.7 Heringswurmkrankheit (*Anisakis spp.*)

Wer gerne rohen Seefisch konsumiert, der in vielen Ländern Asiens, Nordamerikas und des pazifischen Raums als Delikatesse gilt, setzt sich einem erhöhten Risiko einer Anisakiasis aus. *Anisakis* sind Verwandte der Spulwürmer, die Salzwasserfische parasitieren. Beim Menschen kommt am häufigsten die Infektion mit Larven von *Anisakis* (*A.*) *simplex* oder *A. marina* vor. Die Adultwürmer leben im Intestinaltrakt von Meeressäugern (Walen, Delphinen, Robben usw.). *Anisakis*-Infektionen sind besonders häufig in Ländern, in denen der Verzehr von rohem oder unzureichend gekochtem Fisch quasi zur Volksküche gehört. Dazu zählen Japan, USA und Kanada (insbesondere asiatische Einwanderer), Neuseeland, einige pazifische Inseln und die Niederlande („grüner Hering"). Weltweit wird zwar nur über mehrere Hundert Erkrankungsfälle von Anisakiasis pro Jahr berichtet; es muss aber von einer hohen Dunkelziffer ausgegangen werden. Wichtige Ansteckungsquellen sind die auch in Europa immer beliebter werdenden Roh-Fischgerichte Sushi, Sashimi sowie Matjesheringe (Abb. 10.4).

Die ersten Symptome treten etwa 12–24 h nach der Infektion mit Anisakis-Larven auf. Typischerweise kommt es zu heftigen Bauchschmerzen, Übelkeit mit Erbrechen und Durchfall. Die Infektion kann auf die Speiseröhre beschränkt bleiben. Dann werden die Larven häufig ausgehustet und lassen sich im Speichel nachweisen. Im wei-

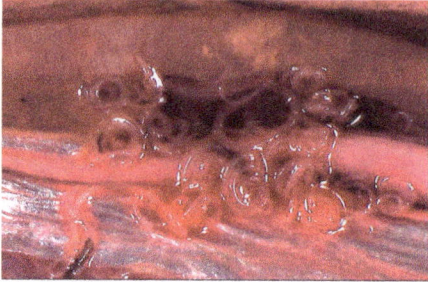

Abb. 10.4: *Anisakis*-Larven im Kadaver eines Atlantischen Herings. Quelle: Anilocra, Wikimedia Commons.

teren Krankheitsverlauf treten epigastrische Schmerzen, Gewichtsverlust und Appetitlosigkeit auf. Klinisch kommt es bei Anisakiasis zu Ulzerationen im Gastrointestinaltrakt, die histologisch eosinophilen Granulomen entsprechen. Die Beschwerden dauern meist über die Lebenszeit der Larven an (rund drei Wochen) und gehen durch den Abbau der Larven in chronische Beschwerden im Unterbauch über. Komplikationen sind Ileus und Magen- oder Darmperforationen. Neben der Anamnese deutet eine Bluteosinophilie auf die Infektion hin. Sie wird bestätigt durch die Detektion spezifischer Antikörper und die Endoskopie, mit der sich an der Magen- oder Darmwand angeheftete *Anisakis*-Larven nachweisen lassen. Die Endoskopie erlaubt es überdies, Biopsien für den Nachweis eosinophiler Granulome zu gewinnen. Durch Stuhluntersuchungen ist die Anisakiasis andererseits nicht diagnostizierbar, da keine Eier in den Stuhl ausgeschieden werden. Zu den therapeutischen Maßnahmen gehören der Therapieversuch mit Albendazol 2 × 400 mg/d für drei Tage, ebenso wie in schweren Fällen die Entfernung der Larven durch die interventionelle Endoskopie.

Einzige Möglichkeit, sich vor einer Infektion mit *Anisakis*-Larven und verwandten Erregern zu schützen, ist der Verzicht auf den Verzehr von rohem Fisch in den bekannten Endemiegebieten. Das Tiefgefrieren der Fische bei Temperaturen unter minus 20 °C für mindestens 10–24 h tötet die Larven sicher ab.

10.8 Zwergfadenwurminfektion (*Strongyloides stercoralis*)

Die Infektion mit dem Zwergfadenwurm *Strongyloides stercoralis* ist in subtropischen und tropischen Gebieten je nach Kontamination des Erdbodens mit menschlichen Fäkalien verbreitet (Abb. 10.5). Die Infektion betrifft ca. 50–100 Mio. Menschen, seltener Affen. Andererseits richtet sich die Schimpansen und Paviane betreffende Spezies *Strongyloides fuelleborni* in bestimmten Gebieten auch auf den Menschen. Aufgrund der diagnostischen Schwierigkeiten muss von einer hohen Dunkelziffer ausgegangen werden. In warmen Sommern kann eine solche Infektion sporadisch auch in Mitteleuropa erworben werden, z. B. beim Waten durch Schlamm in der Nähe von Abwasserkanälen. Anders als bei fäkal-oral erworbenen Nematoden, andererseits ähnlich wie bei dem verwandten Hakenwurm, erfolgt die Infektion perkutan. Der

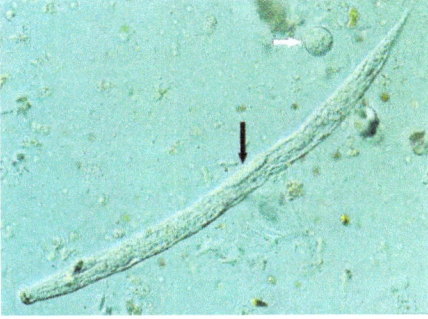

Abb. 10.5: Zwergfadenwurm-(*Strongyloides-stercoralis-*)Larve. Quelle: Centers for Disease Control and Prevention (CDC), Wikimedia Commons.

2–2,5 mm lange weibliche Adultwurm ist im Duodenum oder Jejunum lokalisiert und legt seine Eier dort ab, aus denen bereits im Darm infektiöse Larven schlüpfen. Diese ermöglichen die interne (durch Eindringen der Larven durch die Darmwand) und externe Re-Infektion. Allgemein kann die Infektion direkt oder indirekt (durch infektiöse Larven im feuchten kontaminierten Erdboden) erworben werden. Larven können perkutan wandern (Larva currens), aber auch durch die Lunge (sog. Löffler-Infiltrate). Besonders zu beachten ist die Möglichkeit einer Auto-Reinfektion mit jahrzehntelanger Persistenz und Auftreten eines akut lebensbedrohlichen *Strongyloides*-Hyperinfektionssyndroms mit massiver Dissemination der Wurmlarven in alle Organe. Eine schwer zu behandelnde Zwergfadenwurminfektion gilt als typisches Signal einer Koinfektion durch HTLV, kann aber auch auf eine HIV-Infektion hindeuten. Das Hyperinfektionssyndrom kann ferner bei immunsupprimierenden hämatologischen Erkrankungen und Antikörpermangelsyndromen auftreten. Wichtig ist der Ausschluss einer Zwergfadenwurminfektion daher vor Organspenden bzw. bei Organempfängern und der damit verbundenen iatrogenen Immunsuppression sowie vor immunsuppressiver Therapie bei Autoimmunkrankheiten.

Die Diagnostik beruht auf einem serologischen Suchtest (Cave: falsch-negative Befunde bei Immunsuppression) und spezifischen Anreicherungsverfahren aus frischem Stuhl (Untersuchungen nach Baermann, Harada-Mori, Agarplatten-Stuhlkultur). Mindestens drei Stuhlproben sollten so untersucht sein, bevor von einem negativen Ergebnis vor oder nach Therapie ausgegangen werden kann.

Therapie der Wahl ist Ivermectin 0,2 mg/kg KG/d für ein bis zwei Tage. Bei einem Hyperinfektionssyndrom sind nicht selten höhere Dosen sowie verlängerte und wiederholte Therapiezyklen erforderlich, was u. a. durch die geringe Toxizität von Ivermectin ermöglicht wird. Deutlich weniger effektiv sind Albendazol (2 × 400 mg/d über 7 Tage) und Mebendazol.

10.9 Hakenwurminfektion (*Ancylostoma duodenale, Necator americanus*)

Die Uncinariasis syn. Hakenwurminfektion wird durch die Spezies *Ancylostoma duodenale* und *Necator americanus* hervorgerufen. Die Infektion betrifft ca. 700 Mio. Menschen in (sub)tropischen Gebieten weltweit. In Deutschland erwies sich diese Infektion im vorletzten Jahrhundert als Ursache der heute noch als Berufskrankheit anerkannten „Bleichsucht des Bergarbeiters". Es handelte sich dabei um die von Hakenwürmern hervorgerufene Eisenmangelanämie. Die Infektionskette konnte damals wegen der wärmeren Temperaturen unter Tage im Bergwerk bei gleichzeitiger Kontamination mit menschlichem Stuhl aufrechterhalten werden.

Die adulten Würmer sind 6–11 mm lang und sondern täglich zahlreiche Eier, die die Larve enthalten, in den Stuhl ab. Die in die Umgebung ausgeschiedene Infektionslarve kann einige Monate in feuchtwarmem Erdboden überleben. Die Infektion des Menschen erfolgt perkutan, bei *Ancylostoma duodenale* gelegentlich auch peroral durch das Verschlucken larven-kontaminierten Wassers oder Nahrung. Es erfolgt eine systemische Larvenwanderung via Kapillaren, rechtes Herz und die Lungen. In den Alveolen reift die Larve und wird über das bronchiale Flimmerepithel in Richtung Trachea transportiert und sekundär verschluckt. Im Dünndarm reift sie dann zum Adultwurm heran. Die Lebensdauer der Würmer beträgt vier bis max. 15 Jahre. Das akute Stadium verläuft häufig asymptomatisch, kann aber in Einzelfällen zu juckenden Veränderungen an der Eintrittspforte bei perkutanem Eintritt als „ground itch", bei peroralem Eintritt als akute pseudoallergische Pharyngitis (Wakana) verlaufen. Während der Larvenmigrationsphase durch die Lunge ein bis zwei Wochen *post infectionem* kann sie zu einer eosinophilen Pneumonitis führen. Das chronische Stadium ist vor allem durch eine typisch mikrozytäre Eisenmangelanämie gekennzeichnet. Schwere chronisch intestinale Infektionen können darüber hinaus vor allem bei Kindern auch zur Malnutrition mit Proteinmangel, Ödemen und Gedeihstörungen führen.

Die Diagnose der Akutphase beruht auf der Anamnese, wandernden Infiltraten in der Lunge und der erheblichen Bluteosinophilie. Serologische Verfahren stehen noch nicht zur Verfügung. Die Diagnose der chronischen Phase erfolgt durch parasitologische Stuhluntersuchungen. Dabei muss beachtet werden, dass die Zeit zwischen Infektion und Ei-Produktion (Präpatenzzeit) 40–60 Tage in Anspruch nimmt.

Die Therapie erfolgt mit Mebendazol 2 × 100 mg/d für drei Tage oder Albendazol 400 mg als Einmalgabe (vorzuziehen in der Akutphase). Ebenfalls wirksam ist Pyrantel.

10.10 Weiterführende Literatur

[1] Burchard GD, Löscher T. Intestinale Nematodeninfektionen. In: Tropenmedizin in Klinik und
     Praxis. Burchard GD, Löscher T, Hrsg. 4. Aufl. Thieme Verlag Stuttgart; 2010. S. 770–789.
[2] Müller-Stöver I, Richter J, Steuer S, Ivens K, Häussinger D. Diagnostik vor
     Organtransplantationen bei Spendern und Empfängern aus Ländern mit hoher Prävalenz
     parasitärer Erkrankungen. Tx Med. 2005; 17: 38–41.
[3] Piekarski G. Medizinische Parasitologie in Tafeln. 3. Aufl.; Springer-Verlag Berlin, Heidelberg,
     New York; 1987.
[4] Richter J, Häussinger D, Mehlhorn H. Madenwurminfektion. Eine häufige, aber wenig beachtete
     Parasitose. Dtsch Ärztebl. 2003; 2003: A 2771.
[5] Richter J, Schwarz U, Duwe S, Ellerbrok H, Poggensee G, Pauli G. Rezidivierende Strongyloidose
     als Indikator einer HTLV-infektion. Dtsch Med Wochenschr. 2005; 130: 1007–1010.

10.10.1 Weiterführende Internetadressen

– Detaillierte Erregersteckbriefe aller in diesem Kapitel genannten Nematoden abrufbar über:
   www.rki.de, www.who.int und www.cdc.gov

Christoph Lübbert

11 Typhus abdominalis, Paratyphus

11.1 Definition

Typhus (auch Typhus abdominalis, typhoides Fieber oder enterisches Fieber) ist eine Infektionskrankheit, die durch *Salmonella Typhi* (*Salmonella enterica ssp. enterica* Serovar Typhi) hervorgerufen wird. Paratyphus wird durch Infektion mit *Salmonella Paratyphi* (*Salmonella enterica ssp. enterica* Serovar Paratyphi) ausgelöst. Typhus und Paratyphus gehören zu den zyklischen, systemischen Infektionskrankheiten.

11.2 Erreger

Erreger sind *Salmonella enterica* Serovare Typhi bzw. Paratyphi A, B und C aus der Familie der Enterobacteriaceae. Es handelt sich um obligat humanpathogene gramnegative, bewegliche, begeißelte Bakterien, die nicht sporenbildend und fakultativ anaerob sind.

Für die wichtigsten Serovare (Serotypen) von *Salmonella enterica* sind zur mikrobiologischen Feindifferenzierung verschiedene Systeme der Lysotypie (Phagentypisierung) verfügbar. Entsprechende Stämme können mit verschiedenen molekularbiologischen Methoden (z. B. Pulsfeld-Gelelektrophorese [PFGE], Plasmidanalyse) weiter charakterisiert werden. Die Feintypisierung kann zur Aufklärung von Ausbruchsgeschehen beitragen, indem sie auf Infektionen aus gleicher Quelle hinweist.

Salmonellen des Serovars Paratyphi B können sowohl enteritische als auch systemische Verlaufsformen hervorrufen und werden demnach in zwei unterschiedliche Pathovare mit jeweils eigenen biologischen Charakteristika eingeteilt.

11.3 Epidemiologie

Beide Erreger sind weltweit verbreitet. Die globale jährliche Inzidenz von Typhus abdominalis wird auf etwa 22 Mio. Erkrankungen und 200.000 Todesfälle geschätzt. In Bezug auf Paratyphus wird von mehr als 5 Mio. Erkrankungsfällen ausgegangen. In Ländern mit unzureichenden hygienischen Bedingungen, z. B. in Afrika, Südamerika, Indien und Südostasien, sind besonders hohe Erkrankungszahlen sowie wiederholte Ausbrüche und Epidemien zu verzeichnen.

In Deutschland konnte die Zahl der Erkrankungen nach dem Zweiten Weltkrieg durch eine erhebliche Verbesserung der hygienischen Bedingungen stark vermindert werden. Die bundesweite Inzidenz lag nach Angaben des Robert Koch-Instituts (RKI) im Jahr 2014 bei 0,1 Erkrankungen pro 100.000 Einwohner (zum Vergleich: 1951 be-

DOI 10.1515/9783110464757-013

trug die Inzidenz noch 10,6 Erkrankungen pro 100.000 Einwohner). Entsprechend der Meldepflicht gemäß Infektionsschutzgesetz (IfSG) wurden im Jahr 2014 (vor Beginn der Massenankunft von Flüchtlingen in Deutschland) an das RKI 58 Fälle von Typhus abdominalis übermittelt. Mindestens 96 % der Erkrankungen wurden importiert. Dabei entfielen 47 importierte Fälle (85 %) auf Länder in Asien; am häufigsten (44 %) wurde Indien angegeben.

Auch die Inzidenz von Paratyphus ist in den vergangenen Jahrzehnten in Deutschland deutlich zurückgegangen. Die Zahl der übermittelten Fälle betrug 26 im Jahr 2014. Über 90 % der Erkrankungen an Paratyphus wurden importiert (am häufigsten aus Indien, Thailand, Kambodscha und Pakistan). Aktuelle Fallzahlen zu Typhus und Paratyphus sowie weitere epidemiologische Kenngrößen sind im jeweils aktuellen Infektionsepidemiologischen Jahrbuch des RKI unter www.rki.de/jahrbuch aufgeführt.

11.4 Reservoir

Reservoir für *S. Typhi* und *S. Paratyphi* ist der Mensch. Bei der Verbreitung der Krankheit spielen klinisch inapparent erkrankte Personen und Dauerausscheider eine wichtige Rolle. In seltenen Fällen können Haustiere Reservoir für *S. Paratyphi* B sein (z. B. Rinder). Die in den letzten Jahren zunehmend beobachteten *S.-Paratyphi*-B-Stämme aus Geflügelbeständen beispielsweise gehören zu den enteritischen Pathovaren, die im Gegensatz zum klassischen, systemischen Pathovar keine systemische Paratyphus-Erkrankung hervorrufen können. Es können lediglich leichtere klinische Symptome wie z. B. Durchfälle auftreten.

11.5 Infektionsweg und Inkubationszeit

Die Übertragung erfolgt vorwiegend durch die Aufnahme von Wasser und Lebensmitteln, die durch Erregerausscheidungen (Stuhl, Urin) kontaminiert wurden. Eine direkte fäkal-orale Übertragung von Mensch zu Mensch ist möglich, aber von untergeordneter Bedeutung. Die minimale Infektionsdosis ist geringer als bei den klassischen Enteritis-Salmonellen und beträgt 10^2 bis 10^3 Erreger. Allerdings ist die tatsächlich erforderliche Infektionsdosis abhängig von der Empfänglichkeit des Patienten (Alter, Immunitätslage, Komorbiditäten, pH-Wert des Magens). Die Inkubationszeit beträgt bei Typhus abdominalis ca. drei bis 60 Tage (meist acht bis 14 Tage) und bei Paratyphus ca. ein bis zehn Tage.

11.6 Dauer der Ansteckungsfähigkeit

Ansteckungsgefahr besteht durch Erregerausscheidung im Stuhl ab ungefähr einer Woche nach Erkrankungsbeginn. Die Ausscheidung kann über Wochen nach dem Abklingen der Symptome anhalten und in 2–5 % der Fälle in eine lebenslange symptomlose Ausscheidung übergehen.

11.7 Klinik

11.7.1 Typhus abdominalis

Das Prodromalstadium beginnt mit uncharakteristischen Beschwerden wie Kopfschmerzen, Gliederschmerzen, evtl. auch subfebrilen Temperaturen. Bei unbehandelten Fällen kommt es innerhalb von zwei bis drei Tagen zu einem hochfieberhaften Krankheitsbild mit Temperaturen zwischen 39 °C und 41 °C und deutlichem allgemeinen Krankheitsgefühl (Kopfschmerzen, beginnender Somnolenz [altgriechisch *typhos* – „benebelter Geisteszustand"], unspezifischen Abdominalbeschwerden, Gliederschmerzen). Die hohen Temperaturen um 40 °C können bis zu drei Wochen anhalten (Fieberkontinua) (Abb. 11.1). Die Patienten leiden zunächst unter Obstipation, später kommt es häufig zu erbsbreiartigen Durchfällen (Abb. 11.2). Zwar typisch, aber nur selten zu sehen sind hellrote, stecknadelkopfgroße (2–4 mm), nichtjuckende Hauteffloreszenzen (Roseolen) (Abb. 11.3), zumeist an der Bauchhaut. Auffällig ist eine diagnostisch nutzbare relative Bradykardie, die aber nicht obligat ist.

Komplikationen wie Darmblutungen und -perforationen mit konsekutiver Peritonitis, nekrotisierende Cholezystitis, thrombembolische Ereignisse, Osteomyelitis, En-

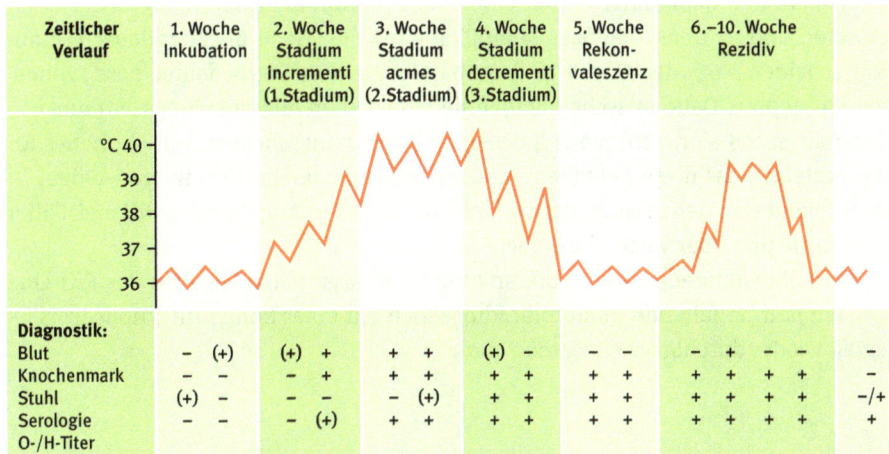

Zeitlicher Verlauf	1. Woche Inkubation	2. Woche Stadium incrementi (1.Stadium)	3. Woche Stadium acmes (2.Stadium)	4. Woche Stadium decrementi (3.Stadium)	5. Woche Rekonvaleszenz	6.–10. Woche Rezidiv
Diagnostik:						
Blut	− (+)	(+) +	+ +	(+) −	− −	− + − − −
Knochenmark	− −	− +	+ +	+ +	+ +	+ + + + −
Stuhl	(+) −	− −	− (+)	+ +	+ +	+ + + + −/+
Serologie O-/H-Titer	− −	− (+)	+ +	+ +	+ +	+ + + + +

Abb. 11.1: Stadienabhängiger Verlauf des Typhus abdominalis.

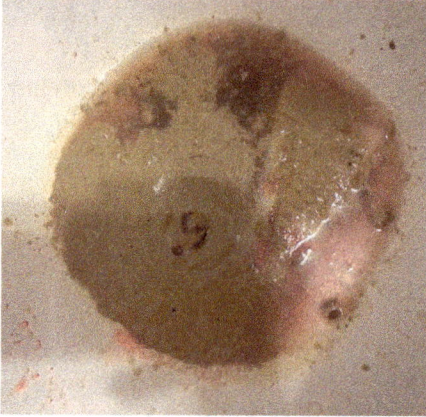

Abb. 11.2: Durchfall bei Typhus abdominalis (Bildquelle: Wikimedia Commons, https://upload.wikimedia.org/wikipedia/commons/b/ba/Typhoid_Stool.jpg).

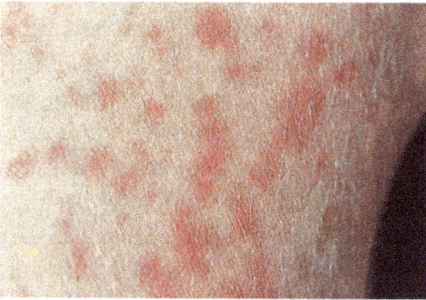

Abb. 11.3: Typhus-Roseolen im Bereich der oberen Bauchhaut. (Bildquelle: Springer-Verlag, Heidelberg, aus: Fischer M, Schliemann S. Hautarzt 2015; 65: 862–872.)

dokarditis oder Meningitis können auftreten. Bei nicht antimikrobiell behandelten Patienten schließt sich u. U. eine verlängerte Phase der Rekonvaleszenz an. Bei weiterhin nachweisbaren subfebrilen Temperaturen ist mit dem Auftreten eines Rezidivs zu rechnen. Bei Kleinkindern unter einem Jahr verläuft die Erkrankung in der Regel schwerer, und es treten häufiger Komplikationen auf. Nach überstandener Erkrankung scheiden 2–5 % der Infizierten dauerhaft Erreger aus. Das bedeutet, dass Typhus- bzw. Paratyphus-Dauerausscheider (definiert über einen Ausscheidungszeitraum von länger als sechs Monaten) meist lebenslang Erreger ausscheiden und ein hohes Risiko besteht, dass diese Personen zu einer Infektionsquelle für andere werden. In Deutschland ermittelte Dauerausscheider sind nach den Angaben des RKI meist älter als 50 Jahre und überwiegend weiblich.

Eine überstandene Typhus-Erkrankung hinterlässt nach Angaben des RKI eine etwa ein Jahr anhaltende Immunität, die jedoch mit einer hohen Infektionsdosis jederzeit wieder durchbrochen werden kann.

11.7.2 Paratyphus

Der klinische Verlauf bei Paratyphus ist ähnlich wie bei Typhus, jedoch meist leichter ausgeprägt. So treten häufiger gastroenteritische Verlaufsformen mit Durchfällen, Übelkeit, Erbrechen, abdominellen Schmerzen und Fieber bis 39 °C auf. Die Krankheitsdauer beträgt in der Regel vier bis zehn Tage.

11.8 Diagnostik

Typhus- und Paratyphus-Erkrankungen werden klinisch vielfach mit grippalen Infekten oder bei Tropenrückkehrern mit der Malaria verwechselt. Bei jeder über vier Tage dauernden hochfieberhaften Erkrankung ohne zunächst feststellbaren Organbefund müssen Typhus und Paratyphus daher in die differentialdiagnostischen Überlegungen einbezogen werden, insbesondere nach Reisen oder längeren Aufenthalten in Endemiegebieten.

Folgende Laborbefunde können Hinweise auf Typhus- und Paratyphus-Erkrankungen geben:
- Leukopenie,
- Linksverschiebung der neutrophilen Granulozyten,
- Aneosinophilie (Aneosinozytose),
- in Relation zur klinischen Krankheitsschwere eher geringe Erhöhung der Leberenzyme, des C-reaktiven Proteins (CRP) und der Blutsenkungsgeschwindigkeit (BSG).

11.8.1 Erregernachweis

Die beweisende Diagnostik von Typhus oder Paratyphus ist der direkte Erregernachweis, der aus Blut, Knochenmark, Urin, Stuhl und Duodenalsekret erfolgen kann. Der Nachweis gelingt am sichersten mit kultureller Anzucht aus dem Blut (Blutkultur) im Stadium der Fieberkontinua (Abb. 11.1) bei nicht antibiotisch behandelten Patienten. Stuhlkulturen sind in dieser Zeit häufig negativ, sie werden in etwa 75 % der Fälle in der zweiten oder dritten Erkrankungswoche positiv. Isolierte Stämme sollten im Interesse der nationalen Surveillance in Deutschland an das Nationale Referenzzentrum (NRZ) für Salmonellen und andere bakterielle Enteritis-Erreger am RKI (Bereich Wernigerode, Informationen im Internet unter www.rki.de/DE/Content/Infekt/NRZ/ Salmonellen/salmo_node.html) übersandt werden.

11.8.2 Antikörper-Nachweis

Der einfachste Test ist die Bestimmung agglutinierender Antikörper gegen *S.-Typhi*-O-oder -H-Antigene im Serum (Widal-Test). Dieser Test weist jedoch Probleme hinsichtlich der Sensitivität und Spezifität auf und ist nur in direktem Zusammenhang mit einer klinisch oder epidemiologisch gesicherten Typhus-Erkrankung aussagekräftig. Antikörper-Titer ab 1 : 2.000 oder ein 4-facher Titeranstieg können außerhalb der Endemiegebiete, z. B. in Deutschland, als serologischer Hinweis auf eine Infektion gewertet werden. Die Antikörperbestimmung gilt jedoch entsprechend der Falldefinition des RKI nicht als Laborbestätigung einer manifesten Erkrankung.

11.8.3 Indirekte Nachweisverfahren

Im Rahmen einer Infektion mit *S. Typhi* oder *S. Paratyphi* A tritt regelmäßig eine Beteiligung der Gallenwege auf (meist in der ersten bis zweiten Erkrankungswoche), wobei Kinder häufiger als Erwachsene betroffen sind. Entsprechende Verläufe von Typhus bzw. Paratyphus sind nicht nur bei der chronischen Form, sondern auch in akuten Fällen gut sonographisch darstellbar (mit prominenten intrahepatischen Gallenwegen und selten nachweisbarer akalkulöser Cholezystitis), woraus sich praktische diagnostische Implikationen für Patienten mit unklarem Fieber ergeben können.

11.9 Therapie

Bei Typhus und Paratyphus muss mit schwer verlaufenden klinischen Krankheitsbildern gerechnet werden. An Typhus oder Paratyphus Erkrankte sollten in jedem Fall zügig antibiotisch behandelt werden. Empfohlen wird primär eine Therapie mit Fluorchinolonen (Gyrase-Hemmern) wie Ciprofloxacin (2–3 × 400 mg i. v., nur für Erwachsene) oder mit einem Breitspektrum-Cephalosporin wie z. B. Cefotaxim (3 × 2 g i. v.) über einen Zeitraum von zwei Wochen. Die klassische, in den sog. Entwicklungsländern noch weit verbreitete Therapie mit Chloramphenicol hat bei gleicher oder geringerer Wirksamkeit mehr mögliche Nebenwirkungen, so dass sie nicht mehr als Mittel der Wahl anzusehen ist. Andere prinzipiell geeignete Substanzen sind Cotrimoxazol und Aminopenicilline. Wegen massiver Resistenzentwicklung (vor allem gegenüber Chloramphenicol, Cotrimoxazol und Ampicillin/Amoxicillin) in den Endemiegebieten hat die Gefahr eines Therapieversagens in den letzten Jahren leider stark zugenommen. Die Resistenzrate gegenüber dem Firstline-Antibiotikum Ciprofloxacin liegt in einzelnen Regionen Süd- und Südostasiens mittlerweile ebenfalls bei 50–90 %. Auch mit dem Auftreten Carbapenem-resistenter Isolate (z. B. durch Bildung von New-Delhi Metallo-ß-Laktamase Typ 1, NDM-1) ist im Einzelfall zu rechnen, insbesondere bei Import aus Indien und der VR China. Die Erregerisolate sollten daher unbedingt bezüglich ihrer Antibiotika-Empfindlichkeit (Resistogrammerstellung mit Angabe von MHK-Werten) getestet werden.

Eine antibakterielle Typhus-Therapie ist vor allem im Frühstadium der Erkrankung sehr erfolgreich. Die Letalität liegt dann im Allgemeinen unter 1 % und Komplikationen treten selten auf. Zur Sanierung von Dauerausscheidern wird die orale Gabe von Ciprofloxacin (bei ausreichender Suszeptibilität) über einen Zeitraum von vier Wochen empfohlen. Gute Erfolge wurden auch durch eine i. v. Therapie mit Cefotaxim oder Ceftriaxon für zwei Wochen erzielt. Bei Dauerausscheidern mit Gallensteinleiden ist eine chirurgische Sanierung mittels Cholezystektomie (unter gleichzeitiger Antibiotika-Therapie) erforderlich, da sich die Erreger vor allem im bakteriellen Biofilm auf den Gallensteinen befinden.

11.10 Präventions- und Bekämpfungsmaßnahmen

Typhus-Salmonellen werden in den meisten Fällen über Trinkwasser übertragen. In Endemiegebieten sollten Leitungswasser und damit hergestelltes Eis für Getränke konsequent gemieden werden. Auch rohe oder nicht ausreichend erhitzte Speisen, wie Blatt- und Feinkostsalate, Meeresfrüchte, ungeschältes Obst oder Säfte, können mit Typhus- oder Paratyphus-Erregern kontaminiert sein. Es gilt deshalb in besonderer Weise die alte Regel erfahrener Tropenreisender „Peel it, cook it, boil it or forget it!", ebenso wie die allgemein gültigen küchenhygienischen Regeln zur Verhinderung der Kontamination und der Vermehrung von Krankheitserregern in Lebensmitteln.

11.10.1 Impfung

Es stehen ein oral und ein parenteral zu applizierender Impfstoff gegen Typhus zur Verfügung, die besonders vor Reisen in die Endemiegebiete Asiens, Südamerikas und Afrikas sowie bei Ausbrüchen oder humanitären Katastrophen indiziert sind:
– Der orale Lebendimpfstoff (Typhoral®) wird dreimal als magensaftresistente Kapsel im 2–Tage-Abstand eingenommen. Er besitzt eine gute Verträglichkeit und verleiht ca. 50–60 % der Geimpften Schutz für mindestens ein Jahr. Eine Auffrischungsimpfung ist bei bestehendem Risiko nach einem Jahr indiziert.
– Der parenteral zu verabreichende Impfstoff aus hochgereinigtem Vi-Antigen (TyphimVi®) ist ebenfalls gut verträglich und bietet nach einmaliger Gabe ca. 60 % der geimpften Erwachsenen und Kinder (über zwei Jahre) einen Impfschutz bis zu drei Jahren.

Die bisherigen Studien zur Wirksamkeit gehen von den durch Impfung induzierten Antikörpern aus. Klinische Kontrollstudien bei Reisenden fehlen leider fast völlig.

11.10.2 Maßnahmen für Patienten und Kontaktpersonen

An Typhus oder Paratyphus erkrankte Personen sollten nach Möglichkeit stationär behandelt werden (Ausnahmen: leichter Verlauf, gute ambulante Betreuung). Die Pflege der Patienten erfordert konsequente Hygienemaßnahmen (Unterbringung im Einzelzimmer, strikte Händedesinfektion, Kitteltausch nach jedem Patientenkontakt). Nach der Entlassung aus der stationären Behandlung bzw. nach dem Abschluss einer ambulanten Behandlung werden die Patienten durch das zuständige Gesundheitsamt weiter beobachtet (§ 29 Abs. 1 IfSG), bis ein negatives Ergebnis von insgesamt drei Stuhluntersuchungen vorliegt (erste Stuhlprobe frühestens 24 h nach Abschluss der antimikrobiellen Therapie, Abstand der Proben mindestens ein bis zwei Tage). Eine Wiederzulassung zum Schulunterricht oder zu sonstigen Gemeinschaftseinrichtungen bzw. zu beruflicher Tätigkeit ist nach klinischer Genesung und Vorliegen von drei konsekutiv negativen Stuhlbefunden möglich. Personen, die an Typhus oder Paratyphus erkrankt sind oder bei denen der dringende Verdacht auf eine Erkrankung besteht, dürfen gemäß § 42 IfSG bei der Herstellung, der Behandlung oder dem Inverkehrbringen vom IfSG definierter Lebensmittel nicht tätig sein, wenn sie mit diesen in Berührung kommen. Das gilt auch für Personen, die zeitweilige Ausscheider bzw. Dauerausscheider von *S. Typhi* oder *S. Paratyphi* sind, sowie für Beschäftigte in Küchen von Gaststätten und sonstigen Einrichtungen mit Gemeinschaftsverpflegung. Bei diesen Personengruppen sind nach durchgemachter Erkrankung sorgfältige Kontrolluntersuchungen zum Ausschluss einer Dauerausscheidung notwendig. Bei nicht sanierbaren Dauerausscheidern sind eine Belehrung über hygienische Verhaltensregeln und die Vermeidung von Infektionsrisiken zwingend erforderlich. Im Falle der beabsichtigten Aufnahme in ein Heim kann im Einverständnis mit der Einrichtung und in enger Zusammenarbeit mit dem zuständigen Gesundheitsamt meist eine individuelle Regelung (sanitärhygienische Bedingungen, Verhaltensanforderungen) getroffen werden (z. B. eigene Toilette), die eine Zulassung zur Gemeinschaftseinrichtung ermöglicht. Eine wirksame postexpositionelle Prophylaxe ist nicht bekannt.

11.10.3 Maßnahmen bei Ausbrüchen

Bei Ausbrüchen ist die schnellstmögliche Identifikation der Infektionsquelle bzw. des Übertragungsmechanismus entscheidend, um geeignete Maßnahmen zur Erfassung der möglicherweise Infizierten und zur Verhinderung einer weiteren Erregerausbreitung einleiten zu können. Das zuständige Gesundheitsamt muss daher unverzüglich informiert werden. Besteht der Verdacht auf eine Übertragung durch bestimmte Lebensmittel, muss die zuständige Lebensmittelüberwachungsbehörde sofort in Kenntnis gesetzt werden. Isolierte Stämme sollten zur weiteren Typisierung und Charakterisierung möglichst rasch an das NRZ am RKI (Bereich Wernigerode) gesandt werden.

11.10.4 Meldepflicht

Dem Gesundheitsamt werden gemäß § 6 Abs. 1 Nr. 1 IfSG der Krankheitsverdacht, die Erkrankung sowie der Tod durch Typhus abdominalis und Paratyphus sowie gemäß § 7 Abs. 1 IfSG alle direkten Nachweise von *S. Typhi* oder *S. Paratyphi* namentlich gemeldet. Die Meldungen müssen dem Gesundheitsamt spätestens 24 h nach erlangter Kenntnis vorliegen. Das Gesundheitsamt übermittelt gemäß § 11 Abs. 1 IfSG an die zuständige Landesbehörde nur Erkrankungs- oder Todesfälle und Erregernachweise, die der Falldefinition gemäß § 4 Abs. 2 Nr. 2a IfSG entsprechen.

11.11 Weiterführende Literatur

[1]   Anwar E, Goldberg E, Fraser A, et al. Vaccines for preventing typhoid fever. Cochrane Database Syst Rev. 2014: CD001261.
[2]   Connor BA, Schwartz E. Typhoid and paratyphoid fever in travellers. Lancet Infect Dis. 2005; 5: 623–628.
[3]   Crump JA, Luby SP, Mintz ED. The global burden of typhoid fever. Bull World Health Organ. 2004; 82: 346–353.
[4]   Effa EE, Lassi ZS, Critchley JA, et al. Fluoroquinolones for treating typhoid and paratyphoid fever (enteric fever). Cochrane Database Syst Rev. 2011: CD004530.
[5]   Gunn JS, Marshall JM, Baker S, et al. Salmonella chronic carriage: epidemiology, diagnosis, and gallbladder persistence. Trends Microbiol. 2014; 22: 648–655.
[6]   Huang J, Wang M, Ding H, et al. New Delhi metallo-β-lactamase-1 in carbapenem-resistant Salmonella strain, China. Emerg Infect Dis. 2013; 19: 2049–2051.
[7]   Hugas M, Beloeil P. Controlling Salmonella along the food chain in the European Union – progress over the last ten years. Euro Surveill. 2014; 19: pii: 20804.
[8]   Monack DM, Mueller A, Falkow S. Persistent bacterial infections: the interface of the pathogen and the host immune system. Nat Rev Microbiol. 2004; 2: 747–765.
[9]   Nagaraja V, Eslick GD. Systematic review with meta-analysis: the relationship between chronic Salmonella typhi carrier status and gall-bladder cancer. Aliment Pharmacol Ther. 2014; 39: 745–750.
[10] Nichols C, Cruz Espinoza LM, von Kalckreuth V, et al. Bloodstream Infections and Frequency of Pretreatment Associated With Age and Hospitalization Status in Sub-Saharan Africa. Clin Infect Dis. 2015; 61 Suppl 4: S372–379.
[11] Parry CM, Hien TT, Dougan G, et al. Typhoid fever. N Engl J Med. 2002; 347: 1770–1782
[12] Rasheed JK, Kitchel B, Zhu W, et al. New Delhi metallo-β-lactamase-producing Enterobacteriaceae, United States. Emerg Infect Dis. 2013; 19: 870–878.
[13] Thaver D, Zaidi AK, Critchley J, et al. A comparison of fluoroquinolones versus other antibiotics for treating enteric fever: meta-analysis. BMJ. 2009; 338: b1865.
[14] Threlfall EJ, Ward LR, Skinner JA, et al. Ciprofloxacin-resistant Salmonella typhi and treatment failure. Lancet. 1999; 353: 1590–1591.
[15] Wain J, Hendriksen RS, Mikoleit ML, et al. Typhoid fever. Lancet. 2015; 385: 1136–1145.

11.11.1 Weiterführende Internetadressen

- Steckbrief der WHO, Genf. Abrufbar über:
  http://www.who.int/topics/typhoid_fever/en/
- Steckbrief der CDC, Atlanta, USA. Abrufbar über:
  http://www.cdc.gov/nczved/divisions/dfbmd/diseases/typhoid_fever/
- Steckbrief des RKI, Berlin. Abrufbar über:
  http://www.rki.de/DE/Content/Infekt/EpidBull/Merkblaetter/Ratgeber_Typhus_Paratyphus.html

Thomas Schneider, Verena Moos

12 Morbus Whipple

12.1 Definition

Der Klassische Morbus Whipple (M. Whipple) ist die systemische Infektion mit *Tropheryma whipplei (T. whipplei)*, die sich im mittleren Alter eher bei Männern manifestiert und hauptsächlich Symptome des Gastrointestinaltraktes (GI-Trakts), der Gelenke, oder des Zentralen Nervensystems verursacht [1].

12.2 Erreger

Der Erreger *T. whipplei* (früher *T. whippelii*) wurde erst in den 1990er Jahren durch die Amplifizierung der DNA für seine 16S-ribosomale RNA charakterisiert und in die Gruppe der G-C-reichen grampositiven Actinomycetales innerhalb der Actinobacteria eingeteilt [2]. Aber bereits 1907 wurde in der ersten Fallbeschreibung des „Klassischen M. Whipple" von George Hoyt Whipple eine Infektion vermutet, und diese Vermutung konnte aufgrund der erfolgreichen Therapie mit Antibiotika und erste elektronenmikroskopische Darstellungen des Erregers erhärtet werden.

In mit IL-4 und IL-10 deaktivierten Makrophagen gelang die erste noch instabile Anzucht von *T. whipplei*, während wenig später die stabile Kultivierung aus infizierten Herzklappen und die Sequenzierung des Erregergenoms erfolgte [3], die eine Charakterisierung zahlreicher Stämme und die Analyse von Antibiotika-Resistenzen ermöglichte.

Im reduzierten Genom von *T. whipplei* fehlen verschiedene Biosynthesewege für Aminosäuren und sein Proteom ähnelt dem von anderen bekannten intrazellulär lebenden Bakterien. *T. whipplei* weist eine Generationszeit von 18 Tagen auf und ist damit eines der am langsamsten wachsenden humanpathogenen Bakterien. Gegenüber Umweltfaktoren ist *T. whipplei* extrem resistent. Einzigartig ist seine Widerstandsfähigkeit gegenüber Glutaraldehyd.

12.3 Epidemiologie

Der „Klassische M. Whipple" betrifft hauptsächlich kaukasische Männer, die bei der Diagnosestellung meist um die 55 Jahre alt sind. Symptome können aber der Diagnose um Jahre vorangehen. Systematische Daten zur Inzidenz fehlen bislang. Sie wird geschätzt mit ca. 1 : 1.000.000 angegeben. Das Verhältnis von Männern zu Frauen lag in früheren Untersuchungen bei ca. 7–8 : 1, aber der Anteil an Frauen scheint zuzunehmen und im aktuellen deutschen Patientenkollektiv zeigt sich das Verhältnis von

DOI 10.1515/9783110464757-014

Männern zu Frauen mit 3 : 1 (unveröffentlichte Daten der Autoren). Die isolierte *T. whipplei*-induzierte Endokarditis macht ca. 6 % aller Endokarditiden in Deutschland aus.

12.4 Infektionsweg

Der Kontakt mit *T. whipplei*, der auch in Abwässern gefunden wird, scheint häufig und die Infektion fäkal-oral zu erfolgen. Bisher konnte kein anderes Reservoir von *T. whipplei* als der Mensch identifiziert werden: Es gibt gesunde Ausscheider und er wurde als Erreger von Gastroenteritiden im Kindesalter beschrieben. Nach Kontakt mit *T. whipplei* entwickelt sich der „Klassische M. Whipple" jedoch nur sehr selten in prädisponierten Patienten über viele Jahre hinweg. Der Genotyp des Erregers beeinflusst die Manifestation der Erkrankung nicht.

12.5 Klinik

12.5.1 Gastrointestinale Symptome

Gastrointestinale Symptome und Gelenkbeschwerden sind die charakteristischen Manifestationen des „Klassischen M. Whipple" [1, 4]. Die Tab. 12.1 fasst die gängigsten Symptome zusammen. Der massive Befall des Dünndarms mit *T. whipplei* in späten Krankheitsstadien verursacht chronische Diarrhö und in der Folge Malabsorption und Gewichtsverlust – bei schweren Verläufen bis zur Kachexie. Hypalbuminämie fördert die Entstehung von Aszites und peripheren Ödemen. Häufig sind die mesenterialen Lymphknoten vergrößert und führen zum Verdacht eines Malignoms. Die mittels Gastroskopie dokumentierten makroskopischen Veränderungen der Dünndarmschleimhaut sind meist nur sehr diskret und selbst beim Vorliegen einer deutlichen gastrointestinalen Symptomatik kommt eine ausgeprägte Lymphangiektasie (Abb. 12.1a) nur selten vor. Eine positive Periodic-Acid-Schiff-(PAS-)Reaktion der Dünndarmbiopsien ermöglicht aber in den allermeisten Fällen die Diagnose (Abb. 12.1b).

12.5.2 Extragastrointestinale Symptome

Neben dem GI-Trakt sind die Gelenke am häufigsten von der Infektion mit *T. whipplei* betroffen. Gelenkbeschwerden gehen den gastrointestinalen Symptomen meist um Jahre voran, so dass oft zunächst die Fehleinschätzung einer seronegativen Rheumatoiden Arthritis erfolgt. Die betroffenen Patienten werden in der Regel erfolglos immunsuppressiv behandelt, bis beim späteren Auftreten gastrointestinaler Symptome der M. Whipple diagnostiziert wird.

Tab. 12.1: Mögliche Symptome des M. Whipple.

Symptome	Sehr häufig	Weniger häufig	Selten
Gastrointestinal	– Chronische Diarrhö – Gewichtsverlust – Malabsorption	– Bauchschmerzen	– Gastrointestinale Blutungen
Systemisch	– Seronegative Arthritis – Lymphknotenvergrößerung – Kachexie – Labor: Erhöhung von BSG und CRP, Thrombozytose, Anämie, Hypoalbuminämie	– Fieber – Chronischer Husten – Serositis, Aszites – Periphere Ödeme – Tendosynovitis – Myalgien	– Uveitis – Symptome der Haut – Hepatomegalie – Splenomegalie – Pulmonale Rundherde – Niereninsuffizienz
Neurologisch (nur bei ca. 20 % der Patienten)	– Blicklähmung – Myoklonus	– Gedächtnisstörungen – Ataxie – Orientierungslosigkeit – Psychiatrische Veränderungen	– Gestörter Schlaf-wach-Rhythmus – Hyperphagie

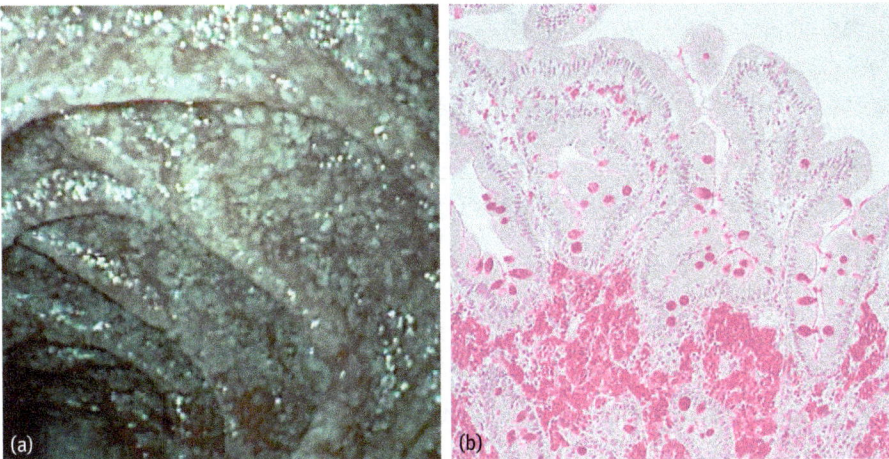

Abb. 12.1: Veränderungen der Duodenalschleimhaut beim M. Whipple: (a) Seltene makroskopische Veränderungen der duodenalen Schleimhaut mit M. Whipple typischen Lymphangiektasien. (b) Positive PAS-Reaktion in Dünnschnitten der duodenalen Lamina propria mit zahlreichen typischen Diastase-resistenten PAS-positiven Sickle-particle-containing-(SPC-)Zellen vom Typ I nach von Herbay [7].

Im Liquor gelingt der Nachweis von *T.-whipplei*-DNA mittels PCR bei ca. 40 % aller Patienten, aber nur bei ca. 20 % aller Patienten treten ZNS-Symptome auf [4], die ein breites Spektrum an neurologischen und psychiatrischen Veränderungen umfassen. Ein neurologischer Befall muss besonders sorgfältig behandelt und beobachtet werden, da er selbst bei effizienter antibiotischer Therapie zu progressiven, teils irreversiblen Schäden oder sogar zum Tod führen kann.

Gastrointestinale Probleme treten nicht in allen Fällen des M. Whipple auf und gerade Gelenke oder ZNS können auch einen isolierten Befall aufweisen. Daher sollte bei allen Patienten mittleren Alters, die unter behandlungsresistenter seronegativer rheumatoider Arthritis oder ungeklärten neurologischen Symptomen leiden, der M. Whipple in die Differentialdiagnose mit eingeschlossen werden.

T. whipplei kann sowohl im Rahmen des systemischen M. Whipple als auch isoliert die Herzklappen besiedeln und eine Endokarditis verursachen. Die isolierte *T. whipplei* induzierte Endokarditis macht in Deutschland ca. 6 % aller Fälle aus, und *T. whipplei* ist damit der vierthäufigste und unter den klassischen kulturnegativen der häufigste Erreger. Seltener können isolierte Infektionen mit T. *whipplei* aber auch Auge, Lunge, Niere, Haut, Lymphknoten oder andere Organe betreffen.

12.6 Differentialdiagnose

Der M. Whipple muss in der Regel von seronegativer Rheumatoider Arthritis und anderen Ursachen chronischer Diarrhö (z. B. M. Crohn, C. ulcerosa, Zöliakie, tropische Sprue, mykobakterielle Enteropathien) abgegrenzt werden. Die sichere Diagnose eines M. Whipple sollte durch Kombination von klassischen histologischen und modernen molekularbiologischen Methoden gestellt und mittels PAS-Reaktion, Molekularbiologie oder *T. whipplei*-spezifischer Immunhistochemie am betroffenen Gewebe gesichert werden [1].

12.6.1 PAS-Färbung

Die histologische Untersuchung von Dünndarmbiopsien (Duodenum oder Ileum) führt in der Regel zur Diagnose des M. Whipple. Sie zeigt in den meisten Fällen auch in Abwesenheit von gastrointestinalen Symptomen oder auffälliger Schleimhaut bei der Gastroduodenoskopie die typischen Diastase-resistenten PAS-positiven Sickle-particle-containing-(SPC-)Zellen in der Lamina propria (Abb. 12.1b). Die Entnahme von Biopsien aus dem Dünndarm ist daher bei jedem Verdacht auf M. Whipple indiziert. Da die Infektion oft nur punktuell auftritt, sollten unbedingt mehrere Biopsien gewonnen werden.

Bei isolierten extragastrointestinalen Manifestationen des M. Whipple kann die PAS-Färbung von Dünndarmbiopsien jedoch auch negativ ausfallen. Hier muss die

Diagnostik unbedingt auf Proben aus klinisch symptomatischen Geweben erweitert werden. Dabei sollte beachtet werden, dass die PAS-Färbung aus dem Kolon oder ZNS unspezifisch ist und nur in Zusammenhang mit spezifischeren Nachweisen zur Diagnose herangezogen werden sollte.

12.6.2 *T.-whipplei*-spezifische PCR

Die PCR ermöglicht den definitiven Erregernachweis durch die Untersuchung von verschiedenen Zielgenen und die Sequenzierung der PCR Produkte. In aseptischen Proben (z. B. Liquor, Synovialfluid, Lymphknoten, Aszites) kommt der PCR ein hoher diagnostischer Stellenwert zu.

Der molekularbiologische Nachweis von *T. whipplei* kann aufgrund asymptomatischer Trägerschaft auch aus dem GI-Trakt oder Stuhl gesunder Personen erfolgen und reicht ohne Bestätigung nicht zur sicheren Diagnose des M. Whipple. Daher und aufgrund der Gefahr von Kontaminationen sollte eine positive PCR unbedingt nur im Zusammenhang mit der Klinik betrachtet und zur Absicherung die Diagnose mittels Histologie bestätigt werden.

12.6.3 *T.-whipplei*-spezifische Immunhistochemie

Spezifische polyklonale und monoklonale Antikörper gegen *T. whipplei* ermöglichen den immunhistologischen Nachweis von *T. whipplei*. Die spezifische Immunhistochemie vereint die Vorteile von sowohl histologischer Bestätigung der Infektion als auch spezifischem Nachweis des Erregers, ist sehr sensitiv und kann die PAS-Färbung ergänzen.

12.6.4 Kultivierung

Die Kultivierung von *T. whipplei* wird momentan nicht zur Routine-Diagnose eingesetzt, da sie auf Grund des langsamen Wachstums des Erregers mehrere Monate in Anspruch nimmt. Die Kultivierung in spezialisierten Forschungseinrichtungen kann aber zur Bestimmung von z. B. Antibiotika-Resistenzen eingesetzt werden.

12.7 Therapie und Verlauf

12.7.1 Therapie

Ohne Behandlung ist der Verlauf des „Klassischen M. Whipple" in der Regel fatal. Die Behandlung erfolgte jahrelang empirisch, aber inzwischen wurden zwei prospektive

Behandlungsstudien durchgeführt (Tab. 12.2). Die erste zeigte die Gleichwertigkeit einer 14-tägigen Induktionstherapie mit entweder Meropenem oder Ceftriaxon, gefolgt von einer oralen Erhaltungstherapie mit Trimethoprim/Sulfamethoxazol (Cotrimoxazol) für zwölf Monate [5]. Die zweite Studie zeigte bei einer Initialtherapie mit Ceftriaxon die Gleichwertigkeit einer Erhaltungstherapie mit Cotrimoxazol für drei oder zwölf Monate [6].

Die Kombination von Doxycyclin und Hydroxychloroquin wirkte in *In-vitro*-Kulturen von *T. whipplei* am effektivsten und wird inzwischen auch erfolgreich bei der Therapie eingesetzt. Bei der Kombination von Doxycyclin (2 × 100 mg/täglich) und Hydroxychloroquin (3 × 200 mg/täglich) kann auf die i. v. Induktionstherapie verzichtet werden, und sie stellt daher eine vielversprechende Behandlungsalternative dar. Ergebnisse prospektiver Behandlungsstudien liegen zur rein oralen Therapie noch nicht vor, aber zurzeit wird eine Kombinationstherapie aus Ceftriaxon und Cotrimoxazol über zwölf Monate mit dem rein oralen Regime in einer prospektiven randomisierten Behandlungsstudie verglichen (Tab. 2). Eine Therapie mit Antibio-

Tab. 12.2: Therapieoptionen für den M. Whipple.

Intervention	Evidenz, Ergebnis gegen ggf. Kontrollgruppe
Empfohlenes Therapieregime	
Ceftriaxon 2 g tgl. i. v. über 14 Tage gefolgt von Cotrimoxazol 960 mg 2 × tgl. per os über 1 Jahr [5]	– Prospektive randomisierte Studie mit 40 Patienten – Behandlung effektiv und gleichwertig mit Meropenem 3 ×1g tgl. i. v. über 14 Tage gefolgt von Cotrimoxazol 960 mg 2 × tgl. per os über 1 Jahr
Alternative Therapieprotokolle	
– Ceftriaxon 2 g tgl. i. v. über 14 Tage gefolgt von Cotrimoxazol 960 mg 2 x tgl. per os über 3 Monate [6]	– Prospektive Studie mit 40 Patienten – Behandlung effektiv und gleichwertig mit Ceftriaxon 2 g tgl. i. v. über 14 Tage gefolgt von Cotrimoxazol 960 mg 2 × tgl. per os über 1 Jahr
– Rein orale Therapie mit Doxycyclin 100 mg 2 × tgl. per os + Hydroxychloroquin 200 mg 3 × tgl. per os. – Im Anschluss meist Doxycyclin lebenslang	– Fallserie mit 29 Patienten, Unterschiedliche Dauer und Kombinationen, auch in Kombination mit Cotrimoxazol 960 mg – Behandlung effektiv
– Doxycyclin 100 mg 2 × tgl. per os + Hydroxychloroquin 200 mg 3 × tgl. per os über 1 Jahr – (bei ZNS Befall zusätzlich Cotrimoxazol 960 mg 5 × tgl. per os bis Liquor-PCR negativ, dann 2 × tgl.)	– Laufende prospektive randomisierte Studie mit bisher 40 Patienten durch die Autoren (Kontakt unter verena.moos@charite.de) – Vergleich gegen empfohlenes Therapieregime (s. oben)

tika, die liquorgängig sind, kann neuronale Rezidive verhindern, die beim früheren Einsatz von Substanzen mit schlechterer Penetration der Blut-Hirn-Schranke häufig aufgetreten sind.

Unter Therapie kommt es meist zu einem schnellen Abklingen der klinischen Symptome und viele Patienten genesen komplett. Der Erfolg der Therapie kann durch negative PCR und histologisch durch Veränderung der PAS-positiven SPC-Zellen vom Typ I in PAS-positive Zellen von Typ II–IV dokumentiert werden [7].

12.7.2 Komplikationen im Rahmen der Behandlung

Bei erfolgreicher antibiotischer Therapie ist das inflammatorische Immunrekonstitutionssyndrom (immune reconstitution inflammatory syndrome; IRIS) die häufigste Komplikation [8]. Ein replikationsfähiger Erreger ist zu diesem Zeitpunkt meist nicht mehr nachweisbar. Den größten Risikofaktor für das Auftreten des IRIS stellt eine immunsuppressive Therapie im Vorfeld der Diagnose des M. Whipple in Folge der Fehleinschätzung einer rheumatoiden Grunderkrankung dar. Nach einer anfänglich erfolgreichen Behandlung und dem Abklingen der Symptome kommt es im Rahmen eines IRIS meist zum erneuten Auftreten entzündlicher Reaktionen wie Fieber, gastrointestinalen Problemen (bis hin zur Darmperforation), Arthritis oder Orbitopathie. Seltener kann es zum hypothalamischen Syndrom, Erythema nodosum, Pleuritis, Meningitis oder Hirnabszessen kommen. IRIS kann daher auch lebensbedrohlich werden.

Bei der Therapie des IRIS kann nur auf empirische Erfahrungen zurückgegriffen werden, da prospektive Studien fehlen. Aber in den meisten Fällen ist die zusätzliche Therapie mit Kortikosteroiden (1,5 mg/kg/Tag Prednisolon) erfolgreich. Die Immunsuppression sollte auch nach Abklingen der IRIS-Symptome nur sehr langsam ausgeschlichen werden, um ein erneutes Aufflammen des IRIS zu verhindern.

Bei den heute eingesetzten antibiotischen Therapien können Rezidive praktisch nicht mehr beobachtet werden, die prädisponierten Patienten sind jedoch prinzipiell lebenslang suszeptibel für eine erneute Infektion. Gegen Sulfamethoxazol, die wirksame Komponente des Cotrimoxazols, können Resistenzen entstehen, daher sollte bei mangelndem Therapieerfolg auf Doxycyclin in Kombination mit Hydroxychloroquin umgestellt werden.

Strukturelle Gewebeschäden können vor allem bei ZNS-Befall mit Defektheilungen und starker Gelenkbeteiligung zu irreversiblen Problemen führen. Bei ZNS-Manifestationen kann die Erkrankung trotz erfolgreicher Eradikation des Erregers durch effiziente antibiotische Therapie progredient bis hin zum Tod verlaufen.

12.8 Literatur

[1]   Marth T, Moos V, Muller C, Biagi F, Schneider T. Tropheryma whipplei infection and Whipple's disease. Lancet Infect Dis. 2016; 16: e13–22.
[2]   Relman DA, Schmidt TM, MacDermott RP, Falkow S. Identification of the uncultured bacillus of Whipple's disease. N Engl J Med. 1992; 327: 293–301.
[3]   Raoult D, Ogata H, Audic S, et al. Tropheryma whipplei Twist: a human pathogenic Actinobacteria with a reduced genome. Genome Res. 2003; 13: 1800–1809.
[4]   Gunther U, Moos V, Offenmuller G, et al. Gastrointestinal diagnosis of classical whipple disease: clinical, endoscopic, and histopathologic features in 191 patients. Medicine (Baltimore). 2015; 94: e714.
[5]   Feurle GE, Junga NS, Marth T. Efficacy of ceftriaxone or meropenem as initial therapies in Whipple's disease. Gastroenterology. 2010; 138: 478–486.
[6]   Feurle GE, Moos V, Blaker H, et al. Intravenous ceftriaxone, followed by 12 or three months of oral treatment with trimethoprim-sulfamethoxazole in Whipple's disease. J Infect. 2013; 66: 263–270.
[7]   von Herbay A, Maiwald M, Ditton HJ, Otto HF. Histology of intestinal Whipple's disease revisited. A study of 48 patients. Virchows Arch. 1996; 429: 335–343.
[8]   Feurle GE, Moos V, Schinnerling K, et al. The immune reconstitution inflammatory syndrome in whipple disease: a cohort study. Ann Intern Med. 2010; 153: 710–717.

Annabelle Jung, Viola Andresen, Peter Layer

13 Postinfektiöses Reizdarmsyndrom (RDS)

13.1 Einleitung

Die Symptome des Reizdarmsyndroms (RDS) gehören mit einer Prävalenz von 16 %
bei Frauen und 8 % bei Männern mit zu den häufigsten Gesundheitsstörungen der
Bevölkerung. Oft handelt es sich um leichtere Beschwerden ohne großen Krankheitswert. Jedoch leidet ein Teil der Patienten unter starken chronischen Beschwerden,
die die Lebensqualität erheblich beeinträchtigen können. Diese Patienten nehmen
regelmäßige medizinische Beratung und diagnostische Maßnahmen in Anspruch und
benötigen meist langfristig intermittierend oder dauerhaft therapeutische Maßnahmen zur Linderung der Beschwerden. Über die Pathogenese des RDS ist bis dato wenig
bekannt; es gilt inzwischen aber als gesichert, dass eine gastrointestinale Infektion
ein postinfektiöses RDS (PI-RDS) auslösen kann.

13.2 Definition

Das RDS ist charakterisiert durch abdominelle Schmerzen, häufig in Assoziation mit
Stuhlgangveränderungen (Diarrhö oder Verstopfung). Beim PI-RDS treten genau diese
Symptome nach abgelaufener gastrointestinaler Infektion auf (Diarrhö und Bauch-
schmerzen).

Die Definition des Reizdarmsyndroms nach den Rom-IV-Kriterien findet sich in
Tab. 13.1.

Schmerzen und Stuhlgangveränderungen kommen in der klinischen Realität
nicht unbedingt immer aneinander gekoppelt vor, vielmehr bestehen einige Symptome häufig unabhängig voneinander, und das Symptom „Blähbauch", was sehr
häufig von diesen Patienten beklagt wird, findet in den Rom-Kriterien keine Berücksichtigung. Daher weist diese Definition einige Schwächen auf. Aus diesem Grund
berücksichtigt die neuere Definition des RDS (DGVS-Leitlinie aus dem Jahr 2011)
weitere wichtige Aspekte. Diese Definition trägt der symptomatischen Vielfältigkeit
des Krankheitsbildes Rechnung. Es werden relevante Beeinträchtigungen von bana-
len Befindlichkeitsstörungen abgegrenzt und relevante Differentialdiagnosen sind
auszuschließen (Tab. 13.2).

13.3 Ätiologie und Pathophysiologie

Analysen haben gezeigt, dass nach einer infektiösen Enteritis (z. B. durch *Campylobacter*, Salmonellen, Shigellen, EHEC etc.) ein 5- bis 10-fach erhöhtes Risiko für die

DOI 10.1515/9783110464757-015

Tab. 13.1: Diagnostische Kriterien[1] des Reizdarmsyndroms nach Rom IV.

Für mindestens 1 Tag pro Woche während der vergangenen drei Monate rezidivierende abdominelle Schmerzen in Assoziation mit mindestens zwei der folgenden Faktoren:

---

1. Assoziation der Beschwerden mit der Defäkation.
2. Assoziation mit einer Änderung der Stuhlfrequenz.
3. Assoziation mit einer Änderung der Stuhlkonsistenz.

Symptome, die darüber hinaus die Diagnose Reizdarmsyndrom stützen:

---

1. Abnorme Veränderung der Stuhlfrequenz (weniger als drei Stuhlgänge pro Woche oder mehr als drei Stuhlgänge pro Tag)
2. Abnorme Veränderung der Stuhlkonsistenz (hart/klumpig oder breiig/wässrig)
3. Mühsame Stuhlentleerung mit starkem Pressen
4. Gesteigerter Stuhldrang
5. Gefühl der inkompletten Stuhlentleerung
6. Peranaler Schleimabgang
7. Blähungen oder Gefühl der abdominellen Distension

---

[1]Die Kriterien müssen erfüllt sein für die vergangenen drei Monate, und die Symptome müssen mindestens sechs Monate vor Diagnosestellung begonnen haben.

Tab. 13.2: Definition des Reizdarmsyndroms[1] (RDS; Irritable Bowel Syndrome/IBS) nach der S3-Leitlinie Reizdarmsyndrom 2011 der DGVS und DGNM.

- Es bestehen chronische, d.h. länger als drei Monate anhaltende Beschwerden (z. B. Bauchschmerzen, Blähungen), die von Patient und Arzt auf den Darm bezogen werden und in der Regel mit Stuhlgangveränderungen einhergehen.
- Die Beschwerden sollen begründen, dass der Patient deswegen Hilfe sucht und/oder sich sorgt, und so stark sein, dass die Lebensqualität hierdurch relevant beeinträchtigt wird.
- Voraussetzung ist, dass keine für andere Krankheitsbilder charakteristischen Veränderungen vorliegen, welche wahrscheinlich für diese Symptome verantwortlich sind.

---

[1] Die Krankheit liegt vor, wenn alle Punkte erfüllt sind.

Entwicklung eines PI-RDS besteht. Die Pathomechanismen, über die sich aus einer gastrointestinalen Infektion ein PI-RDS entwickelt, sind bislang nicht hinreichend geklärt. Risikofaktoren für ein nachfolgendes PI-RDS werden kontrovers diskutiert, u. a. sprechen die vorliegenden Daten dafür, dass neben weiblichem Geschlecht und psychischen Faktoren vor allem die Schwere der initialen Enteritis, bakterielle Toxinbildung und die Art der immunologischen Reaktion das Risiko für ein PI-RDS erhöhen (s. Abb. 13.1). Auch die Art der Therapie der gastrointestinalen Infektion scheint eine Rolle zu spielen. Bei der Symptomgenese stehen viszerale Hypersensitivität sowie gestörte Motilität und Sekretion im Vordergrund. Des Weiteren gibt es Daten, die einen gestörten Gastransport mit folglich vermehrter Gasretention zeigen. Als Ursachen für diese Funktionsstörung gelten u. a. postinflammatorische Neuromodulation, Verän-

ungünstige Lebensereignisse (RR: 2,0)

Depression (RR: 3,2)
Hypochondrie (RR: 2,0)

Alter>60 (RR: 0,36)
weibliches Geschlecht (RR: 3,0)
Rauchen (RR: 4,8)

Pathophysiologie
und Symptome

Lymphozytose (RR: 3,2)
EC-Hyperplasie (RR: 3,8)

verlängerte Toxinwirkung (RR: 12,8)

Dauer der initialen Erkrankung (RR: 11,5)

lokale
Entzündung

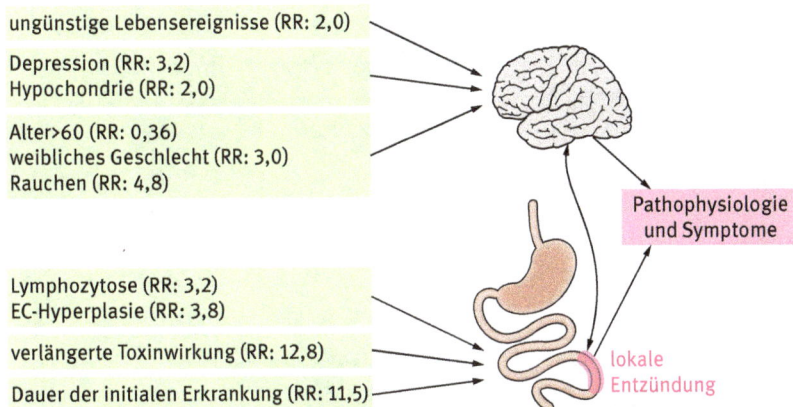

Abb. 13.1: Wirtsfaktoren und bakterielle Faktoren beeinflussen das Risiko für die Entwicklung eines postinfektiösen Reizdarmsyndroms. Übernommen aus: Spiller & Garsed, Gastroenterology. 2009; 136: 1979–1988. RR: relatives Risiko; EC, enterochromaffine Zellen.

derungen des mukosalen Immunsystems und des intestinalen Mikrobioms sowie Veränderungen des Serotoninstoffwechsels.

13.4 Symptome/Befunde

Typischerweise beklagen RDS-Patienten abdominelle Schmerzen und Unwohlsein sowie Veränderungen der Stuhlfrequenz und -konsistenz. Viele Betroffene leiden zudem unter Stuhldrang, mühsamer Stuhlpassage und unvollständiger Stuhlentleerung. Auch sind oftmals Blähungen oder das Gefühl der abdominellen Distension für die Patienten ein sehr belastendes Symptom. Die Beschwerden sind typischerweise chronisch, und so genannte Alarmsymptome wie Gewichtsverlust, Fieber, Blutbeimengungen im Stuhl sowie nächtliche Beschwerden fehlen. Die klinische Untersuchung ist zumeist unauffällig, gelegentlich tritt ein Palpationsschmerz entlang dem Kolonrahmen auf. Das RDS wird üblicherweise je nach Stuhlverhalten in verschiedene Subtypen unterteilt (s. Abb. 13.2).

Trotz der häufigen Annahme voneinander getrennter Störungen ist es wichtig, zu berücksichtigen, dass es erhebliche Überlappungen der verschiedenen Störungen gibt. Vor diesem Hintergrund sollten die benannten Störungen als ineinander übergehend und nicht als isoliert vorliegend betrachtet werden. Das Schaubild in Abb. 13.2 illustriert, dass ein Patient mit RDS – im Unterschied zu einem Patienten mit funktioneller Obstipation/Diarrhö – unter abdominellen Schmerzen leidet. Blähungen und abdominelle Distension sind häufige Symptome, die auch von Patienten mit funktioneller Darmstörung angegeben werden.

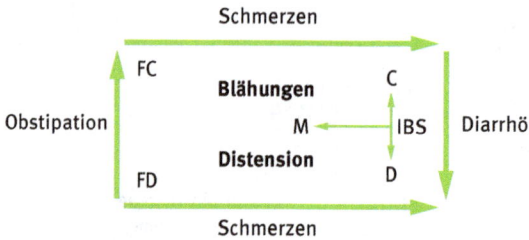

FC: funktionelle Obstipation (constipation)
FD: funktionelle Diarrhö
IBS: irritable bowel syndrome = Reizdarmsyndrom
  - C: vorwiegend Obstipation (constipation)
  - D: vorwiegend Diarrhö
  - M: vorwiegend wechselndes Stuhlverhalten (mixed)

Abb. 13.2: Konzeptuelle Darstellung der funktionellen Darmstörungen nach Rom IV: Es werden fünf voneinander getrennte Kategorien unterschieden: Reizdarmsyndrom, funktionelle Obstipation, funktionelle Diarrhö, funktionelle Blähungen sowie nicht näher bezeichnete funktionelle Darmstörungen.

13.5 Diagnostik

Die Diagnostik bei PI-RDS lehnt sich an das Vorgehen bei klassischem RDS an. Wichtig ist eine ausführliche und gezielte Anamnese. Gesichert wird die Verdachtsdiagnose durch den Ausschluss organischer Erkrankungen, die ähnliche Symptome hervorrufen können. Jeder Patient sollte eine Basisdiagnostik erhalten sowie eine weiterführende Diagnostik je nach Alter, Risiko, Begleitsymptomen etc. Bei Vorliegen einer Diarrhoe sollte eine umfangreiche Diagnostik stattfinden, da in vielen Fällen eine kausal behandelbare Ursache besteht. Die Tab. 13.3 zeigt eine Auflistung von wichtigen diagnostischen Möglichkeiten und abzuklärenden Aspekten.

13.6 Therapie und Prognose

Eine kausale Behandlung existiert derzeit leider nicht. Grundsätzlich ist die Therapie des PI-RDS identisch mit der des klassischen RDS. Die Ziele der Behandlung bestehen in einer befriedigenden Kontrolle der Symptome (s. Tab. 13.4) und damit Verbesserung der Lebensqualität. Wichtig sind die Vermittlung der Diagnose als eigenständige und nicht bedrohliche Erkrankung sowie das Herausarbeiten von exogenen Faktoren wie Stress, Ernährungsgewohnheiten, Medikamenten etc., die die Symptome günstig/ungünstig beeinflussen. Eine Veränderung der Lebens-und Ernährungsgewohnheiten, insbesondere hinsichtlich einer Meidung von Trigger-Faktoren, kann die Symptome manchmal günstig beeinflussen.

Tab. 13.3: Wichtige diagnostische Maßnahmen und abzuklärende Aspekte bei V. a. RDS.

Diagnostik	Abzuklärende Aspekte
Anamnese	Typische Symptomatik, Alarmsymptome
Körperliche Untersuchung	Andere organische Krankheiten?
Basislabor	Entzündung? Anämie? Andere organische Ursachen?
Test auf okkultes Blut im Stuhl	Gastrointestinale Blutung?
Stuhl auf pathogene Keime, Calprotectin	Infektiöse/chronisch entzündliche Darmerkrankung?
Abdomensonographie	Sonstige pathologische Prozesse
Gynäkologische Untersuchung	Ausschluss anderer Ursachen
Koloskopie, ggf. mit Kolonstufenbiopsien	Tumor? Chronisch entzündliche Darmerkrankung? Divertikulose/-itis? Mikroskopische Kolitis?
Ösophagogastroduodenoskopie mit tiefen Duodenalbiopsien	Ulkus? Gastritis? *Helicobacter pylori*? Sprue? Tumor?
H_2-Atemtests	Laktose-/Fruktose-/Sorbitolmalabsorption? Bakterielle Fehlbesiedlung? Dünndarmtransit-Störung?
Pankreasfunktionstests	Exokrine Pankreasfunktion?
Dünndarmdiagnostik (z. B. MRT-Sellink)	Tumor? Chronisch-entzündliche Darmerkrankung?
Gefäßstatus im Abdomen (Mesenterialdopplersonographie/CT-Angiographie)	Angina abdominalis?
Spezialdiagnostik	
Rektaler Barostat	Viszerale Hypersensitivität?
Transitmessung nach Hinton	Verzögerung des Kolontransits?
Anorektale Funktionstests (anorektale Manometrie, Ballonexpulsionstest, Defäkographie)	Funktionelle oder strukturelle Stuhlentleerungsstörung?/Sphinkterinsuffizienz?
Dünndarmmanometrie	Chronisch intestinale Pseudoobstruktion?
Kolonmanometrie	Kolonmotilitätsstörung?

Das PI-RDS besteht typischerweise zunächst chronisch, bildet sich aber im Laufe der Jahre in zwei Drittel der Fälle spontan zurück. Es gibt Hinweise dafür, dass sich die Zahl der symptomatischen Patienten mit PI-RDS in einem Zeitraum von acht Jahren halbiert. Das Risiko, langfristig Beschwerden zu haben, steigt mit der Schwere der durchgemachten gastrointestinalen Infektion. Aus einer ursprünglich bestehenden Diarrhö-Prädominanz können sich im Laufe der Zeit alle Varianten (Dominanz von

Tab. 13.4: Therapie des Reizdarmsyndroms.

Allgemeinmaßnahmen

Aufklärung, Diagnosevermittlung, Beruhigung, Identifikation und ggf. Modifikation Symptom-aggravierender Faktoren (z. B. Stress-, Ernährungs-oder Lebensstil-Faktoren)

Symptomorientierte Therapie

Obstipation:
- Ballaststoffe, vorzugsweise Gelbildner, z. B. *Plantago-afra-/ovata*-Samenschalen, Pektine
- Laxanzien, vorzugsweise osmotisch wirksame Substanzen und da vorzugsweise PEG-Lösungen (Laktulose oder z. B. Bisacodyl werden wegen Zunahme an Blähungen und Krämpfen gerade beim Reizdarmsyndrom oft schlecht vertragen.)
- Linaclotid[1]
- Prucaloprid[2]
- Ggf. Probiotika
- Lubiproston[3]

Diarrhö:
- Ballaststoffe, vorzugsweise Gelbildner, z. B. *Plantago-afra-/ovata*-Samenschalen, Pektine
- Bedarfsadaptiert Loperamid
- Colestyramin
- Ggf. Probiotika
- 5-HT3-Antagonsisten[4]
- Rifaximin[4]
- Trizyklische Antidepressiva[4]
- (Perspektivisch: Eluxadoline)

Blähungen:
- Phytotherapeutika
- Probiotika
- Dimethylpolysiloxan
- Rifaximin[4]

Schmerzen:
- Phytotherapeutika
- Muskelrelaxanzien, vorzugsweise Mebeverin
- Anticholinergika, z. B. Butylscopolamin
- Ggf. Probiotika
- Trizyklische Antidepressiva[4]

Bei persistierenden, therapierefraktären Beschwerden:
- Psychotherapeutische Maßnahmen
- Ernährungstherapie (z. B. low-FODMAP oder glutenfreie Diät)

---

[1] zugelassen in Deutschland, aber aktuell nicht vermarktet; kann aus dem europäischen Ausland importiert werden

[2] zugelassen für refraktäre chronische Obstipation

[3] derzeit in Deutschland nicht zugelassen

[4] zugelassen in Deutschland, aber nicht mit der Indikation RDS (für RDS also Off-Label)

Schmerzen, Blähungen, Obstipation) entwickeln. In der TARGET-Studie konnte gezeigt werden, dass sich bei etwa 40 % der Patienten mit einem RDS ohne Obstipation nach einer hochdosierten Therapie mit Rifaximin (3 × 550 mg p.o. über 14 d) die Symptomatik zumindest zeitweise bessert [4].

13.7 Weiterführende Literatur

[1]   Mearin F, Lacy BE, Chang L, et al. Bowel disorders. Gastroenterology. 2016; 150: 1393–1407.
[2]   Layer P, Andresen V, Pehl C, et al. S3-Leitlinie Reizdarmsyndrom. Z Gastroenterol. 2011; 49: 237–293.
[3]   Spiller R, Lam C. An Update on Post-infectious Irritable Bowel Syndrome: Role of Genetics, Immune Activation, Serotonin and Altered Microbiome. J Neurogastroenterol Motil. 2012; 18: 258–268.
[4]   Pimentel M, Lembo A, Chey WD, et al. TARGET Study Group. Rifaximin therapy for patients with irritable bowel syndrome without constipation. N Engl J Med. 2011; 364: 22–32.

Christoph Lübbert

14 Bakterielle Fehlbesiedelung des Dünndarms

14.1 Definition

Wird der Dünndarm massiv bakteriell überwuchert bzw. von eigentlich harmlosen Dickdarmbakterien besiedelt (bakterielle Fehlbesiedelung), führt dies zu einer gravierenden Störung der Homöostase im bakteriellen Ökosystem (Dysbiose) mit ernsthaften Verdauungsstörungen. In der angloamerikanischen Literatur wird dann vom sog. Small Intestinal Overgrowth Syndrome (SIBO) gesprochen.

14.2 Ätiologie und Pathophysiologie

14.2.1 Physiologische Zusammensetzung des Darmmikrobioms

Der menschliche Verdauungstrakt stellt ein komplexes und dynamisches bakterielles Ökosystem dar, in dem sich innerhalb der ersten Lebensjahre ein individuelles Mikrobiom etabliert (s. Kap. 5.1). Die bakterielle Besiedlungsdichte ist anfangs gering und steigt mit zunehmendem Lebensalter stetig an. Die Darmflora gesunder Erwachsener zeichnet sich durch eine Vielzahl verschiedener Bakteriengattungen aus. Molekulargenetische Analysen der 16S-ribosomalen DNA von Bakterien haben bisherige kulturabhängige Schätzungen von 200 bis 400 Arten auf bis zu 1.800 Gattungen mit bis zu 36.000 Arten ansteigen lassen. Das durchschnittliche intestinale Habitat eines Menschen enthält mindestens 500 bis 1.000 unterschiedliche Bakterien-Spezies. Die Mikroorganismen besiedeln das Darmlumen, die Muzinschicht und die mukosalen Oberflächen. Im Gegensatz zum Dünndarm mit 10^3 bis 10^7 (1.000 bis 10 Millionen) Individuen je Gramm Stuhl, ist der Dickdarm mit 10^{11} bis 10^{12} (10–100 Billionen) Individuen je Gramm dicht mikrobiell besiedelt. Die Gesamtmasse der Mikrobiota im Darmtrakt (Darmmikrobiom) eines erwachsenen Menschen beträgt unter Umständen viele hundert Gramm, wobei sich über 50 % der mikroskopisch in Stuhlproben beobachteten Mikroorganismen nicht kultivieren lassen.

14.2.2 Funktionsstörungen des Dünndarms

Die Motilität des Gastrointestinaltraktes ist nicht nur für die Verdauung (Digestion) der oral zugeführten Nahrung enorm wichtig, sondern sorgt auch dafür, dass Zahl und Zusammensetzung der Bakterien-Spezies im Dünndarm konstant bleiben. Eine grundlegende Störung der Muskelaktivität des Dünndarms zieht somit unweigerlich Alterationen der Dünndarmmikrobiota nach sich. Vereinfacht kann gesagt werden, dass eine

DOI 10.1515/9783110464757-016

verzögerte oder gestörte Peristaltik unweigerlich eine pathologische Vermehrung von Bakterien im Dünndarm nach sich zieht. Anatomische oder funktionelle Defekte der ventilartig funktionierenden Ileozäkalklappe führen dazu, dass Dickdarmbakterien in den unteren Dünndarm einwandern können. Andere physiologische Abwehrmechanismen zur Verhinderung einer bakteriellen Überwucherung des Dünndarms sind Magensäuresekretion, ins Darmlumen sezernierte sekretorische Immunglobuline und die bakteriostatischen Eigenschaften von Pankreas- und Gallesekretion.

Eine ganze Reihe von Krankheiten und anatomischen Veränderungen können eine bakterielle Fehlbesiedelung des Dünndarms nach sich ziehen. Von klinischer Relevanz sind insbesondere:

– Neuromuskuläre Störungen. Sie verändern die normale Aktivität der Darmmuskulatur. Beim Diabetes mellitus kommt es über die Entwicklung einer autonomen Neuropathie zu irreversiblen Störungen von Nervenfasern, die die Dünndarmmotilität steuern. Bei der Sklerodermie liegt hingegen eine direkte Beeinträchtigung der Darmmuskulatur vor.
– Teilweise oder intermittierende Obstruktion des Dünndarms. Hierdurch wird der Transport von Nahrungsbestandteilen und Bakterien durch den Dünndarm mechanisch behindert. Dazu gehören Adhäsionen (Vernarbungen) nach Operationen, bestrahlungsassoziierte Strikturen oder Stenosebildung bei Morbus Crohn.
– Anatomische Anomalien (z. B. größere Dünndarmdivertikel, Fisteln, postoperatives Blind-loop-Syndrom, Zustand nach Ileocoecalresektion).
– Störungen der auf der Darmmucosa befindlichen, hochkomplexen muzinösen Schutzschicht mit einer Vielzahl antibakterieller Effekte (z. B. bei Achlorhydrie nach Magenresektion oder unter PPI-Langzeittherapie, bei exokriner Pankreasinsuffizienz, bei sekretorischen Immundefekten; s. Kap. 5.2).
– Funktionsstörungen des Dünndarms bei Patienten mit Leberzirrhose und portaler Hypertension, insbesondere bei Dekompensation mit Aszites.

14.3 Klinik

Das klinische Erscheinungsbild hängt entscheidend von der zugrundeliegenden Erkrankung ab. Zu den typischen Symptomen einer bakteriellen Überwucherung des Dünndarms gehören:
– übermäßige Gasbildung mit Blähungen (Meteorismus),
– Flatulenz,
– abdominelles Spannungsgefühl,
– Diarrhö und
– Bauchschmerzen.

Bei älteren Patienten mit großen Duodenal- oder Jejunaldivertikeln treten klinischen Beobachtungsstudien zufolge meist Diarrhö, Steatorrhö, Gewichtsverlust und eine makrozytäre hyperchrome Anämie auf, insbesondere, wenn zusätzlich eine Hypo- oder Achlorhydrie vorliegt. Bei Vorliegen von Dünndarmstrikturen oder einem Blind- loop-Syndrom stehen Schmerzen und Blähungen im Vordergrund.

Eine unerkannte bzw. unbehandelte bakterielle Fehlbesiedelung des Dünndarms hat in der Regel ein chronisches Malassimilationssyndrom mit Gewichtsverlust zur Folge. Entsprechende Symptome bis hin zum Vollbild der Osteomalazie, Gerinnungs- störungen und Nachtblindheit können sich aus dem konsekutiven Mangel an den Vit- aminen D, K, A und B_{12} ergeben. Der auch durch die Gabe von rekombinantem Intrin- sic Factor nicht zu behebende Vitamin-B_{12}-Mangel ist charakteristisch für eine bakte- rielle Dünndarmüberwucherung, da der Intrinsic Factor die Aufnahme von Cobalamin durch aerobe Bakterien verhindern kann, diesen Effekt jedoch nicht auf Anaerobier (in erster Linie *Bacteroides*-Spezies) auszuüben vermag. Bei Kalziummangel kann es zu hypokalziämischer Tetanie kommen, bei Hypoproteinämie zu Eiweißmangelödemen.

14.4 Diagnostik

Grundlage ist eine gründliche Anamnese, die gezielte Fragen nach früheren Magen- und Darmoperationen beinhalten muss. Laborchemisch sollten neben dem Blutbild auch Gesamteiweiß, Albumin und Vitamin-B_{12}-Spiegel bestimmt werden.

14.4.1 Mikrobiologische Untersuchung von endoskopisch gewonnenem Dünndarmaspirat

Diagnostischer Goldstandard ist die Anlage bakterieller Kulturen aus endoskopisch gewonnenem Dünndarmaspirat. Beweisend für eine bakterielle Fehlbesiedelung ist der Nachweis von 10^5 und mehr Erregern pro ml Darminhalt. In der Regel werden dabei Laktobazillen, verschiedene Enterobacteriaceae, Enterokokken und anaerobe *Bacteroides*-Spezies nachgewiesen. Unter Umständen ist die bakterielle Fehlbesiede- lung nur auf einzelne Dünndarmkompartimente beschränkt, so dass eine entspre- chend selektive endoskopische Ausbeute zu berücksichtigen ist.

14.4.2 H_2-Atemtest

Einfachere Funktionstests wie der H_2-Atemtest mit einem definierten Testtrunk von 50–100 g Glukose sind sehr viel unkomplizierter durchzuführen, weisen jedoch eine geringere Spezifität auf (Abb. 14.1). Der Test beruht auf der Messung der Konzentration von Wasserstoff (H_2) in der Ausatemluft vor und nach dem Testtrunk. Wasserstoff entsteht bei jedem Menschen nur durch bakterielle Zersetzung von Zuckern und an- deren Kohlenhydraten. Sofern keine Fehlbesiedlung des Dünndarms vorliegt, findet

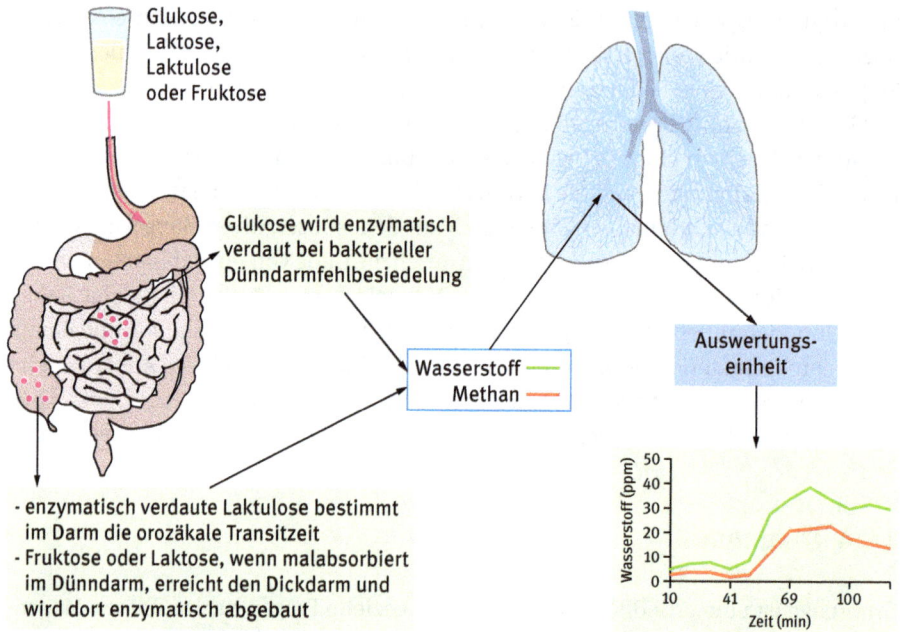

Abb. 14.1: Übersichtsschema zum Einsatz des H2-Atemtests mit Glukose zum Nachweis einer bakteriellen Dünndarmfehlbesiedelung. (Quelle: Goshal UC. How to interpret hydrogen breath tests. J Neurogastroenterol Motil. 2011; 17: 312–317.)

eine solche bakterielle Fermentation fast ausschließlich im Dickdarm statt. Der dabei entstandene Wasserstoff wird in Form von Flatus rektal ausgeschieden, aber auch in das Blut aufgenommen und über die Lunge abgeatmet. Der Wasserstoffanteil an der Ausatemluft kann mit speziellen Analysatoren (üblicherweise einem Gaschromatographen) gemessen werden. Der über die Lunge abgeatmete Gasanteil steigt bei einer bakteriellen Fehlbesiedelung des Dünndarms über einen kritischen Grenzwert hinaus messbar an (meist 20 ppm).

14.4.3 Bildgebende Untersuchungen

Bildgebend steht die Endoskopie (Ösophagogastroduodenoskopie mit Gewinnung von Duodenalaspirat sowie tiefer Duodenalzottenbiopsie zum Ausschluss einer primären Schleimhauterkrankung wie Sprue, ggf. tiefe Dünndarmendoskopie in Ballontechnik) im Vordergrund, ergänzt durch geeignete Schnittbildverfahren wie MRT mit Kontrastmittelpassage nach Sellink und evtl. auch Darmwandsonographie.

14.5 Differentialdiagnose

14.5.1 Reizdarmsyndrom

Rein klinisch lassen sich Reizdarmsyndrom (RDS), auch als Colon irritabile oder Irritable Bowel Syndrome (IBS) bezeichnet, und bakterielle Fehlbesiedelung des Dünndarms nicht auseinanderhalten (s. Kap. 13). Es wird vermutet, dass Letzteres zumindest teilweise für die Symptome von RDS-Patienten (mit)verantwortlich sein könnte. Unterstützung für diese Hypothese liefern klinische Beobachtungsstudien, in denen sich eine ganze Reihe von Patienten mit RDS ausmachen lassen, die einen pathologischen H_2-Atemtest mit Glukose aufweisen und von der Behandlung mit Antibiotika klinisch profitieren. Eine relativ verbreitete Theorie dazu ist, dass RDS-Patienten Motilitätsstörungen des Dünndarms bzw. Störungen der intestinalen Immunität aufweisen, die die Entstehung einer bakteriellen Fehlbesiedelung begünstigen. Kontrollierte Studien zum langfristigen Erfolg von Antibiotika-Therapien bei RDS haben jedoch gerade erst begonnen und lassen noch keine endgültigen Schlüsse zu.

14.5.2 Andere

Weiter auszuschließen sind vor allem Laktose- und Fruktoseintoleranz (mittels spezifischen H_2-Atemtests).

14.6 Therapie

14.6.1 Chirurgische Therapie

Eine kausale chirurgische Therapie der zugrundeliegenden Erkrankung bzw. anatomischen Störung ist nur in den seltensten Fällen durchführbar.

14.6.2 Antibiotische Therapie

Die konservative Therapie stützt sich in erster Linie auf den Einsatz von Antibiotika. Kontrollierte Studien zu dieser Thematik existieren leider so gut wie keine. Die antibiotische Behandlung ist in den meisten Fällen zunächst sehr effektiv, insbesondere konnte dies für Rifaximin gezeigt werden. Das Therapieansprechen zeigt sich in einem Rückgang von Diarrhö und abdominellen Beschwerden sowie einer verbesserten Resorption von Fett und Vitamin B_{12} binnen einer Woche nach Therapiebeginn. Die meisten Patienten bleiben nach einer Antibiotika-Einnahme über sieben bis 14 Tage für einige Monate beschwerdefrei. Allerdings kann die zur bakteriellen Fehlbesiedelung des Dünndarms führende Grundkrankheit meist nicht korrigiert werden, so dass die Symptome in der Konsequenz zurückkehren. Daher kann es notwendig sein, Patienten wiederholt oder sogar kontinuierlich mit Antibiotika zu behandeln. Eine daraus resultierende Resistenzproblematik mit antibiotischem Wirkverlust und potenziell gefährlicher Erregerselektion (insbesondere bei Auftreten invasiver Infektionen mit multiresistenten Darmbakterien) ist als reale Gefahr anzusehen (s. Kap. 3.2). Daher raten manche Autoren zu rotatorischer Anwendung mit einer Woche Antibiotika-Therapie und drei Wochen Pause im Wechsel, ohne dass dieses Vorgehen durch kontrollierte Studien untermauert wäre. Die wichtigsten bislang angewandten Substanzen bzw. Therapieregime sind:

– Neomycin 3×1 g p. o. oder Paromomycin 4×500 mg p. o. für zehn Tage,
– Levofloxacin $1–2 \times 500$ mg p. o. für sieben bis zehn Tage,
– Metronidazol $3 \times 400–500$ mg p. o. für sieben bis zehn Tage,
– Ciprofloxacin 2×500 mg p. o. in Kombination mit Metronidazol $3 \times 400–500$ mg p. o. für sieben Tage,
– Amoxicillin/Clavulansäure $2 \times 875/125$ mg p. o. für sieben bis zehn Tage,
– Rifaximin $2–3 \times 200$ mg p. o. für sieben bis 14 Tage.

Rifaximin mit seiner Pyridoimidazolstruktur sowie Neomycin oder Paromomycin als nichtresorbierbare Aminoglykoside werden praktisch nicht aus dem Darm resorbiert.

14.6.3 Probiotika

Ein anderer Therapieansatz ist die Verordnung von Probiotika, ggf. auch in Kombination mit Antibiotika. Systematische Studien dazu liegen leider nicht vor. Die aktuelle Datenlage spricht am ehesten für die Anwendung von Präparaten, die verschiedene Laktobazillen-Stämme enthalten. Klinische Beobachtungsstudien zeigen, dass Antibiotika in der Initialbehandlung effektiver als Probiotika sind. Eine in der klinischen Praxis verbreitete Möglichkeit besteht darin, Patienten zunächst mit einem kurzen Antibiotika-Therapiezyklus und dann längerfristig mit Probiotika zu behandeln.

14.6.4 Prokinetika

Die Verordnung von Prokinetika wie Metoclopramid oder Domperidon zur Stimulation der Dünndarmmotilität mit Reduktion der bakteriellen Besiedelung hatte in Studien leider nicht den gewünschten therapeutischen Erfolg.

14.6.5 Adjuvante Therapie

Diätetisch ist eine laktosefreie und evtl. mit mittelkettigen Fettsäuren (MCT) angereicherte Kost hilfreich. Fettlösliche Vitamine und Vitamin B_{12} müssen parenteral zugeführt werden.

14.6.6 Therapiekonzepte der Zukunft

Langfristige Studien zum Vergleich von Antibiotika, Probiotika und Kombinationen von Antibiotika und Probiotika sowie anderen Verfahren wie z. B. Mikrobiomtransfer sind dringend erforderlich. Vorstellbar ist auch eine gerichtete antibiotische wie probiotische Therapie nach qualitativer und quantitativer bakterieller Speziesidentifizierung im Dünndarm, z. B. mittels umfassender molekulargenetischer Analyse der bakteriellen 16S-ribosomalen DNA.

14.7 Weiterführende Literatur

[1] Bures J, Cyrany J, Kohoutova D, et al. Small intestinal bacterial overgrowth syndrome. World J Gastroenterol. 2010; 16: 2978–2990.

[2] Collins BS, Lin HC. Double-blind, placebo-controlled antibiotic treatment study of small intestinal bacterial overgrowth in children with chronic abdominal pain. J Pediatr Gastroenterol Nutr. 2011; 52: 382–386.

[3] Dominguez-Bello MG, Blaser MJ, Ley RE, Knight R. Development of the human gastrointestinal microbiota and insights from high-throughput sequencing. Gastroenterology. 2011; 140: 1713–1719.

[4] Peralta S, Cottone C, Doveri T, et al. Small intestine bacterial overgrowth and irritable bowel syndrome-related symptoms: experience with Rifaximin. World J Gastroenterol. 2009; 15: 2628–2631.

[5] Pistiki A, Galani I, Pyleris E, Barbatzas C, Pimentel M, Giamarellos-Bourboulis EJ. In vitro activity of rifaximin against isolates from patients with small intestinal bacterial overgrowth. Int J Antimicrob Agents. 2014; 43: 236–241.

[6] Ponziani FR, Gerardi V, Gasbarrini A. Diagnosis and treatment of small intestinal bacterial overgrowth. Expert Rev Gastroenterol Hepatol. 2016; 10: 215–227.

[7] Rosania R, Giorgio F, Principi M, et al. Effect Of Probiotic Or Prebiotic Supplementation To Antibiotic Therapy In The Small Intestinal Bacterial Overgrowth: A Comparative Evaluation. Curr Clin Pharmacol. 2013; 8: 169–172.

[8] Thompson JR. Is irritable bowel syndrome an infectious disease? World J Gastroenterol. 2016; 22: 1331–1334.

[9] Toskes PP. Bacterial overgrowth of the gastrointestinal tract. Adv Intern Med. 1993; 38: 387–407.

14.7.1 Internetadressen

– S3-Leitlinie der Deutschen Gesellschaft für Verdauungs- und Stoffwechselkrankheiten, DGVS.
  Abrufbar über:
www.dgvs.de/fileadmin/user_upload/Leitlinien/Intestinale_Motilitaetsstoerungen/Leitlinie_
Intestinale_Motilitaetsstoerungen.pdf

Bernhard Lembcke

15 Divertikulitis

Als Divertikelkrankheit werden a) die Divertikulitis, b) die SUDD (symptomatische unkomplizierte Divertikelkrankheit als Arbeitsbegriff für Patienten mit Reizdarm-Beschwerden bei Divertikulose) sowie c) die Divertikelblutung verstanden. Grundlage aller ist die Divertikulose, die per se nicht als Krankheit aufgefasst wird, deren Existenz jedoch unter bestimmten Bedingungen Bedeutung erlangen kann (Perforationsrisiko unter Glukokortikoiden, unter NSAR, Opiaten; Blutung unter ASS oder NSAR) [1].

Die Divertikulitis stellt die häufigste Komplikation der Divertikulose dar (nach älteren Angaben etwa 2 %/Jahr). Früher eine typische Erkrankung des fortgeschrittenen Alters, ist heute bereits bei Patienten in der Altersgruppe 18–44 Jahre mit akuten Divertikulitiden zu rechnen.

15.1 Definition und Epidemiologie

Als Kolondivertikel werden erworbene Ausstülpungen von Mukosa und Submukosa durch muskelschwache Lücken des Kolons im Bereich von Gefäßdurchtrittsstellen bezeichnet. Dabei ist die Divertikulitis ein Entzündungsprozess, der von *einem* Divertikel ausgeht, auf die Darmwand wie auch das mesenteriale Fettgewebe übergreifen und Komplikationen in Form von Abszessen, Fisteln, gedeckter oder freier Perforation mit Peritonitis, einer Stenosierung oder divertikulitischer Konglomeratbildung zur Folge haben kann. Die (arterielle) Divertikelblutung ist in erster Linie eine Komplikation der Divertikulose [1].

Bei dem neuerdings als symptomatisch unkomplizierte Divertikelkrankheit (SUDD) bezeichneten Subtyp (s. Tab. 15.3) bestehen Schmerzen im linken Unterbauch und Divertikel, wobei die objektiven Kriterien einer Divertikulitis (d. h. Entzündung *und* Bildgebung) fehlen. Als smoldering diverticulitis wird im amerikanischen Schrifttum eine Konstellation chronischer Beschwerden ohne präoperativen laborchemischen, endoskopischen und radiologischen (Kontrasteinlauf, CT) Nachweis einer Divertikulitis bezeichnet, wobei die histopathologische Aufarbeitung nach Sigmaresektion eine Entzündung zeigt [2].

Während die Häufigkeit der Divertikulose und damit auch der Divertikulitis mit dem Alter deutlich zunehmen, ist die Wahrscheinlichkeit, dass sich aus einer Divertikulose eine Divertikulitis entwickelt, mehr in jüngeren Jahren gegeben (Tab. 15.1) [3, 4] Mit einer Zunahme der Divertikulitis bei jüngeren Patienten (< 45 Jahren) hat dies zu einem Anstieg stationärer Aufnahmen und elektiver Operationen in dieser Altersgruppe geführt [5].

DOI 10.1515/9783110464757-017

Tab. 15.1: Inzidenz der Divertikulitis, nach [3, 5].

151 / 10^6	18–44 Jahre
659 / 10^6	45–64 Jahre
1360 / 10^6	65–74 Jahre
2447 / 10^6	> 75 Jahre

Das Divertikulitisrisiko bei nachgewiesenen Divertikeln scheint aber heute insgesamt nach einer jüngeren Untersuchung bei prospektiver Erfassung über einen Zeitraum von 14,1 Jahren geringer zu sein, als früher angenommen. Nur bei 7 % der Divertikel- „Träger" entwickelte sich eine Divertikulitis (4,8 Fälle/1000 Patientenjahre) [6].

Mikrobiologisch vernachlässigt, aber von besonderem Interesse ist der Befund regelhafter saisonaler Schwankungen der nichtelektiven (!) Klinikaufnahmen unter der Diagnose akute Divertikulitis mit einem Maximum in den Sommermonaten (Abb. 15.1) [7]. Zeitpunkt und Zyklizität deuten darauf hin, dass es sich im Kern eher um undiagnostizierte Infektionen bei Divertikulose-Patienten handelt als um die divertikulitische Entzündung als Ausgangspunkt einer Mikroperforation – dies umso mehr, als die gängigen CT-Kriterien (s. u.) solche differenzierten Differentialdiagnosen (u. a. die SCAD = segmental colitis associated with diverticulosis, *dt.* segmentäre Kolitis assoziiert mit Divertikulose [8], aber auch eine NSAR-Kolitis) nicht erfassen (können) und mikrobiologische Untersuchungen a) bei der Divertikulitis meistens unterbleiben und b) – wie das Beispiel *Campylobacter concisus* bei der Diarrhö zeigt – bestimmte Erreger auch nicht erfassen (können).

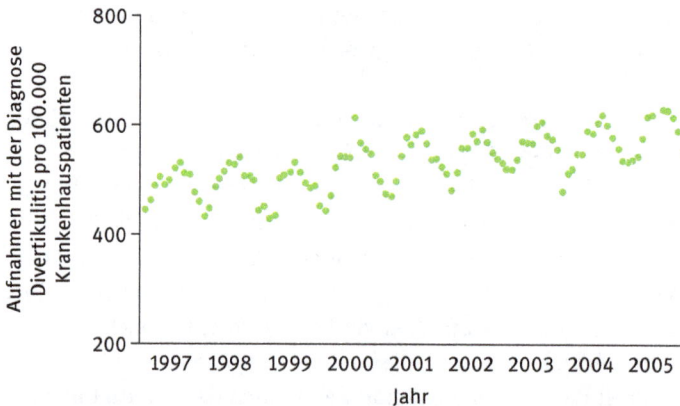

Abb. 15.1: Periodizität nichtelektiver Klinikaufnahmen mit der Diagnose Divertikulitis von 1997–2005. Zeitpunkt (Maximum in den Sommermonaten) und Zyklizität deuten dabei auf eine mikrobielle Ursache hin. Nach [7].

15.2 Ätiologie und Pathogenese

Sigmadivertikel sind Pseudodivertikel mit einer Mukosa-Submukosa-Ausstülpung durch die hypertrophierte Muskulatur in unmittelbarer Nachbarschaft zu den Gefäßdurchtrittsstellen. Mit der Verbreiterung der Muskelschicht durch Hypertrophie und veränderte Bindegewebszusammensetzung kommt es zu einer Aufrichtung der Gefäße, mesenterialen Raffung, einer Aufwerfung der mukosalen Schicht (Concertina-Phänomen) und bei luminaler Druckerhöhung dann zur Ausstülpung „überschüssiger" Schleimhaut an den Stellen des Gefäßdurchtritts als locus minoris resistentiae. Veränderungen enteraler Ganglien, lokaler Neurotransmitter und ihrer Rezeptoren führen darüber hinaus zu Störungen der Motilität (cholinerge Denervationshypersensitivität) sowie viszeraler Hypersensibilität [9, 10].

Bei den in Asien dominierenden, in Europa ca. 6 % der Divertikel ausmachenden rechtsseitigen Divertikeln handelt es sich demgegenüber um „echte" Divertikel (Ausstülpung aller Wandschichten).

Die Divertikulose hat zweifellos einen genetischen Hintergrund (geschätzter Anteil 40 %), da monozygote Zwillinge doppelt so häufig betroffen sind wie heterozygote Zwillinge gleichen Geschlechts (OR 7,15 vs 3,2 [11]). Als essentieller exogener Faktor trägt ein Ballaststoffmangel zur Entstehung einer Divertikulose bei [12, 13], Übergewicht ist ein möglicher Risikofaktor, der Einfluss körperlicher Aktivität nicht eindeutig. Demgegenüber begünstigt Übergewicht sowohl die Entstehung einer Divertikulitis als auch der Divertikelblutung, während körperliche Aktivität beide Komplikationen reduziert. Epidemiologische Hinweise lassen zudem Zusammenhänge zwischen der Einnahme bestimmter Medikamente und Divertikulitiskomplikationen (Perforation) bzw. Blutungen aus Divertikeln erkennen (Zunahme unter NSAR, Glukokortikoiden, Opioiden, ASS, Paracetamol, Abnahme unter Ca^{++}-Antagonisten und Statinen), deren Berücksichtigung für die Führung betroffener Patienten sinnvoll erscheint [1].

15.3 Pathologie der Divertikulitis

Ein klassischer Auslöser der Divertikulitis ist die Obstruktion des Divertikelhalses durch einen Koprolithen, sehr selten einmal durch Körner/Kerne oder als Rarität die Läsion/Perforation durch einen Fremdkörper (z. B. Hühnerknochen, Medikamentenblister). Die Obstruktion führt zu einer begleitenden Kompression des anliegenden Gefäßes, das die Perfusion des Divertikels gewährleistet. Eine dadurch bedingt erhöhte Vulnerabilität begünstigt die infolge Abflussbehinderung, Schwellung und Sekretstau hervorgerufene fokale mukosale Ischämie als Eintrittspforte bakterieller Invasion und konsekutiver Mikroperforation. Dieser Entzündungsprozess ist primär monodivertikulär und recht exakt lokalisierbar. Eine sekundäre Ausbreitung durch phlegmonöses Übergreifen auf die Darmwand, auf das umgebende Mesenterium oder in longitudinaler Richtung kennzeichnet schwerwiegendere Verlaufsformen,

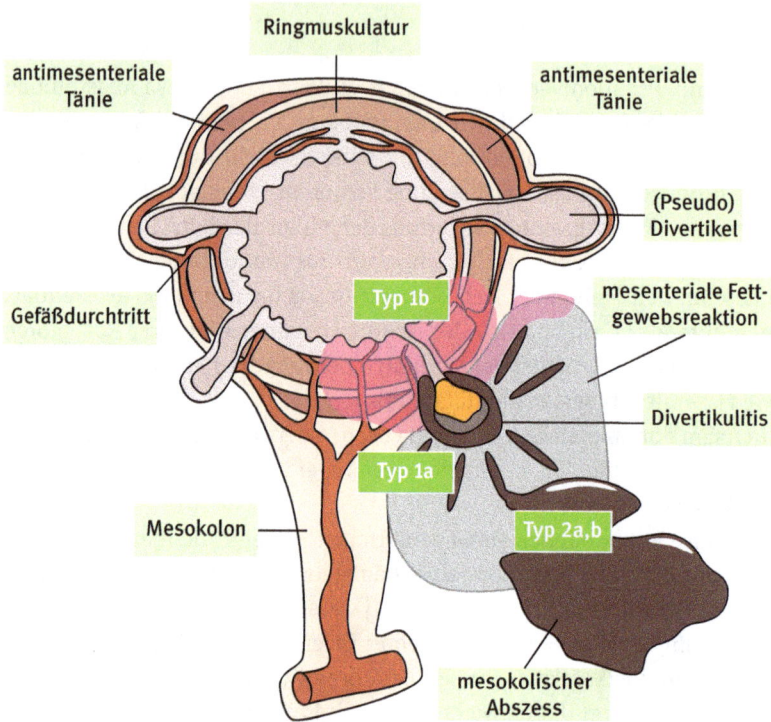

Abb. 15.2: Pathogenese der akuten Divertikulitis.

die Abszessbildung und freie Perforation einen komplizierten Verlauf (Abb. 15.2). Diagnostisch impliziert die Pathogenese, dass sich eine Divertikulitis primär transmural abspielt, während endoluminal (koloskopisch) nachweisbare Befunde (Erythem, Ödem, Erosion, Eiter) bereits Ausdruck eines Übergreifens auf die Darmwand darstellen. Mikrobiologisch beinhaltet die Pathogenese die Beteiligung der autochthonen Kolonflora; andererseits ist differentialdiagnostisch eine Mitreaktion der Divertikelschleimhaut bei mikrobiellen Kolitiden zu berücksichtigen. Diese ist – im Gegensatz zur Divertikulitis *sui generis* – jedoch multidivertikulär und stellt pathogenetisch wie prognostisch keine akute Divertikulitis im eigentlichen Sinn dar, wie wohl eine Perforation als Komplikation gleichwohl infrage kommt [14, 15].

15.4 Klinik und Differentialdiagnosen

Die typische Sigmadivertikulitis wird auch als linksseitige Appendizitis bezeichnet, wobei (1) ein spontan aufgetretener Schmerz im linken Unterbauch, verstärkt bei Bewegung, (2) Entzündungsindikatoren (C-reaktives Protein (CRP), Leukozyten, Temperatur) und (3) lokale Abwehrspannung bei der Palpation die Leitsymptome darstellen.

Diese Konstellation ist jedoch a) unspezifisch (d. h. auch bei anderen Differentialdiagnosen gegeben), b) variabel und c) zeitlich inkonsistent, d. h., sie lenkt den Verdacht auf eine Divertikulitis, beweist sie jedoch ohne weitere Parameter nicht [14]. Die aktuelle Leitlinie verlangt für eine Sicherung der Diagnose Divertikulitis bei o. a. Beschwerdebild obligat a) den Nachweis einer Entzündung sowie b) ein Schnittbildverfahren (Sonographie [US], Computertomographie [CT]) [1]. Hintergrund sind Untersuchungen, die für die klinische Diagnose unter Einschluss der inflammatorischen Laborbefunde nur eine Sensitivität von 65–70 % ausweisen [16–19].

Analer Luftabgang, Übelkeit, Obstipation, eine kurzzeitige spontane Stuhlentleerung oder Diarrhö können die Symptomatik ergänzen. Pollakis-, Dys-, Pneumat- oder Hämaturie sowie Schmerzen im Genitalbereich/Dyspareunie deuten auf lokale Komplikationen wie eine Fistelung, Perforation in die Blase oder Irritation des Plexus sacralis hin. Erbrechen ist eher uncharakteristisch und seltener als bei einer Gastroenteritis, kann jedoch auch als vegetatives Symptom bei einer Perforation vorkommen [20, 21]. Eine multivariate Regression weist vorausgehende Episoden [OR 5,67], ein CRP > 50 mg/dl [OR 5,18], Verstärkung des Schmerzes bei Bewegung [OR 3,28], Druckdolenz im linken Unterbauch [OR 2,96], Alter > 50 Jahre [OR 2,15], eine Schmerzlokalisation im linken Unterbauch [OR 1,73] und das Fehlen von Erbrechen [OR 0.38 vs. 1] als wegweisende klinische Indikatoren einer akuten Sigmadivertikulitis aus [Accuracy 86 %] [21].

Zu den charakteristischen Differentialdiagnosen der akuten Divertikulitis respektive einer Divertikelkrankheit zählen entzündliche und nichtentzündliche Erkrankungen des Gastrointestinaltrakts ebenso wie des Urogenitalsystems und vaskuläre Erkrankungen (Tab. 15.2, nach [14]).

Die Diagnose einer Divertikulitis nur bei Schmerzen im linken Unterbauch zu erwägen, ist jedoch nicht gerechtfertigt. Nicht nur bei rechtsseitiger Divertikulitis, sondern auch infolge eines nach rechts ausladenden Sigmas können divertikulitischer

Tab. 15.2: Differentialdiagnosen der akuten Divertikulitis und der Divertikelkrankheit.

Entzündliche Darmerkrankungen	Infektiöse/mikrobielle Enteritis/Kolitis, NSAR-Kolitis, ischämische, aktinische, neutropene Kolitis/CED, Appendagitis epiploica, Appendizitis, Meckel'sche Divertikulitis.
Nichtentzündliche Darmerkrankungen	Reizdarmsyndrom, Invagination, Kolonkarzinom, Hernien, Adhäsionen, Volvulus, Darmwandhämatom, Fremdkörper-Läsion und -Perforation
Urogenitale Erkrankungen	Zystitis, Ureterolithiasis, Nephrolithiasis, Ureterocele, Prostatitis, Vesikulitis seminalis Adnexitis/Salpingitis, Endometriose, Ovarialkarzinom, Zyste (± Ruptur oder Einblutung), -torsion oder Uteruskarzinom, Extrauteringravidität, Varikosis der Vena ovarica.
Vaskulär und Varia	Aneurysma/Dissektion, Thombose, Vaskulitis, Hämatom/Abszess der Bauchwand oder retroperitoneal

Schmerz und Druckdolenz durchaus im rechten Unter- oder Mittelbauch auftreten. Darüber hinaus sollte daran gedacht werden, dass eine Koinzidenz der relativ häufigen Divertikulose mit anderen häufiger oder seltener auftretenden Erkrankungen bestehen kann, z. B. dem Reizdarm (SUDD, *symptomatic uncomplicated diverticular disease*), mikrobiellen Kolitiden (z. B. SCAD) oder dem Sigmakarzinom (Koinzidenz infolge gleichen Alterssegments, keine echte Assoziation) [1, 14].

Während die Divertikelblutung eine oft volumenrelevante arterielle Blutung darstellt, kann eine akute Divertikulitis zu kleinen Blutbeimengungen im Stuhl führen. Diese lassen aber auch immer an eine SCAD denken, die bei der Koloskopie charakteristische erythematöse Flecken zwischen den Divertikeln aufweist (weitgehend synonym: divertikuläre Kolitis). Über den mikrobiologischen Hintergrund dieser differentialdiagnostischen Entität (Erregerspektrum, Komplikationsrate, Behandlung) und ihre Abgrenzung gegenüber einer sekundären mukosalen Entzündung bei transmuralem Übergreifen einer Divertikulitis ist noch viel zu wenig bekannt. Dies ist ein Grund, warum sich klare Indikationen für/gegen eine Antibiotika-Therapie bei der akuten Sigmadivertikulitis (s. u.) als bemerkenswert unklar erweisen.

Die Differentialdiagnose zwischen einer SUDD und dem Reizdarm (s. Kap. 14) ist ebenfalls nicht eindeutig, weil a) ein weitgehend gleiches Beschwerdebild besteht, b) die SUDD gleichartig dem Reizdarm eine vermehrte Sensibilität (herabgesetzte Schmerzschwelle) nicht nur im divertikeltragenden Sigma, sondern auch im Rektum aufweist, wo gar keine Divertikel auftreten, und c) sowohl beim (postinfektiösen) Reizdarm als auch bei der SUDD monozytäre und EC-Zellen als mikromorphologische Indikatoren diskreter entzündlicher Veränderungen nachweisbar sind, die in der klinischen Histopathologie nicht als pathologisch erfasst werden [22–25]. Sowohl der SUDD wie dem Reizdarm liegt vermutlich eine mikrobiell getriggerte viszerale Hypersensitivität als gemeinsamer Nenner zu Grunde und auch das Risiko für ein postdivertikulitisches Reizdarmsyndrom ist 4,7-fach erhöht [26].

15.5 Aktuelle Klassifikation der Divertikelkrankheit (CDD)

Mit der aktuellen Leitlinie zur Divertikulitis [1] wurde auch eine neue Klassifikation (CDD, classification of diverticular disease) publiziert, die neuen Entwicklungen in Diagnostik und Therapie Rechnung trägt und die verschiedenen Formen divertikulärer Erkrankungen berücksichtigt (Tab. 15.3). Dementsprechend sollen die verschiedenen klinischen Erscheinungsformen einer Divertikelkrankheit präzisierend durch die Typen dieser Klassifikation charakterisiert bzw. stratifiziert werden [1, 14].

Tab. 15.3: Klassifikation der Divertikelkrankheit (CDD).

Typ 0	Asymptomatische Divertikulose	Zufallsbefund; asymptomatisch; keine Krankheit
Typ 1	Akute unkomplizierte Divertikelkrankheit/ Divertikulitis	
Typ 1a	Divertikulitis/Divertikelkrankheit ohne (phlegmonöse) Umgebungreaktion	– Auf die Divertikel beziehbare Symptome – Entzündungszeichen (Labor) optional – Typische Schnittbildgebung
Typ 1b	Divertikulitis mit phlegmonöser Umgebungsreaktion	– Entzündungszeichen (Labor): obligat – Schnittbildgebung: phlegmonöse Divertikulitis (Darm, Mesenterium)
Typ 2	Akute komplizierte Divertikulitis (wie 1b, zusätzlich)	
Typ 2a	Mikroabszess	Gedeckte Perforation, kleiner Abszess ($\leq$ 1 cm); minimale paracolische Luft
Typ 2b	Makroabszess	Para- oder mesokolischer Abszess > 1 cm
Typ 2c	Freie Perforation	Freie Perforation, freie Luft/Flüssigkeit, generalisierte Peritonitis
Typ 2c1	Eitrige Peritonitis	
Typ 2c2	Fäkale Peritonitis	
Typ 3	Chronische Divertikelkrankheit	Rezidivierende oder anhaltend symptomatische Divertikelkrankheit
Typ 3a	Symptomatische unkomplizierte Divertikelkrankheit (SUDD)	– Typische Klinik – Entzündungszeichen (Labor) optional
Typ 3b	Rezidivierende Divertikulitis ohne Komplikationen	– Entzündungszeichen (Labor) vorhanden – Schnittbildgebung: typisch
Typ 3c	Rezidivierende Divertikulitis mit Komplikationen	Nachweis von Komplikationen (Stenosen, Fisteln, Konglomerat)
Typ 4	Divertikelblutung	Nachweis der Blutungsquelle

15.6 Diagnostik – Bedeutung und Einschränkungen

Bei V. a. eine Divertikulitis sind die Palpation, Perkussion und Auskultation des Abdomens unter Einschluss einer Kontrolle der Bruchpforten, eine rektale Untersuchung, die Temperaturmessung sowie die Bestimmung der Leukozyten, des CRP und eine Urinanalyse erforderlich. Da sich objektivierbare Befunde gelegentlich erst mit einer gewissen Latenz erfassen lassen, ist eine zeitnahe Befundkontrolle (48-Std.-Regel) zweckmäßig [27].

Die akute Sigmadivertikulitis wie auch rezidivierende Episoden führen zu einem erhöhten CRP und/oder einer Leukozytose sowie zu morphologischen Veränderungen, die durch ein Schnittbildverfahren erfasst werden. Die Höhe des CRP korreliert dabei mit der Schwere der Erkrankung, d. h., perforierte/abszedierte Verläufe weisen höhere CRP-Konzentrationen auf als die unkomplizierte Divertikulitis. Obwohl die Datenlage das CRP als besten Laborparameter ausweist, steht bei einigen Patienten eine Leukozytose im Vordergrund, ohne dass eine Erklärung hierfür erkennbar wäre, so dass beide Parameter bestimmt werden sollten [28], zumal ein leicht erhöhtes CRP einen komplizierten Befund mit Perforation nicht ausschließt [29].

Unter den Schnittbildverfahren hat die Sonographie die traditionell eingesetzte CT in vielen Praxen und Kliniken ablösen können [30]. Beide Verfahren erscheinen bei vergleichender Betrachtung gleichwertig [18, 19, 31, 32], dementsprechend gebietet die Röntgenverordnung die prioritäre Nutzung des nicht mit Röntgenstrahlen verbundenen Verfahrens. Darüber hinaus weist die CT Schwächen in der Beurteilung mukosaler Differentialdiagnosen (Abb. 15.3), aber auch kleinerer Darmwand-naher Abszesse (DD Divertikel) auf, die in der Ultraschalluntersuchung auch ohne Kontrastmittel leichter erfasst werden (Abb. 15.4). Details zu der Durchführung der Sonographie und spezifischen Befundmustern im Rahmen der Differentialdiagnostik sind ausführlich dargestellt worden [15]. Kernbefund ist hierbei „DAS Divertikel unterschiedlicher Echogenität im Zentrum der perikolischen Fettgewebsreaktion" [33]. Im Gegensatz zu einer traditionellen Akzeptanz der CT als Quasi-Goldstandard sind zudem Studien mit einem erheblichen (30–40 %) Über- (bei Phlegmone) wie auch Unterstaging (bei Perforation) publiziert [34, 35]. Ein weiterer Nachteil liegt im (vorwiegend) singulären Einsatz, da die reiterative Darstellung dynamischer Veränderungen eine deutliche Strahlenbelastung durch die Verlaufsuntersuchungen beinhalten würde. Die Strahlenexposition spricht auch gegen einen routinemäßigen Einsatz bei den zahlreichen ambulant verbleibenden Patienten mit leichteren Formen einer Divertikulitis. Die besonderen Stärken der CT umfassen dagegen die Gesamtübersicht, die fehlende Beeinträchtigung durch freie Luft oder Gas in Abszessen und die Beurteilung tief mesenterial oder im kleinen Becken gelegener Befunde [1]. Entsprechend zeigt die vergleichende Untersuchung in einer chirurgischen Klinik, dass beide Verfahren gleiche Validität besitzen [31].

Ultraschall-Charakteristika der Sigmadivertikulitis vs. divertikuläre Mitreaktion bei mikrobieller Kolitis

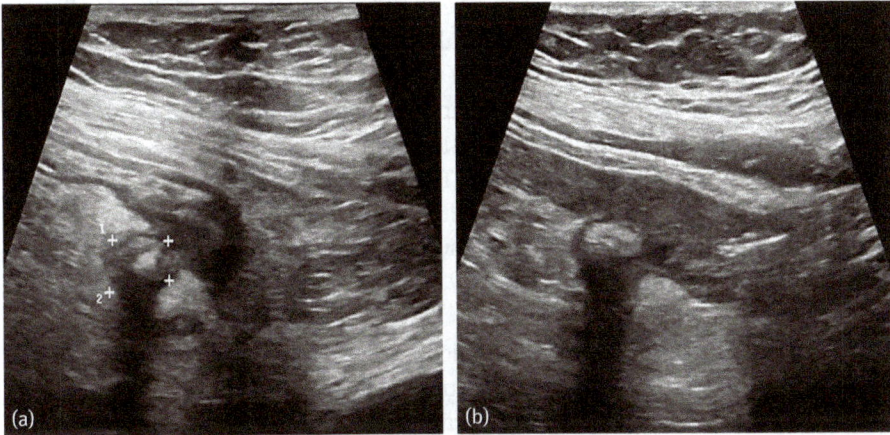

Abb. 15.3: (a) Charakteristisches Bild einer akuten Sigmadivertikulitis („DAS Divertikel unterschiedlicher Echogenität im Zentrum der perikolischen Fettgewebsreaktion" [33]; hier mit phlegmonösem Übergreifen auf die Darmwand, d. h. CDD Typ 1b. (b) Typischer Divertikelbefund, hier sekundär entzündlich verändert im Rahmen einer mikrobiellen Kolitis, die das linke Kolon längerstreckig gleichmäßig betrifft, d. h., es liegt sensu stricto keine Sigma-Divertikulitis vor. Da eine mikrobielle Kolitis zumeist keiner Antibiotika-Therapie bedarf, hat diese Differenzierung erhebliche Relevanz.

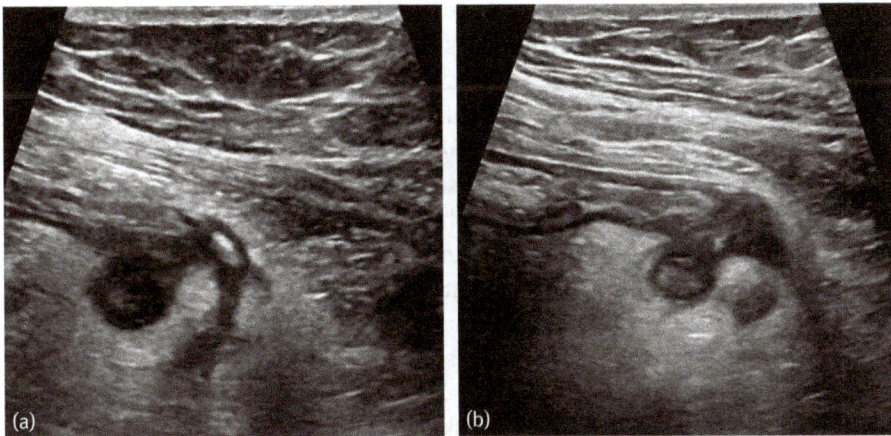

Abb. 15.4: (a) Charakteristisches Bild einer Sigmadivertikulitis Typ 1b; (b) die detailliertere Untersuchung zeigt (gleicher Patient, gleiches Divertikel) einen kleinen Abszess mit Gasansammlung unmittelbar neben der Sigmawand und dem entzündeten Divertikel (CDD-Typ 2a).

15.7 Defizite der Diagnostik und ungelöste Fragen

Klinik und Paraklinik: In der ambulanten Praxis fehlen von den drei Kriterien Schmerz im linken Unterbauch, Fieber, Leukozytose bei über der Hälfte der Patienten Angaben zu der Temperatur oder Leukozytose, bei > 75 % der als Divertikulitis diagnostizierten Befunde fehlte mindestens ein Kriterium [36]. Eine Überprüfung der diagnostischen Präzision bei stationären Patienten weist keine besseren Ergebnisse auf [37]. Diese Unzulänglichkeiten sind von großer Bedeutung für den Aspekt einer angemessenen (hier: Antibiotika-) Therapie. Eine subtile Prüfung klinischer Indikatoren bei ambulanten Patienten mit „unkomplizierter Divertikulitis" lässt erkennen, dass überwiegend ein Reizdarm-Syndrom vorlag [38]. Diese Realität bedingt, dass die aktuelle Diskussion um einen Verzicht auf antibiotische Behandlung bei der „unkomplizierten CT-gesicherten Divertikulitis" (s. u.) die Gefahr beinhaltet, die Wahrheit einer nur vermeintlichen Wirklichkeit zu opfern und damit Patienten mit einer tatsächlichen unkomplizierten Divertikulitis zu gefährden. Exakte klinische und bildgebende Diagnostik vorausgesetzt, trägt die CDD derartigen (SUDD-)Patienten explizit Rechnung (Typ 3a) und vermeidet damit dezidiert ihre Fehlallokation als „unkomplizierte Divertikulitis" [1, 14].

Computertomographie (CT): Die CT hat die Divertikulitisdiagnostik durch den Nachweis größerer Abszesse und von Perforationen sowie durch eine sehr gute Übersicht und die Erfassung des gesamten Abdomens insbesondere unter chirurgischem Aspekt bereichert [39, 40]. Mit höherer Auflösung (Zeilen, Multislice-Spiral-CT) einerseits, i. v. und rektaler KM-Gabe andererseits stieg dabei die Qualität der Bildgebung, jedoch auf Kosten der Strahlenbelastung und des Aufwands, der dann im Nachtdienst faktisch anders gehandhabt wird als tagsüber. Zweituntersuchungen hierdurch wie auch bedingt durch die Krankheitsdynamik beinhalten allerdings reiterative Strahlenbelastungen und auch für die definitionsgemäß obligatorische Schnittbildgebung zur Diagnose einer Divertikulitis ist die CT bei der überwiegenden Zahl gerade auch ambulanter Patienten aus Gründen der Strahlenhygiene ungeeignet. Kernkriterien einer Divertikulitis bei der CT sind a) die segmentäre entzündliche Verdickung der Darmwand mit ggfs. verstärkter Kontrastmittelaufnahme und b) die mesenteriale Fettgewebsreaktion (fat stranding). Hieraus werden eine Sensitivität, Spezifität und PPV von 99 % generiert; Divertikel werden dagegen als solche überhaupt nur in 50 % erfasst und lediglich in 30 % als entzündete Divertikel (KM-Aufnahme) charakterisiert [41]. Damit können allfällige entzündliche Erkrankungen des Sigmas, die sich auf Divertikel ausgedehnt haben, in der CT zwangsläufig nicht von einer Divertikulitis differenziert werden. Ebenso wenig lassen sich mukosale Differentialdiagnosen feststellen oder Sigma-nahe kleine Abszesse (Abb. 15.4b) bzw. Perforationen von luftgefüllten Divertikeln differenzieren. Hinzu kommt, dass bei phlegmonöser Ausdehnung der Divertikulitis in der CT in 36 % ein Overstaging [34] und bei schwer perforierten Verläufen in 42 % ein Understaging beobachtet wird [35].

Sonographie: Die Ultraschalluntersuchung des Abdomens hat in der Breite über viele Jahre die Möglichkeiten der Darmdiagnostik ausgeklammert bzw. ignoriert, zumeist im Verein mit einer bemerkenswerten Unkenntnis intestinaler Differentialdiagnosen und einer (einengenden) Fokussierung auf die Möglichkeiten der Endoskopie am Kolon. Ohne Übung und Erfahrung sind daher aussagefähige, zuverlässige positive wie auch valide negative sonographische Befunde nicht zu erwarten. Der sonographische Nachweis einer Sigmadivertikulitis gelingt dabei dem weniger Erfahrenen wesentlich leichter als die Erfassung kleiner Abszesse, mesenterialer oder tief im kleinen Becken gelegener Details oder wegweisender Aussagen zu mukosalen Differentialdiagnosen. Entsprechende Expertise ist aber breit vorhanden und unproblematisch zu erlernen [15, 16, 30–33]. Aber auch erfahrene Untersucher sind gut beraten, bei einer Diskrepanz ihres US-Befundes zum klinischen Eindruck die Möglichkeiten der CT gezielt zu nutzen. Eine goldene Regel für alle Ultraschaller besagt: „*Hast du Zweifel, frage einen Erfahrenen. Ist dein Befund unsicher, bemühe komplementäre Diagnostik. Bist du unsicher, lerne hinzu.*"

Koloskopie: Lange bei der akuten Divertikulitis kontraindiziert, birgt die mit entsprechender Expertise durchgeführte Koloskopie bei vorherigem Ausschluss einer Perforation kein besonderes Perforationsrisiko [42]. Während die Endoskopie zur Diagnose der Divertikulitis entbehrlich ist, kann eine SUDD oder divertikuläre Kolitis nur koloskopisch dargestellt werden. Die deutsche Leitlinie sieht daher in unklaren Situationen eine diagnostische Indikation [1].

Mikrobiologie: Perforierte Sigmadivertikulitiden lassen als dominante Keime *E. coli* (~66 %), *Bacteroides fragilis* (40–60 %), γ-hämolysierende Streptokokken (~10 %) und α-hämolyierende Streptokokken (10–25 %) nachweisen. Entsprechend orientiert sich die antibiotische Behandlung an der Komplexität aus gramnegativen aeroben, fakultativ anaeroben Bakterien, enteralen grampositiven Streptokokken und obligat anaeroben Keimen [1, 43]. Dabei ist zu berücksichtigen, dass a) in aller Regel bei Verdacht auf eine Divertikulitis aufgrund der Pathogenese unter Beteiligung der autochthonen Darmflora ohne Operation/Abszesspunktion keinerlei mikrobiologische Diagnostik erfolgt, b) dass nicht bekannt ist, welche Erreger zu einer SCAD bzw. divertikulären Kolitis führen, und c) dass sich manche intestinale Pathogene dem routinediagnostischen Nachweis entziehen (wie z. B. pathogene *E. coli*, Listerien, *Campylobacter concisus*). Für eine signifikante Beteiligung okkulter Darminfektionen spricht der ausgeprägte saisonale Verlauf stationärer Krankenhausaufnahmen mit akuter Sigmadivertikulitis (Abb. 15.1).

15.8 Behandlung der Divertikulitis

In der Therapie der Divertikulitis sind vielfältige Fragen zu klären, wobei häufig keine oder keine gute Datenlage vorliegt, so dass Entscheidungen auf der Grundlage von Empfehlungen/Leitlinien [1], aber auch Erfahrungen, lokalen Gegebenheiten und – last not least – logischen Abwägungen im Kontext medizinischen Wissens gefällt werden (müssen). Die Überlegungen sollten dabei folgende Fragen einschließen:

- Ist eine ambulante Behandlung möglich bzw. wann ist stationäre Behandlung erforderlich?
- Ist eine antibiotische Behandlung erforderlich bzw. wann kann darauf verzichtet werden?
- Welche Kriterien sind für die Durchführung der Antibiotika-Therapie zu beachten?
- Wann besteht eine Operationsindikation?
- Sind Bettruhe, Nahrungskarenz, parenterale Ernährung supplementär erforderlich?
- Welche nichtantibiotischen Medikamente sind hilfreich (Laxantien, Mesalazin?), welche sind zu vermeiden (NSAR?)?

Grundsätzlich setzen alle diese Erwägungen und Entscheidungen voraus, dass die Diagnose einer akuten Sigmadivertikulitis detailliert gesichert ist, was *in praxi* keineswegs so ist. Ursächlich sind die o. a. Probleme einer Diagnosesicherung durch CT bei nicht/wenig komplizierter Divertikulitis, aber auch bei komplizierter Divertikulitis mit Perforation kann eine andere Entität vorliegen (z. B. Sigmaresektion bei Divertikelperforation infolge einer pseudomembranösen Kolitis, die Sigmadivertikel einbezogen hat).

Ambulante Behandlung: Eine ambulante Behandlung ist in vielen Fällen möglich. Voraussetzung ist eine „unkomplizierte" Sigmadivertikulitis. In einem Review wurden 2014 neun Studien zusammengefasst (davon eine kontrollierte, randomisierte Studie), die zeigen, dass eine ambulante Therapie erfolgreich möglich und ohne Nachteil für den Patienten ist [44]; diese Daten werden durch die DIVER-Studie ergänzt [45]. Alle Studien beziehen sich auf eine „CT-gesicherte" „unkomplizierte" Divertikulitis. Auf die Schwierigkeiten, die dies beinhaltet, ist bereits verwiesen worden: Allein die Darmwandverdickung und fat stranding sind nicht ausreichend, um eine Sigmadivertikulitis in Abgrenzung zu anderen entzündlichen Entitäten zu belegen. Darüber hinaus bezieht sich der Begriff *unkompliziert* hier auf das Fehlen einer Abszessdarstellung in der CT, wie wohl die Pathogenese der Divertikulitis immer eine Mikroperforation beinhaltet und kleine, Darmwand-nahe Abszesse in der CT schwer(lich) von entzündeten Divertikeln zu differenzieren sind.

Alle Publikationen zur ambulanten Behandlung beinhalten eine antibiotische Therapie bei unkomplizierter Divertikulitis. Lediglich eine rezente Studie aus Skandinavien reklamiert einen Verzicht auf Antibiotika [46]. Seitens der deutschen Leitlinie zur Divertikelkrankheit [1] sind die Kriterien, die eine ambulante Behandlung der akuten Sigmadivertikulitis ermöglichen, ausgesprochen eng gefasst. Voraussetzungen sind hiernach das Fehlen von Fieber, Leukozytose, Abwehrspannung, Stuhlverhalt und Hinweisen auf eine Perforation oder komplizierte Divertikulitis (d. h., es liegt ein CDD-Typ 1a oder 1b vor) sowie ein nur leicht erhöhtes CRP, adäquate Compliance sowie die Gewährleistung oraler Nahrungs- und Flüssigkeitsaufnahme und engmaschiger ärztlicher Kontrolle. Patienten ohne diese Safeguards und jene mit einer komplizierten Divertikulitis (CDD Typ 2a, b, c) sollen leitliniengemäß stationär behandelt werden.

Antibiotika-Behandlung: Pathogenetisch entsteht eine Divertikulitis als Mikroperforation mit bakterieller Penetration in das perikolische Gewebe. Die Definition verlangt bei lokaler Druckdolenz den Nachweis der Entzündung durch ein erhöhtes CRP sowie in einer korrespondierenden Schnittbilduntersuchung (US, CT). Da der Verlauf dieser Entzündung individuell nicht vorhersehbar ist und abdominelle Septikämien die zweithäufigste infektiologische Todesursache auf Intensivstationen darstellen [47], bewegen sich Empfehlungen zu antibiotikafreien Behandlungsmodalitäten in einem zwiespältigen Raum.

Die CDD-Leitlinie sieht eine stringente Indikation zur antibiotischen Therapie bei komplizierter Divertikulitis, d. h. ab Typ 2a sowie auch bei unkomplizierter Divertikulitis, wenn Risikoindikatoren vorliegen (Immunsuppression, chronische Nierenerkrankungen, arterielle Hypertonie, allergische Disposition). Die antibiotische Behandlung soll dabei das zu erwartende Erregerspektrum (aerob/anaerob) abdecken [1].

Eine jüngere Empfehlung beinhaltet Antibiotika bei lokaler Peritonitis [48], wobei nicht deutlich wird, ob es sich dabei um eine Peritonitis durch Inflammation oder gedeckte Perforation handelt und ob sich ventrolateral des Kolons (nah am Peritoneum) gelegene von dorsomedial des Kolons, dem Peritoneum parietale abgewandten Befunden unterscheiden. Das Beispiel verdeutlicht, dass objektive Indikatoren für die weitere Ausbreitung einer Divertikulitis (von der Mikroperforation zur Makroperforation, vom Abszess zur Septikämie) sehr wünschenswert wären. Ein Vorschlag aus sonographischer Sicht beinhaltet dabei die Überlegung, dass die Persistenz eines Fäkolithen im Divertikelhals den inflammatorischen Druck in das Gewebe und infektiöse Komplikationen begünstigt, während ein leeres Divertikel infolge der Abflussmöglichkeit in das Darmlumen eine Selbstdrainage und günstigere Prognose impliziert [49]. Auf der gleichen Überlegung beruht die auf der Beobachtung einer Beschwerdebesserung beruhende Praxis einzelner chirurgischer Kliniken, Klistiere zwecks Auflösung eines okkludierenden Fäkolithen bei der Divertikulitis einzusetzen. Studienmäßige Belege zu diesen Erfahrungen sind nicht verfügbar.

(Wann) kann auf Antibiotika bei unkomplizierter Divertikulitis verzichtet werden?
Hierzu existieren keine belastbaren Daten. Bakterielle Entzündungen im und neben dem Kolon können durchaus in vielen Fällen spontan unter Ausbildung von Narben

abheilen. Die relevanten Ausnahmen davon und ihre Indikatoren sind jedoch nicht verlässlich bekannt. Eine viel beachtete und zitierte prospektive Studie [50] zeigt, dass weder der klinische Verlauf noch das Ergebnis der Behandlung durch den Verzicht auf Antibiotika signifikant beeinflusst werden. So eindrucksvoll die Ergebnisse dieser Studie auf den ersten Blick erscheinen, so wenig plausibel ist ihre Entstehung bei detaillierter Betrachtung. Ungeachtet schematischer Kritikpunkte (u. a. keine Kenntnis der Gesamtkohorte, keine Verblindung der Antibiose, unterschiedliche Antibiotika) beinhaltet die Untersuchung gravierende Plausibilitätsschwächen.

Eingangskriterium war u. a. eine Körpertemperatur $\geq 38\,°C$ bei Aufnahme oder $< 12\,h$ davor, Ausschlusskriterium u. a. eine komplizierte Divertikulitis mit Abszess, Fistel oder freier Luft in Abdomen oder Becken in der (obligaten) CT. Dokumentiert wurde eine Temperatur von $38,1 \pm 0,6\,°C$ in beiden Untersuchungsarmen. Diese Standardabweichung ist denkbar, wenn zahlreiche Patienten ihr Temperaturmaximum vor dem Aufnahmezeitpunkt hatten; dann waren sie ggfs. aber bereits auf dem Weg der Besserung. Eine Temperatur $> 38\,°C$ ist für die Klinik einer unkomplizierten Divertikulitis eine eher seltene Ausnahme; in einer gleichfalls skandinavischen Untersuchung zur Klinik der Divertikulitis im Setting einer chirurgischen Notaufnahme war dies in keinem Fall unter 145 Patienten gegeben [17]. Wenn aber Abszesse, Fisteln und freie Luft ausgeschlossen waren, woher stammt dann eine mittlere Temperatur von $38,1\,°C$? Der Kreis schließt sich durch die Unzulänglichkeit der CT, mukosale Differentialdiagnosen wie z. B. auch fieberhafte bakterielle Darminfektionen bei Divertikelträgern von einer Divertikulitis abzugrenzen (vgl. Abb. 15.1); „CT-gesichert" ist dabei ein nicht eingelöstes Versprechen, zumal mikrobiologische Untersuchungen fehlen.

Im Vorfeld dieser Studie ist eine niederländische retrospektive Fallkontrollstudie zu nennen [51], die bei Hinchey-1a-Divertikulitis (phlegmonöser Entzündung) den Anstoß zu einem Verzicht auf Antibiotika gab. In dieser Untersuchung wurde allerdings die Entscheidung für/gegen eine antibiotische Medikation durch den behandelnden Arzt anhand seines klinischen Eindrucks (clinical status) getroffen. Das entspricht rationalen klinischen Überlegungen und zeigt nur, dass leichtere bakterielle Infektionen auch spontan abheilen [52].

Die Studie zur ambulanten Behandlung der unkomplizierten Divertikulitis ohne Antibiotika [46] geht auf die Arbeitsgruppe der skandinavischen prospektiven Untersuchung [50] zurück, wobei nunmehr auf jedwede Angabe der Körpertemperatur verzichtet wurde.

Die vorstehende Erörterung verdeutlicht, a) dass Unklarheiten und Unzulänglichkeiten der Diagnostik einen angemessenen Antibiotika-Einsatz verhindern und dass b) damit derzeit die Entscheidung für/gegen eine Antibiotika-Therapie bei unkomplizierter Divertikulitis keineswegs auf der Grundlage adäquater Studien erfolgen kann. Dass aber eine Sigmadivertikulitis Typ 1a/1b ohne Nachweis eines Koprolithen ohne Antibiotika ausheilen kann, entspricht demgegenüber klinischer Erfahrung und scheint eher die Regel als die Ausnahme zu sein. Die Leitlinie berücksichtigt entsprechend einen Verzicht auf Antibiotika unter engmaschiger klinischer Kontrolle als offene Kann-Empfehlung [1].

Durchführung der Antibiotika-Therapie bei akuter Kolondivertikulitis: Der Einsatz von Antibiotika erfolgt *lege artis* unter Bezug auf die Indikation mit der Angabe des Antibiotikums/der Antibiotika-Kombination, der Dosierung einschließlich Intervallen und Applikationsform, der vorgesehenen Dauer mit Anpassung durch geeignete Verlaufsindikatoren und deren Veranlassung in rationalen Intervallen. Störungen der Nieren- oder Leberfunktion, aber auch deutliche Abweichungen vom Körpergewicht und eine pharmakologisch relevante Komedikation bedürfen dabei der individuellen Berücksichtigung, ebenso wie spezifische Unverträglichkeiten, etwaige Vorbehandlungen und lokale Resistenzdaten [48].

Geeignete Antibiotika sind Cefuroxim oder Cefotaxim oder Ceftriaxon plus Metronidazol, Ciprofloxacin plus Metronidazol, Ampicillin/Sulbactam oder Amoxicillin/Clavulansäure oder auch Moxifloxacin, bei schwerem Verlauf mit diffuser Peritonitis vorzugsweise Piperacillin/Tazobactam oder Ertapenem oder Tigecyclin [1, 48]. Dabei determiniert die klinische Kontrolle des Erfolgs die Dauer der Anwendung, ein Umsetzen auf orale Medikation, aber auch den Zeitpunkt eines Therapieversagens mit der Notwendigkeit zur Operation.

In Deutschland wird eine Behandlungsdauer von vier bis fünf Tagen bei unkomplizierter Divertikulitis angestrebt, wobei eine initiale i. v. Applikation bei Ansprechen nach zwei bis drei Tagen oral fortgesetzt werden kann, wenn eine gute Bioverfügbarkeit gewährleistet ist. Wegweisend ist die Befundkontrolle (Klinik, Labor, US) zur Beurteilung des Ansprechens auf die Behandlung, vorzugsweise nach 24 und 48 h, sowie zur Beurteilung der Beendigungsmöglichkeit am Tag 4/5 [1, 48]. Andernorts wird eine 5-tägige i. v. Therapie (Ceftriaxon/Metronidazol), ergänzt durch weitere fünf Tage oraler Antibiotika-Gabe (Ciprofloxacin/Metronidazol) als Short-term-i.v.-Medikation bezeichnet, wobei kein Ergebnisunterschied zu einer 6- bis 10-tägigen i.v.-Therapie bestand [53]. Die dabei geübte Praxis, ein Drittgenerations-Cephalosporin und ein Fluorochinolon als Standard einzusetzen, wird jedoch mittlerweile als bedenklich angesehen [54]. Bei der Gabe von Ertapenem besteht zwischen einer 4- und 7-tägigen Therapie kein signifikanter Unterschied [55]. Die Dauer der Antibiotika-Therapie hängt vom Ansprechen des Befundes ab. Sie wird länger sein, wenn ein Abszess, der bis zu einer Größe von 3–4 cm konservativ behandelbar ist [56, 57], ausschließlich medikamentös therapiert wird, kürzer, wenn eine interventionelle Entlastung möglich ist [58].

Operationsindikation: Fehlendes Ansprechen auf eine adäquate konservative Therapie stellt für alle Typen der Divertikulitis eine Operationsindikation dar. *Vice versa* sind die CDD-Typen 1–2a, b primär einer konservativen Therapie zugänglich. Gedeckte Abszesse werden antibiotisch oder – falls > 4 cm und interventionell erreichbar – durch Drainage und Antibiotika behandelt, bei unzureichendem Ansprechen aber innerhalb 72 h operiert. Patienten mit freier Perforation und Peritonitis (Typ 2c) bedürfen einer notfallmäßigen Operation unmittelbar nach Diagnosestellung [1].

Supplementäre Maßnahmen: Bei komplizierter Divertikulitis (CDD-Typ 2) wird eine stationäre Behandlung empfohlen, wobei weder Bettruhe noch Nahrungskarenz nachweislich effektiv sind. Eine orale Ernährung kann bei Verträglichkeit beibehalten werden (Typ 1–2b), bei unzureichender Flüssigkeitsaufnahme besteht dagegen eine Indikation zur parenteralen Substitution. Rauchen sollte unterbleiben.

Auxiliäre Medikationsempfehlungen: Laxantien sind als empirische Maßnahme zur subjektiven Beschwerdelinderung und als intendierte Maßnahme zur Extrusion eines Fäkolithen bereits erwähnt worden. Schwieriger ist die analgetische Therapie: NSAR und ASS sollten aufgrund eines erhöhten Perforationsrisikos gemieden werden, ebenso Morphinderivate, so dass zumeist Metamizol eingesetzt wird [1]. Dass lediglich in der Akutsituation verwendete NSAR zu einer Perforation führen, ist jedoch ebensowenig belegt wie ein protektiver Effekt von Statinen oder Ca^{2+}-Antagonisten. Die Daten zu signifikanten negativen/positiven Effekten dieser Substanzgruppen beziehen sich auf epidemiologische Befunde zu längerer, vorausgehender Anwendung. Mesalazin scheint die Schmerzsymptomatik bei der Divertikulitis tendenziell zu beeinflussen, allerdings ist nicht geklärt, in welchem Umfang in der einen zugrundeliegenden Untersuchung Divertikulitis-Patienten respektive SUDD-Patienten eingeschlossen wurden [59]. Größere doppelt-blinde Placebo-kontrollierte Studien zur Sekundärprophylaxe mit Mesalazin wurden bei enttäuschenden Vorauswertungen abgebrochen [60, 61], ebenso kritisch ist die Datenlage für Rifaximin [62].

15.8.1 Primärprophylaxe

Beruhend auf epidemiologischen Daten gelten die Gewichtsabnahme und Aufgabe des Zigarettenkonsums sowie die Steigerung der körperlichen Aktivität/Bewegung und der Ballaststoffzufuhr als plausible Maßnahmen zur Primärprävention und Empfehlungen zur Sekundärprophylaxe bei akuter Divertikulitis [1].

15.9 Literatur

[1] Leifeld L, Germer CT, Böhm S, Dumoulin FL, Häuser W, Kreis M, et al. S2k-Leitlinie Divertikelkrankheit/Divertikulitis. S2k Guidelines Diverticular Disease / Diverticulitis. DOI http://dx.doi.org/ 10.1055/s-0034-1366692. Z Gastroenterol. 2014; 52: 663–710.

[2] Horgan AF, McConnell EJ, Wolff BG, et al. Atypical diverticular disease: surgical results. Dis Colon Rectum. 2001; 44: 1315–1318.

[3] Strate LL, Modi R, Cohen E, Spiegel BM. Diverticular disease as a chronis illness: evolving epidemiologic and clinical insights. Am. J. Gastroenterol. 2012; 107: 1486–1493.

[4]   Shahedi K, Fuller G, Bolus R, et al. Long-term Risk of Acute Diverticulitis Among Patients With Incidental Diverticulosis Found During Colonoscopy. Clinical Gastroenterology and Hepatology. 2013; 11 (12): 1609–1613.

[5]   Etzioni DA, Mack TM, Beart RW jr, Kaiser AM. Diverticulitis in the United States: 1998–2005: changing patterns of disease and treatment. Ann.Surg. 2009; 249: 210–217.

[6]   Loffeld RJLF. Long-term follow-up and development of diverticulitis in patients diagnosed with diverticulosis oft the colon. Int. J. Colorectal Dis. 2016; 31: 15–17.

[7]   Ricciardi R, Roberts PL, Read TE, et al. Cyclical increase in diverticulitis during the summer months. Arch. Surg. 2011; 146: 319–323.

[8]   Imperiali G, Terpin MM, Meucci G, et al. Segmental colitis associated with diverticula: a 7-year follow-up study. Endoscopy. 2006; 38: 610–612.

[9]   Wedel T, Barrenschee M, Lange C, Cossais F, Böttner M. The Morphologic Basis for Developing Diverticular Disease, Diverticulitis, and Diverticular Bleeding. Viszeralmedizin. 2015; 31: 76–82.

[10] Wedel T, Büsing V, Heinrichs G, et al. Diverticular disease is associated with an enteric neuropathy as revealed by morphometric analysis. Neurogastroenterol Motil. 2010; 22: 407–414; e 493–504.

[11] Granlund J, Svensson T, Olén O, et al. The genetic influence on diverticular disease – a twin study. Aliment Pharmacol Ther. 2012; 35: 1103–1107.

[12] Painter NS, Burkitt DP. Diverticular disease of the colon: a deficiency disease of Western civilization. British medical journal. 1971; 2: 450–454.

[13] Crowe FL, Appleby PN, Allen NE, et al. Diet and risk of diverticular disease in Oxford cohort of European Prospective Investigation into Cancer and Nutrition (EPIC): prospective study of British vegetarians and non-vegetarians. BMJ. 2011; 343: d4131.

[14] Lembcke B. Diagnosis, differential diagnoses, and classification of diverticular disease. Viszeralmedizin. 2015; 31: 95–102.

[15] Lembcke B. Ultrasonography in acute diverticulitis – credit where credit is due. An educational review on patterns, practice and differential diagnoses accompanying the Statement of the Section Internal Medicine of the DEGUM. Z. Gastroenterol. 2016; 54 (1): 47–57.

[16] Schwerk WB, Schwarz S, Rothmund M. Sonography in Acute Colonic Diverticulitis. Dis Colon Rectum. 1992; 35: 1077–1084.

[17] Laurell A, Hansson L-E, Gunnarsson U. Acute diverticulitis – clinical presentation and differential diagnostics. Colorectal Diseases. 2007; 9: 496–502.

[18] Toorenvliet BR, Bakker RFR, Breslau PJ, et al. Colonic diverticulitis: a prospective analysis of diagnostic accuracy and clinical decision-making. Colorectal Diseases. 2010; 12: 179–187.

[19] Laméris W, van Randen A, Bipat S, et al. Graded compression ultrasonography and computed tomography in acute colonic diverticulitis: Meta-analysis of test accuracy. Eur. Radiol. 2008; 18: 2498–2511.

[20] Laméris W, van Randen A, van Gulik TM, et al. A Clinical Decision Rule to Establish the Diagnosis of Acute Diverticulitis at the Emergency Department. Dis Colon Rectum. 2010; 53: 896–904.

[21] Andeweg CS, Knobben L, Hendriks JCM, Bleichrodt RP, van Goor H. How to Diagnose Acute Left-sided Colonic Diverticulitis. Proposal for a Clinical Scoring System. Ann. Surg. 2011; 253: 940–946.

[22] Spiller RC. Postinfectious irritable bowel syndrome. Gastroenterology. 2003; 124: 1662–1671.

[23] GuilarteM, Santos J, de Torres I, et al. Diarrhoea-predominant IBS patients show mast cell activation and hyperplasia in the jejunum. Gut. 2007; 56: 203–209.

[24] Akbar A, Yiangou Y, Facer P, et al. Increased capsaicin receptor TRPV1 expressing sensory fibres in irritable bowel syndrome and their correlation with abdominal pain. Gut. 2008; 57: 923–929.

[25] Cremon C, Gargano L, Morselli-Labate AM, et al. Mucosal Immune Activation in Irritable Bowel Syndrome: Gender-Dependence an Association With Digestive Symptoms. Am. J. Gastroenterol. 2009; 104: 392–400.

[26] Cohen E, Fuller G, Bolus R, et al. Increased Risk for Irritable Bowel Syndrome After Acute Diverticulitis. Clin Gastroenterol Hepatol. 2013; 11: 1614–1619.

[27] Evans J, Kozol R, Frederick W, et al. Does a 48-hour rule predict outcomes in patients with acute sigmoid diverticulitis? J Gastrointest Surg. 2008; 12: 577–582.

[28] Kaser SA, Fankhauser G, Glauser PM, et al. Diagnostic value of inflammation markers in predicting perforation in acute sigmoid diverticulitis. World J Surg. 2010; 34: 2717–2722.

[29] Mäkelä JT, Klintrup K, Rautio T. The role of low CRP values in the prediction oft the development of acute diverticulitis. Int. J. Colorectal Dis. 2016; 31: 23–27.

[30] Lembcke B, Strobel D, Dirks K, Becker D, Menzel J. Ultrasound Obtains Pole Position for Clinical Imaging in Acute Diverticulitis. On the background of the German Guideline Diverticular Disease/Diverticulitis. Statement of the Section Internal Medicine of the DEGUM. Ultraschall in Med. 2015; 36 (2): 189–192.

[31] Farag Soliman M, Wüstner M, Sturm J, et al. Primärdiagnostik der akuten Sigmadivertikulitis. Sonographie versus Computertomographie, eine prospektive Studie. Ultraschall in Med. 2004; 25: 342–347.

[32] Liljegren G, Chabok A, Wickbom M, et al. Acute colonic diverticulitis: a systematic review of diagnostic accuracy. Colorectal Dis. 2007; 9: 480–488.

[33] Hollerweger A, Macheiner P, Rettenbacher T, et al. Colonic diverticulitis: diagnostic value and appearance of inflamed diverticula – sonographic evaluation. Eur. Radiol. 2001; 11: 1956–1963.

[34] Ritz JP, Lehmann KS, Loddenkemper C, et al. Preoperative CT staging in sigmoid diverticulitis – does it correlate with intraoperative and histological findings ? Langenbecks Arch Surg. 2010; 395: 1009–1015.

[35] Gielens MPM, Mulder IM, van der Harst E, et al. Preoperative staging of perforated diverticulitis by computed tomography scanning. Tech Coloproctol. 2012; 16: 363–368.

[36] O'Connor ES, Smith MA, Heise CP. Outpatient diverticulitis: mild or myth? J Gastrointest Surg. 2012; 16: 1389–1396.

[37] Iyer R, Longstreth GF, Chu L-H, et al. Acute Colonic Diverticulitis: Diagnostic Evidence, Demographic and Clinical Features in Three Practice Settings. J. Gastrointest. Liver Dis. 2014; 23 (4): 379–386.

[38] Longstreth GF, Tieu RS. Clinically Diagnosed Acute Diverticulitis in Outpatients: Misdiagnosis in Patients with Irritable Bowel Syndrome. Dig. Dis. Sci. 2015; DOI 10.1007/s10620–015–3892–5.

[39] Ambrosetti P, Grossholz M, Becker C, et al. Computed tomography in acute left colonic diverticulitis. Br J Surg. 1997; 84: 532–534.

[40] Shaikh S, Krukowski ZH. Outcome of a conservative policy for managing acute sigmoid diverticulitis. Br J Surg. 2007; 94: 876–879.

[41] Kircher MF, Rhea JT, Kihiczak D, Novelline RA. Frequency, sensitivity, and specificity of individual signs of diverticulitis on thin-section helical CT with colonic contrast material: experience with 312 cases. AJR. 2002;178(6):1313–1318.

[42] Gross M, Labenz J, Börsch G, Dormann A, Eckardt AJ, Kiesslich R, Mielke S. Colonoscopy in Acute Diverticulitis. Viszeralmedizin. 2015; 31: 124–129.

[43] Hoffmann C, Zak M, Avery L, Brown J. Treatment Modalities and Antimicrobial Stewardship. Initiatives in the Management of Intra-Abdominal Infections. Antibiotics. 2016; 5, 11; doi: 10.3390/antibiotics5010011.

[44] Jackson JD, Hammond T. Systematic review: outpatient management of acute uncomplicated diverticulitis. Int. J. Colorectal Dis. 2014; 29: 775–781.

[45] Biondo S, Golda T, Kreisler E, Espin E, Vallribera F, Oteiza F, et al. Outpatient versus hospitalization management for uncomplicated diverticulitis. Ann. Surg. 2014; 259: 38–44.

[46] Isacson D, Thorisson A, Andreasson K, Nikberg M, Smedh K, Chabok A. Outpatient, non-antibiotic management in acute uncomplicated diverticulitis: a prospective study. Int J Colorectal Dis. 2015. DOI 10.1007/s00384–015–2258–y.

[47] Armstrong, C. Updated guideline on diagnosis and treatment of intra-abdominal infections. Am. Fam. Phys. 2010, 82, 694–709.

[48] Walger P. Rationaler Einsatz von Antibiotika. Der Internist. 2016; 57(6): 551–568.

[49] Puylaert JBCM. Ultrasound of Colon Diverticulitis. Dig. Dis. 2012; 30: 56–59.

[50] Chabok A, Pahlman L, Hjern F, et al. Randomized clinical trial of antibiotics in acute uncomplicated diverticulitis. Br. J. Surg. 2012; 99: 532–539.

[51] de Korte N, Kuyvenhoven JP, van der Peet DL, et al. Mild colonic diverticulitis can be treated without antibiotics. A case-control study. Colorectal Dis. 2012; 14: 325–330.

[52] Hjern F, Josephson T, Altman D, et al. Conservative treatment of acute colonic diverticulitis: are antibiotics always mandatory? Scandinavian journal of gastroenterology. 2007; 42: 41–47.

[53] Scarpa CR, Buchs NC, Poncet A, Konrad-Mugnier B, Gervaz P, Morel P, et al. Short-term intravenous antibiotic treatment in uncomplicated diverticulitis does not increase the risk of recurrence compared to long-term treatment. Ann. Coloproctol. 2015; 31(2): 52–56.

[54] de With K, Allerberger F, Amann S, Apfalter P, Brodt H-R, Eckmanns T, et al. Strategies to enhance rational use of antibiotics in hospital: a guideline by the German Society for Infectious Diseases. Infection. 2016 April11; DOI 10.1007/s15010–016–0885–z.

[55] Schug-Pass C, Geers P, Hugel O, Lippert H, Köckerling F. Prospective randomized trial comparing short-term antibiotic therapy versus standard therapy for acute uncomplicated sigmoid diverticulitis. Int J Colorectal Dis. 2010; 25: 751–759.

[56] Siewert B, Tye G, Kruskal J, et al. Impact of CT-guided drainage in the treatment of diverticular abscesses: size matters. Am J Roentgenol. 2006; 186: 680–686.

[57] Elagili F, Stocchi L, Ozuner G, Kiran RP. Antibiotics alone instead of percutaneous drainage as initial treatment of large diverticular abscess. Tech Coloproctol. 2015; 19: 97–103.

[58] Brandt D, Gervaz P, Durmishi Y, et al. Percutaneous CT scan-guided drainage vs. antibiotherapy alone for Hinchey II diverticulitis: a case-control study. Diseases of the colon and rectum. 2006; 49: 1533–1538.

[59] Kruis W, Meier E, Schumacher M, et al. Randomised clinical trial: mesalazine (Salofalk granules) for uncomplicated diverticular disease of the colon – a placebo-controlled study. Aliment Pharmacol Therapeut. 2013; 37: 680–690.

[60] Boynton W, Floch M. New strategies for the management of diverticular disease. Therap Adv Gastroenterol. 2013; 6: 205–213.

[61] Raskin JB, Kamm MA, Mazen Jamal M, et al. Mesalamine Did Not Prevent Recurrent Diverticulitis in Phase 3 Controlled Trials. Gastroenterology. 2014; 147: 793–802.

[62] Bianchi M, Festa V, Moretti A, et al. Meta-analysis: long-term therapy with rifaximin in the management of uncomplicated diverticular disease. Aliment Pharmacol Ther. 2011; 33: 902–910.

Robert Ehehalt

16 Infektiologische Besonderheiten bei CED-Patienten

16.1 Einleitung

Chronisch-entzündliche Darmerkrankungen (CED), der Morbus Crohn und die Colitis ulcerosa, sind polygenetisch definierte Erkrankungen der Darmschleimhaut. Obwohl die Pathogenese alles andere als verstanden ist, wird angenommen, dass eine gestörte angeborene Immunität (Barrierestörung) vorliegt, die bei entsprechender Triggerung durch luminale Antigene, insbesondere durch kommensale Bakterien, zu einer chronischen Entzündung führt.

Neben infektiösen Komplikationen (Abszessen, Septikämien, Abb. 16.1), die dem entzündeten Darm als Grenzorgan mit hoher Bakteriendichte zu schulden sind, gibt es bisher keine Hinweise darauf, dass ein Patient mit CED durch die zu Grunde liegende genetische Konstellation per se häufiger Infektionen aufweist. Ein Problem sind allerdings opportunistische Infektionen, die als Nebenwirkungen der heutigen Therapien auftreten. Die Therapie der CED hat sich in den letzten Jahren durch den immer früheren Einsatz von Immunsuppressiva (v. a. Azathioprin, 6-Mercaptopurin und Methotrexat) sowie die Verwendung von Biologika (TNF-α-Antagonisten und Anti-Integrine) sehr deutlich verändert. Dies führt häufiger zu infektiösen Komplikationen, die im klinischen Alltag oft schwer zu erkennen sind. Sie gehen mit einer signifikanten Morbidität einher. Im folgenden Kapitel soll daher auf die Bedeutung, das Erkennen und die Prävention opportunistischer Erkrankungen bei CED eingegangen werden.

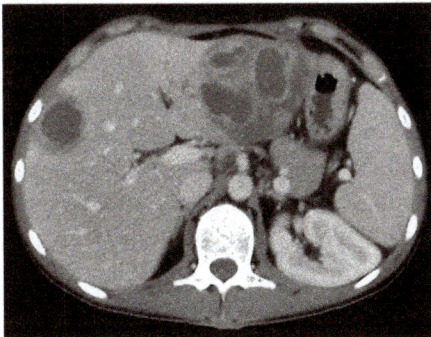

Abb. 16.1: Leberabszesse nach pneumatischer Dilatationsbehandlung einer Crohn-Stenose im Ileum.

DOI 10.1515/9783110464757-018

16.2 Risikofaktoren für opportunistische Infektionen

Neben allgemeinen Risikofaktoren wie Malnutrition, Alter und Komorbiditäten spielen Art und Dauer der Immunsuppression eine entscheidende Rolle. Keine Infektion ist spezifisch für die Verwendung eines bestimmten Immunsuppressivums. Jede Infektion kann grundsätzlich mit jedem Therapeutikum auftreten. Es gibt aber Hinweise darauf, dass Pilzinfektionen vermehrt mit Glukokortikoiden, virale Infektionen vermehrt mit Immunsuppressiva und eine Therapie mit TNF-α-Antagonisten vermehrt mit Pilzinfektionen und granulomatösen Infektionen (z. B. Mykobakterien) einhergehen. Die Wahl des Therapeutikums ist daher im Einzelfall zu beachten. Insbesondere unter Glukokortikoiden treten häufig infektiöse Komplikationen (u. a. Abszesse) auf. So steigt das Risiko für eine Infektion bereits bei einer Dosis von 10 mg Prednisolon und nach einer Therapiedauer von mehr als zwei Wochen an.

16.3 Virale Infektionen

Unter einer immunsuppressiven Therapie treten vermehrt virale Infektionen auf, wobei insbesondere Hepatitis-B-Virus (HBV), Varizella-zoster-Virus (VZV), Zytomegalie-Virus (CMV) und ggf. Epstein-Barr-Virus (EBV) zu beachten sind.

16.3.1 Virushepatitis

Während eine immunsuppressive Therapie bei einer chronischen, nichtkomplizierten HCV-Infektion in der Regel als unproblematisch gilt, sind Reaktivierungen und Flares einer HBV-Infektion nach Beginn einer immunsuppressiven Therapie beschrieben, die zu einer schweren Dekompensation der Leberfunktion führen können. Auch die Gefahr einer fulminanten Hepatitis durch eine Erstinfektion mit HBV, die ein transplantationspflichtiges Leberversagen nach sich ziehen kann, ist unter Immunsuppression erhöht. Daher sollte jeder CED-Patient vor einer Immunsuppression auf eine aktive HBV-Infektion getestet und – falls seronegativ – möglichst vor Beginn der Therapie geimpft werden. Da die Immunantwort unter Immunsuppression, insbesondere unter Anti-TNF-Therapie und Azathioprin, bis zu 50 % reduziert ist, sollte die Impfung unter Immunsuppression mit einer höheren Dosierung (i. d. R. doppelten Dosierung) erfolgen. Der Impferfolg ist ein bis zwei Monate nach der letzten Dosis serologisch zu kontrollieren (Anti-HBs-Ak-Titerbestimmung). Eine aktive HBV-Infektionen sollte mit einem Nukleosid-/Nukleotid-Analogon behandelt werden. Eine Therapie mit Interferon ist möglich, sollte aber im Einzelfall abgewogen werden, da durch das Interferon möglicherweise ein CED-Schub getriggert werden könnte.

16.3.2 Herpesviren (HSV, EBV, CMV, VZV)

Die meisten Menschen werden im Laufe ihres Lebens seropositiv für CMV. Das Virus persistiert wie bei allen Herpesviren lebenslang im Körper und kann bei Immunsuppression reaktiviert werden. Diese Reaktivierung verläuft meist ohne klinische Symptome. Ein Screening für CMV vor immunsuppressiver Therapie wird daher nicht empfohlen. Selten kann aber die Reaktivierung zu einer systemischen Infektion mit Organmanifestation (z. B. CMV-Kolitis, Pneumonitis, Enzephalitis, Hepatitis oder Retinitis) führen. Diagnostisch schwierig bei CED ist insbesondere die CMV-Kolitis, da diese von einem akuten Schub der CED klinisch und endoskopisch oft nicht zu trennen ist (Abb. 16.2). Der Grad zwischen aktiver Infektion und unbedeutender Besiedlung ist fließend. Es wird empfohlen, bei einer therapierefraktären CED (z. B. steroidrefraktär) Darmbiopsien auf eine CMV-Infektion hin zu untersuchen. Zum Nachweis werden meist eine quantitative PCR (hohe Viruslast) oder der immunhistologische Nachweis von CMV early Antigen (Einschlusskörperchen) in den Biopsien verwendet. Die serologischen Nachweise von CMV-IgG- oder IgM-Ak haben keine Relevanz, da sie in der Regel nur einen durchgemachten Kontakt, nicht aber eine relevante Infektion anzeigen.

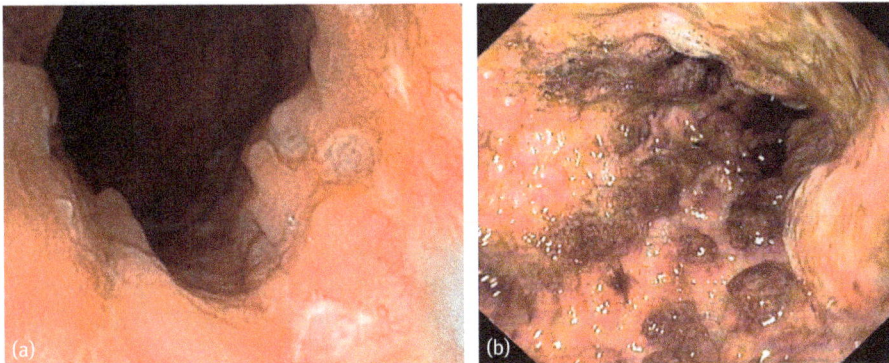

Abb. 16.2: Leichte (a) und schwere (b) CMV-Kolitis bei CED. Als typisch für eine CMV-Infektion gelten die wie ausgestanzt wirkende Ulzera (linkes Bild).

Die Therapie der CMV-Kolitis sollte bei CED immer kombiniert immunsuppressiv und antiviral erfolgen, da eine CMV-Kolitis einen Schub der CED triggert. Ganciclovir i. v. für 14 Tage gilt als die Therapie der Wahl. Bei gutem Ansprechen kann ggf. nach drei Tagen von Ganciclovir i. v. auf Valganciclovir oral gewechselt werden. Bei seltener Resistenz gegen Ganciclovir oder bei Intoleranz (z. B. Knochenmarkssuppression) kann der Einsatz von Foscarnet erwogen werden.

Die Therapie einer Herpes-simplex-Virus (HSV)-Reaktivierung erfolgt wie bei einem Nicht-CED-Patienten. Hier gibt es keine spezifischen Besonderheiten. Eine HSV-

Kolitis stellt eine Rarität dar, und auch die HSV-Ösophagitis wird in der Praxis nur selten beobachtet.

Das Screening auf eine EBV-Infektion wird generell nicht empfohlen. Allerdings sind einige Autoren der Meinung, dass dies erfolgen sollte, da die meisten unter einer Immunsuppression entstehenden Lymphome EBV-assoziiert sind und schwere EBV-Primärinfektionen unter Azathioprin beschrieben wurden. Daher wird diskutiert, Azathioprin bei EBV-seronegativen Patienten nach Möglichkeit nicht zu verwenden.

Als ausgesprochen kritisch gilt eine VZV-Erstinfektion unter Immunsuppression. Daher sollten alle Patienten, bei denen anamnestisch keine durchgemachten Windpocken oder ein Zoster bekannt sind und die auch nicht gegen VZV geimpft wurden, auf VZV gescreent werden (Nachweis von VZV-IgG- und IgM-Ak). Seronegative Patienten sollten vor Immunsuppression geimpft werden. Eine Impfung unter Immunsuppression ist wegen des Einsatzes eines Lebendimpfstoffes kontraindiziert. Die Erstinfektion unter Immunsuppression stellt einen infektiologischen, lebensbedrohlichen Notfall dar und ist daher unmittelbar antiviral mit Aciclovir i. v. zu behandeln. Die Immunsuppression ist dann unbedingt zu pausieren.

16.4 Pilz- und parasitäre Infektionen

Typische opportunistische Pilz- und parasitäre Infektionen unter Immunsuppression sind in Tab. 16.1 dargestellt. Die genaue Inzidenz der einzelnen Infektionen bei CED-Patienten ist nicht bekannt. In den Zulassungsstudien zu den Biologika lag die Rate kumulativ bei bis zu 3 %. Beschrieben sind hauptsächlich lokalisierte *Candida*-Infektionen (Abb. 16.3). Andere systemische Pilzinfektionen sind selten. Histoplasmose, Blastomykose oder Coccidiodomykose treten z. B. endemisch im Süden der USA, in Südamerika oder in Zentralafrika auf. Sie spielen in Deutschland im klinischen Alltag so gut wie keine Rolle. Der Patient sollte geschult werden, Expositionen mit diesen Krankheitserregern (z. B. Meidung von Höhlenbesuchen, kein Aufenthalt in Taubenschlägen) zu vermeiden.

Tab. 16.1: Pilz- und parasitäre Infektionen unter Immunsuppression.

- *Candida spp.*
- *Aspergillus spp.*
- *Cryptococcus neoformans*
- *Histoplasma capsulatum*
- *Toxoplasma gondii*
- *Pneumocystis jiroveci*
- *Strongyloides stercoralis*

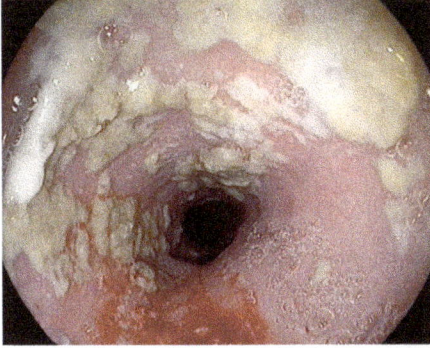

Abb. 16.3: Schwere Soorösophagitis unter immunsuppressiver Therapie.

Ein generelles Screening auf Pilz- oder parasitäre Erkrankungen wird nicht empfohlen, ebenso auch keine medikamentöse Primärprophylaxe. Einzige Ausnahme ist die Vermeidung einer Infektion mit *Pneumocystis jiroveci* (früher *P. carinii*). Die Inzidenz dieser Infektion ist bei CED-Patienten um das 3 bis 4-Fache erhöht. Es wird daher bei einer Dreifachimmunsuppression eine Antibiotika-Prophylaxe mit Cotrimoxazol (z. B. 960 mg 3× wöchentlich oder 1 × 460 mg täglich) empfohlen. Dies ist insbesondere zu beachten, wenn eines der eingesetzten Immunsuppressiva ein Calcineurininhibitor (Cyclosporin, Tacrolimus) oder ein TNF-α-Antagonist ist.

16.5 Bakterielle Infektionen

Patienten unter Immunsuppressiva unterliegen grundsätzlich einer erhöhten Gefahr für bakterielle Infektionen (z. B. durch Pneumokokken oder Legionellen). Für Patienten mit CED sind insbesondere Infektionen mit Listerien und Clostridien relevant. Listerieninfektionen werden vermehrt unter Therapie mit einem TNF-α-Antagonisten beobachtet. Die Patienten mit einer solchen Therapie sollte daher aufgeklärt werden, Produkte aus nichtpasteurisierter Milch, rohes Gemüse und geräucherte Fischprodukte zu meiden.

Die CED per se gilt als Risikofaktor für eine *Clostridium-difficile*-Infektion (CDI) (s. Kap. 8.2). Dieses Risiko wird zusätzlich durch die Anzahl der Immunsuppressiva potenziert. Eine Stuhluntersuchung auf eine Clostridien-Infektion sollte immer dann bedacht werden, wenn die CED im Kolon aufflackert. Leider sind die typischen Pseudomembranen bei aktiver CED endoskopisch oft nicht vorhanden (Abb. 16.4). Es sollte daher stets ein Toxinnachweis im Stuhl geführt werden. Bei dringendem Verdacht sind bei aktiver CED Wiederholungsmessungen notwendig. Die Therapie erfolgt analog wie bei Nicht-CED-Patienten mit Metronidazol, Vancomycin oder Fidaxomicin oder bei multiplen Rezidiven mittels fäkalem Mikrobiom-Transfer (FMT). Gegebenenfalls ist parallel zur antibiotischen Behandlung eine Intensivierung der immunsuppressiven Therapie erforderlich.

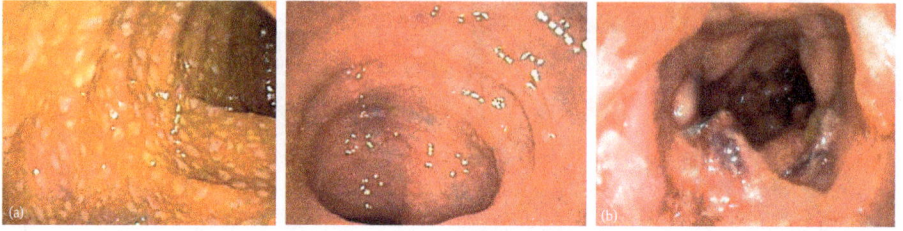

Abb. 16.4: Infektion mit *Clostridium difficile*. Typisch sind sogenannte Pseudomembranen (a, links oben stark und rechts oben leicht ausgeprägt). Diese sind oft bei aktiver CED nicht zu erkennen (b).

16.6 Tuberkulose (Tbc)

Eine Reaktivierung einer latenten Tbc ist für alle Immunsuppressiva beschrieben, stellt aber ein besonders Problem der TNF-α-Antagonisten dar. Nach Einführung dieser Therapie wurde bei mit TNF-Antagonisten behandelten Patienten in endemischen Gebieten ein Anstieg der Inzidenz auf das 10 bis 50-Fache beobachtet. Die reaktivierte Tbc unter Anti-TNF-Therapie verläuft oft atypisch, nicht selten extrapulmonär und disseminiert. Dies macht die Diagnose besonders schwierig.

Daher sollten vor einer Anti-TNF-Therapie neben einer ausführlichen Expositionsanamnese immer ein Röntgen-Thorax und ein Interferon gamma release assay (IGRA, z. B. QantiFERON® oder T-SPOT.TB®) erfolgen. Bei Verdacht auf eine latente Tbc ist eine INH-Prophylaxe für sechs bis neun Monate durchzuführen. Bei aktiver Tbc ist der Anti-TNF-Antagonist zu pausieren. Er kann bei klinischer Notwendigkeit sechs bis acht Wochen nach Beginn der anti-tuberkulösen Therapie wieder begonnen werden.

Patienten, die sich unter Immunsuppression länger als vier Wochen in einem Gebiet mit endemisch hoher Tbc-Prävalenz aufgehalten haben, sind nach der Rückkehr nach Deutschland auf eine Exposition hin zu testen (IGRA). Der Test sollte ggf. acht bis zehn Wochen nach der Rückkehr nochmals wiederholt werden.

16.7 Impfungen

Es gibt keine Hinweise dafür, dass durch eine Impfung vermehrt Schübe einer CED ausgelöst werden. Daher sollten Patienten mit CED nach den STIKO-Empfehlungen genauso wie die nicht erkrankte Personen geimpft werden.

Unter Immunsuppression sind Lebendimpfstoffe (BCG, Gelbfieber, orale Typhus-Impfung, MMR, VZV, intranasale Influenzaimpfung) formal kontraindiziert. Empfohlen wird, eine Lebendimpfung drei Monate vor Beginn und drei Monate nach Absetzen eines Immunsuppressivums oder Biologikums bzw. einen Monat nach Absetzen von Glukokortikoiden durchzuführen. Als wahrscheinlich sicher gilt eine Impfung mit einem Lebendimpfstoff bei < 20 mg/d Prednisolon oder wenn bei höherer Dosierung

(> 20 mg/d) das Prednisolon weniger als 14 Tage gegeben wurde. Auch unter einer immunsuppressiven Monotherapie mit Azathioprin scheinen Lebendimpfungen in der Praxis gut toleriert zu werden. Selbst unter kombinierter immunsuppressiver Therapie bzw. unter Biologika-Gabe scheinen Lebendimpfungen wie z. B. gegen Gelbfieber klinisch glimpflich abzulaufen, jedoch sind eine entsprechende individuelle Aufklärung unter Nennung der formal existierenden Kontraindikation sowie eine engmaschige klinische Nachbeobachtung erforderlich (s. Kap. 47).

Der Impferfolg kann durch die Immunsuppression beeinflusst werden. Dies gilt insbesondere für die HBV-Impfung. Für andere Impfungen (z. B. Pneumokokken und Influenza) ist der Impferfolg unter Immunsuppression (definiert über Messung der impfinduzierten Antikörper-Titer) nur leicht vermindert. Für die meisten Impfungen gibt es allerdings keine Daten über den Impferfolg unter Immunsuppression.

Generell sind bei Immunsuppression beim Erwachsenen eine Impfung gegen Diphtherie, Tetanus (und evtl. Pertussis) mit Auffrischung alle zehn Jahre, eine Impfung gegen Pneumokokken und die Impfung gegen Influenza (jährlich) empfohlen (STIKO). Die HBV- und VZV-Impfungen sind ebenfalls sinnvoll.

16.8 Screening vor und während einer immunsuppressiven Therapie

Vor einer Therapie mit einem TNF-α-Antagonisten ist ein Screening auf Tbc (IGRA, Röntgen-Thorax, gründliche Anamnese) und HBV (HBs-Antigen, Anti-HBc-Ak) obligat. Die Patienten sollten nach einer durchgemachten VZV-Infektion (Windpocken, Zoster) oder -Impfung gefragt werden und im Zweifel sollte die VZV-Serologie (VZV-IgG- und IgM-Ak) erfolgen.

Nicht obligat, aber sinnvoll sind ferner ein Screening auf HIV, HCV, EBV und Hepatitis-A-Virus (HAV). Der Impfstatus sollte gründlich überprüft werden. Außerdem sind eine Reiseanamnese (z. B. Eruierung einer potenziellen Infektion mit *Strongyloides*) und ein Differentialblutbild (Eosinophilie) durchzuführen.

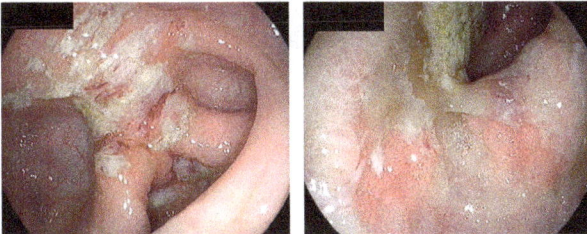

Abb. 16.5: Chronische Amöbenkolitis (*Entamoeba histolytica*). Es zeigen sich segmentale Ulzerationen wie beim M. Crohn, allerdings mit schleimigen Membranen.

Während einer laufenden Immunsuppression ist ein generelles, ungerichtetes Screening auf Infektionen nicht empfohlen. Eine Testung erfolgt nur nach klinischem Verdacht. Mindestens alle sechs Monate sollte aber eine Laborkontrolle mit Differential-BB, Leber- und Nierenwerten erfolgen.

Grundsätzlich sollte bei Erstdiagnose einer CED differentialdiagnostisch eine infektiöse Ursache immer ausgeschlossen werden. Neben einer Darm-Tbc kann z. B. auch eine chronische Amöbeninfektion dem Bild eines M. Crohn endoskopisch sehr ähnlich sein (Abb. 16.5; s. auch Kap. 9).

16.9 Weiterführende Literatur

[1] Jostins L, Ripke S, Weersma RK, Duerr RH, McGovern DP, Hui KY, et al. Host-microbe interactions have shaped the genetic architecture of inflammatory bowel disease. Nature. 2012; 491: 119–124.

[2] de Souza HS, Fiocchi C. Immunopathogenesis of IBD: current state of the art. Nat Rev Gastroenterol Hepatol. 2016; 13: 13–27.

[3] Toruner M, Loftus EV, Jr., Harmsen WS, Zinsmeister AR, Orenstein R, Sandborn WJ, et al. Risk factors for opportunistic infections in patients with inflammatory bowel disease. Gastroenterology. 2008; 134: 929–936.

[4] Gisbert JP, Chaparro M, Esteve M. Review article: prevention and management of hepatitis B and C infection in patients with inflammatory bowel disease. Aliment Pharmacol Ther. 2011; 33: 619–633.

[5] Gauss A, Rosenstiel S, Schnitzler P, Hinz U, Rehlen T, Kadmon M, et al. Intestinal cytomegalovirus infection in patients hospitalized for exacerbation of inflammatory bowel disease: a 10-year tertiary referral center experience. Eur J Gastroenterol Hepatol. 2015; 27: 712–720.

[6] Rahier JF, Magro F, Abreu C, Armuzzi A, Ben-Horin S, Chowers Y, ;t al. Second European evidence-based consensus on the prevention, diagnosis and management of opportunistic infections in inflammatory bowel disease. J Crohns Colitis. 2014; 8: 443–468

[7] Beaugerie L. Management of inflammatory bowel disease patients with a cancer history. Curr Drug Targets. 2014; 15: 1042–1048.

[8] Teich N, Klugmann T, Tiedemann A, Holler B, Mössner J, Liebetrau A, Schiefkel. Vaccination coverage in immunosuppressed patients: results of a regional health services research study. Dtsch Arztebl Int. 2011; 108: 105–111.

[9] Colombel J-F, Sandborn WJ, Panaccione R, Robinson AM, Lau W, Li J, et al. Adalimumab Safety in Global Clinical Trials of Patients with Crohn's Disase. Inflamm Bowel Dis. 2009; 15: 1308–1319.

16.9.1 Weiterführende Internetadressen

– European Crohn's and Colitis Organisation (ECCO). Published ECCO Guidelines. https://www.ecco-ibd.eu/index.php/publications/ecco-guidelines-science/published-ecco-guidelines.html
– Robert-Koch-Institut. Empfehlungen der Ständigen Impfkommission (STIKO). http://www.rki.de/DE/Content/Kommissionen/STIKO/Empfehlungen/Impfempfehlungen_node.html

Jens M. Kittner

17 Gastrointestinale Manifestation von sexuell übertragbaren Erkrankungen (STDs)

17.1 Einleitung

Gastroenterologisch tätige Ärzte müssen damit rechnen, mit endoluminalen, aber auch perianalen oder genitalen Manifestationen von sexuell übertragbaren Erkrankungen konfrontiert zu werden. Ein entsprechendes Risikoverhalten wird in der Regel nicht vorab vom Patienten kommuniziert. Die makroskopischen Manifestationen können ein Malignom oder eine chronisch-entzündliche Darmerkrankung vortäuschen.

Weltweit wird eine Zunahme sexuell übertragbarer Erkrankungen beobachtet. Neben steigender Mobilität und Vernetzung ist dies mutmaßlich auf ein zunehmendes Risikoverhalten zurückzuführen, da sich die HIV-Infektion als bedrohlichste sexuell übertragbare Erkrankung von einer tödlichen zu einer chronisch-behandelbaren Erkrankung gewandelt hat – insbesondere bei homosexuellen Männer („Men who have sex with men" – MSM). Orale und/oder anale Praktiken finden jedoch auch bei heterosexuellen Personen zunehmende Verbreitung. Sexuell übertragbare Erkrankungen sind Indikator-Krankheiten für Risikoverhalten: Es sollte immer ein HIV-Test angeboten werden, da die frühe Diagnosestellung die Prognose deutlich verbessert [12]. Jede sexuell übertragbare Erkrankung erhöht darüber hinaus das Risiko für eine HIV-Infektion um ein Vielfaches, sowohl durch die mukosale Barrierestörung als auch durch die Verfügbarkeit der Zielzellen von HIV (CD4-T-Zellen) im entzündeten Bereich [11]. Sexualpartner sind in Diagnostik und Therapie von Geschlechtserkrankungen immer miteinzubeziehen!

17.2 Syphilis (Lues): Infektion mit *Treponema pallidum*

Seit Anfang des 21. Jahrhunderts werden wieder steigende Zahlen dieser sehr kontagiösen Infektion beobachtet. Die in Deutschland beobachteten Infektionen treten gemäß Daten des Robert Koch-Instituts (RKI – es besteht eine nichtnamentliche Meldepflicht) zu mehr als 90 % bei MSM auf.

Der Primäraffekt, die Eintrittsstelle des Erregers, stellt sich als Ulkus mit leicht eingesunkenem Zentrum sowie scharf abgesetztem, induriertem Randwall dar (Ulcus durum). Während dieses an der Haut, z. B. am äußeren Genitale, schmerzlos ist, kann eine Manifestation an der Schleimhaut (rektal, oropharyngeal) sehr schmerzhaft sein. Bei rektaler Infektion können Tenesmus, Defäkationsdrang, analer Ausfluss, aber auch ein Blutabgang auftreten. Häufig triggert dies die endoskopische Untersuchung. Auch die Makroskopie mit Ulzeration und derbem Randwall kann ein

DOI 10.1515/9783110464757-019

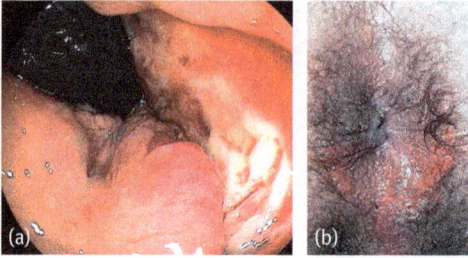

Abb. 17.1: Ulzerierende Läsion im Rektum [2] (a), Condylomata lata [14] (b).

Malignom vermuten lassen (Abb. 17.1a). Wird dann bei Tumorverdacht auch noch eine Schnittbildgebung durchgeführt, zeigt sich eine unregelmäßig verdickte Wand mit vergrößerten pararektalen Lymphknoten [1]. Einzig die Histologie passt nicht zum Malignom: Sie ergibt lediglich ein chronisches Entzündungsinfiltrat mit prädominanten Plasmazellen [13]. Wird in dieser Situation die endoskopische Materialgewinnung wiederholt, sollte auch an die Differentialdiagnose einer Syphilis gedacht, eine entsprechende Serologie durchgeführt und die Pathologen (bzw. Mikrobiologen) sollten um eine spezifische Färbung (Warthin-Starry) oder PCR-Diagnostik aus Biopsiematerial gebeten werden. Die Diagnose wird aber primär serologisch gesichert: Der TPPA-Test wird zwei bis vier Wochen nach einer Infektion zuverlässig positiv.

Eine Lues ist gemäß Leitlinie mit einem intramuskulär applizierten Depot-Penicillin zu behandeln (z. B. Tardocillin 2,4 Mio. IE), bei kurzer Infektionsdauer < 1 Jahr (Frühsyphilis) einmalig, bei Infektionsdauer > 1 Jahr oder falls diese unbekannt ist dreimalig in exakt wochenweisem Abstand. Bei Penicillin-Allergie kann Doxycyclin 2 × 100 mg über 14 Tage (bei Frühsyphilis) bzw. über 28 Tage angewendet werden.

Über das Ulcus durum hinaus kann die Lues durch die kleineren, warzenähnlichen, aber ebenfalls sehr infektiösen Condylomata lata weitergegeben werden, die typischerweise im Sekundärstadium perinatal auftreten (Abb. 17.1b).

Besteht eine Ansteckungsgefahr für den Untersucher? Die Läsionen sind hochinfektiös, aber Treponemen sind außerhalb des Körpers nur wenige Minuten lebensfähig. Außerdem sind sie sehr empfindlich gegenüber allen üblichen Desinfektionsmitteln. Die üblichen Hygienemaßnahmen sind bei konsequenter Anwendung somit auch bei der Untersuchung von Patienten mit bekannter infektiöser Lues ausreichend.

Aufgrund der Möglichkeit eines Relapses oder einer Neuinfektion sind Titerverläufe nach der Behandlung nach drei, sechs und zwölf Monaten erforderlich. Die Cardiolipin-Antikörper sollten sich nach erfolgreicher Therapie normalisieren, der Titer des TPPA ist in der Regel rückläufig.

17.3 *Neisseria gonorrhoeae* und *Chlamydia trachomatis* inklusive der Serotypen L1–3 (Lymphogranuloma venereum)

Neisseria gonorrhoeae und *Chlamydia trachomatis* der Serovare D–K können im Gastrointestinaltrakt eine Proktitis oder eine Pharyngitis auslösen, die bereits fünf bis zehn Tage nach Infektion manifest werden kann. Bei Frauen findet die Infektion primär meist genital statt, befällt häufig sekundär aber auch das Rektum [2]. Im Rektum infizieren Gonokokken und Chlamydien das oberflächliche Zylinderepithel, welches weitgehend frei von sensibler Innervation ist, so dass kaum Schmerzen auftreten. Allerdings kommt es zu häufigem Defäkationsdrang, schleimig-eitrigem oder auch blutig tingiertem Ausfluss, so dass die Symptome denen einer Proctitis ulcerosa ähneln können [5]. Endoskopisch sind die Entzündungszeichen oft diskret, mit diffusem Schleimhauterythem, Ödem und Kontaktvulnerabilität. Gonokokken induzieren typischerweise auch eitrig imponierenden Mucus.

Die Prävalenz ist unbekannt, da seit 2001 keine Meldepflicht mehr in Deutschland besteht. Diagnostik der Wahl ist die PCR-Diagnostik aus Abstrichmaterial. In einer aktuellen deutschen Untersuchung bei MSM konnten Gonokokken pharyngeal bei 5,5 % und rektal bei 4,6 % der Patienten gefunden werden. *Chlamydia trachomatis* fand sich pharyngeal bei 1,5 % und rektal bei 8,0 %; 91 % der Infizierten waren asymptomatisch [4]. Das Erregerreservoir ist damit erheblich!

Mögliche Folgeerkrankungen sind Pelvic Inflammatory Disease (PID) bei Frauen sowie eine Epididymitis, Orchitis oder Prostatitis bei Männern, jeweils mit der Gefahr einer konsekutiven Sterilität. Gonokokken können auch lokal abszedierende Entzündungen verursachen sowie sehr selten zu einer generalisierten Infektion führen. Einige Wochen nach einer Chlamydien-Infektion kann es zum Auftreten einer reaktiven Arthritis kommen [3].

Die zunehmend nachweisbaren Serovare L1–L3 von *Chlamydia trachomatis* verursachen mit dem Lymphogranuloma venereum ein deutlich invasiveres Krankheitsbild: Nach primär lokaler, oligosymptomatischer Infektion kommt es nach drei bis sechs Monaten zu einer systemischen Dissemination mit Fieber, Arthralgien und Krankheitsgefühl. Dazu ulzerieren die befallenen Lymphknoten, üblicherweise in der Leiste. Bei rektalem Befall entsteht durch die höhere Invasivität des Erregers ein erosiv-fistulierendes Krankheitsbild, das mit starken Schmerzen einhergeht und bei der endoskopischen Untersuchung an einen M. Crohn erinnert, sich aber auch als karzinomartiger Pseudotumor darstellen kann [7].

Bei Nachweis von *Chlamydia trachomatis* der Serovare D–K besteht die Standardtherapie aus Doxycyclin 2 × 100 mg 1-0-1 für sieben Tage. Bei Lymphogranuloma venereum (Nachweis der Serovare L1–3) ist die Therapie mit Doxycyclin 2 × 100 mg 1-0-1 auf 21 Tage zu verlängern.

Aufgrund weltweit und teilweise auch in Deutschland problematischer Resistenzsituationen bei den Gonokokken besteht nach aktueller Leitlinie die Empfehlung einer kombinierten antibiotischen Therapie mit 1(–2) g Ceftriaxon (i. m. bzw. i. v.) plus Azithromycin 1,5 g, jeweils als Einmalgabe.

17.4 Herpes-simplex-Virus-(HSV)-Infektionen

Anogenitale Läsionen werden überwiegend durch Herpes-simplex-Typ 2 verursacht. Sie sind stark schmerzhaft. Die Läsionen können primär Herpes-typisch mit kleinen Bläschen perianal und im Analkanal auftreten. Auch eine Beteiligung der Rektumschleimhaut ist möglich. Die Läsionen können aber exulzerieren und verlieren dann das für HSV-Infektionen typische Hautmuster, imponieren vielmehr wie ein Ulucs oder wie eine singuläre Analfissur. Die Diagnose wird in der Regel klinisch gestellt. Alternativ kann Material aus den Bläschen oder der ulzerierten Läsion mittels PCR-Diagnostik untersucht werden.

Die Standard-Therapie bei der Primärinfektion besteht aus Valaciclovir 2×500 mg täglich für sieben bis zehn Tage. Reaktivierungen sind häufig.

17.5 Infektion mit pathogenen Darmbakterien/Protozoen

Enterische Pathogene wie *Campylobacter*, Salmonellen, *Giardia lambliasis* als auch *Entamoeba histolytica* werden nicht zu den klassischen sexuell übertragenen Erkrankungen gezählt. Eine Übertragung durch anale Sexualkontakte ist aber gut dokumentiert [9]. Infektionsketten mit Shigellen wurden in den letzten Jahren gehäuft bei MSM beobachtet. Aufgrund der pathogenen Potenz von Shigellen sollte immer eine antibiotische Behandlung erfolgen, aber: Die Chinolon-Resistenz war bei diesen Erregern deutlich häufiger als bei sporadisch aufgetretenen Shigellen [6]. Alternatives Mittel der Wahl ist Azithromycin 1 × 500 mg 1-0-0 für drei Tage.

17.6 Condylomata acuminata

Condylomata acuminata werden durch Humane Papillomaviren (HPV) verursacht, vor allem durch die Typen 6 und 11. Die Viren dringen in die Basalzellschicht der Epidermis ein und induzieren eine Proliferation der Epithelzellen. Nur die HPV-Hochrisiko-Typen (16 und 18) können durch eine Integration in das Wirtszellgenom zu einer malignen Transformation führen. Condylomata sind die weltweit häufigste sexuell übertragene Infektionserkrankung mit einer Prävalenz bei ca. 1 % der Bevölkerung. Die Warzen können perineal, genital, aber auch im Rektum auftreten (Abb. 17.2). Sie können über Jahre klein und flach und damit kaum erkennbar sein oder auch ein erhebliches Wachstum zeigen und dann zu einer lokalen Beeinträchtigung führen. Abladierende (z. B. Podophyllotoxin) oder lokal immunmodulierende Behandlungsmethoden

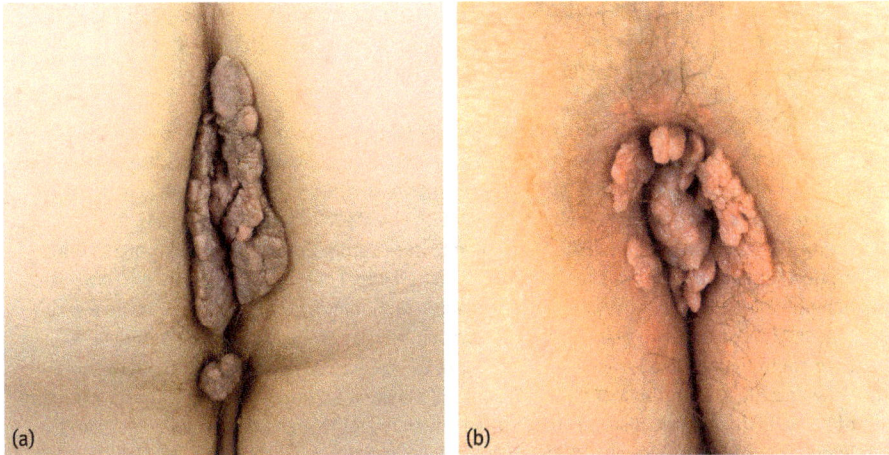

Abb. 17.2: HPV-assoziierte Condylomata acuminata im Analbereich (a, b). (Bildquelle: Marcus Karsten, Leipzig.)

(z. B. Imiquimod) beseitigen nicht die Infektion, sondern nur die lokale Manifestation. Ein HIV-Test ist dringend empfohlen: Neben der Indikatorfunktion der Kondylome begünstigt ein Immundefekt die Chronizität einer HPV-Infektion und damit das Entstehen der Kondylome [8].

17.7 Virale Hepatitiden als sexuell übertragene Erkrankungen

Alle viralen Hepatitiden können auch sexuell übertragen werden. Für die Hepatitis C ist dieser Übertragungsweg jedoch nur dann effektiv, wenn sexuelle Praktiken angewendet werden, die zu kleineren Verletzungen/Blutungen führen [10].

17.8 Weiterführende Literatur

[1]   Cha JM, Choi SI, Lee JI. Rectal syphilis mimicking rectal cancer. Yonsei Med J. 2010; 51(2): 276–278.
[2]   Chan PA, Robinette A, Montgomery M, Almonte A, Cu-Uvin S, Lonks JR, et al. Extragenital Infections Caused by Chlamydia trachomatis and Neisseria gonorrhoeae: A Review of the Literature. Infect Dis Obstet Gynecol. 2016; 2016: 5758387.
[3]   Denison HJ, Curtis EM, Clynes MA, Bromhead C, Dennison EM, Grainger R. The incidence of sexually acquired reactive arthritis: a systematic literature review. Clin Rheumatol. 2016; 35(11): 2639–2648.
[4]   Dudareva-Vizule S, Haar K, Sailer A, Wisplinghoff H, Wisplinghoff F, Marcus U, et al. Prevalence of pharyngeal and rectal Chlamydia trachomatis and Neisseria gonorrhoeae infections among men who have sex with men in Germany. Sex Transm Infect. 2014; 90(1): 46–51.

[5] Hamlyn E, Taylor C. Sexually transmitted proctitis. Postgrad Med J. 2006; 82(973): 733–736.

[6] Hoffmann C, Sahly H, Jessen A, Ingiliz P, Stellbrink HJ, Neifer S, et al. High rates of quinolone-resistant strains of Shigella sonnei in HIV-infected MSM. Infection. 2013; 41(5): 999–1003.

[7] Hofmann B, Gaiser T, Wantia N, Renner W, Veeser M, Ebert M, et al. [Sexually transmitted infections as a cause for solid rectal pseudo tumors]. Z Gastroenterol. 2014; 52(12): 1408–1412.

[8] Leszczyszyn J, Lebski I, Lysenko L, Hirnle L, Gerber H. Anal warts (condylomata acuminata) – current issues and treatment modalities. Adv Clin Exp Med. 2014; 23(2): 307–311.

[9] Quinn TC, Stamm WE, Goodell SE, Mkrtichian E, Benedetti J, Corey L, et al. The polymicrobial origin of intestinal infections in homosexual men. N Engl J Med. 1983; 309(10): 576–582.

[10] Schmidt AJ, Rockstroh JK, Vogel M, An der Heiden M, Baillot A, Krznaric I, et al. Trouble with bleeding: risk factors for acute hepatitis C among HIV-positive gay men from Germany–a case-control study. PLoS One. 2011; 6(3): e17781.

[11] Schwarcz SK, Kellogg TA, McFarland W, Louie B, Klausner J, Withum DG, et al. Characterization of sexually transmitted disease clinic patients with recent human immunodeficiency virus infection. J Infect Dis. 2002; 186(7): 1019–1022.

[12] Sullivan AK, Raben D, Reekie J, Rayment M, Mocroft A, Esser S, et al. Feasibility and effectiveness of indicator condition-guided testing for HIV: results from HIDES I (HIV indicator diseases across Europe study). PLoS One. 2013; 8(1): e52845.

[13] Voltaggio L, Montgomery EA, Ali MA, Singhi AD, Arnold CA. Sex, lies, and gastrointestinal tract biopsies: a review of selected sexually transmitted proctocolitides. Adv Anat Pathol. 2014; 21(2): 83–93.

[14] Wagenlehner FM, Brockmeyer NH, Discher T, Friese K, Wichelhaus TA. The Presentation, Diagnosis, and Treatment of Sexually Transmitted Infections. Dtsch Arztebl Int. 2016; 113(1-02): 11–22.

17.8.1 Weiterführende Internetadressen

– Robert Koch-Institut. Sexuell übertragene Infektionen (STI) - RKI-Ratgeber für Ärzte.
  http://www.rki.de/DE/Content/InfAZ/S/STI/STD.html
– Deutsche STI-Gesellschaft (DSTIG). Leitfaden STI-Therapie, Online-Version 2014/15.
  http://dstig.de/images/DSTIG-Flyer/Leitfaden/sti-leitfaden_version%202.1_web.pdf
– S2K-Leitlinie „Diagnostik und Therapie der Syphilis", Aktualisierung 2014,
  AWMF-Register-Nr. 059/002.
  http://www.awmf.org/uploads/tx_szleitlinien/059-
  002l_S2k_Diagnostik_Therapie_Syphilis_2014_07.pdf

Mario Hönemann, Uwe G. Liebert

18 Gastrointestinale Manifestation von Herpesvirus-Infektionen (HSV, CMV)

18.1 Herpes-simplex-Virus (HSV)

18.1.1 Epidemiologie

Humane Herpesviren gehören zu den meistverbreiteten Infektionserregern weltweit, wobei acht verschiedene Typen unterschieden werden. Typ 1 und 2 werden als Herpes-simplex-Virus (HSV-1, HSV-2) bezeichnet und weisen eine unterschiedliche Durchseuchung und Lokalisierungspräferenz auf. HSV-1 ist vor allem mit oropharyngealen Infektionen und einer Ösophagitis assoziiert und zeigt bei Erwachsenen in Abhängigkeit vom sozioökonomischen Status eine Seroprävalenzrate zwischen 75 und 95 %. HSV-2 erreicht eine Seroprävalenz um 20 % und verursacht vor allem genitale und rektale Infektionen. Die Übertragung erfolgt durch eine Tröpfchen- oder Schmierinfektion, beispielsweise durch Speichel oder Sexualkontakt, und führt zu einer lebenslangen Persistenz des Virus in Ganglienzellen des Nervensystems.

18.1.2 Infektionen des oberen Gastrointestinaltraktes

HSV-Infektionen des oberen Gastrointestinaltrakts werden in Form einer Stomatitis und Mukositis sowie als HSV-Ösophagitis (s. Abb. 18.1) manifest. Eine HSV-Ösophagitis kommt bei immunkompetenten Patienten im Rahmen einer Primärinfektion oder Reaktivierung gehäuft um das 30. Lebensjahr, mit Betonung des männlichen Geschlechts bis zum 40. Lebensjahr, vor. Da es sich jedoch um eine AIDS-definierende Erkrankung handelt, sollte eine zugrundeliegende Immunsuppression jeglicher Genese bei diesem ansonsten seltenen Krankheitsbild ausgeschlossen werden.

Leitsymptome sind akut einsetzende Odynophagie und Sodbrennen, wobei eine unspezifische Prodromalphase mit Fieber, Halsschmerzen und Symptomen eines oberen Atemwegsinfektes vorausgehen kann. Weitere häufige Beschwerden sind Dysphagie, Myalgie und Gewichtsverlust. Ungefähr ein Fünftel der Patienten entwickelt oropharyngeale Läsionen vor, während oder nach der Ösophagitis.

In der Endoskopie ist eine großflächig entzündete und empfindliche Mukosa mit zahlreichen kleineren Ulzera pathognomonisch. Diese können je nach Zeitpunkt der Untersuchung zwischen 1 und 15 mm groß, linear bzw. kopfsteinpflasterartig angeordnet und mit einem weißen Exsudat überzogen sein. Typischerweise ist das distale Drittel der Speiseröhre am häufigsten betroffen.

Magenulzera durch HSV sind beschrieben, stellen aber eine seltene Manifestation einer HSV-Infektion im oberen Gastrointestinaltrakt dar.

DOI 10.1515/9783110464757-020

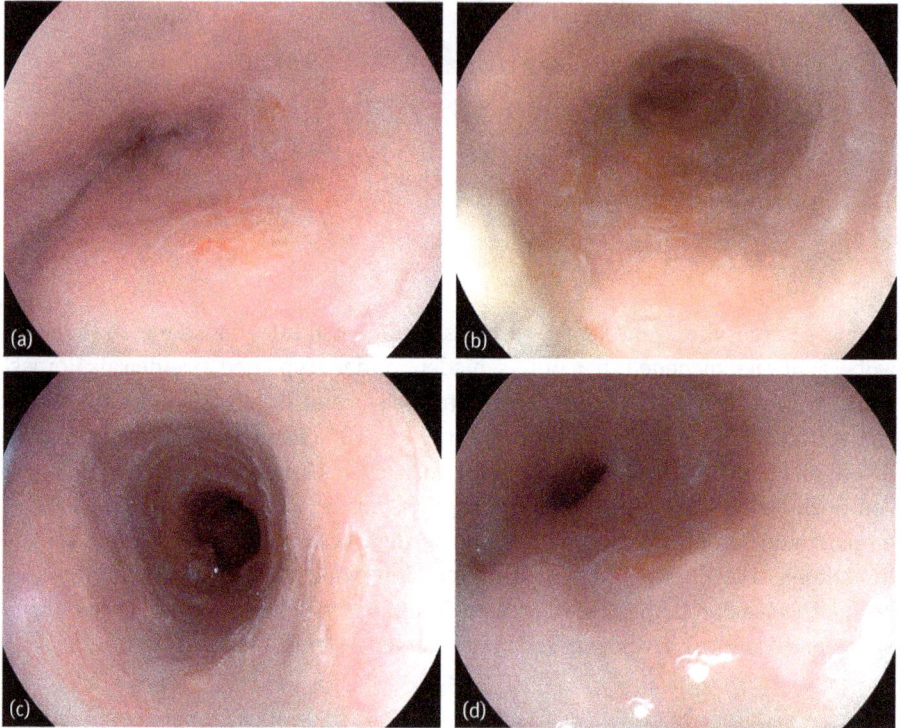

Abb. 18.1: Endoskopischer Befund bei HSV-Ösophagitis. (Bildquelle: Khan Fareed Rahman und Daniel Teschner, Mainz.)

18.1.3 Infektion des unteren Gastrointestinaltraktes

Bei viralen Erkrankungen des Kolons und Rektums handelt es sich meist um immun-kompromittierte Patienten oder homosexuelle Männer (MSM). Eine Proktitis ist der Hauptmanifestationsort von HSV-Infektionen des unteren Genitaltaktes, vornehmlich ausgelöst durch HSV 2 und bei MSM der häufigste Auslöser einer nichtgonorrhoischen Proktitis. Das typische endoskopische Bild umfasst eine kontaktvulnerable Mukosa, diffuse distale Ulzerationen und vesikuläre Läsionen, typischerweise nicht über 10 cm *ab ano* in das Rektum reichend.

18.1.4 Diagnostik

Die serologische Diagnostik kann helfen, eine reaktivierte von einer Erstinfektion mit HSV zu differenzieren. Im Allgemeinen ist aufgrund der hohen Durchseuchung die HSV-Antikörper-Antwort allerdings in der Akutsituation nicht wegweisend bzw. es werden Folgeproben benötigt, um einen IgG-Titeranstieg oder eine Aviditätsreifung zu erfassen. Der direkte Erregernachweis mittels PCR ist deshalb bei jeder HSV-Infektion anzustreben. Bei der Endoskopie ist darauf zu achten, dass Probenmaterial möglichst vom Rand entnommen und in NaCl-Lösung zur Analyse gegeben wird.

18.1.5 Therapie

Eine Therapie mit Aciclovir bei immunkompetenten Patienten trägt dazu bei, eine verkürzte Virusausscheidung und Symptomlinderung zu erreichen. Immunkompromittierte Patienten sollten sieben bis zehn Tage virustatisch behandelt werden. Die empfohlene Aciclovir-Dosis beträgt 3×5–10 mg/kg KG i. v. bzw. 5×800 mg p. o. pro Tag und muss bei einer Nierenfunktionseinschränkung angepasst werden. Eine prophylaktische Gabe von Aciclovir in verringerter Dosierung bei Risikopatienten oder häufigen Rezidiven ist möglich, sollte aber einen Zeitraum von sechs Monaten nicht überschreiten.

18.2 Zytomegalie-Virus (CMV)

18.2.1 Epidemiologie

Wie auch bei anderen Vertretern der Herpesgruppe führt eine Infektion mit dem CMV zu lebenslanger Persistenz. Das Virus kann dabei in verschiedenen Geweben und Zelltypen, wie Lymphozyten, Gefäßendothel und Speicheldrüsen, nachgewiesen werden. Die Seroprävalenz ist regional unterschiedlich und erreicht Werte zwischen 40 und 70 %. Bei immunkompetenten Menschen führt eine Primärinfektion nur sehr selten zu schweren Organmanifestationen. In der Regel bleibt die primäre CMV-Infektion klinisch inapparent oder äußert sich allenfalls in einer unspezifischen grippe- oder Mononukleose-artigen Allgemeinsymptomatik.

Große pathologische Bedeutung erlangt CMV jedoch bei immunsupprimierten Patienten. Insbesondere Patienten mit einer insuffizient antiviral behandelten HIV-Infektion, nach Organ- oder Stammzelltransplantation oder bei immunsuppressiver Therapie einer chronisch-entzündlichen Darmerkrankung (s. Kap. 16) sind dabei betroffen. Im Gastrointestinaltrakt kommt es typischerweise zu mukosalen Schäden und charakteristischen Ulzera (Abb. 18.2). Bei Transplantationspatienten ist hier unter anderem ein diskordanter Spender- und Empfängerstatus ein wichtiger Risikofaktor, der zu einer schwer verlaufenden CMV-Erstinfektion unter immunsuppressiver Therapie führen kann. Es können aber auch Reaktivierungen schwere Infektionsverläufe nach sich ziehen. CMV erlangt zudem bei steroidrefraktären Verläufen der Colitis ulcerosa Bedeutung, da es die chronische Entzündung der Darmmukosa unterhält.

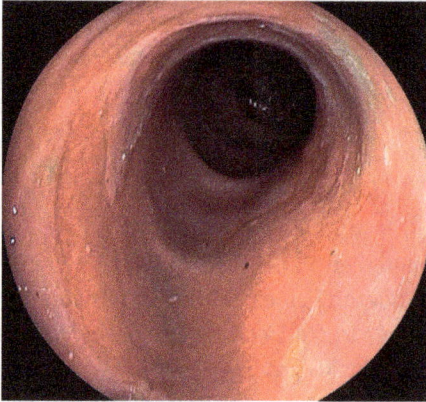

Abb. 18.2: Gut abgrenzbares, flächiges Ulkus im Colon descendens bei milder CMV-Kolitis. (Bildquelle: Christoph Lübbert, Leipzig.)

18.2.2 Infektionen des oberen Gastrointestinaltraktes

Durch Zytomegalie-Viren ausgelöste Ulzera finden sich hauptsächlich im mittleren bis distalen Ösophagus, weshalb die Ösophagitis die bedeutendste Manifestationsform darstellt (Abb. 18.3). Eine Mukositis im Mundraum kann ebenfalls durch CMV ausgelöst werden.

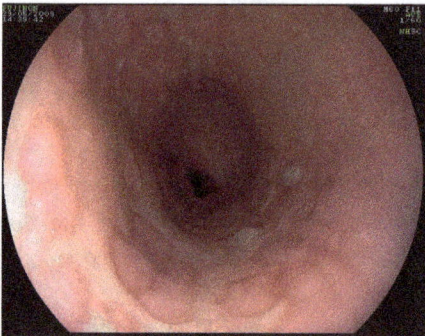

Abb. 18.3: Endoskopischer Befund bei CMV-Ösophagitis. (Bildquelle: Christoph Lübbert, Leipzig.)

Klinisch im Vordergrund steht typischerweise eher eine Odynophagie als eine Dysphagie. Weitere Beschwerden sind Übelkeit und Erbrechen, Gewichtsverlust und selten obere gastrointestinale Blutungen. Epigastrische oder Oberbauchschmerzen können Hinweise für eine CMV-Gastritis darstellen.

Große singuläre oder multiple Ulzera mit dazwischenliegender gesunder Mukosa zeichnen das endoskopische Bild der Infektion aus. Im Vergleich zu HSV gehen die Ulzerationen typischerweise tiefer. Selten werden Pseudotumore und erosive Entzündungen ohne Ulzerationen gesehen. Genaue Beschreibungen entsprechender Manifestationen bei immunsupprimierten Patienten finden sich in den Kap. 16 und 30.

18.2.3 Infektionen des unteren Gastrointestinaltraktes

Eine Kolitis ist in zwei Dritteln der Fälle Manifestationsort einer CMV-Infektion des unteren Gastrointestinaltraktes. Die Hauptsymptome dabei sind abdominaler Schmerz und anhaltender kleinvolumiger Durchfall. Rektale Blutabgänge können in Form einer Hämatochezie oder einer blutigen tingierten Diarrhö imponieren. Selten kann bei einer Proktitis ohne sonstige Ursache CMV der Auslöser sein.

Das endoskopische Bild der Kolitis ist variabel und kann endoskopisch nur schwer von einer chronisch-entzündlichen Darmerkrankung (insbesondere Colitis ulcerosa) abzugrenzen sein. Typischerweise findet sich jedoch eine erythematöse Mukosa mit subepithelialen Blutungen und Ödemen. Ulzera können in Kombination mit einer flächigen Kolitis oder auch eigenständig („wie ausgestanzt") vorkommen. Genaue Beschreibungen entsprechender Manifestationen bei immunsupprimierten Patienten finden sich in den Kap. 16 und 30.

18.2.4 Virologische Diagnostik

Der klassischen Antikörper-Antwort mit IgM-Produktion und sich anschließender Serokonversion zu IgG wird bei der serologischen Diagnostik der Primärinfektion von Immunkompetenten begegnet. Mittels Westernblot und Aviditätstests kann gegebenenfalls der Zeitpunkt der Erstinfektion eingegrenzt werden. Da der Großteil der betroffenen Patienten allerdings mehr oder weniger stark immunsuppressiv behandelt wird, nimmt mit der Bestimmung des CMV-IgG-Status die Serologie den größten Stellenwert bei der Risikostratifizierung im Rahmen einer Stammzell- oder Organtransplantation ein. Serologische Verlaufstestungen sind bedeutungslos. Zusätzlich zur Bestimmung der Viruskonzentration durch DNA-PCR im Plasma (EDTA-Blut einsenden!) ist der Nachweis viraler DNA im Biopsiematerial wichtig, da selbst bei Organmanifestationen wie einer Enterokolitis oder Pneumonie keine detektierbare Viruslast im Blut vorliegen muss. Anders als HSV-1, das sich am besten aus dem Läsionsrand nachweisen lässt, kann CMV nur ausreichend sensitiv aus Biopsiematerial, das aus dem Ulkusgrund gewonnen wurde, nachgewiesen werden.

18.2.5 Therapie

Aufgrund der hohen Wahrscheinlichkeit einer beschleunigten Darmpassage ist der i. v. Gabe von Ganciclovir der Vorzug vor einer oralen Therapie mit Valganciclovir zu geben. Die Dosierung von 2×5 mg/kg KG i. v. ist dabei für mindestens 14 Tage beizubehalten und bei einer Nierenfunktionseinschränkung anzupassen. Eine allgemeine Empfehlung zur Dauer der Therapie über diesen Zeitraum hinaus kann nicht gegeben werden, da selbst eine fehlende Virämie kein ausreichender Indikator für den Infekti-

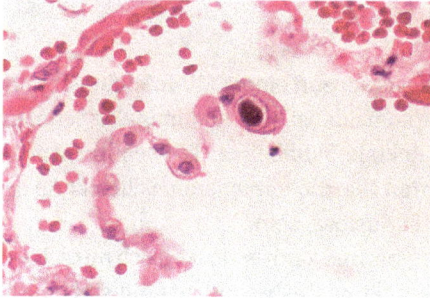

Abb. 18.4: CMV-infizierte Eulenaugenzelle. (Bildquelle: Center for Disease Control and Prevention, E. P. Ewing, Jr. (PHIL #958), 1982, Public Domain.)

onsstatus des Hohlorgansystems ist. Endoskopische Verlaufskontrollen und ggf. Folgebiopsien können bei der Therapieentscheidung notwendig sein. Bei Nichtansprechen der Therapie kann eine Umstellung auf Foscarnet notwendig werden. Eine präventive Valganciclovir-Gabe nach einer Transplantation ist bei Risikopatienten möglich und in vielen Betreuungsschemata von Transplantationszentren etabliert.

18.3 Weiterführende Literatur

[1] Lavery EA, Coyle WJ. Herpes Simplex Virus and the Alimentary Tract. Curr Gastroenterol Rep. 2008; 10: 417–423.
[2] You DM, Johnson MD. Cytomegalovirus infection and the gastrointestinal tract. Curr Gastroenterol Rep. 2012; 14: 334–342.

19 Infektionen bei Leberzirrhose

Tony Bruns

19.1 Spontan bakterielle Peritonitis (SBP)

19.1.1 Definition

Die spontan bakterielle Peritonitis (SBP) ist eine primäre, zumeist monobakteriell verlaufende Infektion der Peritonealhöhle beim Patienten mit Leberzirrhose und portaler Hypertension mit Aszites. Die SBP wird durch eine erhöhte Konzentration neutrophiler Granulozyten im Aszites (≥ 250 Neutrophile/µl) definiert, wenn eine intraabdominelle Ursache (z. B. Hohlorganperforation, Cholezystitis, Ischämie) ausgeschlossen werden kann. Sie muss als primäre Peritonitis von anderen Formen der Peritonitis abgegrenzt werden.

19.1.2 Pathogenese

Die SBP ist zumeist Folge einer pathologisch gesteigerten Translokation von intestinaler Mikroflora in mesenteriale Lymphknoten mit nachfolgendem Übertritt in die lymphatische oder systemische Zirkulation und den Aszites. Hierbei besitzen vor allem aerobe Enterobacteriaceae, aber auch einige grampositive Stämme die Fähigkeit, die makroskopisch intakte Darmbarriere durch verschiedene Mechanismen wie Transzytose oder durch die Interaktion mit dendritischen Zellen oder M-Zellen zu überwinden. Ist die intestinale Barriere inflammatorischem oder katabolem Stress ausgesetzt, fördert dies die Translokation von Enterobakterien. Ob die bakterielle Translokation vor allem im Ileum oder im Dickdarm stattfindet, ist nicht abschließend geklärt. Tierexperimentelle Daten und Untersuchungen zur Assoziation der bakteriellen Fehlbesiedelung und Dysbiose beim Menschen legen nahe, dass insbesondere die bakterielle Translokation aus dem Dünndarm eine entscheidende Rolle für die Entwicklung einer SBP spielt.

Während die Translokation von intakten Bakterien beim Gesunden immunologisch kontrolliert werden kann, geht die zunehmende Leberinsuffizienz mit einem Versagen mukosaler Immunkontrollmechanismen einher und fördert so die Entwicklung sogenannter spontaner Infektionen wie SBP, spontane Bakteriämie und spontan bakterielles Empyem. Untersuchungen an laparotomierten Patienten mit dekompensierter Child-C Leberzirrhose zeigen, dass vermehrungsfähige enterale Bakterien in Lymphknoten bei bis zu 30 % der Patienten mit Hilfe klassischer Kulturtechniken nachgewiesen werden können. Risikofaktoren für eine pathologische bakterielle Translokation beinhalten neben qualitativen und quantitativen Veränderungen der enteralen Mikrobiota und gesteigerter intestinaler Permeabilität vor allem ein Versa-

DOI 10.1515/9783110464757-021

gen der lokalen und systemischen Immunabwehr im Rahmen der fortgeschrittenen Leberinsuffizienz. Nach erfolgter Translokation und portalvenöser oder lymphatischer Distribution trägt eine verminderte Konzentration von Opsoninen, insbesondere von Komplementfaktoren, im Aszites zur Vermehrung eingewanderter Bakterien bei.

19.1.3 Erregerspektrum

Bei bis zu 60 % der Episoden einer SBP kann trotz der empfohlenen bettseitigen Inokulation von Blutkulturflaschen mit mind. 8–10 ml Aszites (pro Flasche) kein Erreger aus dem Aszites isoliert werden. Bei einem Teil dieser Patienten gelingt jedoch der Erregernachweis über die Diagnose einer begleitenden Bakteriämie, so dass bei Patienten mit SBP zur Entnahme von Blutkulturen geraten wird. Historisch wurden als Erreger der SBP vor allem gramnegative Enterobakterien wie *Escherichia coli* und *Klebsiella spp.* nachgewiesen. In den letzten beiden Jahrzehnten wurde jedoch eine Zunahme von Infektionen durch grampositive Bakterien wie Enterokokken, vergrünende Streptokokken und *Staphylococcus aureus* festgestellt, so dass sich derzeit grampositive und gramnegative Mikroorganismen etwa zu gleichen Anteilen nachweisen lassen. Gepoolte zwischen 2002 und 2012 publizierte Daten aus Südeuropa und Südostasien konnten als häufigste Erreger der SBP *E. coli* (32 %), Streptokokken (20 %), Enterokokken (12 %), Klebsiellen (8 %) und *S. aureus* (7 %) als Erreger der kulturpositiven SBP identifizieren. Aktuelle Daten aus Deutschland (München, Jena, Hannover) beschreiben ein ähnliches Bild, mit der Ausnahme, dass hier zunehmend Enterokokken mit etwa 26 % nachgewiesen werden konnten und der Anteil der Streptokokken geringer ausfällt. Mit einer Zunahme invasiver Prozeduren und zunehmendem Antibiotika-Einsatz überwiegen aktuell grampositive Erreger bei den nosokomialen kulturpositiven SBP. Als unabhängige Risikofaktoren für eine SBP durch Enterokokken konnten eine Hospitalisation von mehr als 48 h bis zur Diagnosestellung und ein Gebrauch von Antibiotika innerhalb der letzten 14 Tage identifiziert werden. Polymikrobielle Kulturergebnisse oder der Nachweis von Anaerobiern oder Pilzen sind nicht typisch für eine SBP und müssen den Verdacht auf eine sekundäre Peritonitis lenken.

19.1.4 Epidemiologie und Risikofaktoren

Etwa ein Drittel aller Patienten, die wegen einer dekompensierten Leberzirrhose hospitalisiert werden müssen, weisen bei Krankenhauseinweisung eine bakterielle Infektion auf oder entwickeln diese im Rahmen des Krankenhausaufenthaltes. Hierbei stellt die SBP mit etwa 10–30 % neben Harnwegsinfektionen die häufigste nachgewiesene bakterielle Infektion dar und lässt sich somit bei etwa 10–15 % aller hospitalisierten Patienten mit Leberzirrhose und Aszites nachweisen. Ambulant betreute Patienten zeigen – sofern sie asymptomatisch sind – mit weniger als 4 % eine deutlich geringere

Wahrscheinlichkeit einer SBP. Die Lebenszeitprävalenz der SBP wird beim Patienten mit dekompensierter Leberzirrhose auf etwa 25–40 % geschätzt.

Das Risiko einer SBP ist in erster Linie durch den Grad der Leberinsuffizienz und in zweiter Linie durch das Ausmaß der portalen Hypertension determiniert. Mit zunehmendem Grad der Leberinsuffizienz nehmen sowohl enterale Dysbiose als auch intestinale Permeabilität zu und werden von lokaler und systemischer Inflammation und Zeichen der Immundefizienz begleitet. Eine Hyperbilirubinämie > 3,2 mg/dl als Ausdruck der Leberinsuffizienz und eine Thrombopenie < 98.000/µl als Ausdruck der portalen Hypertension zeigen Patienten mit einem erhöhten SBP-Risiko an. Pro Anstieg des MELD-(Model for end-stage liver disease) Scores um einen Punktwert, nimmt das Risiko einer SBP um etwa 10 % zu, was in einem 10-fach erhöhten Risiko bei Patienten mit einem MELD-Score von ≥ 25 im Vergleich zu Patienten mit einem MELD-Score von ≤ 15 resultiert. Eine reduzierte Gesamtproteinkonzentration (< 10–15 g/l) im Aszites als Ausdruck der reduzierten immunologischen Kompetenz des Aszites wurde ebenfalls als ein klassischer Risikofaktor für die Entwicklung einer SBP angesehen, die sich in aktuellen Studien jedoch nicht sicher replizieren lässt. Zunehmend werden Genvarianten der angeborenen Immunabwehr, wie NOD2-, TLR2-, MCP-1/CCL2-, NDP52- und TRAF6-Polymorphismen, identifiziert, die das individuelle Risiko der Entwicklung einer SBP modulieren. Darüber hinaus gibt es Hinweise aus großen Fall-Kontroll-Studien und Analysen prospektiver Datensätze, dass auch die Verwendung von Protonenpumpeninhibitoren das Risiko einer SBP durch eine erhöhte bakterielle Translokation unabhängig um den Faktor 1,3 bis 1,7 erhöhen kann.

19.1.5 Klinik

Die Symptome der SBP sind unspezifisch, so dass jede Akutdekompensation oder klinische Verschlechterung eines Patienten mit Leberzirrhose und Aszites den Ausschluss einer SBP nach sich ziehen sollte. In der Mehrzahl der Fälle treten Fieber (etwa 70 %), abdominelle Beschwerden (etwa 50–60 %) oder eine Verschlechterung der Kognition oder Vigilanz auf (etwa 50 %). In selteneren Fällen lassen sich eine Diarrhö oder eine paralytische Darmpassagestörung nachweisen. Ein klinischer Ausschluss einer SBP ist nicht möglich, da bis zu 30 % aller Patienten mit einer SBP keine neu aufgetretenen Symptome angeben.

19.1.6 Diagnostik

Die Diagnose einer SBP kann nur über die Analyse des Aszites erfolgen. Jede Erstdekompensation, Allgemeinzustandsverschlechterung oder jedes neu aufgetretene Organversagen sollte eine diagnostische Aszitespunktion zum Ausschluss einer SBP nach sich ziehen (Abb. 19.1). Bei der diagnostischen Punktion müssen die Konzentra-

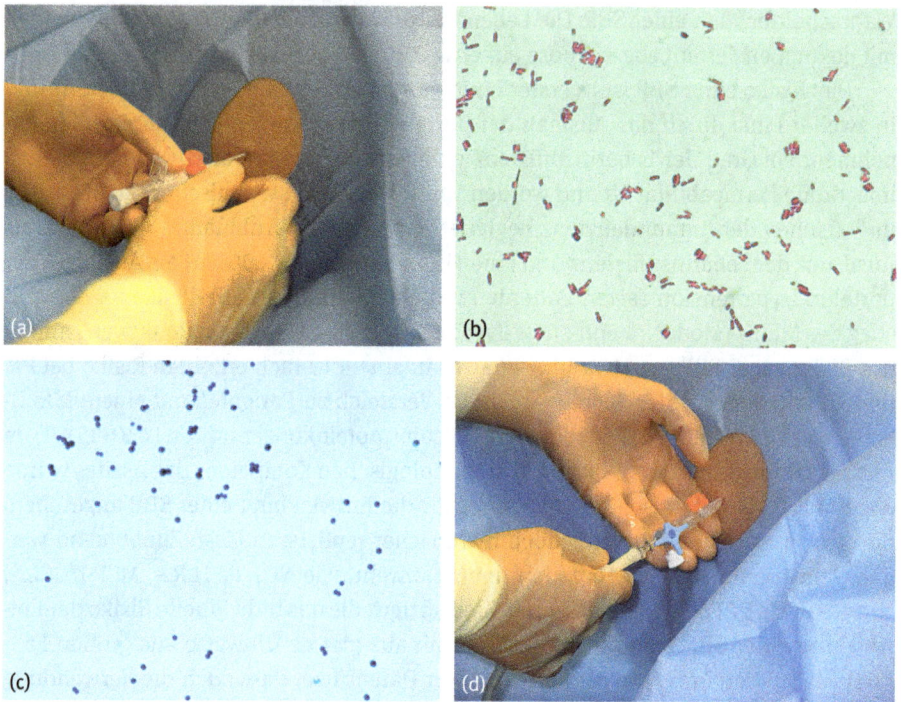

Abb. 19.1: Aszitespunktion (a, d) bei spontan bakterieller Peritonitis mit Grampräparat (b gramnegative Stäbchen, c grampositive Kokken). (Bildquelle: Roger Vogelmann, Thomas Miethke, Mannheim.)

tionen der Leukozyten (Gesamtzellzahl) und der Neutrophilen im Aszites bestimmt werden. Eine Konzentration ≥ 250 neutrophiler Granulozyten pro µl zeigt eine SBP an, wenn sekundäre Ursachen (intraabdomineller Infektfocus, pankreatogener Aszites, peritoneale Tuberkulose) ausgeschlossen werden können. Im Mittel stellen neutrophile Granulozyten etwa 70 % der Gesamtleukozyten im Aszites mit SBP. Die Sensitivität von Leukozytenesterase-anzeigenden Teststreifen ist nicht ausreichend zum Ausschluss einer SBP. Zusätzlich sollten bettseitig Blutkulturflaschen mit mind. 8–10 ml Aszites (je Flasche) beimpft werden, da dies die Erregerkultivierung im Vergleich zum Direktpräparat signifikant verbessert. In Abhängigkeit von Neutrophilenkonzentration und Kulturergebnis lassen sich die Varianten der kulturnegativen SBP, der kulturpositiven SBP, des monomikrobiellen Bakteraszites und des polymikrobiellen Bakteraszites unterscheiden (Abb. 19.2).

Bei blutig tingiertem Aszites sollte die Hämoglobinkonzentration oder Erythrozytenzahl im Aszites bestimmt werden, damit die falsch erhöhte Neutrophilenkonzentration rechnerisch korrigiert werden kann. Als Faustregel gilt hierbei die Reduktion um 1 Neutrophilen/µl pro 250 Erythrozyten/µl. Genauer lässt sich dies in der Praxis über einen Dreisatz abschätzen, indem die allein durch Blutkontamination zu erwartenden Neutrophilen im Aszites bestimmt werden (Neutrophile$_{Blut}$ × Hb$_{Aszites}$/Hb$_{Blut}$).

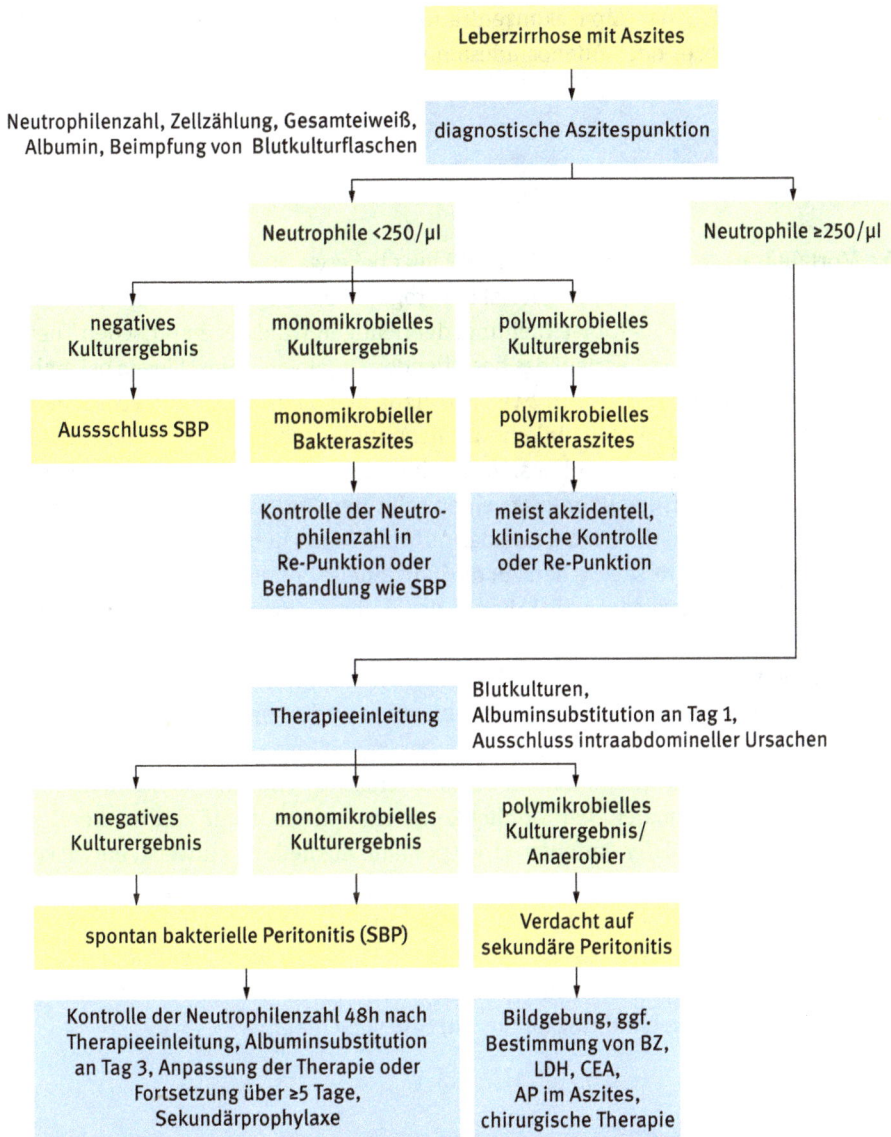

Abb. 19.2: Diagnostische Abklärung bei Verdacht auf spontan bakterielle Peritonitis.

Die Bestimmung der Proteinkonzentration im Aszites bietet sich an, um Hochrisikopatienten zu identifizieren. Bei diagnostischem Zweifel in der Abgrenzung zur sekundären Peritonitis können neben der Zellzahl und dem mikrobiologischen Kulturbefund Glucose (BZ), Laktatdehydrogenase (LDH), karzinoembryonales Antigen (CEA) oder alkalische Phosphatase (AP) eingesetzt werden. Zur Abgrenzung der Genese des Aszites können im Einzelfall Albumin zur Bestimmung des Serum-Aszites-Albumin-

Gradienten (SAAG), der Lipasekonzentration (pankreatogener Aszites), Zytologie (Peritonealkarzinose) oder Adenosindesaminase (peritoneale Tuberkulose) genutzt werden.

19.1.7 Prognose

Die Mortalität nach Entwicklung einer SBP liegt bei etwa 20–35 % nach vier Wochen und 50–80 % nach einem Jahr. Dabei ist die Prognose abhängig von der zeitgerechten Diagnosestellung und Therapieeinleitung, der richtigen Wahl der empirischen Therapie und vom Ausmaß und Verlauf des begleitenden Organversagens. Liegen bei ambulant erworbener SBP mehr als 12 h zwischen ärztlichem Erstkontakt und Parazentese, führt dies zu einer verspäteten Einleitung einer antibiotischen Therapie und einer um den Faktor 2 erhöhten Krankenhausmortalität im Vergleich zur frühzeitigen Diagnosestellung. Weitere Risikofaktoren für einen schweren Verlauf stellen höheres Alter, fortgeschrittene Lebererkrankung und das Auftreten einer hepatischen Enzephalopathie oder eines Nierenversagens dar. Für die individuelle Prognoseabschätzung sollten bei manifestem Organversagen die Kriterien des akut-auf-chronischen Leberversagens anhand des CLIF-SOFA-Scores angewandt werden. Darüber hinaus bestehen Hinweise aus retrospektiven Analysen, dass die kulturpositive im Vergleich zur kulturnegativen SBP mit einer stärkeren systemischen Inflammation und einer schlechteren Prognose assoziiert ist.

Die Prognose des monomikrobiellen Bakteraszites (positive monomikrobielle Asziteskultur bei normaler Neutrophilenkonzentration) ist nicht abschließend geklärt. Während ein Teil der Patienten eine spontane Ausheilung aufweist, entwickeln etwa 40 % aller Patienten mit dieser Befundkonstellation eine SBP im Verlauf. Bei Erhalt eines positiven Kulturergebnisses mit normaler Zellzahl im Aszites rät die europäische Leitlinie beim asymptomatischen Patienten daher zur Re-Punktion mit erneuter Bestimmung der Neutrophilenkonzentration, während die Leitlinie der DGVS eine generelle Behandlung analog zur SBP vorschlägt.

19.1.8 Therapie

Das Therapiekonzept der SBP beruht auf drei Säulen: der konservativen antibiotischen Therapie, der Substitution von Humanalbumin zur Prophylaxe des akuten Nierenversagens und der Kontrolle des Therapieansprechens nach 48 h. Die Kenntnis lokaler und individueller Risikofaktoren für antimikrobielle Resistenzen ist unverzichtbar für die erfolgreiche Therapie der SBP, da ein Versagen der empirischen Therapie und die Notwendigkeit der Therapieeskalation mit einer Verdoppelung der kurzfristigen Mortalität assoziiert sind. Während in der Vergangenheit Cephalosporine der dritten Generation (Cefotaxim, Ceftriaxon) als Erstlinientherapie empfohlen wurden, lassen sich aktuell in deutschen Universitätskliniken bei 30–40 % aller kulturpositiven SBP-Episoden Resistenzen gegenüber diesen Substanzen aufgrund des Nachweises von Enterokokken oder ESBL-produzierenden Enterobakterien nachweisen. Als Risikofaktoren für eine Resistenz gegenüber Drittgenerationscephalosporinen wurden in erster Linie das nosokomiale Auftreten, die Einnahme einer antibiotischen Prophylaxe mit Chinolonen (Norfloxacin, Ciprofloxacin) und die Anwendung von β-Laktam-Antibiotika in den letzten drei Monaten und in zweiter Linie Diabetes mellitus und gastrointestinale Blutung identifiziert.

Da selbst bei Episoden nicht-nosokomialer SBP Resistenzen gegenüber Cephalosporinen in 15–30 % und gegenüber Chinolonen in 35–55 % beobachtet werden, kann die generelle empirische Therapie der SBP mit diesen Substanzen für die Mehrzahl der Zentren in Deutschland nicht mehr empfohlen werden. Lediglich wenige antibiotische Substanzen wie Cefotaxim, Ceftazidim, Cefepim, Imipenem und Meropenem plus Daptomycin wurden in randomisiert-kontrollierten Studien in dieser Indikation überprüft. Aufbauend auf der Stratifikation nach Erwerb (ambulant erworben, Gesundheitssystem-assoziiert und nosokomial), nach individuellen Risikofaktoren und der lokalen Resistenzsituation bietet sich eine risikoadaptierte Therapie an, die zunächst oft eine empirische Kombinationstherapie darstellt (Abb. 19.3). Bei der ambulant erworbenen SBP ohne Risikofakten für Enterokokken oder ESBL-bildende Enterobakterien steht als Alternative zu Drittgenerationscephalosporinen Piperacillin/Tazobactam zur Verfügung. Bei Risikofaktoren für Enterokokken kann auf eine Kombinationstherapie von Piperacillin/Tazobactam mit enterokokkenwirksamen Substanzen wie Vancomycin (Cave: Nierenfunktion), Linezolid (Cave: Thrombopenie) oder Daptomcyin (Cave: Rhabdomyolyse) zurückgegriffen werden. In einer randomisiert-kontrollierten Studie zur Therapie der nosokomialen SBP war die Kombination von Meropenem plus Daptomycin überlegen gegenüber Ceftazidim und bietet sich in Krankenhäusern mit hoher Prävalenz von Infektionen durch Erreger mit 3MRGN-Resistenzphänotyp oder bei 3MRGN-Trägern an. Tigecyclin wurde bislang nicht systematisch für die Erstlinientherapie der nosokomialen SBP untersucht, Isolate weisen jedoch eine hohe In-vitro-Suszeptibilität auf. Aminoglykoside wie Tobramycin sollten aufgrund ihrer Nephrotoxizität in Kombination nicht primär eingesetzt werden.

In der klinischen Routine hat sich eine Kontrolle des Therapieansprechens nach 48 h antimikrobieller Therapie durchgesetzt, da ein Therapieversagen zu diesem Zeitpunkt mit erhöhter Mortalität assoziiert ist. Als Therapieerfolg gilt hierbei ein Abfall der Neutrophilenkonzentration im Aszites um mindestens 25 % (auf < 75 % des Ausgangswertes) bzw. eine Normalisierung der Neutrophilenkonzentration auf < 250/µl. Bei fehlendem Therapieansprechen ist in der Regel eine Therapieeskalation empfohlen, die kalkuliert oder im Idealfall anhand des zwischenzeitlich erhaltenen Kulturergebnisses erfolgt. So können z. B. Piperacillin/Tazobactam-enthaltende Kombinationstherapien auf Kombinationstherapien mit Meropenem eskaliert werden und bei bereits bestehender Kombinationstherapie von Meropenem mit entero-

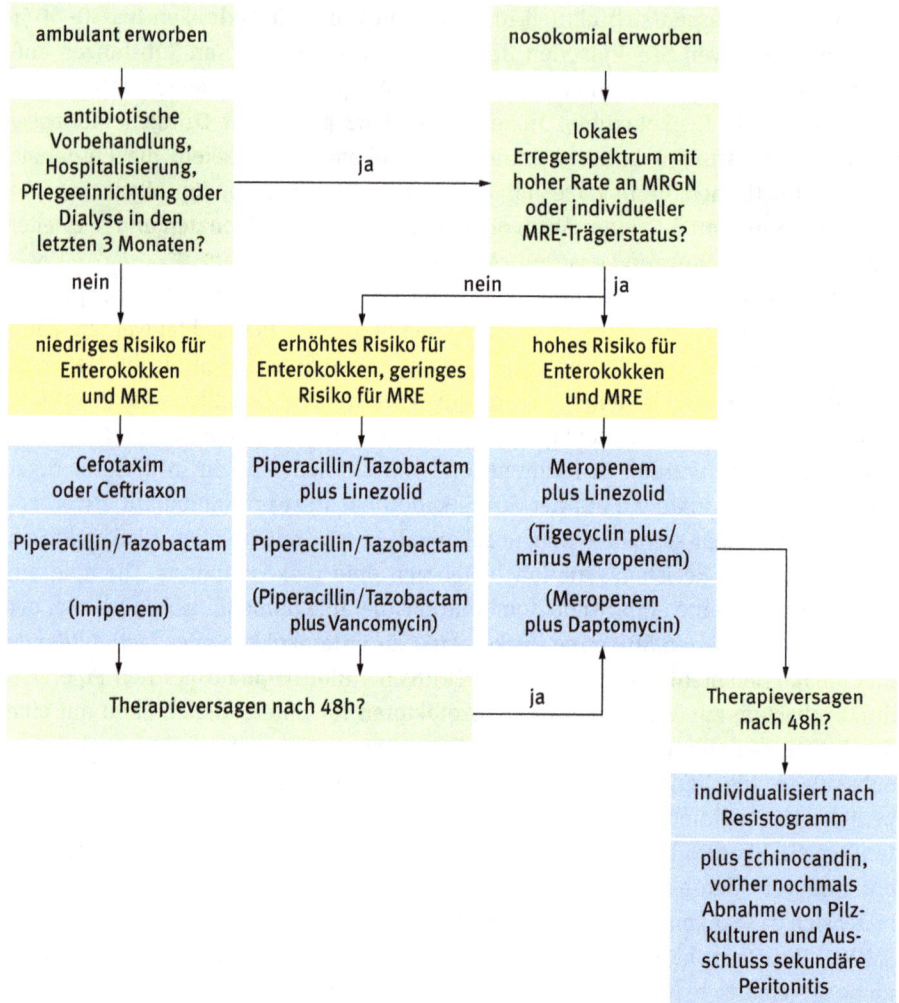

Abb. 19.3: Therapieoptionen bei spontan bakterieller Peritonitis (ohne Berücksichtigung des Zulassungsstatus).

kokkenwirksamer Substanz auf Tigecyclin umgestellt oder um ein breit wirksames Azol-Antimykotikum oder ein Echinocandin ergänzt werden (Abb. 19.3).

Die Therapiedauer der SBP beträgt im Falle des Ansprechens fünf Tage und sollte bei fehlendem initialen Therapieansprechen und Therapieumstellung entsprechend verlängert werden. Als adjunktive Therapie wird neben der zeitgerechten antibiotischen Therapie die Gabe von Humanalbumin an Tag 1 (1,5 g/kg Körpergewicht, max. 100 g) und an Tag 3 (1 g/kg Körpergewicht) empfohlen, da dies das Auftreten eines Nierenversagens signifikant reduziert und das Überleben im Krankenhaus und nach drei Monaten signifikant verbessert.

19.1.9 Prophylaxe

Da mit Ausnahme der Ko-Medikation die meisten Risikofaktoren für die Entwicklung einer SBP fortbestehen und nur begrenzt beeinflussbar sind, stellt eine vorausgegangene Episode einer SBP den stärksten Risikofaktor für die Entwicklung einer erneuten SBP dar. Das Rezidivrisiko einer SBP beträgt mindestens 35 % im ersten Jahr nach überlebter SBP und kann durch eine antibiotische Sekundärprophylaxe auf etwa 12 % und weniger gesenkt werden, wobei Resistenzen bei diesem Vorgehen zunehmend wichtiger werden. Die Prophylaxe sollte nach derzeitiger Studienlage mit Norfloxacin (400 mg/d) erfolgen, da hierfür die meisten Daten vorliegen – alternativ können nach älteren Studien (die in Settings durchgeführt wurden, in denen multiresistente gramnegative Erreger (MRGN) (noch) vergleichsweise selten auftraten) jedoch auch Ciprofloxacin oder Cotrimoxazol zum Einsatz kommen. Darüber hinaus kann eine antibiotische Prophylaxe bei Hochrisikopatienten ohne vorausgegangene SBP erwogen werden. Diese wurden in der Vergangenheit als Patienten mit niedrigem Aszitesprotein (< 15 mg/l) mit fortgeschrittener Leberzirrhose (Child-Pugh-Score ≥ 9 Punkte und Bilirubin ≥ 3 mg/dl) oder eingeschränkter Nierenfunktion (Kreatinin ≥ 1,2 mg/dl, Harnstoff-N ≥ 25 mg/dl oder Natrium ≤ 130 mmol/l) definiert. Da die Durchführung einer Chinolonprophylaxe mit der Selektion chinolonresistenter Enterobakterien im Darm assoziiert ist und das nachfolgende Auftreten von Infektionen durch Cephalosporin-resistente Erreger begünstigt, führen viele deutsche Zentren nur sehr eingeschränkt eine Primärprophylaxe durch.

Unbestritten indiziert ist die Durchführung einer antibiotischen Prophylaxe beim Vorliegen einer gastrointestinalen Blutung beim Patienten mit Leberzirrhose, insbesondere im Stadium Child-Pugh B und C, da hierdurch Re-Blutungsrate, Infektionen und Mortalität signifikant gesenkt werden können. Diese Prophylaxe kann in Abhängigkeit von lokalen und individuellen Risikofaktoren z. B. mit Ceftriaxon über fünf Tage durchgeführt werden, wobei auch hier die Dauer der Prophylaxe nicht durch eine ausreichende Datenlage untermauert werden kann, da in den dafür vorliegenden Studien die Therapiedauern sehr heterogen bis hin zu einer präinterventionellen Einmalgabe sind.

19.1.10 Weitere spontane Infektionen bei Leberzirrhose

Bakterielle Infektionen gehören zu den am häufigsten identifizierbaren Auslösern von Akutdekompensationen und akut-auf-chronischem Leberversagen (ACLF) und erhöhen die kurz- und mittelfristige Mortalität um das Vierfache. Im klinischen Alltag werden vor allem die engen Verwandten der SBP, die spontane Bakteriämie und das spontan bakterielle Empyem, oft unterschätzt und vergleichsweise selten diagnostiziert. Etwa 10–20 % aller bakteriellen Infektionen bei Leberzirrhose entfallen auf die spontane Bakteriämie, die wie die SBP als Folge der pathologischen bakteriellen

Translokation von gramnegativen Enterobakterien, Enterokokken und Streptokokken im Rahmen der fortgeschrittenen Leberzirrhose hervorgerufen wird, ohne dass sich eine Assoziation mit der Infektion eines Organsystems, einer Fremdmaterialbesiedelung oder einer Intervention nachweisen lässt. Neben respiratorischen Infektionen und *Clostridium-difficile*-Infektionen weist auch die spontane Bakteriämie ein kurzfristiges Mortalitätsrisiko von über 30 % bei Entwicklung eines infektionsassoziierten ACLF auf.

Das spontan bakterielle Empyem stellt eine Komplikation des hepatischen Hydrothorax dar und lässt sich bei etwa 10–15 % aller Patienten mit Hydrothorax und etwa 3 % aller Patienten mit Leberzirrhose und Aszites nachweisen. Die Diagnose kann durch den Nachweis einer erhöhten Neutrophilenkonzentration im Pleurapunktat ≥ 500/µl oder die Kombination aus positivem Kulturergebnis und Neutrophilenkonzentration ≥ 500/µl bei gleichzeitigem Ausschluss eines parapneumonischen Ergusses gestellt werden. Im Gegensatz zum Pleuraempyem lässt sich aufgrund der geringen Zellzahl meist kein verringerter pH-Wert im Punktat (im Mittel 7,4–7,5) nachweisen. Die Symptome des spontan bakteriellen Empyems sind unspezifisch. Fieber oder Schüttelfrost bestehen bei etwa 60 % der Patienten. Dyspnoe, Thoraxschmerz und Abdominalschmerz lassen sich nur in weniger als der Hälfte der Patienten nachweisen. Etwa 50–60 % der Patienten mit spontan bakteriellem Empyem weisen zeitgleich eine SBP auf. Die Therapie des spontan bakteriellen Empyems erfolgt in Analogie zur Therapie der SBP konservativ antibiotisch. Die Einlage einer Thoraxdrainage sollte aufgrund des Komplikationsrisikos vermieden werden und lediglich bei einem pH < 7,2, äußerst purulentem Erguss oder schwer ausgeprägtem Hydrothorax erwogen werden.

19.1.11 Weiterführende Literatur

[1] Ariza X, Castellote J, Lora-Tamayo J, Girbau A, Salord S, Rota R, et al. Risk factors for resistance to ceftriaxone and its impact on mortality in community, healthcare and nosocomial spontaneous bacterial peritonitis. J. Hepatol. 2012; 56: 825–832.

[2] Bruns T, Stallmach A. Spontan-bakterielle und sekundäre Peritonitis bei Patienten mit Leberzirrhose und Aszites. Zentralbl Chir. 2014; 139: 160–167.

[3] Bruns T, Zimmermann HW, Stallmach A. Risk factors and outcome of bacterial infections in cirrhosis. World J. Gastroenterol. 2014; 20: 2542–2554.

[4] de Franchis R, Baveno VI Faculty. Expanding consensus in portal hypertension: Report of the Baveno VI Consensus Workshop: Stratifying risk and individualizing care for portal hypertension. J. Hepatol. 2015; 63: 743–752.

[5] Friedrich K, Nüssle S, Rehlen T, Stremmel W, Mischnik A, Eisenbach C. Microbiology and resistance in first episodes of spontaneous bacterial peritonitis: implications for management and prognosis. J. Gastroenterol. Hepatol. 2016; 31: 1191–1195.

[6] Gerbes AL, Gülberg V, Sauerbruch T, Wiest R, Appenrodt B, Bahr MJ, et al. S3-Leitlinie „Aszites, spontan bakterielle Peritonitis, hepatorenales Syndrom". Z Gastroenterol. 2011; 49: 749–779.

[7]   Jalan R, Fernandez J, Wiest R, Schnabl B, Moreau R, Angeli P, et al. Bacterial infections in
      cirrhosis: a position statement based on the EASL Special Conference 2013. J. Hepatol. 2014;
      60: 1310–1324.

[8]   Kim JJ, Tsukamoto MM, Mathur AK, Ghomri YM, Hou LA, Sheibani S, et al. Delayed paracentesis
      is associated with increased in-hospital mortality in patients with spontaneous bacterial
      peritonitis. Am. J. Gastroenterol. 2014; 109: 1436–1442.

[9]   McHutchison JG, Runyon BA. Spontaneous bacterial peritonitis. In: Gastrointestinal and Hepatic
      Infections, Surawicz CM, Owen RL, eds. WB Saunders Company, Philadelphia; 1994.

[10] Moreau R, Jalan R, Gines P, Pavesi M, Angeli P, Cordoba J, et al. Acute-on-Chronic Liver Failure Is
      a Distinct Syndrome That Develops in Patients With Acute Decompensation of Cirrhosis.
      Gastroenterology. 2013; 144: 1426–1437.e9.

[11] Piano S, Fasolato S, Salinas F, Romano A, Tonon M, Morando F, et al. The empirical antibiotic
      treatment of nosocomial spontaneous bacterial peritonitis: Results of a randomized, controlled
      clinical trial. Hepatology. 2015;

[12] Reuken PA, Pletz MW, Baier M, Pfister W, Stallmach A, Bruns T. Emergence of spontaneous
      bacterial peritonitis due to enterococci – risk factors and outcome in a 12-year retrospective
      study. Aliment. Pharmacol. Ther. 2012; 35: 1199–1208.

[13] Wiest R, Lawson M, Geuking M. Pathological bacterial translocation in liver cirrhosis. J. Hepatol.
      2014; 60: 197–209.

19.1.12 Weiterführende Internetadresse

–   Online-Rechner zur Prüfung der Kriterien eines ACLF und Abschätzung assoziierter Mortalität:
    http://www.efclif.com/scientific-activity/score-calculators/clif-c-aclf

Christoph Lübbert

20 Leberabszess

20.1 Definition

Unter einem Leberabszess (LA) wird eine abszedierende Entzündung in der Leber verstanden. Es handelt sich um eine seltene, aber potenziell lebensbedrohliche Erkrankung, die mit einer erheblichen Morbidität und Mortalität einhergeht. Die Beschreibung von LA kann bis zu Hippokrates im antiken Griechenland um 400 v. Chr. zurückverfolgt werden. Neben pyogenen Bakterien und *Entamoeba histolytica* (s. Kap. 5) kommen sehr viel seltener auch andere Krankheitserreger wie Pilze, Tuberkulose oder das Zytomegalie-Virus (CMV) als Auslöser in Betracht, insbesondere bei immunsupprimierten Patienten.

20.2 Epidemiologie

In den USA und Europa liegt die Inzidenz von LA bei zwei bis drei pro 100.000 Einwohner. Mehr als 80 % der Fälle werden als bakteriell bedingte pyogene Leberabszesse (PLA) klassifiziert und bis zu 10 % der Fälle gehen auf das Konto von *E. histolytica* (insbesondere bei Touristen aus tropischen Regionen und Migranten aus Entwicklungsländern), während Pilze und andere Infektionserreger für weniger als 10 % verantwortlich zeichnen. Die höchste Inzidenz wird bei männlichen Patienten der mittleren und höheren Altersgruppen gefunden (mit einem Altersgipfel zwischen 50 und 65 Jahren), während PLA bei Kindern selten sind. Das Mann-zu-Frau-Verhältnis beträgt etwa 1,5 bis 2,5 : 1. Die ehemals sehr hohe Mortalitätsrate von PLA von über 30 % hat seit Verbesserung der Bildgebungsverfahren und Entwicklung effektiver Behandlungsstrategien abgenommen und liegt seit einigen Jahren unter 10 %. Amöben-LA galten noch vor einem Jahrhundert als fast immer tödlich verlaufende Krankheit, aber auch hier ist die Sterblichkeit seit der Einführung moderner Bildgebungs- und wirksamer Behandlungsmethoden auf 1–3 % gesunken.

20.3 Ätiologie und Pathophysiologie

In der ersten Hälfte des letzten Jahrhunderts und vor der Einführung der Antibiotika war die eitrige Appendizitis in erster Linie verantwortlich für die Bildung von PLA. In den letzten Jahrzehnten wurde sie von hepatobiliären Komplikationen, portalvenösen Pyämien und hämatogenen Ausbreitungen als häufigste Ursachen von PLA verdrängt, insbesondere bei Patienten nach Lebertransplantation. Die wichtigsten bakteriellen Erreger sind *Escherichia coli*, *Klebsiella spp.* und Enterokokken. Unter anaeroben Bak-

DOI 10.1515/9783110464757-022

Tab. 20.1: Ergebnisse mikrobiologischer Kulturen bei Patienten, die mit der Diagnose PLA in einem großen Überweisungskrankenhaus in Hong Kong zwischen 1991 und 2001 behandelt wurden, verändert nach [9].

Bakterien-Spezies	Zahl der pos. Kulturen (%)	
	Abszesspunktat (n = 44)	Blutkultur (n= 46)
Klebsiella spp.	26 (43)	22 (35)
Escherichia coli	12 (20)	13 (20)
Streptococcus milleri	7 (12)	5 (8)
Anaerobier		
Bacteroides fragilis	6 (10)	8 (13)
Peptostreptococcus	–	2 (3)
Clostridium sordelii	–	1 (1,5)
Fusobacterium	–	1 (1,5)
Enterococcus spp.	3 (5)	3 (5)
Andere gramnegative Organismen	6 (10)	8 (13)
Alle Isolate	60 (100)	63 (100)

Tab. 20.2: Ergebnisse mikrobiologischer Kulturen bei Patienten, die mit der Diagnose PLA in zwei großen städtischen Überweisungskrankenhäusern in New York City (USA) innerhalb einer 10-Jahres-Periode behandelt wurden, verändert nach [6].

Zahl der bakteriellen Isolate	Fallzahl (%)
0	31.2
1	44.2
2	15.6
3	6.5
4	2.6

terien überwiegen *Bacteroides spp.* und *Fusobacterium spp.* Streptokokken werden in 25–30 % der Kulturen aus PLA isoliert. In einem hohen Anteil der Fälle werden polymikrobielle bakterielle Infektionen mit einer starken Verschiebung in Richtung *Klebsiella pneumoniae* festgestellt (s. Tab. 20.1 und Tab. 20.2).

Vor den 1980er Jahren war *E. coli* der häufigste bakterielle Erreger. Doch in den letzten drei Jahrzehnten haben sich stark virulente Stämme von *K. pneumoniae* als vorherrschende Ursache zunächst in ostasiatischen Ländern, vor allem in Taiwan, aber nachfolgend auch in den USA, Australien und Europa durchgesetzt. Der genaue Grund dafür ist nicht bekannt. Diskutiert werden veränderte Umwelt- und Wirtsfaktoren mit erhöhter Anfälligkeit für *K.-pneumoniae*-Infektionen und die expansive klonale Ausbreitung von Stämmen mit Expression von *K.- pneumoniae*-spezifischen Virulenzfaktoren (in erster Linie die Kapsel-Serotypen K1/K2 mit rmpA- bzw. magA-Gen). Chung et al. stellten beispielsweise fest, dass Patienten koreanischer Abstammung, die bereits für längere Zeit in anderen Ländern als Korea lebten, seltener von *K.-pneumoniae-*

Stämmen des Serotyps K1 befallen waren als diejenigen, die dauerhaft in Korea gelebt hatten [1]. Im Gegensatz zu anderen bakteriellen Ätiologien treten PLA durch *K. pneumoniae* in der Regel primär und kryptogen auf. Dabei geht wahrscheinlich die Besiedelung des menschlichen Magen-Darm-Trakts durch *K.-pneumoniae*-Stämme der Invasion der Darmschleimhaut und des Pfortadersystems bzw. aszendierenden biliären Infektionen voraus. Mehrere Studien haben gezeigt, dass die Translokation aus dem Gastrointestinaltrakt den wahrscheinlichsten Weg bildet, auf dem *K. pneumoniae* zu einer Bildung von LA insbesondere bei Patienten mit kolorektalen Neoplasien führt. Neben dem Nachweis einer entsprechenden intestinalen Besiedelung sind kryptogene *K.-pneumoniae*-PLA häufig mit Diabetes mellitus assoziiert, insbesondere beim Serotyp K1. Schlechte Blutzuckerkontrolle scheint dabei eine wichtige Rolle zu spielen, da die Phagozytosefunktion von neutrophilen Granulozyten bei diesen Patienten signifikant beeinträchtigt ist.

Amöben-LA entstehen mit deutlicher zeitlicher Latenz infolge einer hämatogenen Streuung von *E.-histolytica*-Trophozoiten über das Portalvenensystem, nachdem diese die Darmschleimhaut invasiv passiert haben. Nur sehr wenige Patienten mit Amöben-LA weisen gleichzeitig eine Amöbenkolitis auf und Stuhlmikroskopie bzw. andere Direktnachweise für *E. histolytica* sind in der Regel negativ (s. Kap. 5).

20.4 Klinik

Patienten mit LA präsentieren sich nicht immer mit typischer Klinik. Am häufigsten werden Fieber und Schüttelfrost angegeben, gefolgt von Bauchschmerzen im rechten oberen Quadranten und Kapselspannungsschmerz der Leber. Fieber gilt als Kardinalsymptom und ist nach klinischen Studien in 90–95 % der Fälle vorhanden. Ein breites Spektrum an unspezifischen Symptomen wie Durchfall, Ikterus, rechtsseitiger Pleuraerguss, Appetitlosigkeit, Übelkeit und Erbrechen können zusätzlich auftreten. Obwohl Spontanrupturen von LA insgesamt selten sind, findet sich in der Literatur dafür eine höhere Inzidenz bei PLA-Patienten mit Nachweis von *K. pneumoniae*, insbesondere bei Abszessgröße > 5 cm, sehr dünner Abszesswand, hyperglykämischer Dysregulation von Diabetikern und zusätzlicher Gasbildung innerhalb der Abszesshöhle.

Durch *K. pneumoniae* bedingte PLA sind mit höherer Wahrscheinlichkeit mit hämatogener Disseminierung und pyämisch-metastasierender Infektion assoziiert. Die Inzidenzrate der metastasierenden Infektion reicht hier von 10–45 %, insbesondere bei Patienten mit sehr großen Abszessen (s. Abb. 20.1) und Einschränkung der Wirtsabwehrmechanismen (v. a. Diabetiker). Augen, Meningen, das Zentrale Nervensystem (ZNS) und die Lunge sind die häufigsten Metastasierungsorte. Die Endophthalmitis als wohl schwerste septische Komplikation von *K.-pneumoniae*-PLA führt fast immer zu einer subakuten Sehstörung. Betroffene Patienten erholen sich in der Regel nicht und verlieren trotz aggressiver i. v. und intravitrealer antibiotischer Behandlung häu-

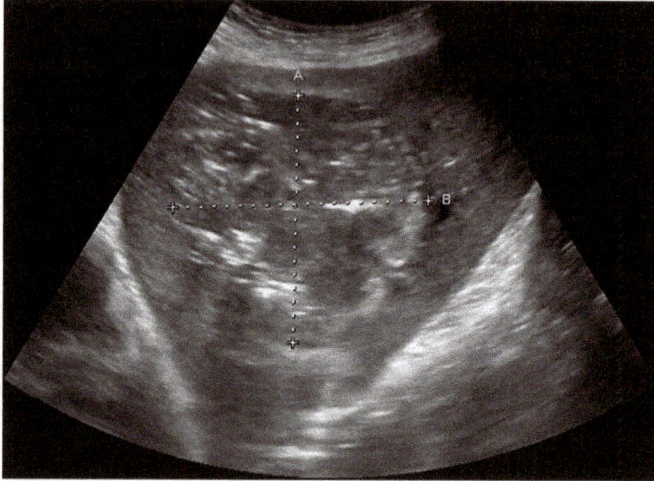

Abb. 20.1: Ultraschall-Morphologie eines großen PLA (7,6 × 7,1 cm) im rechten Leberlappen durch *Klebsiella pneumoniae* mit pyämisch-metastasierender Infektion. Der 73-jährige Patient (Typ-2-Diabetiker) ist trotz adäquater interventioneller und antimikrobieller Therapie an den Folgen der Infektion einseitig erblindet. (Bildquelle: Thomas Karlas, Leipzig.)

fig das Sehvermögen. In Fallserien aus asiatischen Ländern behielten mehr als 85 % der Patienten ein schweres visuelles Defizit bei. Die Mortalitätsrate von Patienten mit Nachweis von metastatischen Infektionen ist signifikant erhöht.

Die klinische Präsentation von Patienten mit Amöben-LA ähnelt der von PLA. Amöben-LA können im Einzelfall erst viele Monate bis Jahre nach Aufenthalt in einem Endemiegebiet symptomatisch werden, so dass eine sorgfältige Reiseanamnese obligatorisch ist. Als Begleitsymptome können Husten, rechtsbasale Klopfschalldämpfung und Ventilationsstörungen als Zeichen einer rechtsseitigen pleuropulmonalen Mitbeteiligung insbesondere bei zwerchfellnaher Abszess-Lokalisation vorhanden sein. Das Auftreten eines Ikterus ist eher ungewöhnlich.

20.5 Diagnostik

20.5.1 Laboruntersuchungen

Anämie, linksverschobene Leukozytose, Erhöhung von C-reaktivem Protein (CRP) und Blutsenkungsgeschwindigkeit (BSR), Hypalbuminämie, Hyperbilirubinämie und Erhöhung von Alanin-Aminotransferase (ALT bzw. GPT) sowie alkalischer Phosphatase (AP) stellen die häufigsten Laborveränderungen bei PLA dar. Keiner dieser Parameter erlaubt eine spezifische Diagnose, kann aber hinweisend darauf sein, dass gezielte bildgebende Untersuchungen erforderlich sind. Bei Patienten mit Amöbenleberabzess sind Leukozytose ohne Eosinophilie, Anämie, Erhöhung von CRP und BSR sowie Erhöhung der AP die häufigsten Laborveränderungen.

20.5.2 Bildgebung

LA sind vor allem im rechten Leberlappen lokalisiert. Ein hoher Anteil manifestiert sich als solitärer Abszess (> 60 %), aber auch bilaterale und multiple Abszesse sind möglich. Bei dem Röntgen des Thorax lassen sich nicht selten rechtsseitige basale Lungeninfiltrate mit Pleuraerguss nachweisen und auch im sehr viel seltener angewandten Röntgen des Abdomens wird häufiger eine Spiegel- oder Gasbildung festgestellt. Abdomineller Ultraschall (US) und Computertomographie (CT) sind die beiden wichtigsten diagnostischen Verfahren mit einer Sensitivität von 96–100 %. In einigen US-amerikanischen Studien wird die CT gegenüber dem US als sensitiver bei der Diagnose von LA herausgestellt, aber aus eigener Erfahrung sollten beide Methoden als gleichwertig betrachtet werden.

In der CT-Bildgebung weisen LA eine geringere Dichte als das umgebende normale Leberparenchym auf, und die Abszesswand zeigt bei i. v. Kontrastmittelgabe in der Regel ein typisches Ring-Enhancement. In der US-Bildgebung stellen sich LA typischerweise echoarm dar, können aber auch inhomogen echoreich-echoarm imponieren (s. Abb. 20.2). Eine Aerobilie als Zeichen gasbildender Erreger wurde bei PLA-Patienten in der Vergangenheit nur selten berichtet. Mit der ätiologischen Verschiebung hin zu *K. pneumoniae* als primärer Erreger besteht offensichtlich aber ein erhöhtes Risiko für Gasbildung, insbesondere bei Patienten mit hyperglykämisch dekompensiertem Diabetes mellitus. Es wird angenommen, dass entsprechende *K.-pneumoniae*-Stämme unter anaeroben Bedingungen auf einen fakultativ-anaeroben Stoffwechsel umschalten und insbesondere unter hyperglykämischen Bedingungen CO_2 durch Fermentation von Glukose im Gewebe gebildet wird.

Für die vollständige Diagnose von PLA muss die adäquate Bildgebung von gezielter mikrobiologischer Diagnostik flankiert sein, die den Direktnachweis von Erregern aus dem Abszesspunktat und Blutkulturen beinhaltet. Bei V. a. invasive *K.-pneumoniae*-Stämme mit hypermukoviskösem Phänotyp sollte ein dafür ausgewiesenes mikrobiologisches Labor hinzugezogen werden. Ein positives Testergebnis muss dem behandelnden Arzt so schnell wie möglich mitgeteilt werden, da die frühzeitige Erkennung pyämisch-metastasierender Infektionen durch hypervirulente *K.-pneumoniae*-Serotypen eine klinische Herausforderung darstellt und ein Erregernachweis nur in etwa einem Drittel der Fälle gelingt.

Die korrekte Diagnosestellung von Amöben-LA setzt sich aus adäquater Bildgebung und spezifischer serologischer Untersuchung mit Bestimmung der *E.-histolytica*-Antikörper zusammen. Entsprechende Tests (ELISA, IFT) gelten als sehr empfindlich (> 94 %) und hochspezifisch (> 95 %). Falsch-negative serologische Testergebnisse

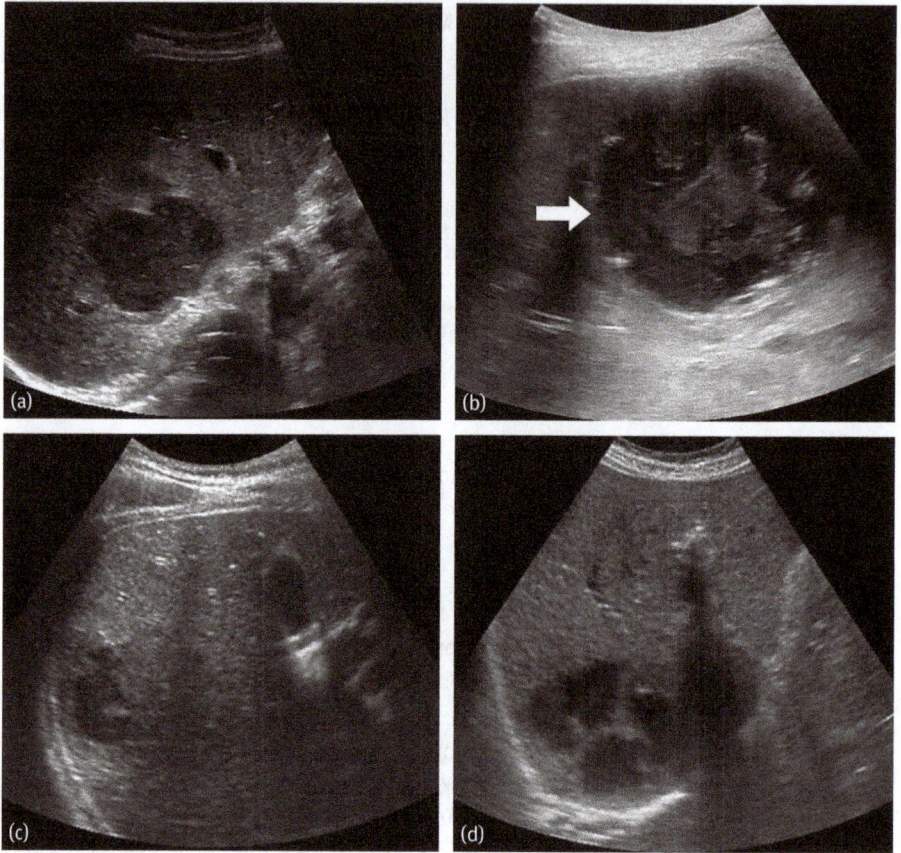

Abb. 20.2: Ultraschall-Morphologie von LA (B-Modus): PLA zeigen häufig ein inhomogenes, echoarmes Muster (a) mit einer ödematös verdickten Wand (b, Pfeil). Häufiger werden unscharfe, unregelmäßige Grenzen (c) und Septen (d) beobachtet. Die sonographische Morphologie kann nicht zwischen PLA (a, b, d) und Amöben-LA (c) unterscheiden, aus [5].

können sehr selten in der Frühphase der Erkrankung auftreten, werden im weiteren Verlauf aber in der Regel positiv (s. Kap. 5).

20.6 Therapie

20.6.1 Antibiotika

Es ist wesentlich, einen Amöben-LA differentialdiagnostisch frühzeitig auszuschlie-ßen. Wenn die Diagnose eines PLA gestellt wird, sollten Breitspektrum-Antibiotika unmittelbar nach der Entnahme mikrobiologischer Proben aus dem Abszesspunktat sowie Abnahme von mindestens zwei Blutkultur-Sets empirisch verabreicht werden.

Neuere Untersuchungen haben gezeigt, dass die meisten der in PLA nachgewiesenen Erreger resistent gegenüber Ampicillin sind, aber dass Fluorchinolone, Cephalosporine der dritten und vierten Generation, Piperacillin/Tazobactam, Carbapeneme, Tigecyclin und ggf. auch Aminoglykoside abhängig von der lokalen Resistenzsituation als wirksame Behandlungsmöglichkeiten verbleiben. Eine antibiotische Vorbehandlung mit Aminopenicillinen wurde in asiatischen Ländern aufgrund des daraus resultierenden Selektionsdrucks als Risikofaktor für die Manifestation von *K.-pneumoniae*-PLA beschrieben. Aktuelle Resistenzraten gegenüber Fluorchinolonen von bis zu 30 % in Deutschland müssen für *E. coli*, *K. pneumoniae* und andere Enterobacteriaceae berücksichtigt werden. Für die initiale empirische Therapie von PLA kann daher entweder ein Cephalosporin der dritten Generation in Kombination mit Metronidazol oder Piperacillin/Tazobactam empfohlen werden, wobei bei der letzteren Variante auch Enterokokken-Infektionen (*Enterococcus faecalis*) teilweise mit abgedeckt sind.

Bei der Umstellung auf eine Deeskalationsstrategie sollte die Auswahl der antimikrobiellen Substanzen auf dem Ergebnis der mikrobiologischen Resistenztestung beruhen. In den meisten Fällen reicht eine gezielte Monotherapie mit einem hinreichend empfindlich getesteten Betalaktam-Antibiotikum oder einem Fluorchinolon aus. Vorteile für Kombinationstherapien werden in erster Linie bei der Behandlung von bakteriämischen Infektionen postuliert. Für schwerstkranke Patienten mit septischem *K.-pneumoniae*-PLA gibt es positive Literaturdaten für die Kombinationstherapie mit einem Betalaktam und einem Aminoglykosid. Bedenklich ist, dass die Inzidenz von PLA durch Extended-Spectrum-β-Laktamasen-(ESBL-) bildende Erregerstämme stetig zunimmt und daher oftmals Carbapeneme zum Einsatz kommen müssen. Für Carbapenem-basierte Therapieschemata (in erster Linie Imipenem/Cilastatin) ließ sich eine Verringerung der Sterblichkeitsrate gegenüber anderen Antibiotika nachweisen. Allerdings ist auch hier eine zunehmende Nachweishäufigkeit von Carbapenem-resistenten *K.-pneumoniae*-Stämmen, vor allem durch Bildung von Carbapenemasen wie NDM-1 (New-Delhi Metallo-β-Laktamase Typ 1) oder KPC (*K.-pneumoniae*-Carbapenemase) zu beachten, die Anlass zu ernster Besorgnis gibt. So ist der Anteil der Carbapenemase-bildenden *K.-pneumoniae*-Isolate in US-amerikanischen Krankenhäusern von < 1 % im Jahr 2001 auf 12 % im Jahr 2010 angestiegen. In Griechenland erhöhte sich die gleiche Zahl von < 1 % im Jahr 2001 auf rund 70 % im Jahr 2012 und in Italien von < 2 % im Jahr 2008 auf rund 35 % im Jahr 2013. Die wenigen für diese hyperresistenten Stämme verbliebenen Behandlungsmöglichkeiten beschränken sich derzeit vor allem auf Tigecyclin, Colistin und Aminoglykoside (s. Kap. 3.2).

Die antimikrobielle Therapiedauer richtet sich nach dem klinischen Ansprechen auf die kombinierte Behandlung mit interventioneller Drainage und wird über wiederholte US-Untersuchungen (s. Abb. 20.3) sowie die Resolution von Fieber, CRP-Erhöhung und Leukozytose bestimmt. Die optimale Dauer der i.v.-Antibiotika-Gabe sowie die Dauer einer sequentiell anschließenden oralen Therapie sind weitgehend unklar. In PLA-Studien aus Taiwan wurden Antibiotika meist über drei Wochen

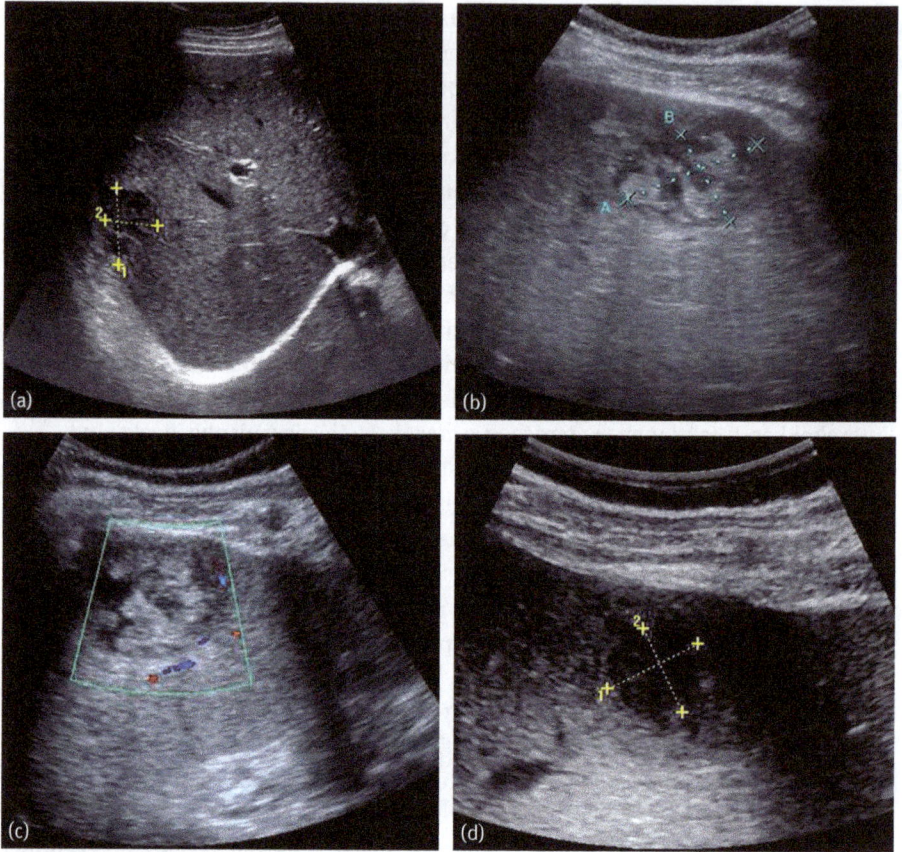

Abb. 20.3: Wiederholte Ultraschall-Bildgebung belegt die erfolgreiche Therapie eines PLA im rechten Leberlappen bei einem 54-jährigen männlichen Patienten: Unter kombinierter Behandlung mit Nadelaspiration und Antibiotika-Gabe kann innerhalb von vier Wochen eine Einschmelzung des Abszesses (a–d, Anfangsgröße: 4,0 × 2,9 cm) nachgewiesen werden, aus [5].

i. v. verabreicht, gefolgt von ein bis zwei Monaten oraler Therapie. Unsere eigenen Erfahrungen sowie in den USA durchgeführte Studien zeigen aber, dass kürzere antibiotische Applikationsintervalle mit gezielter i. v. Therapie für zwei bis drei Wochen und nachfolgender oraler Therapie für ein bis zwei Wochen mit guten Behandlungsergebnissen und äußerst niedrigen Sterblichkeitsraten von < 5 % korrelieren.

Pyämisch-metastasierende Infektionen des ZNS und der Augen im Rahmen von *K.-pneumoniae*-PLA sind schwierig zu behandeln. In Abwesenheit von ESBL-bildenden Stämmen gelten Cephalosporine der dritten Generation (Cefotaxim und Ceftriaxon) als Mittel der Wahl angesichts ihrer guten Penetration in die Zerebrospinalflüssigkeit. Hohe Dosen müssen sowohl für Cefotaxim (bis zu 2 g i. v. alle 4 h) als auch Ceftriaxon (2 g i. v. alle 12 h) gefordert werden. Bei Nachweis von ESBL-Bildnern sollten präferentiell Imipenem/Cilastatin (bis zu 1 g i. v. alle 6 h) oder Meropenem (bis zu 2 g i. v. alle 8 h) verabreicht werden. Die Behandlung der *K.-pneumoniae-*Endophthalmitis erfordert sowohl intravitreale als auch i.v.-Kombinationstherapien, z. B. mit Ceftazidim und Amikacin. Sehr wichtig ist die ausreichende glykämische Kontrolle bei Diabetes-Patienten, da diese eine wesentliche Rolle für das klinische Outcome spielt.

20.6.2 Interventionelle Therapie

Die perkutane Drainage von PLA hat sich in den letzten drei Jahrzehnten aufgrund ihrer offensichtlichen Vorteile und der Einfachheit der Methode gegenüber der operativen Versorgung von PLA mittels Laparotomie in Vollnarkose durchgesetzt. Die perkutane Drainage ist bei Vorhandensein multipler Abszesse jedoch mit einer höheren Ausfallrate assoziiert. Dennoch konnte in Studien belegt werden, dass die primäre Behandlung multipler LA mittels perkutaner transhepatischer Drainage bei gleicher Wirksamkeit wie die operative Therapie zu kürzerer Hospitalisierung, geringerer Morbidität und geringeren Behandlungskosten führt. Yu et al. fanden heraus, dass eine intermittierende Nadelaspiration (s. Abb. 20.4) für die Behandlung von PLA wahrscheinlich genauso wirksam wie die kontinuierliche Katheterdrainage ist (bei der insbesondere die dorsalen Lebersegmente mit einem hohen Dislokationsrisiko assoziiert sind) [10].

Handelsübliche Materialien für die ultraschallgesteuerte Aspiration oder Drainage von PLA sind in Abb. 20.5 dargestellt.

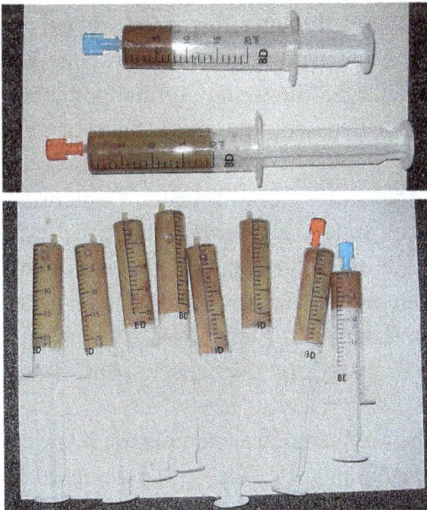

Abb. 20.4: Blutig tingiertes, bräunliches Punktat aus einem interventionell behandelten PLA mit typischer cremeartiger Konsistenz, aus [5].

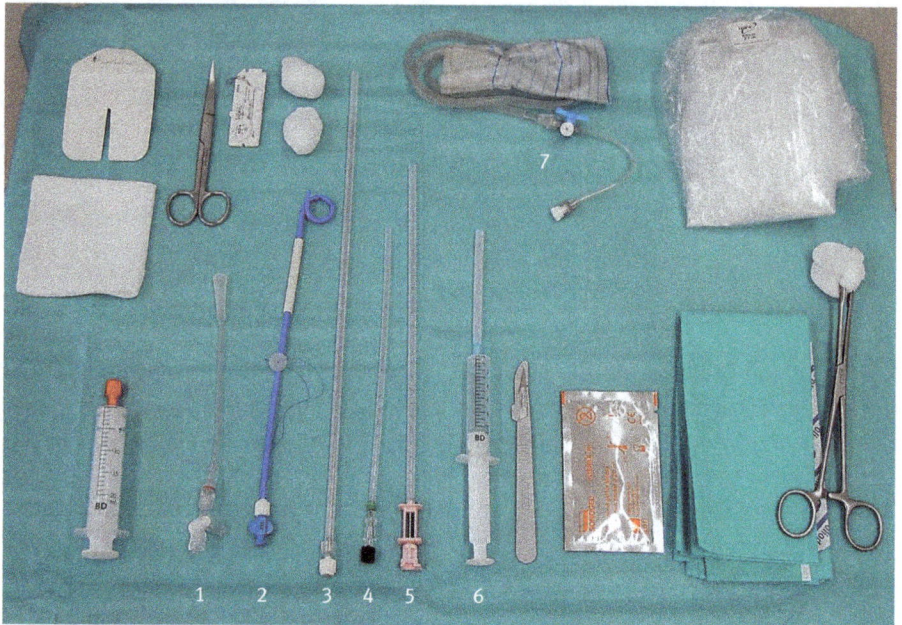

Abb. 20.5: Materialien für die interventionelle Therapie von PLA. Für die Drainage wird über eine Führungsnadel (3) ein Pigtail-Katheter (2) in der Abszesshöhle platziert. Ein Adapter (1) verbindet den Katheter mit einem Drainagebeutel (7). Alternativ können unterschiedliche feine Nadeltypen (4–6) zum Absaugen von flüssigem Abszessinhalt verwendet werden, aus [5].

20.6.3 Chirurgische Therapie

Eine chirurgische Drainage ist in der Regel nur bei Patienten erforderlich, die auf die kombinierte Behandlung mit intermittierender Nadelaspiration oder perkutaner Katheterdrainage und Antibiotika nicht ansprechen oder die weitere intraabdominelle Pathologien aufweisen. Alternativ zur herkömmlichen Laparotomie hat sich auch die laparoskopische Drainage in Verbindung mit systemischer Antibiotika-Therapie als sicherer und wirksamer minimal-invasiver Therapieansatz bewährt. Somit konkurrieren perkutane und chirurgische Techniken nicht, weisen aber unterschiedliche Indikationen auf und die chirurgischen Verfahren stellen in der Regel eine Reserveoption für Non-Responder der perkutanen Drainagebehandlung dar. Die hohe Erfolgsrate der Therapie von PLA kann daher in einem multimodalen Ansatz mit Einschluss von Antibiotika, US- oder CT-gestützter Aspiration oder Drainage und chirurgischer Entlastung als letzte Option gewährleistet werden.

Infolge des sehr guten Ansprechens auf die antiparasitäre Therapie mit Metronidazol unterscheidet sich das Management von Amöben-LA stark von dem bei PLA, so dass auch sehr große Amöben-LA ohne Drainage oder chirurgische Intervention geheilt werden können (s. Kap. 9).

20.7 Literatur

[1]   Chung DR, Lee SS, Lee HR, et al. Emerging invasive liver abscess caused by K1 serotype
      Klebsiella pneumoniae in Korea. J Infect. 2007; 54: 578–583.
[2]   Ferraioli G, Garlaschelli A, Zanaboni D, et al. Percutaneous and surgical treatment of pyogenic
      liver abscesses: observation over a 21-year period in 148 patients. Dig Liver Dis. 2008; 40:
      690–696.
[3]   Kaplan GG, Gregson DB, Laupland KB. Population-based study of the epidemiology of and the
      risk factors for pyogenic liver abscess. Clin Gastroenterol Hepatol. 2004; 2: 1032.
[4]   Liu Y, Wang JY, Jiang W. An Increasing Prominent Disease of Klebsiella pneumoniae Liver
      Abscess: Etiology, Diagnosis, and Treatment. Gastroenterol Res Pract. 2013; 2013: 258514.
[5]   Lübbert C, Wiegand J, Karlas T. Therapy of Liver Abscesses. Viszeralmedizin. 2014; 30: 334–341.
[6]   Rahimian J, Wilson T, Oram V, Holzman RS. Pyogenic Liver Abscess: Recent Trends in Etiology
      and Mortality. Clin Infect Dis. 2004; 39: 1654–1659.
[7]   Siu LK, Yeh KM, Lin JC, et al. Klebsiella pneumoniae liver abscess: a new invasive syndrome.
      Lancet Infect Dis. 2012; 12: 881–887.
[8]   Stanley SL Jr. Amebiasis. Lancet. 2003; 361: 1025–1034.
[9]   Wong WM, Wong BC, Hui CK, et al. Pyogenic liver abscess: retrospective analysis of 80 cases
      over a 10-year study period. J Gastroenterol Hepatol. 2002; 17: 1001–1007.
[10] Yu SC, Ho SS, Lau WY, et al. Treatment of pyogenic liver abscess: prospective randomized
      comparison of catheter drainage and needle aspiration. Hepatology. 2004; 39: 932–938.

Stefan Löb, Christoph-T. Germer

21 Akute und chronische Cholezystitis

21.1 Definition

Der Begriff der akuten Cholezystitis beschreibt eine Entzündung der Gallenblase, welche in der Mehrzahl der Fälle durch ein Gallensteinleiden (Cholezystolithiasis) verursacht wird. Seltenere Ursachen stellen die akalkulöse Cholezystitis bzw. benigne oder maligne Strikturen des extrahepatischen Gallengangsystems dar, welche sekundär zu einer Cholezystitis führen können. Entsteht die Cholezystitis über einen längeren Zeitraum, so wird diese Form der Gallenblasenentzündung als chronische Cholezystitis bezeichnet.

Akute Cholezystitis: Die akute Cholezystitis beschreibt ein Erkrankungsbild, welches durch rechtsseitige Oberbauchschmerzen, Fieber sowie laborchemische Zeichen einer systemischen Inflammation bzw. Infektion (Leukozytose) gekennzeichnet ist und durch ein Gallensteinleiden verursacht wird.

Akalkulöse Cholezystitis: Diese Entität gleicht in ihrem klinischen Bild der akuten Cholezystitis (s. oben), betrifft jedoch vor allem intensivpflichtig erkrankte Patienten. Ein Gallensteinleiden liegt hierfür nicht zugrunde. Diese Erkrankung ist mit einer hohen Morbidität und Mortalität für den Betroffenen verbunden.

Chronische Cholezystitis: Diese Form der Cholezystitis, verursacht durch ein Gallensteinleiden, entsteht über einen längeren Zeitraum. In den meisten Fällen handelt es sich hierbei um die histopathologische Beschreibung eines inflammatorischen zellulären Infiltrates in einer fibrosierten, wandverdickten Gallenblasenwand.

21.2 Pathogenese

Die Prävalenz von Gallensteinen ist hoch. Sie liegt bei 15–30 % in den westlichen Industriestaaten. Am häufigsten sind Cholesterinsteine (70 %), gefolgt von Pigmentsteinen (30 %). Das Vorkommen ist abhängig von dem Geschlecht (Frauen häufiger als Männer), Alter, der Gravidität, genetischen Disposition, Adipositas und parenteraler Ernährung. Je nach Größe und Lage der Gallensteine können Erkrankungen asymptomatisch, symptomatisch, akut oder chronisch verlaufen. 75 % der Gallensteinträger werden in ihrem Leben asymptomatisch bleiben, während 25 % der Betroffenen eine oder mehrere Komplikationen entwickeln werden. Hierzu gehören die akute bzw. chronische Cholezystitis, die Cholangitis, die Pankreatitis und das Gallenblasenkarzinom. Das Risiko für Gallensteinträger, eine akute Cholezystitis innerhalb von zehn Jahren zu entwickeln, liegt zwischen 6 und 11 % [1].

DOI 10.1515/9783110464757-023

Die Verlegung des Ductus cysticus durch ein Gallenkonkrement ist ursächlich an der Ausbildung einer akuten Cholezystitis beteiligt. Während bei einer biliären Kolik die Beschwerdesymptomatik aufgrund des spontan erfolgten Steinrücktritts (aus dem Ductus cysticus in die Gallenblase) nach wenigen Stunden abklingt, führt eine fortbestehende lithogene Obstruktion zu einer konsekutiven Inflammation. Bereits vor mehr als 30 Jahren wurde erkannt, dass Kofaktoren neben einer lithogenen Obstruktion eine zentrale Rolle bei der Pathogenese der akuten Cholezystitis spielen müssen. Diese Hypothesen stützten sich auf folgende drei Beobachtungen: 1. Die Ablagerung von Cholesterinkristallen per se führt in unterschiedlichen Geweben zu einer Inflammation, 2. Cholesterin-gesättigte Gallenflüssigkeit (d. h. lithogene Gallenflüssigkeit) kann die Gallenblasenfunktion dahingehend beeinträchtigen, dass eine Stase eintritt, welche die Ausbildung von Gallensteinen begünstigt, 3. das Erkrankungsbild der akalkulösen Cholezystitis bei intensivpflichtigen Patienten.

Roslyn gelang es in einem Tierexperiment an Präriehunden erstmalig zu zeigen, dass nur diejenigen Tiere makro- und mikroskopische Zeichen einer akuten Cholezystitis entwickelten, welche mit einer Cholesterin-übersättigten Diät gefüttert wurden und eine chirurgische Unterbindung des Ductus cysticus erhielten. Eine alleinige Zysticusligatur mit oder ohne ausgeglichene Ernährung resultierte nicht in diesem Erkrankungsbild [2]. Somit wurde die Two-hit-Hypothese zur Pathogenese der akuten Cholezystitis tierexperimentell bestätigt, d. h., eine chronische Irritation der Gallenblasenwand (mechanisch oder chemisch) in Verbindung mit einer primären Okklusion des Ductus cysticus durch Gallensteine bzw. Mukus oder sekundären Okklusion durch Entzündung oder funktionelle Entleerungsstörungen sind kausal miteinander verknüpft. Untersuchungen an Gallenflüssigkeiten gesunder Probanden, welche drei Hauptmahlzeiten einnahmen und eine nächtliche Nüchternheitsperiode einhielten, zeigten, dass die Testpersonen 7–9 h pro Tag lithogene Gallenflüssigkeit in das Duodenum sezernieren, ohne dabei Gallensteine zu entwickeln. Durch die postprandiale Kontraktion und Entleerung der Gallenblase wird vermutlich verhindert, dass diese Cholesterin-gesättigte Gallenflüssigkeit eine chemische Irritation und damit eine akute Cholezystitis auslösen kann [3]. Neben Cholesterin wurde Lysolecithin als potenzielles chemisches Agens identifiziert. Lysolecithin entsteht aus Lecithin (physiologischer Bestandteil der Gallenflüssigkeit) durch die Aktivität der Phospholipase A, einem Enzym der Gallenblasenmukosa. Möglicherweise wird dieses Enzym als Folge einer Schädigung der Gallenblasenmukosa durch lithogene Obstruktion in das Lumen freigesetzt. Unterstützt wird diese Hypothese durch die Beobachtung, dass Lysolecithin in der Gallenflüssigkeit von Patienten mit akuter Cholezystitis nachgewiesen werden kann [4]. Hinsichtlich der Pathogenese der akalkulösen Cholezystitis soll ergänzend erwähnt werden, dass hierfür eine verminderte motorische Aktivität der Gallenblasenmuskulatur bis hin zu einer Stase wesentlich dazu beiträgt, die lithogene Gallenflüssigkeit unvollständig zu entleeren, wodurch das Risiko der chemischen Reizung deutlich ansteigt. Diese Hypomotalität der Gallenblase wird vor allem begünstigt durch prolongierte Nüchternheitsperioden oder Hyperalimentation, wie sie bei Patienten auf Intensivstationen gehäuft vorkommen [5]. Eine nichtlithogene Obstruktion des Ductus cysticus, sekundär durch Inflammation entstanden oder experimentell durch einen erhöhten Sphinktertonus des Ductus cysticus beschrieben, sollen dieses Erkrankungsbild pathophysiologisch begünstigen [6].

Prostaglandine scheinen wesentlich an der Aufrechterhaltung der Inflammation in der Gallenblasenwand beteiligt zu sein. Prostaglandin E2 und 6-Keto-Prostaglandin F1-α konnten in vierfach erhöhter Konzentration in der Wand entzündetet humaner Gallenblasen nachgewiesen werden [7]. Die Prostaglandin-Hypothese wird durch die Tatsache weiter gestärkt, dass Prostaglandinsynthese-Inhibitoren, wie zum Beispiel nichtsteroidale Antirheumatika, das klinische Beschwerdebild, insbesondere biliäre Koliken, häufig suffizient behandeln lassen [8, 9].

Die Rolle einer bakteriellen Kontamination in der Entstehung der akuten Cholezystitis findet sich in der Literatur kontrovers diskutiert. Die Gallenflüssigkeit ist unter normalen Bedingungen steril. Mit dem Grad der Abflussbehinderung nehmen die bakterielle Besiedlung der Gallenwege und die Gefahr einer Bakteriämie zu. Trotz hoher Besiedelung der Gallenblase mit Erregern im Rahmen einer akuten Cholezystitis ist eine phlegmonöse Entzündung mit der Extremform eines Gallenblasenempyems in lediglich 10 % der Fälle als Folge der bakteriellen Entzündung zu beobachten. Ein Erregernachweis gelingt bei lithogener Obstruktion sehr häufig, wobei der Erregernachweis im Operationspräparat bei der akuten Cholezystitis mit 50 % deutlich häufiger ist als bei der chronischen Verlaufsform (15 %) und generell mit dem Alter zunimmt [10]. Infektionen der Gallenflüssigkeit werden in der Regel durch die Darmflora verursacht, wobei vielfältige Infektionswege möglich sind. In den allermeisten Fällen handelt es sich um aszendierende Infektionen aus dem Dünndarm, seltener um eine Translokation von Bakterien aus dem Dickdarm. Es liegen zahlreiche mikrobiologische Untersuchungen zum Erregerspektrum einer Cholezystitis vor [11]. Die Angaben der prozentualen Häufigkeit verschiedener Erreger variieren in der Literatur erheblich, das Erregerspektrum selbst findet sich jedoch in nahezu allen Untersuchungen konstant. Eine Zusammenfassung der Leitkeime zeigt Tab. 21.1, wobei häufig Mischinfektionen vorliegen.

Besondere Situationen können die Berücksichtigung seltener Erreger erfordern. Bei Patienten nach interventionellen Eingriffen am Gallengangssystem finden sich vor allem Enterokokken. Bei HIV-positiven Patienten müssen CMV, Kryptosporidien, *Campylobacter*, *Klebsiella pneumoniae* und *Candida spp.* in Erwägung gezogen werden. Bei einer Enteritis durch nichttyphoidale Salmonellen kommt es fast immer auch zu einer bakteriellen Besiedelung der Gallenblase, die in seltenen Fällen eine Cholezystitis erforderlich machen kann. Zum Vorgehen bei Dauerausscheidern von *Salmonella Typhi* bzw. *S. Paratyphi* siehe das Kapitel 11.

Tab. 21.1: Bakterielles Erregerspektrum bei akuter Cholezystitis, nach Literaturdaten aus [10, 11, 13, 15].

Erreger	Häufigkeit
Escherichia coli	23–74 %
Klebsiella species	1–39 %
Enterobacter species	4–28 %
Koagulase-negative Staphylokokken	2–33 %
Streptokokken	1–33 %
Enterokokken	3–8 %
Pseudomonaden	2–10 %
Proteus vulgaris	3–22 %
Anaerobier	7–25 %

21.3 Klinisches Erscheinungsbild

Die klassische Beschwerdesymptomatik einer akuten Cholezystitis ist gekennzeichnet durch persistierende (mehrere Stunden andauernde) epigastrische oder rechtsseitig betonte Oberbauchschmerzen von unterschiedlicher Intensität. Im Vergleich zur Gallenkolik handelt es sich um einen stetigen Schmerz ohne wellenförmigen Charakter. Gelegentlich wird eine Ausstrahlung der Beschwerden in die Schulter bzw. den Rücken beschrieben. Als vegetative Begleitsymptomatik finden sich Übelkeit und/oder Erbrechen sowie Fieber. Bei einem fortgeschrittenen Erkrankungsstadium wie der gangränösen oder perforierten Cholezystitis können zudem Zeichen der Bakteriämie oder Sepsis auftreten.

Typische Zeichen im Rahmen der klinischen Untersuchung stellen der lokalisierte Druckschmerz im rechten Oberbauch mit Abwehrspannung (oder Peritonismus) als Ausdruck einer lokalisierten Peritonitis bei fortgeschrittener Cholezystitis sowie das klinische Murphy-Zeichen dar. Letzteres beschreibt einen schmerzbedingten Inspirationsstop bei tiefer Palpation im rechten Oberbauch und ergibt ein charakteristisches Untersuchungsmerkmal der akuten Cholezystitis.

Laborchemisch finden sich häufig eine Leukozytose und/oder eine Erhöhung des C-reaktiven Proteins (CRP). Diskrete Erhöhungen des Bilirubins oder der Alkalischen Phosphatase (AP) bzw. Gamma-Glutamyl-Transferase (GGT) lassen sich gelegentlich nachweisen, wobei bei einem massiven Anstieg dieser Cholestaseparamter weitere Komplikationen wie eine Choledocholithiasis, eine Cholangitis oder das Mirizzi-Syndrom (mechanische Cholestase verursacht durch einen im Gallenblaseninfundibulum impaktierten Gallenstein) differentialdiagnostisch bedacht werden müssen.

21.4 Diagnostik

Das sensitivste und zugleich am leichtesten zugängliche diagnostische Verfahren zum Nachweis bzw. Ausschluss einer akuten Cholezystitis bietet die transabdominelle Sonographie (ggf. kombiniert mit der Endo-Sonographie). Wesentliche sonographische Merkmale neben dem Nachweis einer Cholezystolithiasis (Sensitivität 84 %, Spezifität 99 %) stellen die Verdickung (> 4–5 mm) bzw. eine Dreischichtung (bedingt durch das Wandödem) der Gallenblasenwand (Abb. 21.1a) sowie das sonographische Murphy-Zeichen dar. Letzteres übertrifft in seiner Sensitivität das klinische Murphy-Zeichen aufgrund der Tatsache, dass sonomorphologisch die Gallenblase als eindeutiger Auslöser des Untersuchungsergebnisses identifiziert werden kann. Somit erreicht die transabdominelle Sonographie eine Sensitivität von 88 % (95 % CI 0.74–1.00) und eine Spezifität von 80 % (95 % CI 0.62–0.98) zum Nachweis einer akuten Cholezystitis [12].

Die Computertomographie (CT) des Abdomens weist einen untergeordneten Stellenwert in der Primärdiagnostik einer akuten Cholezystitis auf. Problematisch zeigt sich der Nachweis von Gallensteinen aufgrund der Isodensität mit Gallenflüssigkeit. CT-morphologische Zeichen der akuten Cholezystitis finden sich in Form eines Gallenblasenwandödems bzw. einer -hyperämie (d. h. vermehrte Aufnahme eines i. v. applizierten Kontrastmittels als Ausdruck der Inflammation, Abb. 21.1b). Hilfreich erscheint die CT im Nachweis von Komplikationen der akuten Cholezystitis, wie z. B. der Perforation oder dem Leberabszess.

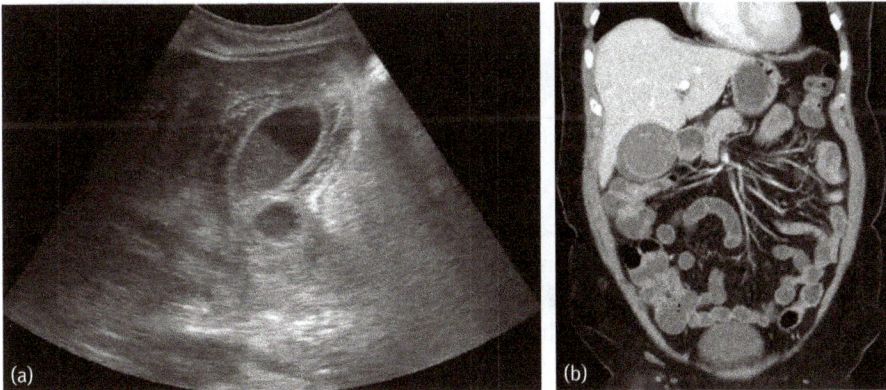

Abb. 21.1: Sonographie (a) und CT (b) in der Diagnostik der akuten Cholezystitis.

Die Magnetresonanztomographie (MRT) der Leber eignet sich vor allem zur Darstellung der intra- und extrahepatischen Gallenwege und ggf. Pankreasgangveränderungen (MRC(P)). Im direkten Vergleich mit der Sonographie erreicht die MRC eine höhere Aussagekraft im Nachweis von Zystikussteinen, jedoch eine deutlich geringere Sensitivität in der Diagnostik einer akuten Cholezystitis (69 % versus 96 % für die Sonographie). Damit dient die MRT/MRC hauptsächlich zur Abklärung des Gallengangsystems bzw. von intrahepatischen Raumforderungen.

21.5 Therapie

Das komplizierte Gallensteinleiden (stattgehabte biliäre Kolik, akute Cholezystitis, Cholangitis, biliäre Pankreatitis) bedarf einer definitiven Therapie (Cholezystektomie, Cholezystostomie, Papillotomie). Die Auswahl des therapeutischen Verfahrens und der Zeitpunkt der Durchführung desselben richten sich nach dem Schweregrad der Symptomatik und dem patientenindividuellen Mortalitätsrisiko bezogen auf die Durchführung einer Cholezystektomie. Das therapeutische Ziel liegt in der Vermeidung von Komplikationen. Bezogen auf die akute Cholezystitis sind die Gallenblasengangrän oder -perforation zu erwähnen (Abb. 21.2), die ein perioperatives Mortalitätsrisiko von bis zu 10 % aufweisen.

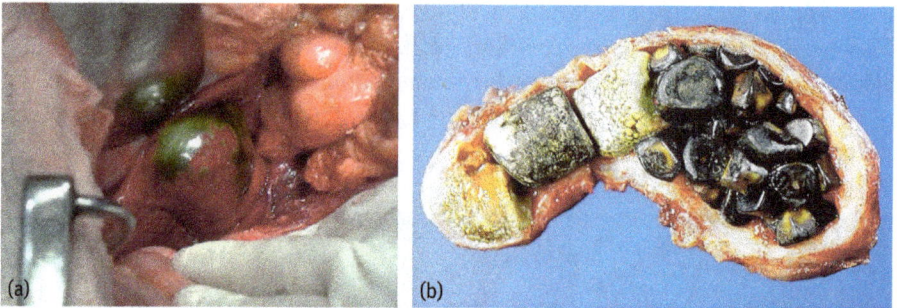

Abb. 21.2: Akute gangränöse Cholezystitis bei Cholezystolithiasis.

Grundsätzlich können zwei Therapiestrategien in Erwägung gezogen werden:
1. Patienten in gutem Allgemeinzustand und mit lediglich geringgradigen Komorbiditäten (ASA I bis II), welche eine unkomplizierte akute Cholezystitis aufweisen, sollten einer frühzeitigen Cholezystektomie im Rahmen desselben stationären Aufenthaltes zugeführt werden.
2. Patienten mit schweren Begleiterkrankungen (ASA III bis V) und unkomplizierter Cholezystitis können einen konservativen Behandlungsversuch erhalten. Bei Therapieversagen und/oder Zeichen von Komplikationen sollten diese entweder einer perkutanen Gallenblasendrainage (Cholezystostomie) oder bei septischem Erkrankungsbild ungeachtet des erhöhten Operationsrisikos einer Cholezystektomie zur Fokussanierung zugeführt werden.

Die konservative Therapie der akuten Cholezystitis ist grundsätzlich möglich, allerdings soll darauf hingewiesen werden, dass eine alleinige antibiotische Behandlung ein Therapieversagen von 20 % aufweist. Dieses äußert sich entweder in der Notwendigkeit einer notfallmäßigen interventionellen Therapie (Cholezystektomie oder Cholezystostomie) oder in dem erneuten Auftreten von biliären Komplikationen [13]. Darüber hinaus ist nach antibiotischer Therapie und späterer Cholezystektomie die Letalität höher als nach sofortiger Cholezystektomie [14]. Bei der Wahl des Antibiotikums wird empfohlen, sich nach dem krankenhausspezifischen Erregerspektrum zu richten. Für die Einleitung einer empirischen antibiotischen Therapie sollte ein Breitspektrum-Antibiotikum (Tab. 21.2) gewählt werden, welches vor allem gegen gramnegative Bakterien und Anaerobier gerichtet ist. Bei Vorliegen eines Antibiogramms gilt es, die antibiotische Therapie entsprechend anzupassen bzw. zu deeskalieren.

Tab. 21.2: Empfehlung zur empirischen antibiotischen Therapie bei akuter unkomplizierter Cholezystitis.

Wirkstoff	Dosierung
1. Wahl	
Monotherapie mit einem β-Laktamase-Inhibitor	
Ampicillin/Sulbactam	3 g i. v. alle 8 h
Piperacillin/Tazobactam	4,5 g i. v. alle 8 h
Kombinationstherapie mit einem Cephalosporin der 3. Generation plus Metronidazol	
Ceftriaxon plus	2 g i. v. alle 24 h
Metronidazol	500 mg i. v. alle 8 h
2. Wahl	
Kombinationstherapie mit einem Fluorchinolon plus Metronidazol	
Ciprofloxacin oder	400 mg i. v. alle 12 h
Levofloxacin plus	500 mg i. v. alle 24 h
Metronidazol	500 mg i. v. alle 8 h
Monotherapie mit einem Carbapenem	
Meropenem	1 g i. v. alle 8 h
Imipenem/Cilastatin	500 mg i. v. alle 6 h
Ertapenem	1 g i. v. alle 24 h

Der Nutzen und die Dauer einer antibiotischen Therapie bei Vorliegen einer akuten unkomplizierten Cholezystitis werden in der Literatur kontrovers diskutiert. Pathophysiologisch handelt es sich hierbei um eine Inflammation, wenngleich daraus eine sekundäre Infektion durch lithogene Obstruktion und Stase resultieren kann. Somit könnte ein positiver therapeutischer Effekt einer antibiotischen Therapie durchaus nachvollziehbar sein. Interessanterweise nimmt diese keinen Einfluss auf die Rate an Gallenblasenempyemen oder septischen Erkrankungsbildern [15]. Dennoch wird eine routinemäßige antibiotische Therapie bei akuter unkomplizierter Cholezystitis flächendeckend eingesetzt. Empfehlenswert ist diese nur für ältere Patienten, Patienten mit Immunsuppression oder solche mit Diabetes mellitus. Bezüglich der Dauer einer empirischen antibiotischen Therapie bei unkomplizierter akuter Cholezystitis zeigt die klinische Erfahrung, dass sich diese nach dem Zeitpunkt der Cholezystektomie richtet und in der Regel nach erfolgter chirurgischer Herdsanierung unmittelbar postoperativ abgesetzt wird. Wissenschaftliche Bestätigung findet dieser Algorithmus in einer Studie an 300 Patienten, welche nach erfolgter Cholezystektomie in zwei Behandlungsgruppen randomisiert wurden (fünf Tage postoperative antibiotische Therapie versus keine Therapie). Dabei fand sich kein signifikanter Unterschied hinsichtlich postoperativer Wundinfektionen [16].

Zahlreiche randomisiert-kontrollierte Studien bzw. Metaanalysen belegen die einer konservativen Therapie überlegene, frühzeitig durchgeführte Cholezystektomie in der Behandlung einer akuten unkomplizierten Cholezystitis bei Patienten ohne schwere Begleiterkrankungen [17, 18]. Die überzeugendsten Daten entstammen einer Metaanalyse von 15 randomisiert-kontrollierten Studien an insgesamt 1625 Patienten [19], die einen eindeutigen, klinisch signifikanten Vorteil einer frühzeitigen elektiven Cholezystektomie (innerhalb von sieben Tagen nach Beginn der Symptomatik) hinsichtlich Wundinfektion und Aufenthaltsdauer zeigte – dies im Vergleich mit einer zeitlich verzögerten Cholezystektomie. Interessanterweise fanden sich keine erhöhten Raten an intraoperativen Komplikationen (z. B. Gallengangsverletzungen), keine erhöhte Konversionsrate zu einem offenen Zugang (Laparotomie) sowie postoperativer Mortalität. Die laparoskopische Cholezystektomie stellt den Standard hinsichtlich der Operationstechnik dar. Hierfür ist ein klarer Vorteil in Bezug auf postoperative Schmerzen, Aufenthaltsdauer und Zeitpunkt des Wiedereintrittes ins Berufsleben beschrieben. Dennoch fällt die Gesamtkomplikationsrate der laparoskopischen Cholezystektomie höher als bei dem primär offenen Verfahren aus, weshalb bei einer akuten Cholezystitis fallbezogen die Schwelle zur Konversion niedrig angesiedelt sein sollte.

Das Einbringen einer Gallenblasendrainage (Cholezystostomie), radiologisch oder chirurgisch, stellt eine Option für schwerkranke Patienten dar, welche trotz ausgeschöpfter konservativer Therapiemaßnahmen eine Persistenz der Cholezystitis aufweisen. Bei Vorliegen eines septischen Erkrankungsbildes sollte die Cholezystektomie zur Fokussanierung trotz eines deutlich erhöhten perioperativen Mortalitätsrisikos durchgeführt werden.

21.6 Komplikationen der Cholezystitis

Die nekrotisierende Cholezystitis stellt neben dem Gallenblasenempyem, dem Gallensteinileus und dem Mirizzi-Syndrom eine mögliche Komplikation der akuten Cholezystitis dar und soll aufgrund der Schwere des Erkrankungsbildes hier aufgeführt sein. Pathophysiologisch handelt es sich um ein Voranschreiten der Inflammation mit konsekutiver Thrombosierung der umgebenden venösen Gefäße sowie der Arteria cystica. Folglich kommt es durch den Verschluss dieser Endarterie zur Ischämie und Nekrose, vor allem im Gallenblasenfundus. Betroffen sind vorwiegend ältere Patienten männlichen Geschlechts, welche an Diabetes mellitus leiden. Zudem ist das Risiko zur Ausbildung einer Fundusnekrose höher bei Patienten mit akalkulöser Cholezystitis, vermutlich bedingt durch die erschwerte und damit länger dauernde Diagnosestellung. *Per definitionem* betrifft die Nekrose alle Wandschichten und kann in einer Perforation mit galliger Peritonitis resultieren. Das Krankheitsbild findet sich in der Regel bei schwer erkrankten Patienten und wird demnach häufig mittels Computertomographie diagnostiziert. Klassische CT-morphologische Zeichen stellen Wandirregularitäten, Luftbläschen in der Gallenblasenwand oder ein Leberabszess im Gallenblasenbett dar. Im Falle einer Perforation findet sich perihepatisch freie Flüssigkeit. Die Therapie der nekrotisierenden Cholezystitis besteht in der sofortigen Cholezystektomie. Die durchschnittliche Mortalität dieses Erkrankungsbildes liegt je nach Schweregrad der Komorbiditäten bei bis zu 30 %.

21.7 Literatur

[1] Friedman GD. Natural history of asymptomatic and symptomatic gallstones. Am J Surg. 1993; 165(4): 399–404.
[2] Roslyn JJ, DenBesten L, Thompson JE, Jr., Silverman BF. Roles of lithogenic bile and cystic duct occlusion in the pathogenesis of acute cholecystitis. Am J Surg. 1980; 140(1): 126–130.
[3] Northfield TC, Hofmann AF. Biliary lipid output during three meals and an overnight fast. I. Relationship to bile acid pool size and cholesterol saturation of bile in gallstone and control subjects. Gut. 1975; 16(1): 1–11.
[4] Kaminski DL. Arachidonic acid metabolites in hepatobiliary physiology and disease. Gastroenterology. 1989; 97(3): 781–792.
[5] Petersen SR, Sheldon GF. Acute acalculous cholecystitis: a complication of hyperalimentation. Am J Surg. 1979; 138(6): 814–817.
[6] Scott GW, Otto WJ. Resistance and sphincter-like properties of the cystic duct. Surg Gynecol Obstet. 1979; 149(2): 177–182.
[7] Myers SI, Bartula L. Human cholecystitis is associated with increased gallbladder prostaglandin I2 and prostaglandin E2 synthesis. Hepatology. 1992; 16(5): 1176–1179.
[8] Akriviadis EA, Hatzigavriel M, Kapnias D, Kirimlidis J, Markantas A, Garyfallos A. Treatment of biliary colic with diclofenac: a randomized, double-blind, placebo-controlled study. Gastroenterology. 1997; 113(1): 225–231.
[9] Thornell E, Jansson R, Svanvik J. Indomethacin intravenously–a new way for effective relief of biliary pain: a double-blind study in man. Surgery. 1981; 90(3): 468–472.
[10] Csendes A, Burdiles P, Maluenda F, Diaz JC, Csendes P, Mitru N. Simultaneous bacteriologic assessment of bile from gallbladder and common bile duct in control subjects and patients with gallstones and common duct stones. Arch Surg. 1996; 131(4): 389–394.

[11] Claesson B, Holmlund D, Matzsch T. Biliary microflora in acute cholecystitis and the clinical implications. Acta Chir Scand. 1984; 150(3): 229–237.

[12] Shea JA, Berlin JA, Escarce JJ, Clarke JR, Kinosian BP, Cabana MD, et al. Revised estimates of diagnostic test sensitivity and specificity in suspected biliary tract disease. Arch Intern Med. 1994; 154(22): 2573–2581.

[13] van Dijk AH, de Reuver PR, Tasma TN, van Dieren S, Hugh TJ, Boermeester MA. Systematic review of antibiotic treatment for acute calculous cholecystitis. Br J Surg. 2016; 103(7): 797–811.

[14] Jaeger G, Rothenbuhler JM, Famos M, Tondelli P. [When should cholecystectomy in acute cholecystitis be planned?]. Schweiz Med Wochenschr. 1983;113(15): 552–554.

[15] Kune GA, Burdon JG. Are antibiotics necessary in acute cholecystitis? Med J Aust. 1975; 2(16): 627–630.

[16] Regimbeau JM, Fuks D, Pautrat K, Mauvais F, Haccart V, Msika S, et al. Effect of postoperative antibiotic administration on postoperative infection following cholecystectomy for acute calculous cholecystitis: a randomized clinical trial. JAMA. 2014; 312(2):145–154.

[17] Gurusamy KS, Davidson C, Gluud C, Davidson BR. Early versus delayed laparoscopic cholecystectomy for people with acute cholecystitis. Cochrane Database Syst Rev. 2013(6): CD005440.

[18] Gutt CN, Encke J, Koninger J, Harnoss JC, Weigand K, Kipfmuller K, et al. Acute cholecystitis: early versus delayed cholecystectomy, a multicenter randomized trial (ACDC study, NCT00447304). Ann Surg. 2013; 258(3): 385–393.

[19] Wu XD, Tian X, Liu MM, Wu L, Zhao S, Zhao L. Meta-analysis comparing early versus delayed laparoscopic cholecystectomy for acute cholecystitis. Br J Surg. 2015; 102(11): 1302–1313.

Stefan Schmiedel, Peter Sothmann

22 Akute und chronische Cholangitis

Zusammenfassung

Aktuelle Empfehlungen und Leitlinien zum Management der akuten und chronischen Cholangitis schlagen für die antimikrobielle Therapie bei insgesamt spärlicher Studienlage folgende Vorgehensweisen vor:

- Patienten mit dem Verdacht auf eine akute Gallenwegsinfektion sollten stationär in einem Krankenhaus evaluiert und therapiert werden.
  - Bei diesen Patienten sollte eine klinische Schweregradeinteilung vorgenommen werden.
  - Es sollten Blutkulturen und wenn möglich Gallekulturen angelegt werden.
- Eine empirische antibiotische Therapie – angepasst an die klinische Situation und lokale Erregerepidemiologie – sollte rasch begonnen werden (innerhalb < 4–6 h).
- Eine supportive Therapie (Schmerzmedikation, Flüssigkeitsmanagement, Antipyretika) sollte ebenfalls sofort durchgeführt werden.
- Eine Gallenwegsableitung/Drainage muss möglichst früh versucht werden, am besten mittels ERC(P). Wenn auch eine Cholezystitis vorliegt, muss eine sofortige chirurgische Therapie erwogen werden.
- Die empirische Antibiotka-Therapie sollte bei Erregernachweis entsprechend den Ergebnissen der Empfindlichkeitstestung angepasst werden.
- Die antimikrobielle Therapie sollte max. drei bis sieben Tage gegeben werden, mindestens jedoch, bis die krankheitsauslösende Gallenwegsobstruktion behoben ist.

22.1 Einleitung

In diesem Kapitel sollen aktuelle Ansätze zu Ätiologie, Epidemiologie, Erregerspektrum, Klinik, Diagnostik und Therapie der akuten und der chronischen Cholangitis dargestellt werden.

Das Kapitel orientiert sich an den Veröffentlichungen der „Tokyo Guidelines Group" zur Behandlung der akuten Cholangitis und Cholezystitis [1, 2]. Bei dieser Leitlinie handelte es sich um die erste internationale, evidenzbasierte konkrete Empfehlung zur Diagnostik und Behandlung der Cholangitis, basierend auf einer systematischen Literaturrecherche sowie mehreren Konsensuskonferenzen.

Akute oder chronische Cholangitiden sind Erkrankungen, die, wenn nicht adäquat behandelt, zu fortschreitend schweren Infektionen, Komplikationen und zum Tod führen können. Neben einer supportiven Therapie und antiobstruktiven Maßnahmen kann die antimikrobielle Therapie als ein wichtiger Teil der Behandlung für

DOI 10.1515/9783110464757-024

betroffene Patienten genannt werden. Die zur initialen Therapie dieser Erkrankungen geeigneten antimikrobiellen Substanzen werden hier dargestellt. Die empirische antibiotische Therapie basiert dabei auf der Kenntnis der lokalen mikrobiellen Epidemiologie und patientenspezifischer Faktoren, welche die Auswahl geeigneter Substanzen beeinflussen.

22.2 Definition

Infektionen der Gallenwege (infektiöse Cholangitis) sind meist die Folge eines Gallensteinleidens oder struktureller Abflussbehinderungen der Gallenwege, in selteneren Fällen kommen iatrogene Ursachen im Rahmen einer chirurgischen Intervention, Tumore oder benigne Strikturen sowie akute postoperative oder posttraumatische Zustände ohne gleichzeitiges Steinleiden als Ursache in Betracht.

22.3 Epidemiologie

Die Prävalenz von Gallensteinen ist hoch. Sie liegt bei 15–30 % in den westlichen Industriestaaten. Am häufigsten sind Cholesterolsteine und Pigmentsteine (ca. 30 %). Das Vorkommen ist abhängig von dem Geschlecht (Frauen > Männer), Alter, der Gravidität, genetischen Disposition, und Ernährungsfaktoren wie parenteraler Ernährung oder Adipositas [3].

Gallenwegssteine finden sich bei bis zu 16 % der Patienten mit Gallenblasensteinen. Meist handelt es sich um Steine, die aus der Gallenblase abgewandert sind. Darüber hinaus sind ebenfalls primäre Gallenwegssteine bekannt, die auch Jahre nach einer zurückliegenden Cholezystektomie auftreten können. In der Regel handelt es sich dann um infektassoziierte Steine. Das initiale Steinwachstum beginnt mit einer Dekonjugation des wasserlöslichen Bilirubin-Diglucuronids durch bakterielle Enzyme und anschließendem Ausfallen als Calciumsalz. Eine Prädisposition zu dieser Art von Steinbildung besteht bei posttraumatischen Stenosen, biliären Anastomosen, einer sklerosierenden Cholangitis oder der primär in Asien auftretenden cholangitischen Hepatitis (syn. rekurrente pyogene Cholangitis).

Die akute Cholangitis ist durch Entzündung und Infektion des Gallenwegssystems gekennzeichnet und häufig von Fieber, Schüttelfrost, Oberbauchschmerzen und Ikterus (Charcot-Trias) begleitet. Gelegentlich sind auch nur Abgeschlagenheit oder Verwirrtheit als Symptome vorhanden. Gallenabflussstörungen spielen in der Genese eine herausragende Rolle [1–3].

Je nach Größe und Lage der Gallensteine können Erkrankungen asymptomatisch oder symptomatisch, akut oder chronisch verlaufen. Die Häufigkeit gallensteinbedingter Infektionen ist bei asymptomatischen Erkrankungen gering (0,1–0,2 %). Als Komplikationen von Gallenwegsinfektionen sind eine Sepsis, akute biliäre Pankreatitis, Leberabszesse oder bei chronischen Infektionen eine Leberzirrhose möglich [4, 5].

Bei Gallenwegsobstruktionen besteht wegen des Verlustes der antibakteriellen Aktivität der Galle eine erhöhte Prädisposition zu einer Cholangitis. Eine chronische Obstruktion führt zu einer verminderten Funktion der Neutrophilen, erhöhten Endotoxin-Konzentrationen und gestörter Kupferzellfunktion.

Evidenzbasierte Empfehlungen zur Prophylaxe von Gallensteinen liegen nicht vor. Allgemein werden eine cholesterolarme Kost, der Verzicht auf Alkohol und bei Adipositas eine Gewichtsreduktion empfohlen [5].

22.4 Klinik, Diagnose

Die Diagnosestellung orientiert sich zunächst an den klinischen Symptomen und der körperlichen Untersuchung. Zur weiterführenden Diagnostik sollten Laboruntersuchungen (Bilirubin, Aspartat-Aminotransferase (AST), Alanin-Aminotransferase (ALT), alkalische Phosphatase (AP), gamma-Glutamyltransferase (GGT), Laktatdehydrogenase (LDH)) herangezogen werden, die bei einer Cholestase mit Cholangitis erhöht sind (Tab. 22.1). Als bildgebendes Verfahren wird zuerst eine Ultraschalluntersuchung (US) der Leber und des Gallengangsystems durchgeführt (Abb. 22.1). Sollte sich hier eindeutig eine Cholestase bei Choledocholithiasis zeigen, dann wird die zeitnahe endoskopisch-retrograde Cholangiographie (ERC/ERCP) zur Steinentfernung empfohlen. Bei Zeichen einer Sepsis sollte die Untersuchung so schnell als möglich durchgeführt werden. Die Magnetresonanz-Cholangiographie (MRC/MRCP) oder endoskopische Ultraschalluntersuchung sollte durchgeführt werden, wenn der transabdominelle Ultraschall nicht eindeutig die Genese der Cholestase klären kann (Abb. 22.2).

Tab. 22.1: Diagnostische Kriterien einer akuten Cholangitis, modifiziert nach [9]

Verdacht besteht bei einem Zeichen aus A in Kombination mit einem Zeichen aus B oder C:		
A	B	C
Systemische Inflammation	Cholestase	Bildgebung
Fieber und/oder Schüttelfrost	Ikterus	Erweiterte Gallengänge
Laborzeichen einer Inflammation[1]	Leberwerterhöhung	Indirekter Hinweis auf Gallenwegsobstruktion[2]

[1]Laborzeichen einer Inflammation (Leukozytose, Linksverschiebung, BSG, CRP)
[2]Indirekte Hinweis auf Gallenwegsobstruktion (Strikturen, Steine, okkludierte Stents, Empyem, Abszess etc.)

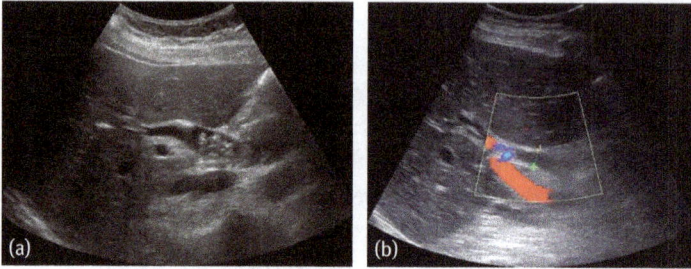

Abb. 22.1: Oberbauchsonographie, Schrägschnitt durch die Leberpforte: (a) Cholangitis mit multiplen Konkrementen und „Grieß" in stark erweitertem Ductus hepatocholedochus (DHC). (b) Cholangitis mit verdickter DHC-Wand bei Gallenabflussstörung unklarer Ätiologie, erweitertem Ductus hepatocholedochus, darunter V. porta mit Dopplersignal.

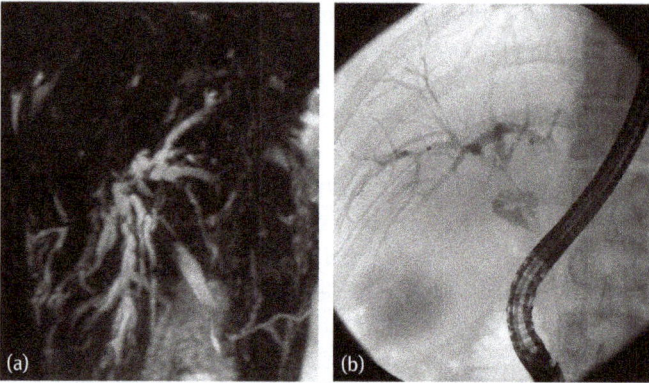

Abb. 22.2: Cholangitischer Patient mit ausgeprägt dilatierten intrahepatischen Gallenwegen beidseits, perlschnurartige Irregularität der Gallenwege und Hilusstenose bei primär sklerosierender Cholangitis (PSC) (a) MRCP (b) ERC vor Ballondilatation.

Die Charcot'sche Trias (Schmerzen, Fieber, Ikterus) ist nur bei 60–70 % der Fälle mit akuter Cholangitis vorhanden, kann aber auch völlig fehlen [1, 2]. Diagnostisch am sensitivsten ist die Kombination von positiven Entzündungs- (CRP, Leukozytose, Neutrophilie, Linksverschiebung) und Cholestaseparametern (AP, GGT, Bilirubin), speziell bei suspekter Anamnese (Steinen, Operationen, Tumoren, Fehlbildungen der Gallenwege; prädisponierenden Erkrankungen wie PSC, SSC). Patienten mit abgelaufener bakterieller Cholangitis neigen zu Rezidiven aufgrund vorgeschädigter Gallenwege oder anatomischen biliären Abflusshindernissen.

Hinweisend auf eine bakterielle Infektion sind positive Blutkulturen, beweisend ist der mikrobiologische Nachweis der Erreger in der Galle. Die Identifizierung eines ursächlichen Erregers ist essentiell in der Behandlung von Gallenwegsinfektionen. Hierfür sind primäre Blutkulturen nützlich, auch wenn sie für komplikationsarme Verläufe nicht allgemein empfohlen werden, da Studien gezeigt haben, dass das Management der Cholangitis in dieser Patientengruppe durch die Ergebnisse von Blutkulturen nicht wesentlich beeinflusst wird [6]. Aus Antibiotic-Stewardship-Sicht empfehlen wir aber vor jeder Antibiotika-Gabe konsequent die Abnahme von mind. zwei Blutkulturen-Sets, um ggf. eine Deeskalation bei Erregeridentifizierung durchführen zu können, sollte eine Ableitung der Galle nicht sofort gelingen.

22.5 Infektionswege, Pathophysiologie

Infektiöse Cholangitiden sind in der Regel durch bakterielle Infektionen, seltener durch Parasiten (z. B. *Ascaris lumbricoides*, Lamblien, Echinokokken, Leberegel (*Fasciola hepatica*, *Clonorchis sinensis*, *Opisthorchis viverrini* bedingt (s. Kap. 24) und dabei oft mit sekundären bakteriellen Infektionen vergesellschaftet. Opportunistische virale oder parasitäre Infektionen, z. B. durch CMV, Kryptosporidien bei AIDS (s. Kap. 18, 30), spielen eine untergeordnete Rolle. Bakterielle Cholangitiden entstehen meist sekundär durch die mechanische Stauung der Gallenwege mit biliär-aszendierendem oder hämatogenem Infektionsweg, durch biliodigestive Fistelbildung/Anastomose mit konsekutiver Erregeraszension, oder als iatrogene Infektion bei ERCP (z. B. durch Enterobakterien, *Pseudomonas aeruginosa*, Enterokokken) oder perkutan-transkutaner Cholangio-Drainage (PTCD) (z. B. durch Streptokokken, Staphylokokken) [1–6].

22.5.1 Akute Cholangitis

Unter einer akuten Cholangitis wird das plötzliche Auftreten einer Gallenwegsentzündung verstanden (Abb. 22.3). Bei 30–50 % der Patienten verläuft die akute Cholangitis septikämisch. Die akute bakterielle Cholangitis hat auch bei sachgemäßer interventioneller Dekompression der Gallenwege und adäquater antibiotischer Therapie ein Mortalitätsrisiko von 3–11 %. Die 30-Tage-Mortalitätsraten liegen bei < 10 % bei endoskopischem, 5–17 % bei perkutanem bzw. über 14 % bei operativem Vorgehen [1–6].

22.5.2 Chronische Cholangitis

Chronische Cholangitiden entstehen entweder primär chronisch wie die primär sklerosierende Cholangitis (PSC) und andere immunologisch bedingte Gallenwegserkrankungen oder sekundär als meist ischämisch bedingte sekundär sklerosierende Cholangitis (SSC), als vanishing bile duct syndrome nach Lebertransplantation bzw. chronischer obstruktiver Cholestase nach einer zunächst akuten Cholangitis.

Gelegentlich kann es aber auch bei Gallenabflussstörungen oder bei unterschiedlichen Formen der Immunsuppression zu primär subakut bis chronisch verlaufenden

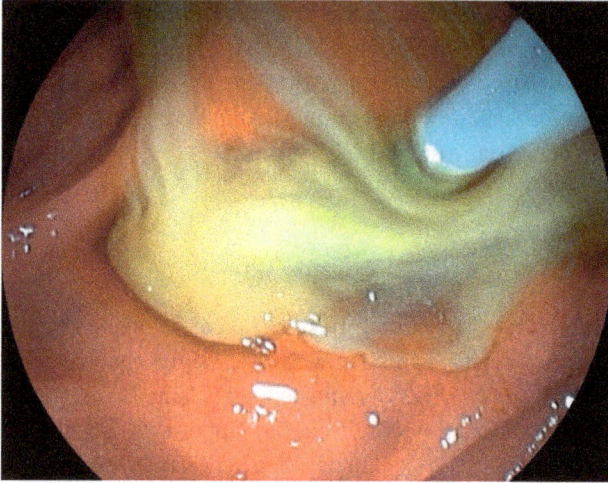

Abb. 22.3: Austritt von Eiter aus dem Ductus choledochus nach Sondierung der Papille im Rahmen einer ERC. (Bildquelle: Jürgen Feisthammel, Leipzig.)

Cholangitiden durch gering pathogene (z. B. Enterokokken) oder opportunistische Erreger (z. B. *Cystoisospora belli*, Kryptosporidien, Zytomegalie-Virus [CMV]) kommen [1–6].

22.6 Erreger

Im Normalfall ist die Galle bei Gesunden steril. Eine Besiedelung mit Erregern erfolgt in der Regel durch eine Abflussbehinderung des Gallensekrets. Eine Abflussbehinderung bahnt die bakterielle Besiedlung der Gallenwege und induziert damit die Gefahr einer Bakteriämie. Trotz häufiger biliärer Besiedlung sind eitrige Entzündungen nur in ca. 10 % der Fälle als Folge der bakteriellen Invasion zu finden. Eine histologische Untersuchung zeigt dann ein Wandödem bis hin zu pyogenen Entzündungsmustern.

Ein Erregernachweis gelingt nicht immer, wobei der Erregernachweis im Gallepräparat bei der akuten Cholangitis (50 %) deutlich häufiger zustande kommt als bei der chronischen Verlaufsform (15 %).

Es liegen zahlreiche Untersuchungen zum bakteriellen Erregerspektrum einer akuten oder chronischen Cholangitis vor. Die Angaben zur prozentualen Häufigkeit verschiedener Erreger variieren, das Erregerspektrum ist jedoch sehr ähnlich (Tab. 22.2). Die meisten Erreger stammen aus der Mikroflora des oberen und unteren Gastrointestinaltraktes. Bei der bakteriellen Cholangitis liegen überwiegend Mischinfektionen mit mehreren Erreger-Spezies vor; am häufigsten werden dabei Enterobacteriaceae (*E. coli*, Klebsiellen, *Enterobacter spp.*), Enterokokken und Anaerobier (*Bacteroides*-Spezies, Clostridien), seltener *Proteus*-Spezies, Streptokokken,

Tab. 22.2: Wichtige „Leitkeime" der bakteriellen Cholangitis (vgl. akute Cholezystitis, Tab. 21.1).

Erreger	Anteil in %
Escherichia coli	23–74
Klebsiella spp.	1–39
Enterobacter spp.	4–28
Koagulase-negative Staphylokokken (KNS)	2–33
Streptokokken	1–33
Enterokokken	3–18
Pseudomonaden	2–10
Proteus vulgaris	3–22
Anaerobier	ohne Angaben

Pseudomonas, und Staphylokokken nachgewiesen [1–5, 9]. Nach interventionellen Prozeduren werden gehäuft auch nosokomiale Erreger nachgewiesen.

Besondere Situationen erfordern die Berücksichtigung seltener Erreger hinsichtlich einer kalkulierten antimikrobiellen Therapie:
- bei Patienten mit Stents/Endoprothesen – Enterokokken, *Candida*-Spezies,
- bei Patienten mit schweren Immundefekten – CMV, Kryptosporidien, *Klebsiella pneumoniae* und *Candida*-Spezies,
- insbesondere bei AIDS-Patienten wird eine Cholangitis häufig durch opportunistische Infektionen mit atypischen Mykobakterien, Viren wie CMV, Krypto- oder Mikrosporidien bzw. *Cystoisospora belli* ausgelöst; der ERC-Befund gleicht dem einer sklerosierenden Cholangitis,
- bei lebertransplantierten Patienten – Vancomycin-resistente Enterokokken (VRE) und multiresistente gramnegative Erreger (MRGN), *Candida*-Spezies.

Präinterventionell entnommene Stuhlproben können einen Hinweis auf das Vorhandensein multiresistenter Erreger geben. Eine Biofilmbildung kommt bei Endoprothesen und Gallensteinen vor [3, 4, 9].

22.7 Therapeutisches Management

Patienten mit dem V. a. Vorliegen einer akuten Cholangitis sollten zur weiteren Abklärung in ein Krankenhaus eingewiesen werden. Eine frühzeitige Evaluierung hinsichtlich Erkrankungsschwere, systemischer Inflammation und Komplikationen ist für diese Patienten essentiell. Eine frühe Diagnosestellung, Galleableitung und antimikrobielle Therapie müssen zeitnah erfolgen. Insbesondere muss für Patienten, die auf eine antimikrobielle Therapie nicht oder ungenügend ansprechen, zeitnah eine adäquate endoskopische oder chirurgische Ableitung erreicht werden [1, 2, 6].

Die antimikrobielle Therapie sollte sobald als möglich begonnen werden, wenn eine Cholangitis vermutet wird. Patienten mit beginnender Sepsis müssen sofort antibiotisch behandelt werden. Patienten ohne Schocksymptomatik können zunächst weiterer Diagnostik zugeführt werden, eine Antibiotika-Gabe sollte aber auch hier innerhalb von < 4–6 h begonnen werden. Bei allen Patienten mit vermuteter Cholangitis sollte die Antibiotika-Gabe vor oder während invasiver Eingriffe an den Gallenwegen erfolgen [10].

22.7.1 Technische Untersuchungen

Unerlässliche Untersuchungen vor therapeutischen und diagnostischen Interventionen an den Gallenwegen sind Oberbauchsonographie, Gerinnungsstatus (Quick, PTT, Thrombozyten), Lipase und Blutbild. Empfehlenswert sind AST (GOT), ALT (GPT), GGT, Blutgruppenbestimmung und ggf. auch die MRT/MRCP in maximum intensified projection (MIP) oder HASTE-Technik. Eine MRCP ist z. B. indiziert, wenn bei Risikopatienten (z. B. Lebertransplantierte, immunsuppressiv Behandelte) mit Cholangitis-Zeichen eine Gallenwegsobstruktion vermutet wird. Bei Interventionen an den Gallenwegen sollten unbedingt native Proben für die mikrobiologische Diagnostik entnommen werden. Vor Beginn einer antimikrobiellen Therapie sollten mind. zwei Sets an Blutkulturen entnommen werden.

Indikationen zur Intervention an den Gallenwegen sind:
– Verdacht auf bakterielle Cholangitis,
– Verdacht auf Steine/Fremdkörper im Gallengang,
– Verdacht auf Stenose des Gallengangs,
– Luft in den Gallenwegen (Aerobilie) bei Verdacht auf Cholangitis.

22.7.2 Interventionelle Therapie

Bei obstruktiver Cholangitis muss rasch eine endoskopische oder chirurgische Sanierung der Gallenwegsobstruktion erfolgen. Die primäre Therapie liegt in der Beseitigung der biliären Obstruktion, die entweder endoskopisch als ERC(P) mit EPT und Gallenstein- oder Fremdkörperextraktion, Dilatation einer Stenose, Einlage von Endoprothesen bzw. nasobiliären Sonden oder perkutan als PTCD bzw. operativ erfolgt. Eine Desobliteration der Gallenwege via ERC ist die Methode der ersten Wahl. Liegen cholangitische Gallenwegsdestruktionen oder Sludge-Bildung vor, empfiehlt sich die Einlage einer extern-internen Prothese (nasobiliäre Sonde) zur regelmäßigen Spülung der Gallenwege mit physiologischer NaCl-Lösung [11–15].

Die Durchführung einer ERC ist jedoch kontraindiziert, wenn die Voraussetzungen für eine erfolgreiche Drainage der Gallenwege nicht gegeben sind. Falls die ERC technisch nicht möglich ist, muss die Drainage der Gallenwege mittels PTCD oder ggf. durch operative Maßnahmen erreicht werden. Frühzeitig muss außerdem mit der antimikrobiellen Therapie begonnen werden (s. o.). Entscheidend ist aber die rasche, komplette Beseitigung der Gallenabflussstörung [1–9].

Eine antibiotische Cholangitisprophylaxe vor ERC ohne Cholangitis ist nicht generell evidenzbasiert, wird aber für schwierig oder unvollständig zu versorgende Gallenwegsobstruktionen empfohlen [10].

Gallensteine werden meist mittels ERCP mit Papillotomie entfernt, da dieses Verfahren einen signifikanten Vorteil gegenüber dem offenen Eingriff zeigt. Steinhaltige Gallenblasen sollten dann im Intervall vier bis sechs Wochen nach Ausheilung der Cholangitis bei behandelter Choledocholithiasis entfernt werden. In der Regel erfolgen eine präoperative endoskopische Intervention zur Entfernung der Gallenwegssteine und eine anschließende laparoskopische Cholezystektomie (Senkung des Gesamtrisikos durch therapeutisches Splitting). Ohne nachfolgende Cholezystektomie kommt es häufig zu Rezidiven mit erhöhtem Komplikationsrisiko und ansteigender Mortalitätsrate. Allerdings ist auch ein ausschließlich laparoskopischer Eingriff mit Gallenwegsrevision und Gallenblasenentfernung möglich. Gelingt die endoskopische Steintherapie nicht, ist eine sofortige endoskopische Drainage durch nasobiliäre Sonde oder Endoprothesen notwendig [11–14].

22.7.3 Empirische und gezielte Antibiotika-Therapie

Bei Infektionen der Gallenwege muss neben der endoskopischen und/oder chirurgischen Therapie auch antibiotisch behandelt werden. Primäres Ziel der Behandlung ist aber die Desobliteration der Gallenwege. Die Antibiotika-Therapie, wie alle weiteren Maßnahmen, zeigt nur dann Erfolg, wenn ein adäquater Abfluss der Galle gewährleistet ist. Die Antibiotika-Therapie sollte deshalb mindestens bis zur völligen Desobliteration der Gallenwege fortgeführt werden [1, 2, 6, 9, 11–14].

Die akute Cholangitis erfordert unverzüglich eine intensive, im Allgemeinen i.v.-Therapie mit Antibiotika, die das Spektrum der häufigsten Erreger (Tab. 22.2) abdecken, hohe Blut- und Gewebespiegel erzielen (zur Vermeidung einer systemischen Infektion) und gut gallegängig sind (zur effektiven lokalen Erregerelimination). Initial erfolgt eine empirische Therapie, mit Umstellung gemäß Antibiogramm bei Erregernachweis in der Blutkultur und ggf. der Gallekultur.

Für die chronisch rezidivierende Cholangitis bei Gallengangstenosen oder biliodigestiver Anastomose kann eine zyklisch intermittierende oder dauerhafte Therapie mit oralen Antibiotika wie z. B. Amoxicillin/Clavulansäure, Levofloxacin oder Cotrimoxazol indiziert sein, wobei die Evidenzlage hierfür insgesamt schlecht und die Therapieversagerquote hoch ist.

Die Auswahl geeigneter Substanzen erfolgt nach dem erwarteten Erregerspektrum bzw. nach dem Ergebnis der mikrobiologischen Diagnostik und unter Berücksichtigung von pharmakokinetischen Aspekten. Es eignen sich vorzugsweise Beta-Laktam-

Antibiotika und Fluorchinolone. Daneben können auch Cotrimoxazol, Aminoglykoside und Lincosamide eingesetzt werden. Eine biliäre Exkretion des Antibiotikums ist von Vorteil, da so eine ausreichende Konzentration in der Galle gegeben ist. Hohe Antibiotika-Konzentrationen im Gallensekret korrelieren gut mit der Eradikationsrate empfindlicher Erreger. Die früher eingesetzten Tetracycline werden wegen ihrer Unwirksamkeit im alkalischen Bereich nicht mehr verwendet. Eine lokale Antibiotika-Gabe in Form einer Lavage oder Instillation ist nicht sinnvoll. Gute klinische Studien zur Antibiotika-Therapie bei biliären Infektionen sind leider rar.

Aminopenicilline

Amoxicillin und Ampicillin (evtl. in Verbindung mit einem Beta-Laktamase-Inhibitor wie Sulbactam oder Clavulansäure) werden nur in geringem Umfang biliär ausgeschieden. Es gibt Hinweise für einen Nutzen bei Infektionen der Gallenwege, meist in Kombination mit anderen Antibiotika. Möglich ist eine gezielte Therapie in hoher Dosierung bei nachgewiesener Infektion durch empfindliche Erreger. Die orale Therapie besitzt bei der Behandlung chronisch rezidivierender Cholangitiden ihren Stellenwert.

Acylaminopenicilline

Die Gewebegängigkeit und klinische Wirksamkeit von Piperacillin in der Galle sind sehr gut. Auch die Kombination von Piperacillin/Tazobactam zeigt eine sehr gute Gewebegängigkeit und Exkretion in die Galle. Das Wirkspektrum von Piperacillin/Tazobactam schließt neben gramnegativen und grampositiven Erregern Anaerobier, Pseudomonaden und Enterokokken (nicht jedoch *Enterococcus faecium*) ein. Acylaminopenicilline eignen sich daher gut für die Behandlung von Gallenwegsinfektionen.

Cephalosporine

Cephalosporine der Gruppe 1 und 2 eignen sich nicht zur Therapie von Gallenwegsinfektionen, da ihre Anreicherung in der Galle schlecht ist, und die typischen Erreger nicht erfasst werden.

Die Cephalosporine der Gruppe 3 (parenteral: Cefotaxim, Ceftriaxon, Ceftazidim, oral: Cefixim) und 4 (Cefepim) werden mit Ausnahme von Ceftriaxon nur in geringem Umfang biliär eliminiert. Ihr Wirkspektrum zeigt Lücken im Bereich der Anaerobier und Enterokokken.

Ceftriaxon dagegen reichert sich gut in der Galle an. Die klinische Wirksamkeit von Gruppe-3-Cephalosporinen konnte in verschiedenen Studien gezeigt werden. Ihr Einsatz kann in Kombination mit einer gegen Anaerobier wirksamen Substanz (z. B.

Metronidazol) als Alternative zur Gabe von Acylaminopenicillinen in der empirischen Therapie biliärer Infektionen erfolgen.

Carbapeneme

Carbapeneme (Imipenem/Cilastatin, Meropenem, Ertapenem) werden vorzugsweise renal eliminiert, ihre biliäre Sekretion ist gering. Dennoch erreichen sie vermutlich ausreichende Gewebespiegel. Ihr Spektrum ist breit und umfasst Enterobakterien, Anaerobier, Pseudomonaden (Meropenem, Imipenem) und *Enterococcus faecalis* (Imipenem). Carbapeneme in Monotherapie können alternativ zu Acylaminopenicillinen in der empirischen Therapie verwendet werden, sollten aber als Reserveantibiotikum komplizierten Fällen vorbehalten sein.

Fluorchinolone

Fluorchinolone eignen sich wegen ihrer guten Gewebegängigkeit für die Behandlung von Infektionen der Gallenwege. Levofloxacin und Ofloxacin werden ausschließlich renal eliminiert, Ciprofloxacin teilweise und Moxifloxacin überwiegend biliär. Levofloxacin zeigt nach oraler oder intervenöser Gabe eine gute Gewebegängigkeit in die Galle, welche die MHK relevanter pathogener Erreger übersteigt.

Diese Substanzen sollten nur in Kombination mit gegen Anaerobier wirksamen Antibiotika (z. B. Metronidazol) erfolgen. Die orale Gabe von Ciprofloxacin ist in der Behandlung rezidivierender Cholangitiden untersucht und bietet eine geeignete Alternative zum Einsatz von Cotrimoxazol oder Aminopenicillinen plus ß-Laktamase-Inhibitor. Moxifloxacin besitzt ein breites Wirkspektrum und stellt möglicherweise eine interessante Alternative dar, da auch bei Gallenwegsobstruktionen noch ausreichende Konzentrationen in den Gallenwegen erreicht werden können. Fluorochinolone haben aber den Nachteil des erhöhten Risikos für eine *C.-difficile*-Infektion und der Selektion von multiresistenten Erregern.

Nitroimidazole/Aminoglykoside

Metronidazol und Aminoglykoside wurden in Studien als Kombinationspartner insbesondere von Beta-Laktam-Antibiotika eingesetzt. Aufgrund der spärlichen und teilweise widersprüchlichen Datenlage werden Aminoglykoside für diese Indikation nicht empfohlen. Metronidazol ist als Kombinationspartner der Cephalosporine und Fluorchinolone fest etabliert, offensichtlich ist die Substanz auch gallegängig.

Sulfonamide

Bei einer Langzeittherapie rezidivierender Cholangitiden bietet Cotrimoxazol die bevorzugte Substanz, auch wenn es für diese Therapie nicht zugelassen ist.

Glykopeptide, Oxazolidinone, Glycylcycline

Die Datenlage für Glykopeptide ist schmal. Teicoplanin penetriert gut in die Gallenblasenwand und zeigte in Studien ausreichende Konzentrationen in der Galle, aber weniger gute Spiegel in den Gallenwegen. Es ist nicht für die Behandlung von Infektionen der Gallenwege zugelassen.

Eine sinnvolle Alternative bei einer gezielten Therapie grampositiver Infektionen der Galle und der Gallenwege könnte der Einsatz von Linezolid sein, das sich durch eine gute Gewebegängigkeit auszeichnet, aber ebenfalls für diese Behandlung nicht zugelassen ist. Tigecyclin ist für die Behandlung intraabdomineller Infektionen zugelassen und erreicht hohe Spiegel in der Galle und im Lebergewebe.

Rifamycine, Lincosamide

Rifamycine und Lincosamide besitzen kaum Bedeutung für die Behandlung von Infektionen der Gallenwege. Sie sind daher ebenfalls kaum in Studien untersucht worden. Clindamycin wurde wegen seiner Anaerobier-Wirksamkeit in älteren Studien eingesetzt, daher kann eine klinische Wirksamkeit abgeleitet werden [1, 2, 5, 6, 9, 15, 16].

Periinterventionelle und perioperative Antibiotika-Prophylaxe

Die prophylaktische Gabe eines Antibiotikums vor einer ERCP ist eingehend in Studien untersucht worden. In Metaanalysen konnte gezeigt werden, dass durch den Einsatz von Antibiotika (z. B. Cefotaxim, Cefuroxim, Cefazolin, Piperacillin/Tazobactam) die Inzidenz einer Bakteriämie reduziert werden kann. Komplikationen wie Sepsis, Wundinfektionen oder Cholangitis konnten dagegen nicht beeinflusst werden. Der routinemäßige Einsatz von Antibiotika bei Patienten ohne Risikofaktoren kann daher nicht empfohlen werden. Unklar bleibt, ob oral gegebene, parenterale Antibiotika oder bestimmte Substanzklassen Vorteile bieten.

Die Antibiotika-Prophylaxe in der offenen Gallenchirurgie wird ebenfalls nur bei Risikopatienten und/oder Komplikationen empfohlen. Zum Einsatz kommen vor allem Acylaminopenicilline und Aminopenicilline, jeweils in Kombination mit einem Beta-Laktamase-Inhibitor. Aufgrund des breiten Wirkspektrums und der Daten für die gute Gewebegängigkeit sind ß-Laktamase-Inhibitor-geschützte Acylaminopenicilline als Mittel der Wahl anzusehen, alternativ können Fluorchinolone und Cephalosporine in Kombination mit Metronidazol oder Carbapeneme eingesetzt werden [17–19].

Therapiealgorithmus

Die Wahl eines Antibiotikums für die empirische Therapie kann in Abhängigkeit des Schweregrads einer akuten Cholangitis gewählt werden (Tab. 22.3). Die Therapie sollte an die lokale Resistenzlage angepasst sein und nach ABS-Gesichtspunkten,

Tab. 22.3: Einordnung der Krankheitsschwere bei akuter Cholangitis, modifiziert nach [9].

Schweregrad		
I	II	III
Mild	Moderat	Schwer
Weder I noch II	Leukozyten < 4.000/µl, > 12.000/µl	Organversagen (Herz, Lunge, Leber, Niere, ZNS, Hämatologie)
	Fieber > 39.0 °C	
	Alter > 75 Jahre	
	Hyper(gesamt)bilirubinämie > 5 mg/dl	

Tab. 22.4: Antimikrobielle Therapieempfehlungen bei akuten Gallenwegsinfektionen, modifiziert nach [9, 20, 21].

Schweregrad			
I	II	III	Healthcare-assoziiert
Ampicillin/Sulbactam	Piperacillin/ Tazobactam	Piperacillin/Tazobactam + Vancomycin	Piperacillin/Tazobactam (+/− Vancomycin)
		Meropenem + Linezolid	Meropenem (+/− Linezolid)
Bei Penicillin-Allergie			
Levofloxacin + Metronidazol		Meropenem + Linezolid	Meropenem (+/− Linezolid)

möglichst unter Vermeidung von Fluorochinolonen oder Cephalosporinen, gewählt werden (Tab. 22.4).

22.8 Literatur

[1]   Gomi H, Solomkin JS, Takada T, Strasberg SM, Pitt HA, Yoshida M, et al. Tokyo Guideline Revision Committee: TG13 antimicrobialtherapy for acute cholangitis and cholecystitis. J Hepatobiliary Pancreat Sci. 2013; 20: 60–70.

[2]   Tokyo Guidelines for the management of acute cholangitis and cholecystitis. Proceedings of a consensus meeting, April 2006, Tokyo, Japan. J Hepatobiliary Pancreat Surg. 2007; 14: 1–121.

[3]   Hanau LH, Steigbigel NH. Acute (ascending) cholangitis (review). Infect Dis Clin North Am. 2000; 14: 521–46.

[4]   Brook I. Aerobic and anaerobic microbiology of biliary tract disease. J Clin Microbiol. 1989; 27: 2373–2375.

[5]   Tanaka A, Takada T, Kawarada Y, et al: Antimicrobial therapy for acute cholangitis: Tokyo Guidelines. J Hepatobiliary Pancreat Surg. 2007; 14: 59–61.

[6] Bornscheuer T, Schmiedel S. Calculated Antibiosis of Acute Cholangitis and Cholecystitis. Viszeralmedizin. 2014; 30: 297–302 299.

[7] Dooley JS, Dick R, George P, et al. Percutaneous transhepatic endosprothesis for bile duct obstruction: Complications and results. Gastroenterology. 1984; 86: 905–909.

[8] Bencini L, Tommasi C, Manetti R, Farsi M. Modern approach to cholecysto-choledocholithiasis. World J Gastrointest Endosc. 2014; 6: 32–40.

[9] Lee JK, Park CW, Lee SH, Kang HW, Kwon JH, Kim JH, et al. Updates in bacteriological epidemiology of community-acquired severe acute cholangitis and the effectiveness of metronidazole added routinely to the first-line antimicrobial regimen. J Infect Chemother. 2013; 19: 1029–1034.

[10] Salek J, Livote E, Sideridis K, Bank S. Analysis of risk factors predictive of early mortality and urgent ERCP in acute cholangitis. J Clin Gastroenterol. 2009; 43: 171–175.

[11] Leese T, Neoptolemos JP, Baker AP, Carr-Locke DL. Management of acute cholangitis and the impact of endoscopic sphincterotomy. Br J Surg. 1986; 73: 988–992.

[12] Lai ECS, Mok FPT, Tan ESY, et al. Endoscopic biliary drainage for severe acute cholangitis. N Engl J Med. 1992; 326: 1582–1586.

[13] Lai ECS, Patterson IA, Tam PC, et al. Severe acute cholangitis: The role for emergency nasobiliary drainage. World J Surg. 1990; 107: 268–272.

[14] Cotton PB. Endoscopic retrograde cholangiography and laparoscopic cholecystectomy [review]. Am J Surg. 1995; 165: 474–479.

[15] Niederau C, Pohlmann U, Lübke H, Thomas L. Prophylactic antibiotic treatment in therapeutic or complicated diagnostic ERCP: Results of a randomized controlled trial. Gastrointest Endosc. 1994; 40: 533–537.

[16] Yoshida M, Takada T, Kawarada Y, et al. Antimicrobial therapy for acute cholecystitis: Tokyo Guidelines. J Hepatobiliary Pancreat Surg. 2007; 14: 83–90.

[17] Byl B, Devière J, Struelens MJ, et al. Antibiotic prophylaxis of infectious complications after therapeutic endoscopic retrograde cholangiopancreatography: A randomized, double-blind, placebo-controlled study. Clin Infect Dis. 1995; 20: 1236–1240.

[18] Niederau C, Pohlmann U, Lübke H, Thomas L. Prophylactic antibiotic treatment in therapeutic or complicated diagnostic ERCP: Results of a randomized controlled trial. Gastrointest Endosc. 1994; 40: 533–537.

[19] Rey RJ, Axon A, Budzynska A, Kruse A, Nowak A, for the Working Group. Guidelines of the European Society of Gastrointestinal Endoscopy: Antibiotic prophylaxis for gastrointestinal endoscopy. Endoscopy. 1998; 30: 318–324.

[20] Solomkin JS, Mazuski JE, Bradley JS, et al. Diagnosis and management of complicated intra-abdominal infection in adults and children: guidelines by the Surgical Infection Society and the Infectious. Diseases Society of America. Clin Infect Dis. 2010; 50: 133–164.

Max Hilscher, Jörn M. Schattenberg

23 Akute und chronische Virushepatitis – Essentials 2016/2017

23.1 Hintergrund

Viral bedingte Entzündungen der Leber sind in den letzten Jahren zunehmend in den Fokus von Behandlern gerückt, da sich die therapeutischen Optionen deutlich verbessert haben. Zum einen sind seit 2014 neue Wirkstoffe aus der Klasse der direkt-antiviral wirkenden Medikamenten (DAAs) zur Therapie der HCV-Infektion zugelassen worden, andererseits hat sich das Verständnis über den Verlauf akuter und chronischer Hepatitiden deutlich verbessert. Hinzu kommen gesellschaftliche Veränderungen, die zu einem starken Zustrom von Menschen aus Hochendemiegebieten geführt haben. Da die chronischen Verlaufsformen oft asymptomatisch sind, ist das Erkennen der Infektion selbst bei verbesserten therapeutischen und diagnostischen Kriterien häufig schwierig, und es ist von großer Bedeutung, Risikogruppen zu definieren, um die Diagnose der chronischen Virushepatitis frühzeitig zu stellen und die verfügbaren medikamentösen Weiterentwicklungen gezielt einzusetzen.

23.2 Hepatitis A

Die Hepatitis A ist die häufigste Virushepatitis weltweit mit geschätzten 1,5 Mio. neuen Fällen jährlich, wobei eine hohe Dunkelziffer anzunehmen ist. Das Hepatitis-A-Virus (HAV) tritt weltweit auf, wobei die Inzidenz seit Einführung von Impfungen insgesamt rückläufig ist. Es handelt sich um ein einsträngiges RNA-Virus aus der Familie der Picornaviridae. Das Virus ist sehr umweltresistent und kann bis zu vier Wochen außerhalb des Wirtes kontagiös bleiben. Die Übertragung von Virionen erfolgt fäkal-oral durch verunreinigtes Trinkwasser bei mangelnder Hygiene und tritt gehäuft in Not- und Krisenzeiten epidemisch auf. Parenterale Übertragungen bei der Übermittlung von Blut können auftreten, spielen im klinischen Kontext aber keine bedeutende Rolle. In hochendemischen Ländern beträgt die Prävalenz bis zum 5. Lebensjahr fast 90 %. Zur Übertragung kommt es vor allem durch kontaminiertes Wasser über Meeresfrüchte, Salate oder Obst. In häuslichen Gemeinschaften oder Großküchen können durch kontaminierte Speisen Herdausbrüche auftreten. Durch die sprunghafte Zunahme der Migration seit 2015 nach Deutschland wird mit einem Anstieg von Fällen gerechnet, da viele Ursprungsländer, z. B. Syrien, die Länder Nordafrikas und Afghanistan, zu den Hochendemiegebieten der Hepatitis A zählen.

Der Leberschaden entsteht im Kontext der Immunantwort durch Abtöten infizierter Hepatozyten. Histologisch sind Apoptose und Nekrose von Hepatozyten

DOI 10.1515/9783110464757-025

mit Inflammationsherden zu beobachten. Der Schweregrad und der Verlauf der Erkrankung sind interindividuell sehr unterschiedlich; insbesondere bei jüngeren Menschen verläuft die Infektion oft asymptomatisch. Die ersten Symptome entstehen nach einer durchschnittlichen Inkubationszeit von 28 Tagen (Inkubationsspanne: 15 bis 60 Tage). Die Ausscheidung infektiöser Virionen mit dem Stuhl erfolgt im Zeitraum von zehn Tagen vor und bis zu einer Woche nach Beginn der Transaminasenerhöhung. Antikörper gegen HAV sind zum Zeitpunkt der ersten Symptome schon oft nachweisbar. Anti-HAV-IgM-Antikörper (Ak) können insgesamt bis zu fünf Monate nachweisbar bleiben, wohingegen Anti-HAV-IgG-Ak in der Mehrzahl lebenslang persistieren und in der Regel vor erneuter Infektion schützen. Die Symptome umfassen Fieber, Nausea, Unwohlsein, Diarrhöen, Gewichtsverlust und Kopfschmerzen. Oberbauchschmerzen und Hepatosplenomegalie können auftreten. Zum Ikterus kann es vor allem bei älteren Betroffenen in bis zu 70 % der Fälle kommen. Fulminante Verlaufsformen sind selten und treten in weniger als 1 % der Fälle auf. Von den hospitalisierten Patienten verlaufen 0,1–0,2 % der Fälle letal. Allerdings kann bei zugrundeliegendem chronischen Leberschaden eine Superinfektion mit HAV häufiger einen fulminanten Verlauf auslösen. Deshalb wird bei chronisch Lebererkrankten und im Kontext von Immunsuppression eine HAV-Impfung zur Primärprophylaxe empfohlen. Zusätzlich empfiehlt die STIKO eine Vakzinierung vor Reisen in Hochendemiegebiete. Auch Personen mit erhöhtem Risiko für eine fäkal-orale Transmission – dazu zählen Menschen mit zerebralen Erkrankungen und Klärwerksarbeiter – sollten geimpft werden. Für ausgewählte Fälle existiert eine kombinierte aktive und passive Immunprophylaxe. Chronische Verlaufsformen der Hepatitis A sind nicht bekannt. Nach abgeklungener HAV-Infektion besteht eine lange, meist lebenslange Immunität. Vor allem bei Infektionen im Kindesalter wurde über einen möglichen Zusammenhang mit später auftretenden Autoimmunerkrankungen, einschließlich Diabetes mellitus Typ 1, berichtet. Ein wichtiges Ziel der Versorgungsforschung im Bereich der Hepatitis A liegt in der genauen Erfassung der Prävalenz in HAV-Niedrigendemiegebieten – in denen vermutlich eine hohe Anzahl an Infektionen asymptomatisch verläuft –, um Risikogruppen durchgehend zu vakzinieren.

23.3 Hepatitis B und D

Die Hepatitis B stellt zur Jahreswende 2016/17 unter allen viralen Hepatitiden die Leberinfektion mit den größten Herausforderungen dar. Zum einen betrifft sie weltweit geschätzte 248 Mio. Menschen (2010). Das entspricht einer Prävalenzrate von 3,6 %, die allerdings große regionale Unterschiede aufweist. Dazu rangiert die Hepatitis B mit ca. 1,2 Mio. Todesfällen pro Jahr auf Platz 10 der weltweiten Todesursachen. Andererseits führen die verfügbaren Therapien nur selten zur immunologischen Kontrolle und eine Ausheilung im eigentlichen Sinne wird kaum beobachtet.

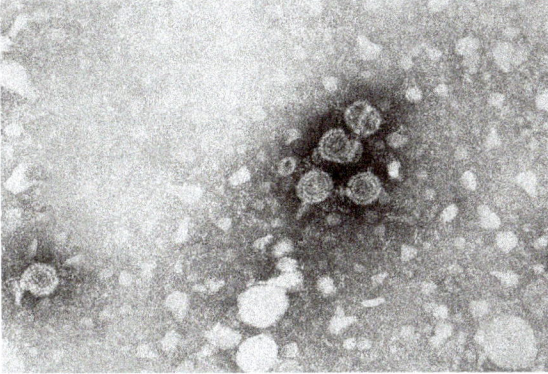

Abb. 23.1: Transmissionselektronenmikroskopische Aufnahme der Virionen und der leeren Partikel des Hepatitis-B-Virus. Quelle: CDC/Dr. Erskine Palmer [Public Domain].

Das Hepatitis-B-Virus (HBV) gehört zur Familie der Hepadnaviridiae und ist das kleinste beschriebene DNA-Virus (Abb. 23.1). Die 3,2 kbp umfassende DNA liegt in einer nichtkovalent stabilisierten, zum Teil doppelsträngigen Ringform (rcDNA) vor. Das Kapsid ist von einer Lipidhülle umgeben, welches in großen Mengen HBsAg enthält. Das Genom besitzt vier zum Teil überlappende, offene Leseraster ohne nichtcodierende Bereiche, die für sieben virale Proteine (preCore, core, pol, X) und die drei Hüllproteine (L, M und S) (Tab. 23.1) codieren. Die Replikation des Virus ist teilweise noch unverstanden, insbesondere die Freisetzung von rcDNA und Bildung von kovalent gebundener, zirkulärer covalently closed circular DNA (cccDNA), die als Template für die Virus-mRNA-Synthese fungiert. Die Hüllproteine (HBsAg) werden in extenso gebildet und anschließend auch ohne inneres Kapsid sekretiert, weshalb diese später in hoher Konzentration im Blut nachzuweisen sind. Es wird

Tab. 23.1: Wichtige virale Proteine von HBV, modifiziert nach [5].

Po Protein	Funktion
HBV preCore	Unprozessiertes Core-Protein mit Signal-Peptid am N-Terminus, nach Proteolyse am N- und C- Terminus sekretiert, hiernach als HBeAG zu detektieren. Funktion unklar, möglicherweise Inhibition der Immunantwort. Korreliert mit Viruslast.
-core	Kapsid-Protein. HBcAG.
pol	DNA Polymerase, Reverse Transkriptase, RNase Aktivität, Funktion während Assemblierung
X (HBx)	Nötig für Etablierung im Wirt *in vivo*, effiziente Transkription von cccDNA. Entscheidender Faktor in der möglichen Karzinogese.
S, M (preS1), L (preS2)	Hüllproteine. Nach Größe benannt. HBsAG. PreS1 soll für den Zelleneintritt verantwortlich sein

angenommen, dass die hohe HBsAg-Konzentration im Blut einen Mechanismus der Immunevasion darstellt, und neue Therapieansätze zur Blockade der HBsAg-Sekretion lassen in Form eines Kombinationstherapeutikums auf höhere Raten der Immunkontrolle hoffen. Interessanterweise enthält auch die Mehrheit der Virionen keine DNA, da die Assemblierung der Kernpartikel ohne Aufnahme prägenomischer RNA erfolgen kann.

Insgesamt werden acht Genotypen (A–H) unterschieden, welche nicht nur endemisch gehäuft vorkommen, sondern auch die Prognose und den Therapieerfolg maßgeblich beeinflussen (Tab. 23.2). Je nach endemischer Prävalenz sind Unterscheidungen im überwiegenden Infektionsweg zu beachten: in hoch-endemischen Ländern perinatal, in Ländern mit intermediärer Prävalenz durch horizontale Transmission v. a. im Kindesalter, wohingegen bei niedriger Prävalenz i.v.-Drogengebrauch und ungeschützter Geschlechtsverkehr am häufigsten zu einer Infektion führen (Tab. 23.3). Der Verlauf der Infektion ist hochvariabel. Es wird eine akute von der chronischen Form unterschieden. Die akute Hepatitis B ist sechs bis zehn Wochen nach Infektion durch einen Anstieg von HBsAg im Serum gekennzeichnet. HBeAg kennzeichnet die aktive Replikation, eine hohe Viruslast und höchste Infektiosität. Die Serokonversion zu Anti-HBe gilt gemeinhin als Resolution der Infektion mit Durchbrechen der Virusreplikation und möglicher späterer immunologischer Kontrolle (nicht Ausheilung). Anti-HBc-IgM-Antikörper sind erst nach dem Auftreten von HBsAg im Serum nachweisbar. Bis zu 70 % aller akuten Hepatitis-B-Fälle verlaufen dabei subklinisch. Zu einer fulminanten Hepatitis kommt es nur bei weniger als 1 % der Fälle. Trotzdem stellt HBV die häufigste Ursache für ein akutes Leberversagen in Asien, der Sub-Sahara-

Tab. 23.2: Ausgewählte Genotypen und Besonderheiten, nach [4].

Genotyp	Verteilung	Besonderheiten
A	A1: Südafrika, Südasien A2: Nordamerika, Japan, Europa	Sekretiert unterschiedliche Formen von HBeAG, neg. HBeAG möglich. Viele Mutationen im Promotor-Bereich d. Core-Proteins. A1: Perinatale Transmission, hohes HCC-Risiko. A2: Sexuelle Transmission, hohes Chronifizierungsrisiko. Höhere Rate an Ausheilungen unter IFN.
B	Ostasien, Japan	Perinatale Transmission. IFN-sensibler als Genotyp C. Höhere Rate an Ausheilungen unter IFN.
C	Ostasien	Perinatale Transmission. Verspätete HBeAG-Serokonversion. Hohes Risiko für Zirrhose und HCC.
D	Südeuropa, Indien, weltweit	Sekretiert weniger HBsAG als A–C, häufigster Genotyp d. horizontalen Transmission, häufige Entstehung von Anti-HBe
G	Häufung in der Gruppe MSM	Überproduktion von Core-Protein, Koinfektionen mit anderen Genotypen/HIV

Tab. 23.3: Transmissionsmodus in Abhängigkeit der Prävalenz und Chronifizierungsrisiko.

HBV-Prävalenz	Alter bei Infektion	Transmissionsmodus	Chronifizierungsrate
Hoch > 8 %	Perinatal und frühe Kindheit	Vertikal, perkutan (unsterile Maßnahmen, alternative Heilpraktiken, unsichere Medizinprodukte)	Hoch (90 % bei vertikaler Transmission ohne Therapie)
Intermediär 27 %	Frühe Kindheit und Pubertät	Perkutan (zwischen Kindern bei Bissen, offenen Wunden), sexuell	Mittel (70 %)
Gering < 2 %	Erwachsenenalter	Sexuell, perkutan (i.v.-Drogenabsus)	Gering (~10 %)

Region und im Amazonasbecken dar. In Europa ist eine HBV-Infektion für 30 % aller akuten Leberversagen ursächlich. Vom akuten, fulminanten Verlauf ist die endogene Reaktivierung – die insbesondere unter Immunsuppression auftreten kann – schwer abzugrenzen. Zur Leberzellschädigung kommt es bedeutsamerweise durch eine Immunantwort, die zur hepatozellulären Apoptose führt.

Bei Nachweis von HBsAg über sechs Monate hinaus liegt eine chronische Hepatitis B vor, wobei HBsAg durch eine Koinfektion mit HDV unterdrückt sein kann. Perinatal übertragen verlaufen 90 % der Infektionen chronisch, während im Erwachsenenalter nur selten chronische Verläufe eintreten (Tab. 23.3). In der chronischen Erkrankungsphase ist die Persistenz von HBeAg ein unabhängiger Risikofaktor für die Entstehung einer Leberzirrhose oder eines hepatozellulären Karzinoms (HCC). Zum spontanen HBsAg-Verlust kommt es nur bei ca. 1,5 % der Patienten pro Jahr.

Folgende Stadien der chronischen Infektion können unterschieden werden (Abb. 23.2): Eine *Immuntoleranz* tritt bei neonatalen Infektionen auf und ist gekennzeichnet durch fehlende Leberschädigung bei hoher Virämie. Die Phase der *Immunelimination* des Virus zeichnet sich durch eine hohe Virämie mit nachweisbarem HBeAg aus. Es kommt zur Leberschädigung mit erhöhten Transaminasen und Nekroinflammation. Die Anzahl und der Schweregrad der entzündlichen Schübe korrelieren mit dem Risiko der Progression zur Leberzirrhose und der Entstehung eines HCC. Durch die Immunaktivierung kann es zur Serokonversion von HBeAg zu Anti-HBe kommen. Dies kann zu einer inaktiven Infektion – gekennzeichnet durch Immunkontrolle – mit Normalisierung der Leberwerte und niedriger HBV-DNA führen. Das ist prognostisch bedeutsam, da es bei einer HBV-DNA-Last von weniger als 2000 IU/ml deutlich seltener zu Folgekomplikationen kommt. Diese Patienten werden als *inaktive Träger* bezeichnet. Davon abzugrenzen sind Patienten mit negativem HBeAg, aber hoher HBV-DNA und aktiver Lebererkrankung, bei denen ein hohes Risiko für Folgekomplikationen besteht. Nicht selten sind hierbei Mutationen in der Core-/Precore-Region zu beobachten. Nach Verlust des HBsAg sinkt die HBV-Replikationsrate, und Folgeerkrankungen nehmen an Häufigkeit deutlich ab, womit eine Verbesserung der Prognose einhergeht. Je nach Alter und Endemiegebiet kommt es bei 0,5–2 % der Patienten zur HBsAg-Serokonversion nach vorheriger HBeAg-Elimination. Allerdings kann insbesondere unter Immunsuppression, z. B. durch Rituximab (B-Zell-Depletion) oder Kortikosteroide, eine HBV-Reaktivierung erfolgen. Von einer *okkulten Infektion* wird bei Persistenz des viralen Genoms ohne HBsAg-Produktion gesprochen. In dieser Konstellation können sowohl Anti-HBc als auch Anti-HBs positiv sein. Von Ausheilung kann nicht die Rede sein, da selbst nach HBsAg-Serokonversion mit Verschwinden von HBsAg und HBV-DNA eine endogene Reaktivierung ausgehend von der cccDNA möglich ist.

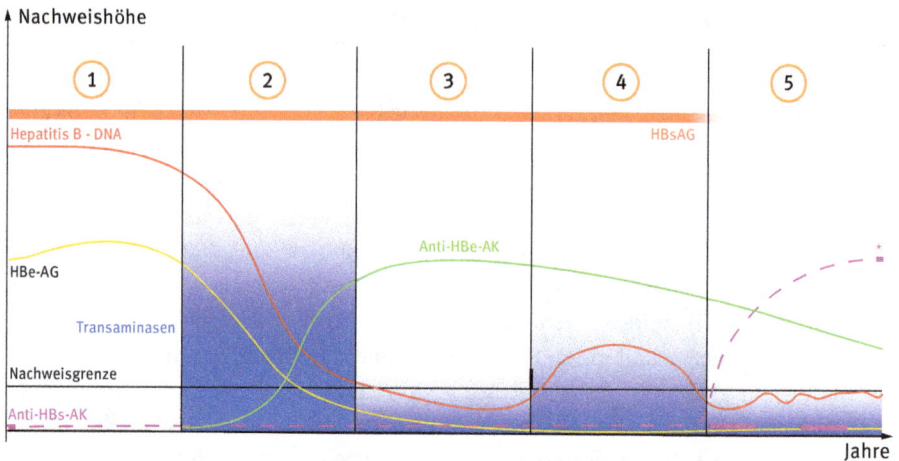

Abb. 23.2: Natürlicher Verlauf der chronischen Hepatitis B. 1. *HBeAG-positive chronische HBV-Infektion* (Immuntoleranz) 2. *HBeAG-positive Hepatitis B* (Immunreaktiv/Immunelimination) 3. *HBeAG-negative chronische HBV-Infektion* (Inaktiver Träger) 4. *HBeAG-negative chronische Hepatitis B* (Reaktivierung o. HBe-Verlust) 5. *HBsAG-negative Phase*, Auftreten von HBsAG-AK ist hierbei möglich (*). Aktuelle Definition der EASL-Leitlinien 2017, in Klammern sind die bisher üblichen Bezeichnungen angegeben. Die Stadien müssen nicht zwingend durchlaufen werden. Nur ein verschwindend geringer Anteil aller chronischen HBV-Infektion erreicht das Stadium 5.

Die Klinik der akuten und chronischen Infektion unterscheidet sich stark. Über 70 % der Fälle verlaufen ohne Ikterus und zum Großteil subklinisch. Beim akuten ikterischen Verlauf gelingt eine frühzeitige Detektion der HBV-Infektion umso häufiger. Fulminante Verlaufsformen mit akutem Leberversagen können zu der hepatischen Enzephalopathie, spontanen Blutungen im Rahmen der erworbenen Gerinnungsstörung und septischen Komplikationen führen. Zur Chronifizierung tragen altersunabhängig eine hohe HBV-DNA-Last, hohe Transaminasen und bestimmte Genotypen bei. Der Progress zu einer Leberzirrhose kann ohne Therapie in bis zu 40 % der Fälle auftreten. Die Lebenszeitprävalenz für das HCC wird mit bis zu 20 % bei chronischen

Trägern beschrieben und liegt bei Patienten mit Zirrhose deutlich höher. Extrahepatische Manifestationen beruhen auf einer Immunkomplexreaktion und werden häufiger bei der akuten als bei der chronischen Verlaufsform beobachtet. Dabei können kutane (Erythema nodosum) und rheumatoide Epiphänomene (z. B. papuläre Akrodermatitis, Sjögren-Syndrom, Kryoglobinurie, leukozytoklastische Vaskulitis) bis hin zu der häufig HBV-assoziierten Polyarteriitis nodosa (PAN) unterschieden werden. Als weitere schwerwiegende extrahepatische Manifestation sind HBV-assoziierte Glomerulonephritiden (GN), z. B. die membranöse Glomerulonephritis (MGN) oder die membranoproliferative GN, zu nennen.

Zur Therapie der Hepatitis B stehen einerseits nukleosidische HBV-DNA-Polymerase-Inhibitoren (Entecavir, Lamivudin und Telbivudin) und nukleotidische Hemmstoffe (Tenofovir und Adefovoir) sowie andererseits das Immunstimulans Interferon-α zur Verfügung. Allerdings ist eine Ausheilung mit Eradikation der cccDNA aus den Hepatozyten mit den heute verfügbaren Medikamenten **nicht** möglich. Die HBs-Ag-Serokonversion mit HBsAg-Verlust ist das am schwersten zu erreichende Therapieziel, wohingegen in den meisten Fällen eine dauerhafte Suppression der HBV-Replikation und Normalisierung der Transaminasen leicht erreicht werden können. Aus diesem Grund benennen die aktuellen Leitlinien die Verhinderung von Komplikationen als primäres Therapieziel, und bei inaktiven Verläufen ohne fortgeschrittene Fibrose wird keine Therapie empfohlen. In der Praxis kommen am häufigsten Entecavir oder Tenofovir zum Einsatz, da diese im Gegensatz zu anderen Substanzen keine wesentliche Resistenzentwicklung aufzeigen und zur Monotherapie geeignet sind. Eine Neuerung im Bereich der Nukleos(t)id-Analoga ist durch die Zulassung von Tenofovir-Alafenamide-Fumarat (TAF) zu erwarten, das sich im Gegensatz zu dem zurzeit verfügbaren Tenofovir-Disoproxil-Fumarat (TDF) durch höhere antivirale Aktivität und spezifischere Anreicherung im lymphatischen Zielgewebe auszeichnet. Im Gegensatz zu den Nukleos(t)id-Analoga ist die Interferon-Therapie deutlich schlechter verträglich und wird nur bei hoher Viruslast (> 2000 U/ml), entzündlicher Aktivität (definiert durch mindestens zweifach erhöhte Transaminasen) und Abwesenheit einer Zirrhose empfohlen. In dieser Konstellation kann in bis zu max. 12–15 % der Fälle eine HBsAg-Serokonversion erwartet werden. Für 2016/17 sind weitere Daten aus Kombinationstherapien durch die additive Gabe von Nukleos(t)id-Analoga und Interferon (z. B. die PADD-ON-Studie, ClinicalTrials.gov: NCT01524679) und aus Studien mit kontrollierter Beendigung der Nukleos(t)id-Analoga-Therapie (z. B. STOP-NUC, EudraCT Number: 2013-004882-15) zu erwarten. Ziel dieser Ansätze ist es, durch eine Immunreaktion die Rate der HBsAg-Serokonversion zu erhöhen. Neue Impulse in der Behandlung der cHBV sind durch die Entwicklung neuartiger direkt-antiviral wirkender Substanzen (direct-acting antivirals; DAA) – zusammengefasst in Tab. 23.4 – und immunbasierter Behandlungsansätze (host targeting agents; HTA) zu erwarten.

Aufgrund der eingeschränkten kurativen Optionen hat die Prävention durch aktive Immunisierung mit rekombinantem HBsAg die größte Bedeutung. Eine passive

Tab. 23.4: HBV – neue DAAs in Entwicklung (Stand 2016/17).

Therapeutisches Zielmolekül	Mechanismus	Substanz	Studienphase
Natrium Taurocholat Cotransporter Polypeptid (NTCP)	*Entry*-Inhibitoren verhindern die Virusaufnahme in die Hepatozyten durch NTCP-Rezeptor-Blockade	Myrcludex-B	Phase II
cccDNA	Capsid-Inhibitoren blocken die Beladung neuer Virionen mit cccDNA Degradierung von cccDNA Bildung von cccDNA durch Blockade von Konformationsänderungen	NVR 3–778 TALENs (transcription activator–like effector nucleases) und das CRISPR (clustered regularly interspaced short palindromic repeats) CCC-0975, CCC-0346 (Disubstituted sulfonamide; DSS)	Phase I Präklinische Untersuchungen Präklinische Untersuchungen
HBV-RNA	RNA Interferenz (RNAi) führt zur Degradation von RNA und cccDNA	ARC-520 (ClinicalTrials.gov: Identifier: NCT02452528) und ARC-521 (Clinical-Trials.gov: Identifier: NCT02797522) – weitere klinische Erprobung in 2016 nach Todesfällen bei Versuchstieren und Entwicklungsverzögerung eingestellt.	Entwicklung gestoppt
HBsAg	Blockade der HBsAG-Sekretion	REP 2139-Ca	Phase II

Immunisierung mittels i. v. verabreichten HBV-Immunglobulinen steht ebenfalls zur Verfügung und kommt *post partum* oder im Rahmen von Organtransplantationen zum Einsatz. Das Robert Koch-Institut (RKI) empfiehlt aktuell die Grundimmunisierung von Neugeborenen sowie später die Auffrischung für Risikogruppen. Allerdings ist das Ansprechen auf die Impfung zu überprüfen, da bis zu 10 % – bei Dialysepatienten sogar bis zu 40 % – Impfversager sind.

Die Infektion mit dem Hepatitis-D-Virus (HDV) hat nur einen Krankheitswert, wenn der Wirt mit HBV koinfiziert ist. Weltweit sind geschätzt 15–20 Mio. Menschen Träger des HDV. Ein serologisch nachweisbarer Kontakt mit dem Delta-Virus hat damit bei rund 5 % aller HBsAg-positiven Menschen stattgefunden. Das alleinige Mitglied der Deltavirus-Familie ist ein primitives RNA-Virus und benötigt für seine Replikation die Hülle des Hepatitis-B-Virus. Mit 1700 Nukleotiden stellt HDV das kleinste bekannte Virus dar und verlässt sich für die Replikation auf wirtszelleigene Polymerasen. Im Gegensatz zu HCV und HBV wirkt es direkt zytopathogen. Die Übertragung von HDV erfolgt mittels parenteraler Virusinokulation, v. a. über i. v. Drogenkonsum (Needle sharing), kontaminierte Blutprodukte oder sexuelle Übertragung. Hochendemisch findet sich HDV im mittleren Osten und in den Ländern Somalia, Ägypten, Saudi-Arabien, Pakistan oder Indien. 70 % aller HBV-/HDV-Koinfizierten in Deutschland sind Immigranten, wobei ein Großteil aus der Türkei, Osteuropa oder der ehemaligen Sowjetunion stammen. Zum Vergleich werden 30 % HBV-/HDV-Koinfizierte aus Rumänien berichtet. Nach Infektion beträgt die Inkubationszeit zwei bis sechs Monate. Im Anschluss daran zeigen sich erhöhte Transaminasen, und es sind HDV-IgM-Ak im Serum bestimmbar. HDV-Ag und HDV-RNA sind schon früher nachweisbar, allerdings existieren keine standardisierten Testsysteme, so dass die Diagnostik herausfordernd sein kann. Fulminante Verläufe bei Superinfektion sind häufig und die Prognose der chronischen HBV-/HDV-Koinfektion ist deutlich schlechter als bei HBV-Monoinfektion. Sowohl Morbidität (Zirrhose, Dekompensation, HCC) als auch die Mortalität sind deutlich erhöht. Die Spannweite der Klinik reicht von asymptomatischen Verläufen bis hin zu in wenigen Wochen letal verlaufenden Erkrankungen. Zwei Drittel aller Neuinfektionen chronifizieren, bis zu 20 % aller Infektionen verlaufen fulminant. Zur Therapie der chronischen Hepatitis D steht nur Interferon zur Verfügung, wobei die Ansprechraten einer 48-wöchigen Therapie lediglich bei ca. 20 % liegen. Zur Prävention der Infektion ist deshalb die HBV-Vakzinierung von größter Bedeutung. Auf Grund der obligaten Kopathogenität mit HBV sind 2016/17 durch die Entwicklung der in Tab. 23.4 dargestellten neuen Therapieansätze auch Innovationen zur Behandlung der HDV-Infektion zu erwarten.

23.4 Hepatitis C

Das Hepatitis-C-Virus (HCV) ist ein RNA-Virus aus der Gattung der Flaviviren (Abb. 23.3). Das HCV weist eine hohe Replikationsrate und damit verbunden eine hohe

Mutationsrate auf, die zu seiner hohen genetischen Variabilität beiträgt. Es sind sechs Genotypen bekannt, die in insgesamt 80 Subgruppen unterteilt werden können und eine stark unterschiedliche regionale Verteilung aufweisen. In Bezug auf die Virulenz existieren marginale Unterschiede, allerdings hat der Genotyp einen erheblichen Einfluss auf die medikamentöse Behandlung. Hepatitis C ist eine zum großen Teil asymptomatisch verlaufende Infektion. Die Anzahl der weltweit mit HCV-infizierten Menschen wird von der WHO auf 130–170 Mio., entsprechend 1–3 % der Weltbevölkerung geschätzt. In Europa leben geschätzte 3–5 Mio. Menschen mit HCV, wobei die Prävalenz in Deutschland bei ca. 0,2 % liegt. In Risikogruppen mit einem langjährigen i. v. Drogenkonsum kann die Prävalenz auf bis zu 90 % ansteigen.

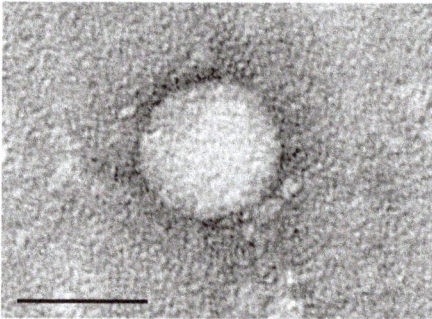

Abb. 23.3: Elektronenmikroskopische Aufnahme des Hepatitis-C-Virus. Skalenstrichlänge: 50 nm. Quelle: Maria Teresa Catanese, Martina Kopp, Kunihiro Uryu, Charles Rice, Center for the Study of Hepatitis C, The Rockefeller University [Public Domain].

Die Übertragung des Virus erfolgt parenteral nach Kontakt mit virushaltigem Blut, wobei der Mensch das einzige Reservoir bildet. Eine Ansteckung ist auch bei geringen Blutmengen, z. B. durch Piercing- und Tätowiernadeln, möglich. Vor der Identifikation von HCV im Jahr 1989 wurden viele Menschen durch die Applikation von Blutprodukten mit virushaltigem Material infiziert, so dass die Hepatitis C in diesem Kontext auch als Posttransfusionshepatitis bekannt wurde. Ab 1990 konnten die Übertragungsraten im medizinischen Kontext durch die rasche Etablierung von Screening-Tests stark reduziert werden, so dass das Übertragungsrisiko im Zusammenhang mit einer Bluttransfusion heute weniger als 1 : 1.000.000 beträgt. Die sexuelle Übertragung ist insgesamt selten und für weniger als 5 % aller Fälle verantwortlich. Ein deutlich höheres Risiko besteht für Männer mit gleichgeschlechtlichen Sexualpartnern (MSM), v. a. bei HIV-Koinfektion oder einer weiteren sexuell übertragbaren Erkrankung.

Der HCV-induzierte Leberschaden entsteht durch zytotoxische Effekte im Kontext der Virusvermehrung in Hepatozyten und zusätzlich durch das Abtöten infizierter Hepatozyten durch das angeborene Immunsystem. Zu einer effektiven humoralen Immunantwort kommt es nicht. Die Leberschädigung verstärkt sich im Zusammenspiel mit weiteren hepatotoxischen Einflüssen – vor allem sind hier Alkoholkonsum und eine HIV-Koinfektion zu nennen –, so dass der Progress zur Leberzirrhose innerhalb weniger Jahre erfolgen kann. In Abwesenheit dieser Kofaktoren entwickelt nur ca. ein

Drittel der Virusträger eine Leberzirrhose. Symptome der chronischen HCV-Infektion sind gering und häufig nicht vorhanden. Ein Teil der Patienten leidet unter extrahepatischen Manifestationen, zu denen Müdigkeit, Gelenkschmerzen, Hauterscheinungen (Erythema nodosum), Kryoglobulinämien oder HCV-assoziierte Lymphome zählen. Die Diagnostik beinhaltet die Bestimmung spezifischer Antikörper (Anti-HCV), die auch nach Ausheilung der Infektion persistieren, den direkten Virusnachweis mittels PCR zur Messung der HCV-RNA und die Bestimmung des Genotyps. Eine vollständige Sequenzierung des Genoms ist Spezialfällen im Kontext von Therapieversagen, epidemiologischen Fragestellungen oder dem Nachweis von seltenen Fällen der Fusion von zwei Genotypen (z. B. St. Petersburg-Varianten des Genotyps 2k) zur genauen molekulargenetischen Einordnung vorbehalten. Die Serumtransaminasen undulieren und können bei einem großen Teil der Patienten im Normbereich liegen. Eine Leberbiopsie zur Beurteilung des Fibrosegrades der Leber hat ihren Stellenwert verloren und wurde durch nichtinvasive Sonographie- bzw. Elastographie-Verfahren ersetzt.

Die Therapie der chronischen Hepatitis C hat sich in den letzten Jahren rapide verändert. Grundlage hierzu war die Entwicklung eines *In-vitro*-Modells der Virusinfektion, das die Erforschung des Replikationszyklus und die Testung direkter antiviraler Substanzen ermöglichte. Hierdurch sind NS5A-Replikationsinhibitoren, nukleosidische und nichtnukleosidische NS5B-Polymeraseinhibitoren und NS3-4A-Proteaseinhibitoren identifiziert und entwickelt worden. Interferon, das lange als Therapeutikum eingesetzt wurde, spielt heute in der Behandlung der chronischen Hepatitis C keine Rolle mehr. Ribavirin kommt in einzelnen Fällen, die negative Prädiktoren aufweisen, welche das Ansprechen einer Therapie ungünstig beeinflussen, noch ausnahmsweise zur Anwendung. In 2017 werden zur Behandlung der chronischen HCV-Infektion zumeist zwei Substanzen aus unterschiedlichen Klassen direkt anti-viral wirkender Medikamente (*DAAs*) kombiniert. Die Auswahl und die Behandlungsdauer richten sich dabei im Wesentlichen nach dem Genotyp, der Vorbehandlung, dem Schwergrad der Lebererkrankung und dem Geschlecht des Patienten. Mit einer Therapiedauer von acht Wochen können bei HCV-Infektion mit dem Genotyp 1 Männer mit einer Viruslast unterhalb von 6.000.000 IU/ml und alle Frauen unabhängig von der Viruslast im Rahmen der ersten Behandlung und Abwesenheit einer Leberzirrhose in über 95 % der Fälle geheilt werden. Um die Ausheilung zu bestätigen, erfolgt eine HCV-PCR zur Messung der Viruslast zwölf Wochen nach Therapieende. Eine Reinfektion, nicht aber die endogene Reaktivierung, ist nach Ausheilung möglich. Eine Übersicht der in 2017 eingesetzten Therapieregime gibt Tab. 23.5. Obwohl mit Hilfe dieser hocheffektiven Therapie eine Eradikation der HCV-Infektion möglich erscheint, werden diese Anstrengungen durch die hohe Zahl an Menschen, die nicht um ihre chronische Infektion wissen, erschwert. Vordergründiges Ziel in den kommenden Jahren ist es deshalb, das Screening von Risikogruppen voranzutreiben und die Diagnostik bei unklaren Leberwerterhöhungen zu verbessern, um bis dato unerkannte Hepatitis-C-Fälle zu identifizieren und der Entstehung von Komplikationen durch Behandlung und Viruselimination vorzubeugen.

Tab. 23.5: Therapeutische Ansätze bei chronischer HCV-Infektion 2017.

Wirkstoff	Medikament	Wirkprinzip	Wirkspektrum und Anmerkung
Daclatasvir + Sofosbuvir	Daklinza® + Sovaldi®	NS5A- und NS5B-Inhibition	Daklinza® Zulassung zur 12- und 24-wöchigen Therapie
Velpatasvir + Sofosbuvir	Epclusa®	NS5A- und NS5B-Inhibition	Pangenotypische Aktivität. Zulassung zur 12-wöchigen Therapie
Ledipasvir + Sofosbuvir	Harvoni®	NS5A- und NS5B-Inhibition	Zulassung für 8-wöchige Therapie bei Genotyp 1 für Patienten ohne Vorbehandlung und Zirrhose
Ombitasvir; Paritaprevir; Ritonavir + Dasabuvir	Viekirax® + Exvierad®	NS3-, NS5A- und NS5B-Inhibition	Aktivität gegen HCV GT1b höher als gegen GT1a. Bei Hämodialyse anwendbar
Grazoprevir + Elbasvir	Zepatier®	NS3-4A- und NS5A-Inhibition	Aktivität gegen HCV GT1b höher als gegen GT1a, bei Hämodialyse anwendbar

23.5 Hepatitis E

Das Hepatitis-E-Virus (HEV) ist ein RNA-Virus und zählt innerhalb der Familie der Hepeviridae zum Genus Orthohepevirus. Bei den humanpathogenen Formen werden der Genotyp 1 und 2 unterschieden. Im asiatischen Raum können vor allem bei Tieren auch Genotyp-3- und -4-Infektionen festgestellt werden, die bei Immunsuppression eine klinisch relevante Rolle für die Betroffenen spielen. Die HEV-Infektion zählt weltweit betrachtet zu den häufigsten akuten Hepatitiden. Es werden ca. 30 Mio. HEV-Infektionen jährlich und 70.000 daraus resultierende Todesfälle angenommen, wobei der größte Teil asymptomatisch verläuft. Die Hepatitis E wird fäkal-oral übertragen – oft nach dem Verzehr von unzureichend gekochtem Wild-oder Schweinefleisch – und verläuft selbstlimitierend. Die Inkubationsphase beträgt zwei bis sechs Wochen. Die Symptome sind unspezifisch und können abdominelle Schmerzen, Übelkeit, Erbrechen und Fieber beinhalten. Obwohl asymptomatische Infektionen die Regel darstellen, kann sehr selten ein akutes, letal verlaufendes Leberversagen auftreten. Für Schwangere wurde im Zusammenhang mit einer akuten HEV-Infektion eine erhöhte Mortalitätsrate beschrieben, wobei der größte Teil der Berichte aus dem indischen Raum stammt. Als extrahepatische Manifestation kann es durch eine HEV-Infektion zu neurologischen Symptomen, Nierenschäden, Myositis oder hämatologischen Komplikationen kommen. Eine Vakzinierung wurde für den Genotyp 3 und 4 entwickelt. Chronische Infektionen wurden nur bei immunkompromittierten oder -supprimierten Patienten beschrieben. In dieser Gruppe kann die Infektion mit dem Genotyp 3 jedoch auch zur Leberzirrhose bzw. zum Transplantatversagen führen. Zur Behandlung der Hepatitis E steht derzeit nur Ribavirin zur Verfügung, welches die virale Replikation hemmt und zur Verkürzung der Infektionsdauer und virologischen Ausheilung führen kann. In den letzten Jahren hat die Hepatitis E – vor allem in den Risikopopulationen – zunehmende wissenschaftliche Betrachtung erfahren. Durch die Entwicklung neuer *In-vitro*-Infektionsmodelle ist zu erwarten, dass weitere Therapieansätze zur Austestung kommen.

23.6 Literatur

HAV

[1] Matheny SC, Kingery JE. Hepatitis A. Am Fam Physician. 2012; 86(11): 1027–1034; quiz 1010–1012.
[2] Aggarwal R, Goel A. Hepatitis A: epidemiology in resource-poor countries. Curr Opin Infect Dis. 2015; 28(5): 488–496.
[3] Vaughan G, Goncalves Rossi LM, Forbi JC, de Paula VS, Purdy MA, Xia G, et al. Hepatitis A virus: host interactions, molecular epidemiology and evolution. Infect Genet Evol. 2014; 21: 227–243.

HBV/HDV

[1] Blum HE. History and Global Burden of Viral Hepatitis. Dig Dis. 2016; 34(4): 293–302.
[2] Global, regional, and national incidence, prevalence, and years lived with disability for 301 acute and chronic diseases and injuries in 188 countries, 1990–2013: A systematic analysis for the Global Burden of Disease Study 2013. The Lancet. 2015; 386(9995): 743–800.
[3] Hahn H, Kaufmann SHE, Schulz TF, et al. Medizinische Mikrobiologie und Infektiologie. 6., komplett überarbeitete Auflage. Springer-Lehrbuch. Springer, Heidelberg; 2009.
[4] Tong S, Revill P. Overview of hepatitis B viral replication and genetic variability. J Hepatol. 2016; 64(1 Suppl): S4–S16.
[5] Seeger C, Mason WS. Molecular biology of hepatitis B virus infection. Virology. 2015; 479–480: 672–686.
[6] Cacoub P, Terrier B. Hepatitis B-related autoimmune manifestations. Rheum Dis Clin North Am. 2009; 35(1): 125–137.
[7] EASL clinical practice guidelines: Management of chronic hepatitis B virus infection. J Hepatol. 2012; 57(1): 167–185.
[8] Cornberg M, Protzer U, Petersen J, et al. Prophylaxis, Diagnosis and Therapy of Hepatitis B Virus Infection – The German Guideline. Z Gastroenterol. 2011; 49: 871–930.
[9] Sureau C, Negro F. The hepatitis delta virus: Replication and pathogenesis. J Hepatol. 2016; 64(1 Suppl): S102–116.
[10] Romeo R. Hepatitis Delta: Natural history and outcome. Clinical Liver Disease. 2013; 2(6): 235–236.
[11] Lampertico P, Agarwal K, Berg T, Buti M, Janssen HLA, Papatheodoridis G, et al. EASL 2017 Clinical Practice Guidelines on the management of hepatitis B virus infection. J Hepatol. 2017 Apr 18. pii: S0168-8278(17)30185-X. doi: 10.1016/j.jhep.2017.03.021. [Epub ahead of print]

HCV

[1]   Sarrazin C, Berg T, Buggisch P, et al. Aktuelle Empfehlung zur Therapie der chronischen Hepatitis C – S3 guideline hepatitis C addendum. Z Gastroenterol. 2015; 53: 320–334.
[2]   European Association for Study of Liver. EASL Clinical Practice Guidelines: management of hepatitis C virus infection. J. Hepatol. 2014; 60(2): 392–420.

23.6.1 Internetadressen

–   Erregersteckbriefe des RKI (HAV, HBV, HDV, HCV, HEV). Abrufbar über.
    www.rki.de
–   Deutsche Leberhilfe. Abrufbar über:
    www.leberhilfe.org
–   Therapieleitlinien HBC und HCV der DGVS. Abrufbar über:
    http://www.dgvs.de/leitlinien/hepatitis-b/
    http://www.dgvs.de/leitlinien/therapie-der-chronischen-hepatitis-c/

24 Hepatobiliäre Trematodeninfektionen

Joachim Richter, Christoph Lübbert

24.1 Fascioliasis, Clonorchiasis, Opisthorchiasis, Dicrocoeliose

24.1.1 Definition

Unter einer hepatobiliären Trematodenerkrankung werden akute oder chronische Infektionserscheinungen verstanden, die durch Trematoden (Saugwürmer) hervorgerufen werden. Neben hepatobiliären Trematodeninfektionen betreffen den Menschen
auch Infektionen durch Lungenegel (*Paragonimus spp.*) und eine Reihe von intestinalen Trematoden, wie beispielsweise *Fasciolopsis buskii.*

24.1.2 Erreger

Primär humanpathogene Spezies umfassen den großen Leberegel *Fasciola (F.) hepatica*, den Riesenleberegel *F. gigantica*, und die kleinen Leberegel *Clonorchis (C.) sinensis, Opistorchis (O.) viverrini, O. felineus* und selten *Dicrocoelium dentriticum.*

Über relevante Tierreservoire verfügen die meisten mehr oder weniger zoonotischen Leberegel, wobei interhumane Zyklen von *C. sinensis, O. viverrini* und in einigen
Regionen von *F. hepatica* aufrechterhalten werden.

24.1.3 Epidemiologie

24.1.3.1 Fascioliasis

Die Fascioliasis des Menschen ist rückblickend bereits seit der Steinzeit bekannt. Bei
der Analyse von zwölf humanen Koprolithen und zehn Sedimentproben aus der Jung-
steinzeit in Chalain in Frankreich konnten einige gut erhaltene Eier von *Fasciola hepatica* nachgewiesen werden. *F. hepatica* war der erste Saugwurm, der überhaupt in
der medizinischen Literatur beschrieben wurde, nämlich bereits im Jahre 1379. Bei *F.
hepatica* handelt es sich um einen Parasiten, der, aus klimatisch gemäßigten Regionen Europas stammend, mit dem Export europäischer Wiederkäuer im Rahmen der
Viehzucht in weite Teile der Welt exportiert wurde, während es bei *F. gigantica* um
eine primär in den Tropen endemisch wirkende Spezies geht.

Die Weltgesundheitsorganisation WHO geht von mindestens 56 Mio. Menschen
weltweit aus, die an einer über Nahrungsmittel erworbenen Trematoden-Infektion leiden mit etwa 7.000 Todesfällen jährlich.

Die Fascioliasis ist eine weltweit auftretende Infektion verschiedener Pflanzen-
fresser, wie Rind, Büffel, Pferd, Schaf, Ziege, Esel, Dromedar und Hase. *F. hepatica*
betrifft insbesondere Schafe und Rinder. Der Parasit verfügt bei fast allen Endwirten

DOI 10.1515/9783110464757-026

einschließlich des Menschen über eine potenzielle Lebensspanne von bis zu mehr als zwanzig Jahren (bei Schafen bedeutet dies die Möglichkeit einer lebenslangen Persistenz). Ausgenommen sind Rinder, die in der Lage sind, durch ihre Immunreaktion die Leberegel spontan innerhalb eines Jahres abzutöten, die dann häufig sukzessive verkalken und so mit bildgebenden Verfahren nachweisbar sind. *F. gigantica* kommt bei Rindern, Dromedaren, Büffeln, Eseln und anderen Pflanzenfressern in Zentral- und Ostafrika, im Orient und auf Hawaii häufig vor.

Der Parasit kann beim Menschen zu Einzel-, Familien- oder kleinen Gruppenerkrankungen (Infektionsclustern) führen. In besonders kargen Regionen mit intensiver Viehzucht, z. B. im Anden-Hochland, betrifft die Infektion größere Bevölkerungsanteile aller Altersstufen, u. a. als Hirten tätige Kinder. Aufgrund der Häufigkeit unerkannter Infektionen gehen die Schätzungen über die Anzahl humaner Infektionen auseinander. Es wird angenommen, dass bei der Fascioliasis weltweit zwischen 2,4 und 17 Mio. Menschen infiziert und 180 Mio. Menschen in 61 Ländern der Erde einem Infektionsrisiko ausgesetzt sind. Die Infektion wird erworben durch das Kauen oder den Verzehr verschiedener kontaminierter Pflanzen wie Brunnenkresse, wildem Löwenzahn, Gräser, Kopfsalat, Sauerampfer und andere essbare Pflanzen. Aus Nahost importiertes feuchtgehaltenes Khat, eine belebende pflanzliche Droge, führte in Europa unter Konsumenten zu Infektionen. Im Iran wird die Infektion u. a. mit dem Genuss einer frisch aus wilden Pflanzen zubereiteten Vorspeise in Verbindung gebracht. Auch das Trinken von mit Metazerkarien kontaminiertem Wasser sowie das Spülen von Geschirr mit kontaminiertem Wasser können zur Infektion führen.

Epidemische Ausbrüche werden insbesondere im Iran, in Ägypten, Bolivien, Peru und in der Karibik beobachtet. Neuerlich veränderte Bedingungen in der Viehzucht haben die Ausbreitung der Erkrankung gefördert. In Europa werden Humaninfektionen im Zusammenhang mit dem Verzehr von Brunnenkresse, wildem oder biologisch angebautem Gemüse beobachtet. Aufgrund besonderer Essgewohnheiten werden Infektionen in Europa vor allem auf der Iberischen Halbinsel, auf Madeira, den Azoren, in Spanien und in Frankreich beobachtet. In Deutschland wurden Infektionen durch den Verzehr unbehandelten, selbstgepflückten Gemüses nachgewiesen. Es handelt sich meist um Cluster-Infektionen, wie beispielsweise Familieninfektionen.

Eine Einteilung der Endemiegebiete nach Prävalenz wurde 1999 vorgeschlagen. Danach gelten die Normandie und Korsika als Regionen mit sehr niedriger Prävalenz (< 0,01 %) und z. B. die Siete-Region in Chile als Region mit niedriger Prävalenz (0,7 %). Mittlere Prävalenzen liegen in der Provinz Porto in Portugal (3,2 %), im Nildelta in Ägypten (7,3 %), in der Cajamarca-Region Perus (8,7 %) und in Corozal, Puerto Rico (10,9 %) vor. Systematisch erhobene Daten über die Prävalenz in Kuba wurden nicht veröffentlicht, doch findet sich eine Vielzahl von Berichten über epidemische Ausbrüche. Die Prävalenz der Infektion dürfte der von Puerto Rico entsprechen. Beispiele von Regionen mit hoher Prävalenz sind die Region Puno (15,6 %) und das Mantaro-Tal (34,2 %) in Peru. Die höchste Prävalenz, die jemals beobachtet wurde, betrifft das bolivianische Anden-Hochland, wo Prävalenzen zwischen 53 % und 100 % beschrieben wurden. Absolut wurde die Zahl der infizierten Personen auf 830.000 in Ägypten, 742.000 in Peru, 360.000 in Bolivien, 20.000 in Ecuador, 37.000 in Yemen und mindestens 10.000 im Iran geschätzt. Von der zoonotischen Fascioliasis sind sporadisch auch Menschen betroffen, die nicht in einem Hochendemiegebiet leben. Hochendemiegebiete mit einem interhumanen Zyklus bestehen im Anden-Hochland, im Nildelta und in Vietnam. Endemiegebiete, in denen Epidemien auftreten umfassen Kuba und andere karibische Inseln. Auch in Europa, häufiger Südeuropa und der Türkei, seltener auch in Deutschland werden Infektionen beobachtet.

24.1.3.2 Clonorchiasis, Opisthorchiasis

Die Infektion durch kleine Leberegel (*Clonorchis* und *Opisthorchis*) ist aufgrund spezifischer Essgewohnheiten (roher Süßwasserfisch, gegorene Fischsoßen) vor allem in Ost- und Südostasien endemisch. 600 Millionen Menschen leben in endemischen Regionen. Reservoire sind infizierte Menschen und zoonotische Endwirte, also fischfressende Fleischfresser wie Katzen, Hunde und Wieselartige sowie Nager. Mindestens 19 Millionen Menschen gelten als infiziert. *C. sinensis* ist besonders prävalent in Thailand, Vietnam, Korea und China, *O. viverrini* ist in ganz Südostasien mit Prävalenzen bis 80 % präsent. *O. felineus* ist vor allem in Russland, Kasachstan und der Ukraine endemisch mit Prävalenzen bis zu 85 % in Sibirien.

Infektionen durch kleine Leberegel prädisponieren zum Cholangiokarzinom, das in den Endemiegebieten besonders häufig vorkommt.

24.1.4 Infektionsweg und Biozyklus

24.1.4.1 *Fasciola spp.*

Die adulten zwittrigen Leberegel (englisch: „liver fluke", französisch: „douve du foie") sind blattartig flach. *F. hepatica* ist 20 bis 40 mm lang und ca. 13 mm breit, aber nur wenige Millimeter dick (Abb. 24.1). Der länglichere Riesenleberegel *F. gigantica* kann bis zu 75 mm lang werden, ist aber schmaler (12 mm). *Fasciola sp.* gehören zur Gattung der Saugwürmer (Trematoda), Phylum Plathelminthes (Plattwürmer). Sie besitzen einen 4 bis 5 mm langen Kopfzapfen, der sich vom übrigen Körper absetzt. Die relativ großen Eier (*F. hepatica* 140 × 80 µm; *F. gigantica* 190 × 90 µm) sind oval, dünnschalig und enthalten bei der Ablage eine Ei- und mehrere Dotterzellen (Abb. 24.2). Bei ausreichender Wärme und Feuchtigkeit bleiben sie monatelang lebensfähig. Bei etwa 20 °C entwickelt sich nach drei Wochen eine Wimpernlarve (Miracidium), die ausschlüpft und innerhalb von einem bis drei Tagen eine geeignete Schlammschnecke als Zwischenwirt finden muss, da sie sonst abstirbt. Geeignete Schnecken gehören in Europa der Familie Lymnaeidae an. In Afrika fungiert *Galba trunculata*, im tropischen Amerika *Fossaria cubensis* und in Australien *Austropeplea tomentosa* als Zwischenwirt. Die in den Schnecken entstehenden beweglichen Larven (Zerkarien) heften sich

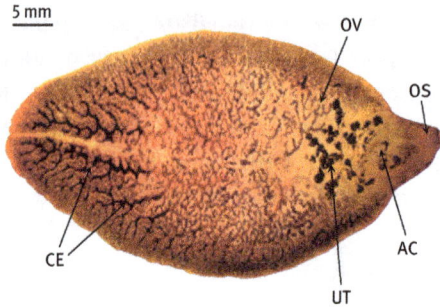

Abb. 24.1: Adultes Exemplar von *Fasciola hepatica*. (Quelle: Centers for Disease Control and Prevention (CDC), Atlanta, USA, www.cdc.gov.) AC = acetabulum (Bauchsaugnapf), CE = Coecum, OS = Mundsaugnapf, OV = Ovarien, UT = Uterus.

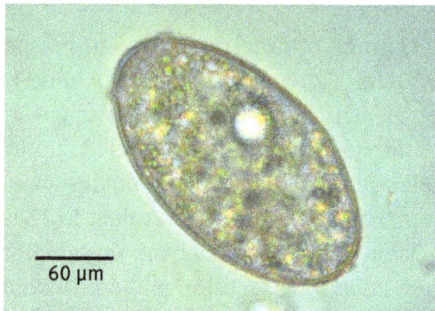

Abb. 24.2: Mikroskopischer Ei-Nachweis von *Fasciola hepatica* im Stuhl. (Quelle: Lübbert C, Schneitler S. Parasitäre und infektiöse Gallenwegserkrankungen Relevante Aspekte nach Fernreise bzw. Migration. Gastroenterologe. 2016;11: 303–316.)

nach Verlassen der Schnecke an feuchte Vegetation an und enzystieren (Metazerkarien). Die Rolle eines zweiten Zwischenwirtes übernehmen meist Uferpflanzen, am häufigsten Brunnen- oder Wasserkresse. Aus mit dem Kot von Huftieren oder infizierten Menschen ausgeschiedenen Eiern schlüpfen Wimpernlarven (Miracidien) und infizieren den Zwischenwirt, eine Schnecke der Gattung *Lymnaea*, die Zerkarien in Oberflächenwasser ausscheidet, die dann auf Wasserpflanzen oder Gräser klettern und sich zu Metazerkarien enzystieren. Menschen infizieren sich durch Kauen oder den Verzehr von durch Parasitenlarven kontaminierten Uferpflanzen oder durch Ingestion von kontaminiertem Wasser. Die infektiösen Metazerkarien gelangen in den Dünndarm (Abb. 24.3). Nach Aufnahme durch den definitiven Wirt exzystieren die Metazerkarien im Darm und durchwandern die Darmwand, um 2–24 h später in die Peritonealhöhle einzudringen. Innerhalb 48 h erreichen die unreifen Wurmlarven die Glisson'sche Kapsel, die sie dann durchwandern, um in das Leberparenchym zu gelangen. Etwa sieben Wochen lang wachsen und reifen die Wurmlarven und wandern durch das Leberparenchym, bis sie ihren endgültigen Sitz im Gallenwegssystem erreichen. Nach 70 Tagen werden die ersten Eier in die Galle abgesondert, erreichen mit dem Stuhl die Außenwelt und damit den Zwischenwirt. Erst nach 70 Tagen beginnen die in der Gallenblase und den größeren Gallenwegen lokalisierten Adultwürmer mit der Ablage der Wurmeier in die Galle, die dann im Stuhl ausgeschieden werden.

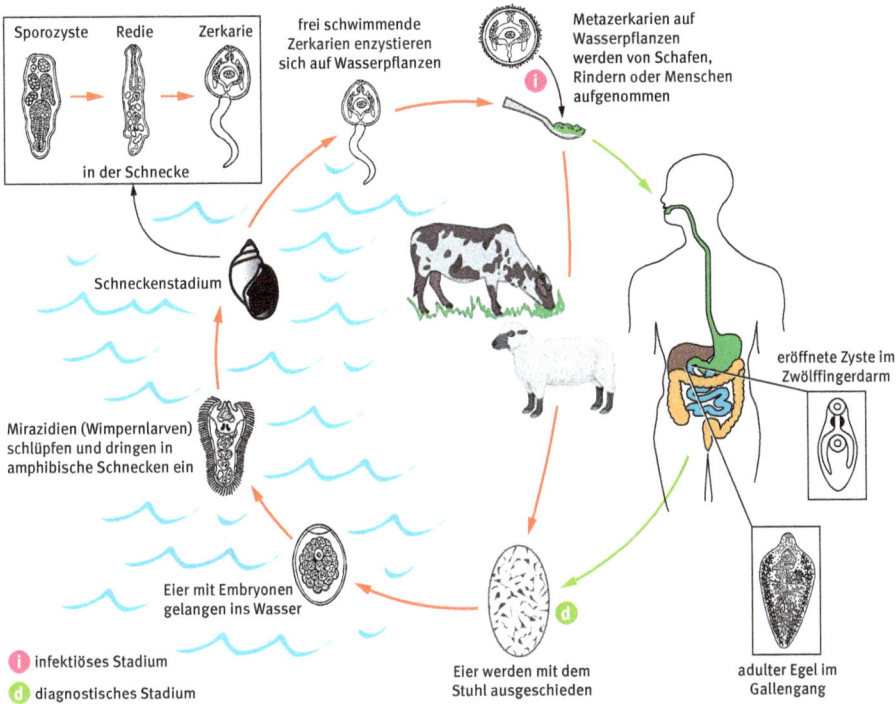

Abb. 24.3: Biozyklus von *Fasciola hepatica*. (Quelle: Centers for Disease Control and Prevention (CDC), Atlanta, USA, www.cdc.gov.)

24.1.4.2 *Clonorchis* und *Opisthorchis spp.*

Helminthosen des biliären Systems (seltener des Pankreasganges) werden ganz überwiegend durch Spezies aus der Familie der Trematoden (Saugwürmer) hervorgerufen. Die häufigsten Vertreter sind in Ost- und Südostasien der Chinesische Leberegel (*Clonorchis sinensis* und der Südostasiatische Leberegel (*Opisthorchis viverrini)* sowie in Russland und Osteuropa der Katzenleberegel (*Opisthorchis felineus*). Mehr als 23 Mio. Menschen gelten weltweit als infiziert (Abb. 24.4). Die Infektion des Menschen findet über die orale Aufnahme von Metazerkarien mit rohem oder unzureichend gegartem Fisch statt. Während der Entwicklung migrieren diese aus dem Duodenum über die Ampulla Vateri in das biliäre System und wachsen dort zu lanzettförmigen adulten Egeln mit einer Länge von 8–15 mm heran, die überwiegend die mittleren bis kleinen Gallenwege parasitieren.

Aus mit dem Stuhl von infizierten Menschen oder dem Kot von verschiedenen Haustieren (bei *O. felineus* Katzen) ausgeschiedenen Eier schlüpfen Wimpernlarven (Miracidien) und infizieren den Zwischenwirt, eine Schnecke der Gattung *Bithynia, Parafossarulus oder Codiella*, die dann wiederum Zerkarien in Oberflächenwasser ausscheidet, die Süßwasserfische, meist der Gattung Cypriniden (Karpfenartige), befal-

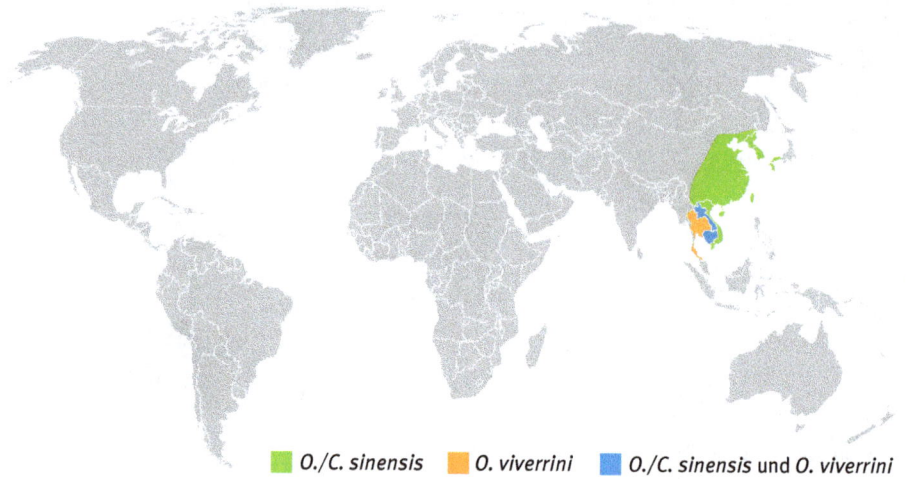

O./C. sinensis   O. viverrini   O./C. sinensis und O. viverrini

Abb. 24.4: Verbreitungsgebiet von *Clonorchis sinensis* und *Opisthorchis viverrini*. (Quelle: Darai G, Handermann M, Sonntag HG, Zöller L. Lexikon der Infektionskrankheiten des Menschen, 4. Aufl. 2012. Springer, Heidelberg.)

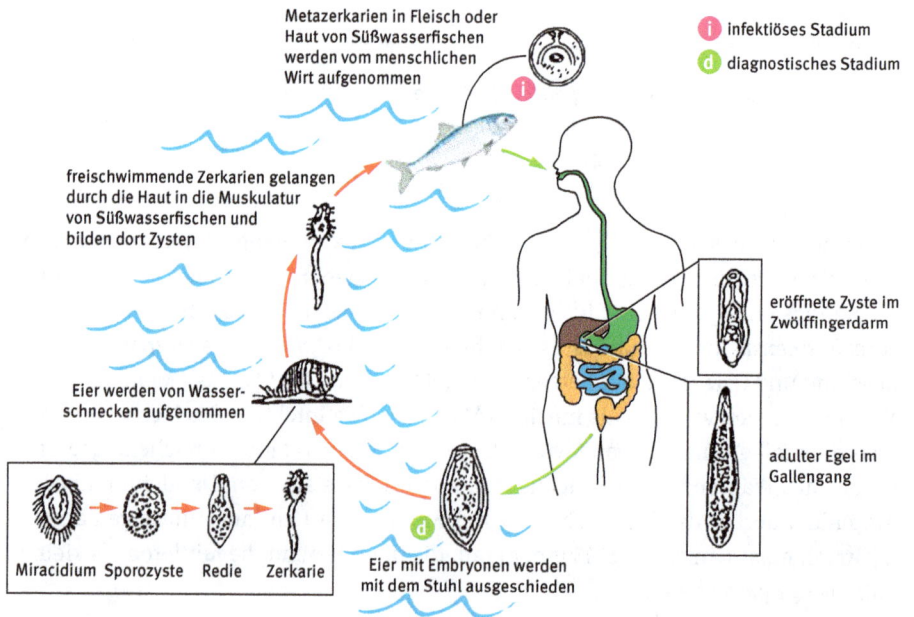

Metazerkarien in Fleisch oder Haut von Süßwasserfischen werden vom menschlichen Wirt aufgenommen

i infektiöses Stadium
d diagnostisches Stadium

freischwimmende Zerkarien gelangen durch die Haut in die Muskulatur von Süßwasserfischen und bilden dort Zysten

eröffnete Zyste im Zwölffingerdarm

adulter Egel im Gallengang

Eier werden von Wasserschnecken aufgenommen

Miracidium Sporozyste Redie Zerkarie

Eier mit Embryonen werden mit dem Stuhl ausgeschieden

Abb. 24.5: Biozyklus von *Clonorchis* und *Opisthorchis*. (Quelle: Centers for Disease Control and Prevention (CDC), Atlanta, USA, www.cdc.gov.)

len und sich dort als Metazerkarien enzystieren. Die Cypriniden sind Fischarten, die häufig in Teichen gezüchtet werden, die andererseits massiv mit menschlichen und tierischen Fäkalien kontaminiert sind. Mit dem Verzehr rohen oder ungenügend gekochten Fischfleischs werden die infektiösen Metazerkarien aufgenommen und gelangen in den Dünndarm (Abb. 24.5). Auch Pökeln, Trocknen und Räuchern töten Metazerkarien nicht zuverlässig ab. Im Gegensatz zu den Fasziolen findet keine larvale Gewebspassage durch die Leber statt. Die Würmer reifen in den peripheren Gallengängen heran, wo sie die Ei-Produktion in die Galle aufnehmen, wobei die Eier dann über den Stuhl ausgeschieden werden.

24.1.5 Klinik

Die Klinik unterscheidet sich zwischen großen und kleinen Leberegeln. Während es bei der Fascioliasis drei bis sechs Wochen nach der Infektion zum febrilen eosinophilen Syndrom kommt, wenn die Larven die Leber durchwandern, tritt dieses Syndrom bei Infektion durch kleine Leberegel (*Clonorchis* und *Opisthorchis*) nicht auf, da deren Larven keine systemische Larvenwanderung aufweisen. Die akute Fascioliasis ähnelt klinisch der akuten Bilharziose. Infektionen durch kleine Leberegel verlaufen dagegen meist a- bis oligosymptomatisch. Die adulten großen Leberegel leben überwiegend in den zentralen Gallengängen und der Gallenblase, während die kleinen Leberegel in den peripheren Gallengängen zu finden sind. Die Infektion kann asymptomatisch oder symptomatisch verlaufen. Die symptomatische Fascioliasis wird in ein akutes und ein chronisches Stadium aufgeteilt, zwischen denen eine asymptomatische Phase bzw. eine Phase mit wenigen unspezifischen Symptomen liegen kann. Diese Phase, die über Jahre andauern kann, wird als latente Fascioliasis bezeichnet.

24.1.5.1 Asymptomatische Fascioliasis

Bei einem großen Teil der Infizierten verläuft die Erkrankung lange Zeit asymptomatisch. Der Verdacht auf eine Infektion kommt auf, wenn ein Patient eine ansonsten nicht erklärbare Bluteosinophilie aufweist, insbesondere, wenn er oder sie einer Familie angehört, bei der andere Familienmitglieder an einer Fascioliasis klinisch erkrankt sind. Risikopatienten sind außerdem Menschen mit besonderen Ernährungsgewohnheiten (z. B. Verzehr von selbstgesammeltem wildem oder unbehandeltem Gemüse) oder Menschen aus endemischen Regionen, die unter hygienisch prekären Bedingungen leben oder gelebt haben. Adulte Würmer oder Wurm-Fragmente können als Kristallisationskern für Gallensteine fungieren. Bei asymptomatischen Patienten mit einem erhöhten Infektionsrisiko sollte daher bei einem Gallensteinleiden in Betracht gezogen werden, dass dieses mit einer Fascioliasis in Zusammenhang stehen könnte. Dies gilt umso mehr, wenn kein typisches Cholelithiasis-Risikoprofil besteht.

24.1.5.2 Akute Fascioliasis

Das akute Stadium der Erkrankung, das der Migration der heranwachsenden Würmer entspricht, ist gekennzeichnet durch hohes Fieber, allgemeine Abgeschlagenheit, Myalgien, Kopfschmerzen, Anorexie, Erbrechen, Gewichtsabnahme, Diarrhö und Schmerzen im rechten Unterbauch. Urtikarielle Attacken können mehrere Tage anhalten und monatelang rezidivieren. Sie können bisweilen mit asthmatischen Beschwerden einhergehen. Leber und Milz sind vergrößert, Ikterus und Aszites können auftreten. Nach Erosion der Glisson'schen Kapsel kann es zu intraperitonealen Blutungen kommen.

24.1.5.3 Latente und chronische Fascioliasis

Im chronischen symptomatischen Stadium werden die klinischen Symptome durch ausgewachsene Leberegel hervorgerufen, die sich im Gallenwegsystem befinden. Die Symptome können ab zwei bis drei Monate nach Infektion auftreten und sich während der gesamten Lebensspanne der Würmer wiederholen. Zwischenzeitlich kann die Infektion lange asymptomatisch oder oligosymptomatisch bleiben. Leberegel sind gut an den Wirt angepasst, der auch über Jahre nicht notwendigerweise wesentlich geschädigt werden muss. Die meisten Symptome gehen auf eine mechanische Obstruktion der Gallengänge oder des Pankreasganges durch adulte Leberegel zurück. Wenn chirurgische Eingriffe wegen akuter abdomineller Beschwerden vorgenommen werden, können einzelne, aber auch zu mehreren zusammengeballte abgestorbene Leberegel, Parasitenfragmente, entzündlicher Sludge oder Gallensteine im Gallensystem aufgefunden werden. Obstruktionen begünstigen bakterielle Superinfektionen, manchmal können durch die Egel hervorgerufene Ulzera des Gallenwegsystems bluten oder zur Perforation führen. Im Gegensatz zu den kleinen Leberegeln *Clonorchis spp.* und *Opistorchis spp.* gibt es keine Evidenz, dass chronische *F.-hepatica-* oder *F.-gigantica*-Infektionen die Entstehung von Cholangiokarzinomen (CCC) begünstigen.

24.1.5.4 Ektopische Lokalisationen

Ektope *Fasciola*-Infektionen können sich wie Atemwegsinfekte darstellen, aber auch mit Bronchospasmen, Pneumothorax, Pyothorax und Hämoptysen einhergehen. Perikarditiden sind ebenfalls beschrieben worden. Das Auftreten von Aszites, der hämorrhagisch tingiert sein kann, sowie einer Lymphadenopathie und Hauterscheinungen wurde beobachtet. Der Befall des Zentralen Nervensystems äußert sich durch okuläre, meningeale oder fokale neurologische Symptome.

24.1.5.5 Akute *Clonorchis*- und *Opisthorchis*-Infektion

Vergleichsweise selten kann eine massive Infektion durch kleine Leberegel zu einem akuten Infektionsstadium mit Oberbauchbeschwerden, Arthralgien, Urtikaria und Exanthemen führen.

24.1.5.6 Chronisch latente *Clonorchis*- und *Opisthorchis*-Infektion

Bei der Infektion durch kleine Leberegel muss das Hauptaugenmerk auf die Chronizität der Erkrankung gerichtet werden: Neben einer chronischen Inflammation durch Freisetzung von parasitären Metaboliten kommt es abhängig von der Parasitenlast über den Saugakt an der biliären Mukosa mit Eröffnung intraepithelialer Gefäße („Blutsaugen") zu einer anhaltenden Desquamation und daraus resultierender adenomatöser Hyperplasie und Becherzellmetaplasie. Typische Folgen sind chronische Cholangitiden, biliäre Fibrose mit Übergang zur Leberzirrhose, chronische Cholezystitis, die Bildung von Gallensteinen und die Entwicklung eines CCC. In endemischen Gebieten wird in bis zu 95 % der CCC-Patienten eine Infektion mit *C. sinensis* oder *O. viverrini* nachgewiesen. Aufgrund der meist peripheren Tumormanifestation weisen CCC-Patienten eine frühe hepatische Infiltration auf und damit eine schlechte Prognose (3-Jahres Überlebensraten von 10 %). Daher werden *C. sinensis* und *O. viverrini* von der Weltgesundheitsorganisation WHO als Typ-I-Karzinogene klassifiziert. Bei geringer Parasitenlast sind die Patienten besonders im Initialstadium meist asymptomatisch. Mit zunehmender Parasitendichte treten dann rechtsseitige abdominelle Schmerzen, Ikterus und Übelkeit auf.

24.1.5.7 Rekurrierende pyogene Cholangitis und Cholangiokarzinom

Die rekurrierende pyogene Cholangitis (RPC), auch bekannt als orientalische Cholangiohepatitis, Hong-Kong-Krankheit oder primäre Hepatolithiasis, ist über den Nachweis von biliärem Sludge, intra- und extrahepatischen Pigment- bzw. Calcium-Bilirubinat-Steinen, Ausbildung von Strikturen, biliärer Stase und konsekutiv auftretenden bakteriellen Sekundärinfektionen definiert (Abb. 24.6). Diese 1930 erstmals in der Literatur beschriebene Krankheitsentität ist ätiologisch noch weitgehend unklar. Sie tritt im gleichen Geschlechterverhältnis vor allem bei Südostasiaten auf, meist zwischen der vierten und sechsten Lebensdekade. Die traditionell eiweißarme Ernährung in manchen betroffenen Regionen spielt vermutlich eine begünstigende Rolle, so dass es über hepatische Enzymdefekte (z. B. Mangel an dem β-Glukuronidase-Inhibitor D-Glucaro-1,4-Lactone) zu einer Präzipitation unlöslicher Calcium-Bilirubinat-Kristalle kommen kann. Bei vielen betroffenen Patienten (mindestens 20 bis 30 %) wird koinzidentell eine Parasitose (vor allem durch *O. sinensis, O. viverrini* oder *Ascaris lumbricoides*) festgestellt, ohne dass ein direkter kausaler Bezug nachweisbar wäre, zumal die Erkrankung fast immer mit einem niedrigen sozioökonomischen Status assoziiert ist. Die Zahl rezenter Fallberichte über RPC bei Migranten

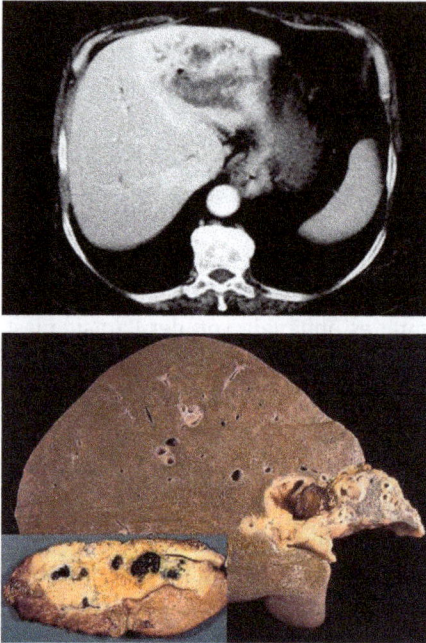

Abb. 24.6: Typischer CT-Befund bei rekurrenter pyogener Cholangitis: Die lateralen Segmente des linken Leberlappens sind primär betroffen ([18] mit Genehmigung des Thieme-Verlags, Stuttgart).

in Deutschland und anderen Industrieländern steigt stetig an. Belastbare Angaben zur Inzidenz sind allerdings nicht verfügbar. Im Rahmen der chronischen Erkrankung entwickelt sich häufig eine Atrophie der lateralen Segmente des linken Leberlappens, seltener der dorsalen Segmente des rechten Leberlappens. Mit einer Inzidenz von 2–13 % kann hier im Verlauf ein CCC auftreten. Diagnostisch wegweisend sind bei Auftreten verdächtiger Symptome (kolikartige rechtsabdominelle Schmerzen, cholestatischer Ikterus, Fieber und Schüttelfrost) die Anamnese sowie das Herkunftsland. In der Bildgebung zeigen sich bevorzugt im linken Leberlappen erweiterte Gallenwege mit intrahepatischer Betonung sowie ein *arrowhead sign* und segmentale Atrophien. Bei akut auftretender Symptomatik sollte eine therapeutische ERC durchgeführt werden, flankiert von gezielter antimikrobieller Therapie. Bislang ist jedoch unklar, ob diese Patienten von regelmäßigen Folge-ERCs profitieren. Diskutiert wird auch eine chirurgische Resektion betroffener Lebersegmente; die Nachsorge und Folgetherapie sollten im multidisziplinären Team besprochen werden.

24.1.6 Differentialdiagnose

Charakteristisch für eine akute Fascioliasis ist immer eine hohe Eosinophilie, die die Abgrenzung von Malaria, viszeraler Leishmaniase und Typhus abdominalis erlaubt. Allerdings können auch andere Helminthen ein eosinophiles febriles Syndrom mit Splenomegalie hervorrufen, wie die akute Bilharziose oder eine Larva migrans visceralis (Toxocariasis). Eosinophile Leberabszesse, die für die akute Fascioliasis charakteristisch sind, müssen von bakteriellen und Amöbenleberabszessen abgegrenzt werden, was durch die Bildgebung allein nicht möglich ist. Charakteristisch für die akute Fascioliasis ist die Tatsache, dass die hypoechogenen bzw. hypodensen Läsionen über die Zeit ihre Lokalisation in der Leber ändern. Außerdem ist oft eine konkomitierende Splenomegalie zu beobachten. Die chronisch-latente Fasciolasis manifestiert sich ähnlich einem Gallensteinleiden durch Gallenkoliken, wenn Würmer oder Wurmfragmente durch den Ductus hepatocholedochus ausgeschieden werden. Die Differentialdiagnose ist besonders schwierig, wenn abgestorbene Fasziolen den Kristallisationskern für einen Gallenstein gebildet haben.

24.1.7 Diagnostik

24.1.7.1 Diagnose der akuten Fascioliasis

Labordiagnostik

Der Verdacht auf eine akute Fascioliasis stellt sich nach entsprechender Exposition eines immunologisch naiven Patienten, der drei bis sechs Wochen zuvor exponiert war. Typische klinische Manifestation besteht in einer febrilen Hepatosplenomegalie mit ausgeprägter Eosinophilie, IgE-Erhöhung und Entzündungszeichen. Der serologische Nachweis von spezifischen Antikörpern ist bei Patienten aus nichtendemischen Regionen wegweisend. In endemischen Regionen haben spezialisierte Laboratorien Nachweisverfahren für *Fasciola*-sekretorische-exkretorische Antigene (FES) im Blut entwickelt, die eine akute (Re-)Infektion beweisen.

Bildgebung

Sonographisch sind eine Hepatosplenomegalie und über den Zeitraum von Tagen wandernde hypoechogene Leberherde zu beobachten. Bei kompliziertem Verlauf sind Leberkapselperforationen, intraperitoneale Blutungen und Einbruch in die Pleura darstellbar. Ein unauffälliger Sonographiebefund schließt eine akute Fascioliasis jedoch keinesfalls sicher aus.

24.1.7.2 Diagnose der chronischen-latenten Fascioliasis

Labor

Unspezifische Laborveränderungen umfassen erhöhte Entzündungsparameter wie eine beschleunigte Blutsenkungsreaktion (BSR), Erhöhung des C-reaktiven Proteins (CRP), eine normo- oder mikrozytäre Anämie, eine Hypergammaglobulinämie, eine Hypalbuminämie sowie erhöhte Leberenzyme, bei denen insbesondere die Cholestaseparameter γ-GT (GGT) und alkalische Phosphatase (AP) auffallen. Laborbefunde im chronischen Stadium beinhalten eine mäßige Eosinophilie und IgE-Erhöhung. Der

Nachweis spezifischer Antikörper ist bei Patienten, die nicht aus Hochendemiegebieten stammen, entscheidend. In einigen endemischen Regionen stehen spezielle
Nachweisverfahren (FES im Stuhl) zur Verfügung, die eine chronische (Re-)Infektion
beweisen. Der Nachweis von Eiern im Stuhl kann wegen der nicht konstanten Ausscheidung relativ weniger Eier aber schwierig sein. Die Sensitivität der Stuhluntersuchung wird durch Anreicherungsverfahren wie das Sedimentationsverfahren oder
die Anreicherung durch Zentrifugation in Natriumacetat-Essigsäure-Formalin-Lösung
und die Untersuchung mehrerer Stuhlproben erhöht.

Bildgebung

Die Sensitivität der Bildgebung ist begrenzt. Der sonographische Nachweis sich spontan in der Gallenblase oder im DHC bewegender Adultwürmer ist beweisend für die Infektion. Sie stellen sich je nach Schnittebene und Spontanbewegung halbmondförmig
(Crescents) oder als ca. 2–3 cm lange Schlangenlinien oder blätterförmige echogene
Gebilde dar. Dieser Befund ist aber nur in ca. 5 % der Fälle zu erheben. Typisch ist auch
nichtsedimentierender geformter Sludge in der Gallenblase. Unspezifische Befunde
sind ein erweiterter DHC und sedimentierender Sludge. Patienten mit chronischen
Reinfektionen weisen nicht selten eine hypokontraktile, erweiterte Gallenblase auf,
die Konkremente enthalten kann. Die Sensitivität der Bildgebung nimmt zwei bis fünf
Tage nach Therapie insofern zu, dass während Gallenkoliken halbmondförmige echogene Gebilde in der Gallenblase flottieren oder im dilatierten DHC dargestellt werden
können.

Endoskopie

Als diagnostisch wegweisend gelten auch entsprechende Fülldefekte in der ERCP oder
MRCP (Abb. 24.7). Eine (teilweise) Entfernung der Leberegel aus dem Gallenwegsystem
mittels interventioneller ERCP (Ballonextraktion) ist möglich (Abb. 24.8).

24.1.7.3 Infektion durch kleine Leberegel (*Clonorchis* und *Opisthorchis*)

Im Akutstadium ist die Diagnose schwierig, da die Beschwerden unspezifisch ausfallen. Der Verdacht wird durch eine Eosinophilie und Hepatosplenomegalie etwa ein
bis vier Wochen nach Verzehr der kontaminierten Speise erhärtet. Diagnostisch wegweisend sind bei Auftreten verdächtiger Symptome (kolikartiger rechtsabdomineller
Schmerzen, cholestatischem Ikterus, Fieber und Schüttelfrost) die Anamnese sowie
das Herkunftsland. Die Diagnose wird über den Ei-Nachweis im Stuhl oder Galle- bzw.
Duodenalaspirat gestellt.

Bildgebung

Diagnostisch hilfreich ist zudem die Sonographie, in der Veränderungen der peripheren Gallenwege im Sinne von Konkrementen und Dilatationen dargestellt werden können. Zudem lassen sich insbesondere bei der Opisthorchiasis eine verminderte Gal-

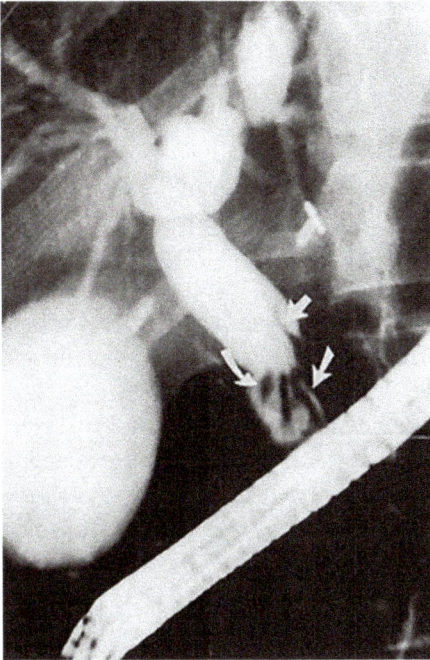

Abb. 24.7: Nachweis großer Leberegel (*Fasciola hepatica*) im dilatierten DHC mittels diagnostischer ERCP ([20] mit Abdruckgenehmigung von Elsevier, Oxford, UK).

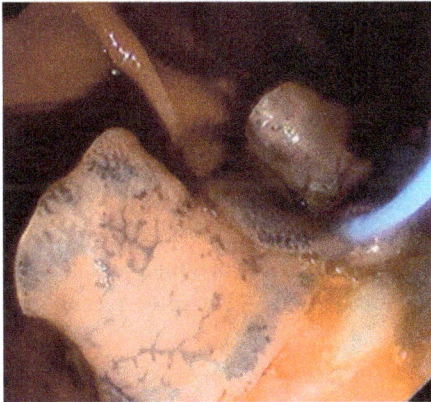

Abb. 24.8: Ballonextraktion großer Leberegel (*Fasciola hepatica*) aus dem DHC mittels therapeutischer ERCP (aus: Sethy P, Goenka M. Am J Gastroenterol. 2009, online publication DOI: 10.1038/ajg.2009.492_11, mit Abdruckgenehmigung der Nature Publishing Group, London, UK).

lenblasenkontraktilität, Hypertrophie des linken Leberlappens, Gallenblasensludge und zunehmende periportale Echogenität nachweisen. Die periportale Hyperechogenität ist leider nur schwer von einer peripheren Portalfibrose durch asiatische Schistosomen abzugrenzen, zumal Koinfektionen in Endemiegebieten beider Helminthosen häufig auftreten. Kleine Leberegel sind, wenn überhaupt, nur endosonographisch darstellbar.

24.1.8 Therapie

24.1.8.1 Fascioliasis

Mittel der Wahl ist Triclabendazol p. o. in einer Einmaldosis von 10 mg/kg. Da das Medikament in Deutschland nicht im Handel ist, muss es aus Frankreich oder der Schweiz importiert werden. Die Resorption wird deutlich verbessert, wenn das lipophile Medikament zusammen mit einer fetthaltigen Speise eingenommen wird. Bei unzureichendem Therapieerfolg kann die Therapie in zwei Dosen à 10 mg/kg KG im Abstand von 12 h wiederholt werden. Über Resistenzen wurde bisher vorwiegend in der Tiermedizin berichtet, wobei zwischen einem verringerten Ansprechen auf eine Einmaldosis und einer definitiven Triclabendazol-Resistenz unterschieden werden muss. Triclabendazol ist ein Prodrug, das erst im metabolisierten Zustand wirksam wird. Die Fasziolen sterben im Allgemeinen zwischen zwei bis fünf Tagen nach Therapie ab und führen dann zur häufigsten Nebenwirkung der Therapie im Akutstadium, nämlich urtikariellen und allergischen Manifestationen bzw. im chronischen Stadium zu Gallenkoliken, die im Rahmen der Austreibung abgestorbener Adultwürmer auftreten. Weniger wirksame Alternativen sind Albendazol in einer Einmaldosis von 15 mg/kg KG und Nitazoxanid in einer Dosis von 2×500 mg/d über sechs Tage. Eine (teilweise) Entfernung der Leberegel aus dem Gallenwegsystem mittels interventioneller ERCP (Ballonextraktion) ist möglich (Abb. 24.8).

24.1.8.2 Clonorchiasis und Opisthorchiasis

Im Gegensatz zur Fascioliasis ist Praziquantel bei kleinen Leberegeln gut wirksam.

Bei einer hohen Parasitenlast sollte die Behandlung über zwei bis drei Tage durchgeführt werden.

Therapie der Wahl ist Praziquantel in einer Dosis von 3×25 mg/kg KG pro Tag über drei Tage. Albendazol in einer Dosierung von 60–90 mg/kg KG pro Tag über sieben Tage ist die zweite Wahl. Ob eine erfolgreiche Therapie mit Praziquantel das CCC-Risiko im Verlauf senkt, ist nicht bekannt, so dass betroffene Patienten regelmäßig nachuntersucht werden sollten.

24.1.9 Prophylaxe, Bekämpfung und Kontrolle

Die Metazerkarien werden durch vollständiges Erhitzen der Gemüse bzw. der Fische abgetötet.

24.1.10 Meldepflicht

Die in diesem Kapitel genannten Trematoden-Erkrankungen sind nicht meldepflichtig.

24.1.11 Literatur

[1] Millán JC, Mull R, Freise S, Richter J, and the Triclabendazole Study Group. Efficacy and tolerability of triclabendazol for the treatment of latent and chronic fascioliasis. Am J Trop Med Hyg. 2000; 63: 264–269.

[2] Richter J, Freise S, Mull R, Millán JC, and the Triclabendazole Clinical Study Group. Fascioliasis: sonographic abnormalities of the biliary tract and evolution after treatment with triclabendazole. Trop Med Intern Health. 1999; 4 (11): 774–781.

[3] Gil LC, Díaz A, Rueda C, Martínez C, Castillo D, Apt W. [Resistant human fasciolasis: report of four patients]. Rev Med Chil. 2014; 142(10): 1330–1333. doi: 10.4067/S0034–98872014001000014. [Article in Spanish].

[4] Ashrafi K, Bargues MD, O'Neill S, Mas-Coma S. Fascioliasis: a worldwide parasitic disease of importance in travel medicine. Travel Med Infect Dis. 2014; 12: 636–649.

[5] Benedetti NJ, Desser TS, Jeffrey RB. Imaging of hepatic infections. Ultrasound Q. 2008; 24: 267–278.

[6] Chai JY. Praziquantel treatment in trematode and cestode infections: an update. Infect Chemother. 2013; 45: 32–43.

[7] Dietrich CF, Kabaalioglu A, Brunetti E, Richter J. Fasciolosis. Z Gastroenterol. 2015; 53: 285–290.

[8] Lübbert C, Schneitler S. Parasitic and infectious diseases of the biliary tract in migrants and international travelers. Expert Rev Gastroenterol Hepatol. 2016; 10(11): 1211–1225.

[9] Menias CO, Surabhi VR, Prasad SR, et al. Mimics of cholangiocarcinoma: spectrum of disease. Radiographics. 2008; 28: 1115–1129.

[10] Metwally O, Man K. The role of endoscopy in the management of recurrent pyogenic cholangitis: a review. J Community Hosp Intern Med Perspect. 2015; 5: 27858.

[11] Pakharukova MY, Mordvinov VA. The liver fluke Opisthorchis felineus: biology, epidemiology and carcinogenic potential. Trans R Soc Trop Med Hyg. 2016; 110(1): 28–36.

[12] Petney TN, Andrews RH, Saijuntha W, et al. The zoonotic, fish-borne liver flukes *Clonorchis sinensis, Opisthorchis felineus* and *Opisthorchis viverrini*. Int J Parasitol. 2013; 43: 1031–1046.

[13] Qian MB, Utzinger J, Keiser J, Zhou XN. Clonorchiasis. Lancet. 2015; pii: S0140-6736(15)60313-0.

[14] Rana SS, Bhasin DK, Nanda M, Singh K. Parasitic infestations of the biliary tract. Curr Gastroenterol Rep. 2007; 9: 156–164.

[15] Sithithaworn P, Andrews RH, Nguyen VD, et al. The current status of opisthorchiasis and clonorchiasis in the Mekong Basin. Parasitol Int. 2012; 61: 10–16.

[16] Sithithaworn P, Yongvanit P, Duenngai K, et al. Roles of liver fluke infection as risk factor for cholangiocarcinoma. J Hepatobiliary Pancreat Sci. 2014; 21: 301–308.

[17] Stauffer WM, Sellman JS, Walker PF. Biliary liver flukes (Opisthorchiasis and Clonorchiasis) in immigrants in the United States: often subtle and diagnosed years after arrival. J Travel Med. 2004; 11: 157–159.

[18] Tsui WM, Chan YK, Wong CT, et al. Hepatolithiasis and the syndrome of recurrent pyogenic cholangitis: clinical, radiologic, and pathologic features. Semin Liver Dis. 2011; 31: 33–48.

[19] Wagner V, Plentz RR, Schraml C, et al. Recurrent pyogenic cholangitis as a differential diagnosis in biliary tract diseases. Z Gastroenterol. 2015; 53: 1087–1090.

[20] Veerappan A, Siegel JH, Podany J, Prudente R, Gelb A. *Fasciola hepatica* pancreatitis: endoscopic extraction of live parasites. Gastrointest Endosc. 1991; 37: 473–475.

Joachim Richter
24.2 Bilharziose syn. Schistosomiasis

24.2.1 Definition

Unter einer Bilharziose syn. Schistosomiasis werden akute oder chronische Infektionserscheinungen verstanden, die durch Trematoden (Saugwürmer) der Gattung *Schistosoma* (s. Abb. 24.9) hervorgerufen werden.

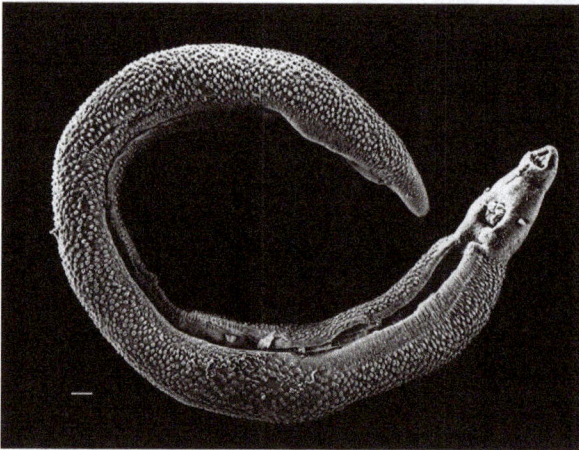

Abb. 24.9: *Schistosoma* (Pärchenegel). Der weiße Strich unten links entspricht einer Länge von 500 µm. (Quelle: David Williams, Illinois State University.)

24.2.2 Erreger

Primär humanpathogene Spezies umfassen *S. haematobium*, *S. mansoni*, *S. guineensis*, *S. intercalatum*, *S. japonicum* und *S. mekongi*. Über relevante Tierreservoire verfügen alle Schistosomen-Spezies außer *S. haematobium*. Bei *S. malayensis* ist noch unklar, inwieweit diese Spezies als primär zoonotischer oder humanpathogener Erreger angesehen werden soll. Hybridinfektionen zwischen humanpathogenen Schistosomen-Spezies und tierpathogenen Spezies wie *S. bovis* und *S. matthei* können mitunter auftreten.

24.2.3 Epidemiologie

Mehr als 240 Mio. Menschen in 78 (sub-)tropischen Ländern sind von der Bilharziose betroffen, von denen mindestens 24 Mio. an einer schweren Verlaufsform leiden. Über

700 Mio. Menschen sind dem Risiko einer Infektion durch eine oder mehrere Schistosomenarten ausgesetzt. Die Charakteristiken der Zwischenwirte erklären in hohem Maße die geographische Verbreitung der Bilharziose. In Afrika sind *S. haematobium*, *S. mansoni, S. guineensis* und *S. intercalatum* endemisch. Der indische Subkontinent ist bilharziosefrei mit Ausnahme eines kleinen, noch nicht klar definierten Herdes im Großraum Hyderabad in Südindien. In Ostasien wird die intestinale Bilharziose durch *S. japonicum*, in Laos und Kambodscha durch *S. mekongi* hervorgerufen. In Südamerika und der Karibik ist nur *S. mansoni* endemisch. Autochthone Übertragungen in Südeuropa waren seit den 1960er Jahren nicht mehr beobachtet worden, bis 2014 ein neuer Übertragungsherd in Südostkorsika aufgedeckt wurde.

24.2.4 Infektionsweg und Biozyklus

Der Biozyklus ist in Abb. 24.10 dargestellt. Die adulten Schistosomen leben überwiegend in den peripheren Mesenterialgefäßen des Darms, in den Verzweigungen der Pfortader und den Gefäßen der Organe des kleinen Beckens. Die Weibchen legen täglich zwischen 100 bis 3.000 Eier in das Kapillarbett der Harnblase oder des Darms des Wirtes. In den von den weiblichen Würmern abgelegten Eiern entwickeln sich

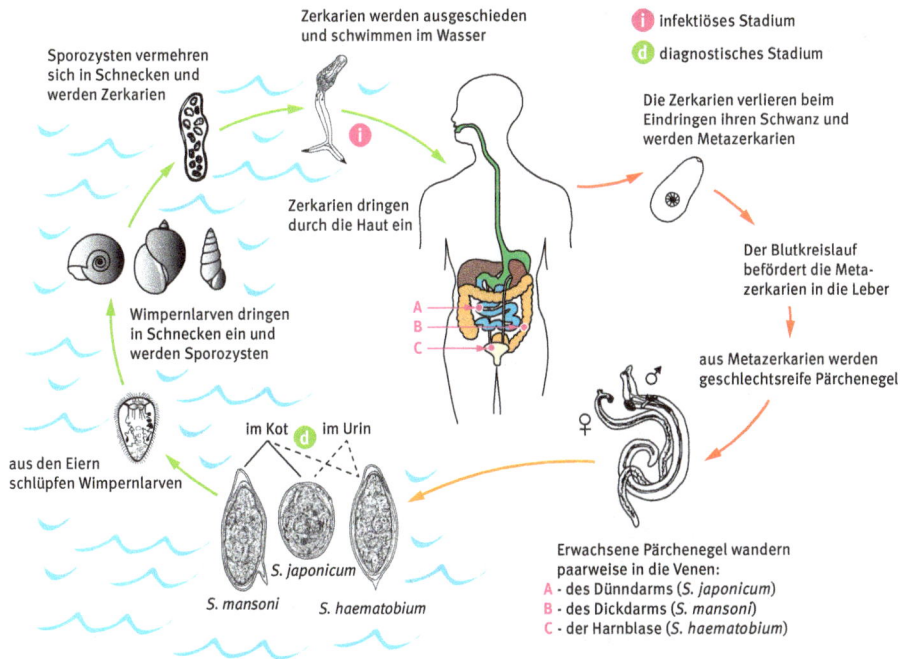

Abb. 24.10: Biozyklus von *Schistosoma spp.* (Quelle: Centers for Disease Control and Prevention (CDC), Atlanta, USA, www.cdc.gov.)

innerhalb von zehn Tagen Mirazidien (Wimpernlarven). Nach Durchwanderung der Organwand und -schleimhaut gelangen die Eier mit dem Urin oder Stuhl ins Freie. Bei Kontakt mit Süßwasser schlüpfen die Mirazidien und erreichen durch die Bewegung ihrer Zilien eine geeignete Überträgerschnecke. In der Süßwasserschnecke entwickeln sich die infektiösen Larven und steuern, von ihrem gegabelten Schwanz angetrieben, den definitiven Wirt an. Zerkarien können auch einen Sturz in einem Wasserfall überstehen.

Die einwandernden Zerkarien wandeln sich nach Abwerfen des Schwanzes zu Schistosomula um. Vier bis sieben Wochen nach der Erstinfektion kann eine fieberhafte Krankheitsphase auftreten (akute Bilharziose). Nach einer Dauer von einer bis mehreren Wochen wird das Invasionsstadium von dem chronischen Stadium abgelöst. Die intravaskulär lebenden adulten Würmer sind in der Lage, sich der Immunantwort zu entziehen. Die Ausprägung von Krankheitserscheinungen hängt von der Interaktion zwischen parasitären Antigenen und dem Immunsystem des Wirtes ab. Die von den im Ei reifenden Mirazidien produzierten Ei-Antigene lösen die Bildung von Granulomata aus. Am Ende dieser Reaktionen steht die fibröse Vernarbung des betroffenen Gewebes.

Entsprechend der Lokalisation der adulten Würmer im Körper und deren Ei-Ablagerung äußert sich die Bilharziose in Veränderungen des Harntraktes und der Genitalorgane (urogenitale Bilharziose), des Darms (intestinale Bilharziose) und/oder der Leber und Milz (hepatolienale Bilharziose). Andere Organe können ebenfalls betroffen sein (u. a. kardiopulmonale Bilharziose, Neurobilharziose, ektopische Bilharziose).

24.2.5 Klinik

24.2.5.1 Zerkariendermatitis

Beim Eindringen von Zerkarien kann es zu einer Hypersensibilitätsreaktion vom Typ I kommen: Die Zerkariendermatitis äußert sich durch eine urtikarielle Reaktion der Haut kurze Zeit nach der Exposition. An den exponierten Hautstellen können sich rote Flecken und Papeln bilden, die innerhalb von einer Woche abheilen. Die so hervorgerufene Zerkariendermatitis kann auch in unseren Breiten auftreten: Die „Baggerseedermatitis" wird von vogelpathogenen Spezies wie *Trichobilharzia*, *Gigantobilharzia* und *Ornithobilharzia* oder von rinderpathogenen *S. bovis* hervorgerufen.

Die akute Bilharziose verläuft meist asymptomatisch. Dies gilt in besonderem Maße für die subklinische akute Infektion von kleinen Kindern endemischer Regionen. Dagegen kommt es bei Erstinfektion immunologisch naiver Individuen, z. B. Touristen und Migranten, einige Wochen nach der Infektion oft zu einem hochfebrilen Syndrom mit Hepatosplenomegalie und urtikariellen Symptomen. Laborchemisch liegen eine deutliche Beschleunigung der Blutsenkung sowie eine ausgeprägte Eosinophilie vor. Die akute Bilharziose kann im Einzelfall lebensbedrohlich sein.

24.2.5.2 Urogenitalbilharziose

Bei einer Infektion mit *S. haematobium* treten entzündliche Veränderungen der Blasenschleimhaut auf: hyperämische Flecken und Gruppen von gelblichen Knötchen von Stecknadelkopfgröße (sandy patches, grains de sable). Es zeigen sich Geschwüre und Papillomata. Im Spätstadium schwerer Infektionen verliert die Blase infolge der dichten Durchsetzung mit verkalkten Eiern immer mehr ihre natürliche Kontraktionsfähigkeit. Durch Verschluss der Ureterenöffnung und Stenose des Harnleiters im distalen Drittel kann es zur Uretero-Hydronephrose und Niereninsuffizienz kommen. Langjährige Infektionen können zusammen mit anderen Karzinogenen zu einem squamozellulären Blasenkarzinom führen, das vor allem bei Männern im mittleren Lebensalter, selten aber auch bei Kindern, auftritt. Granulomata, fibrotische und kalzifizierende Veränderungen können sich in unterschiedlichem Maße im Genitaltrakt ausbilden. Bei Mädchen und Frauen kommt es zu ulzerierenden und papillomatösen Veränderungen der äußeren Genitalorgane, zu fibrösen Massen des Uterus und der Adnexe. Eine bilharziöse Salpingitis kann durch Tubenverschluss zur Infertilität führen bzw. zu extrauterinen Schwangerschaften prädisponieren. Bei Jungen und Männern treten entsprechende Veränderungen in den Samenbläschen, Nebenhoden und der Prostata, seltener im Hoden, auf. Eine Bilharziose kann zu einer Hydrozele führen.

24.2.5.3 Intestinale Bilharziose

Bei Infektionen durch *S. mansoni, S. japonicum* und *S. mekongi* können schwere Kolitiden mit hyperämischen Flecken, sandy patches, Knötchen, polypenartige Wucherungen, Kalzifikationen bis hin zur Kolonpolyposis auftreten. *S.-guineensis-* und *S.-intercalatum*-Infektionen verlaufen relativ blande und bleiben auf das Rektum beschränkt. Während in allen Teilen des Dünn- und Dickdarms Schistosomeneier gefunden werden können, bleiben schwere fibrotische Veränderungen zumeist auf den Dickdarm begrenzt. Die Vernarbungen des Darms führen dazu, dass Schistosomeneier vom Darmkapillarbett nicht mehr ins Darmlumen gelangen können und in den Pfortaderkreislauf zurückgeschwemmt werden. In 5–10 % der Patienten kommt es zur Beteiligung der Leber und Milz (hepatolienale Bilharziose).

24.2.5.4 Hepatolienale Bilharziose

Das Konfluieren der Granulomata und die anschließende Vernarbung führen zur portalen Leberfibrose, die für die *S.-mansoni*-Infektion charakteristisch ist. Bei der *S.-japonicum*-Infektion kann sich außerdem eine septale Fibrose ausbilden (Netzwerkfibrose). Auch bei fortgeschrittener hepatischer Beteiligung bleibt die Leberfunktion erhalten. Das Milzvolumen nimmt infolge einer reaktiven Immunreaktion und portalen Hypertension zu.

24.2.5.5 Weitere Lokalisationen

Durch die Bildung spontaner porto-cavaler Anastomosen kommt es bei 10–35 % der Fälle mit portaler Hypertension zur Abschwemmung von Eiern auch in die Lungenkapillaren, wo die Lungenfibrose zur pulmonalen Hypertonie und einem Cor pulmonale führt. Eier können in zahlreiche andere Organe geschwemmt werden: Ektopische Lokalisationen treten im Zentralen Nervensystem, im Pankreas, in der Appenix, der Haut und in der weiblichen Brust auf. Bei *S.-mansoni*-infizierten Kindern und Jugendlichen können Glomerulonephritiden auftreten, die zum nephrotischen Syndrom führen. Kinder mit schwerer Leberfibrose gedeihen schlecht, Nanismus und eine verspätete sexuelle Reifung können die Folgen sein.

24.2.6 Differentialdiagnose

Die Zerkariendermatitis betrifft die Hautstellen, die süßwasserexponiert waren, was die Abgrenzung von anderen allergischen Dermatiden erleichtert.

Charakteristisch für eine akute Bilharziose ist immer eine hohe Eosinophilie, die die Abgrenzung von Malaria, viszeraler Leishmaniasis und Typhus erlaubt. Allerdings können auch andere Helminthen ein eosinophiles febriles Syndrom mit Splenomegalie hervorrufen, wie beispielsweise eine akute Leberegelinfektion oder eine Larva migrans visceralis.

Hauptdifferentialdiagnose der urogenitalen Bilharziose ist die urogenitale Tuberkulose. Im Gegensatz zur Tuberkulose sind Nierenveränderungen bei der Bilharziose unspezifisch kongestiv, während bei Tuberkulose das Nierenparenchym und die Papillen primär betroffen sind. Bei persistierenden Blasenläsionen ist immer an ein Blasenmalignom zu denken, wobei es sich bei dem durch die Bilharziose bedingten Karzinom um ein squamöses Plattenepithelkarziom handelt, während die meisten Blasenmalignome Urothelkarzinome sind.

Die intestinale Bilharziose ist zu unterscheiden von anderen chronischen Kolitiden, wie Amöben- und bakterieller Ruhr und chronischen bakteriellen oder chronisch-entzündlichen Kolitiden.

Die hepatolienale Bilharziose muss von chronischen Hepatitiden und der Leberzirrhose abgegrenzt werden, was durch den spezifischen Aspekt der portalen Fibrose in der Bildgebung erleichtert wird. Allerdings geht die hepatolienale Bilharziose nicht selten mit Ko-Infektionen durch Hepatitisviren wie HBV, HCV und HDV und anderen Lebernoxen einher.

24.2.7 Diagnostik

24.2.7.1 Diagnose der Zerkariendermatitis
Der Verdacht auf eine Zerkariendermatitis ergibt sich aus dem Bild einer allergischen Dermatitis in Verbindung mit einer kurzen Zeit der Süßwasserexposition. Spezifische diagnostische Maßnahmen sind nicht erforderlich.

24.2.7.2 Diagnose der akuten Bilharziose (Katayama-Syndrom)
Der Verdacht auf eine akute Bilharziose stellt sich nach entsprechender Exposition eines immunologisch naiven Patienten, der zwei bis sechs Wochen zuvor mit Süßwasser Kontakt hatte und evtl. danach an einer Zerkariendermatitis erkrankt. Die typische klinische Manifestation besteht in einer febrilen Hepatosplenomegalie mit ausgeprägter Eosinophilie, IgE-Erhöhung und Entzündungszeichen, sowie evtl. in urtikariellen Hautveränderungen. In der Literatur wird die klassische Immunreaktion im Rahmen einer akuten Bilharziose als Katayama-Fieber bezeichnet (benannt nach dem Katayama River Valley in Japan, wo das Krankheitsbild bei mit *S. japonicum* infizierten Patienten erstmals beschrieben wurde). Sowohl der serologische als auch der direkte Nachweis von Eiern können meist erst einige Zeit nach Auftreten der Symptomatik geführt werden.

24.2.7.3 Diagnose der chronischen Bilharziose

Labor/Mikroskopie
Diagnostisch entscheidend sind der Ei-Nachweis im Urin und/oder Stuhl (Abb. 24.11) sowie ggf. die Serologie. Laborbefunde im chronischen Stadium umfassen eine mehr oder weniger ausgeprägte Eisenmangelanämie und eine insbesondere bei Hypersplenismus auftretende Thrombozytopenie bzw. Panzytopenie, eine mäßige Eosinophilie

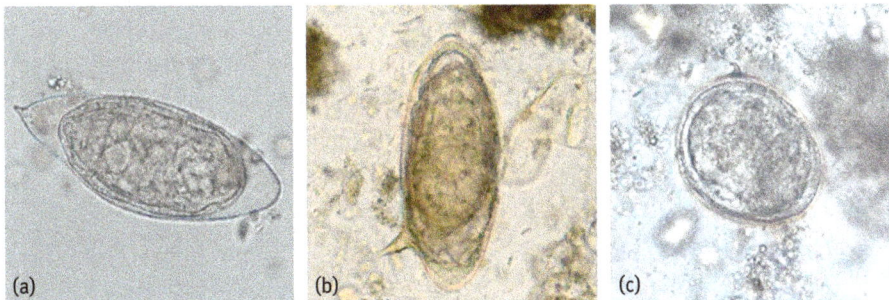

(a) (b) (c)

Abb. 24.11: Mikroskopischer Ei-Nachweis bei symptomatischer Infektion durch *Schistosoma haematobium* ((a), aus Urin), *Schistosoma mansoni* ((b), aus Stuhl) und *Schistosoma japonicum* ((c), aus Stuhl). (Quelle: Centers for Disease Control and Prevention (CDC), Atlanta, USA, www.cdc.gov.)

und IgE-Erhöhung. Bei der Blasenbilharziose sind eine terminale Makrohämaturie und eine Trübung des Urins, bei weniger starkem Befall Mikrohämaturie, Proteinurie sowie Leukozyturie nachweisbar. Alle Urinuntersuchungen sind um die Mittagszeit am ergiebigsten, da in dieser Zeit die maximale Ei-Ausscheidung stattfindet. Die maximale Sensitivität des direkten mikroskopischen Nachweises von Wurmeiern wird durch das Filtrieren eines über 24 h gesammelten Urins durch besondere Filter, deren Porengröße so ausgelegt ist, dass die Eier auf ihnen zurückbleiben (Nuclepore-Filter), erreicht. Bei der intestinalen Bilharziose wird die Sensitivität der Stuhluntersuchung durch Anreicherungsverfahren, z. B. in Natriumacetat-Essigsäure-Formalin-Lösung, und die Untersuchung mehrerer Stuhlproben erhöht. Schistosomeneier können auch im Quetschpräparat aus Rektum-, Blasen- oder Genitalschleimhaut nachgewiesen werden.

Bildgebung

Das sonographische Bild der Blasenveränderungen ist charakteristisch. Die Stadieneinteilung sowohl der hepatolienalen als auch der Blasenbilharziose wird nach WHO-Kriterien vorgenommen (Abb. 24.12 und 24.13). Diagnostische Leberpunktionen sind nicht indiziert, da bereits der sonographische Aspekt der bilharziosebedingten Leberfibrose pathognomonisch ist. Eine Elastographie mit acoustic radiation force impulse (ARFI) zeigt nur in den portalbefallenen Leberregionen und der Milz erhöhte Werte. ARFI kann auch zur Beurteilung anderer Noxen (HBV-, HCV-, HDV-Koinfektionen des von der Bilharziose weniger betroffenen Parenchyms) sinnvoll sein. Bei dopplersonographischen Untersuchungen muss berücksichtigt werden, dass die portale Hypertension teilweise durch Bluthyperafflux von der Milz bedingt ist und die Flussverlangsamung daher später stattfindet als bei der Leberzirrhose. Typisch für die Infektion durch *S. mansoni* ist außerdem die echogene Verdickung der Gallenblasenwand. Das sonographische Murphy-Manöver ist negativ.

Endoskopie

Typische sandy patches, Schleimhaut-Ulzerationen und -Polypen können kolo-, rekto-, zysto- oder kolposkopisch nachgewiesen werden. Bei V. a. Harnblasenkarzinom sind eine zystoskopische Abtragung und eine histopathologische Untersuchung indiziert. Gastroösophageale Varizen werden ebenfalls endoskopisch diagnostiziert bzw. behandelt.

24.2.8 Therapie

24.2.8.1 Frühstadien

Die Zerkariendermatitis wird mit Antihistaminika symptomatisch behandelt. Bei schweren Formen der akuten Bilharziose kann eine Therapie mit Antihistaminika und Glukokortikoiden erforderlich werden, um allergische Begleitsymptome zu be-

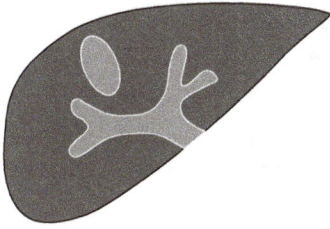

(a) normal

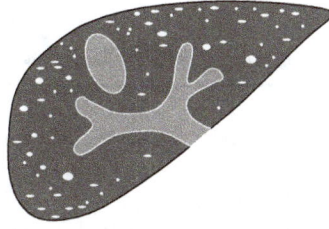

(b) unspezifische Betonung der Portalwände („Sternenhimmelleber")

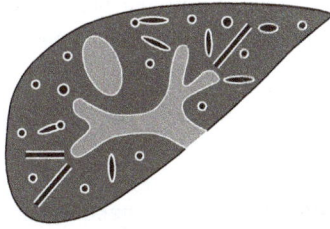

(c) periphere echogene „Tonpfeifenstiele"

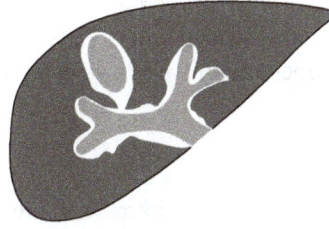

(d) Verdickung der Wände des Portalvenen-hauptstamms und der ersten Verzweigung

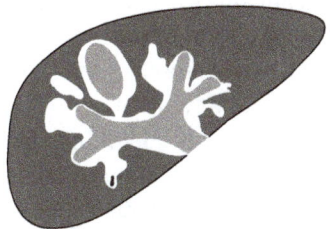

(e) Veränderungen wie bei (d) plus echogene Areale, die ins Leberparenchym ragen

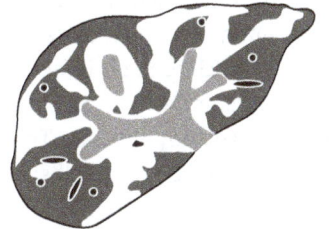

(f) echogene Areale, die vom Portalhilus bis an die Leberkapsel reichen.

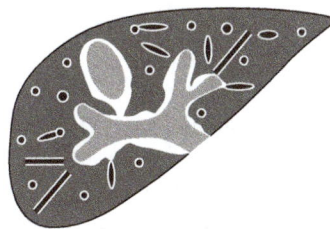

Kombination aus (d) und (c)

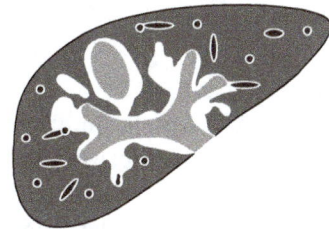

Kombination aus (e) und (c)

Abb. 24.12: Sonographisches Staging der Leberveränderung bei Schistosomiasis nach der WHO, aus [7].

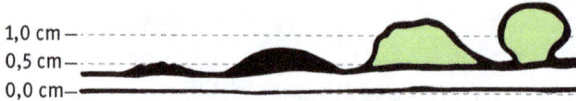

herrschen. Jugendliche Schistosomen sind auf Artemisinin-Derivate empfindlich. Im Allgemeinen ist es jedoch sinnvoller zuzuwarten und nach Abklingen der akuten Phase die dann nachgereiften Schistosomen antiparasitär mit Praziquantel zu behandeln (Nachbehandlung nach weiteren drei Monaten).

24.2.8.2 Chronische Bilharziose

Die spezifisch antiparasitäre Therapie sollte erst später erfolgen und nach einigen Wochen wiederholt werden, da die noch unreifen Würmer schlecht auf die meisten Antihelminthika ansprechen. Das Mittel der Wahl ist Praziquantel (PZQ), das gegen alle humanpathogenen Schistosomenarten wirksam ist. Für eine sichere Eradikation sollten insgesamt drei Einmaldosiszyklen PZQ (40 mg/kg KG, bei asiatischen Schistosomen: 60 mg/kg KG) je nach Infektionszeitpunkt und eine weitere Exposition beispielsweise im Abstand von sechs bis zwölf Wochen durchgeführt werden.

Die rechtzeitige antiparasitäre Therapie im Kindesalter kann bei der Bilharziose zur vollständigen Rückbildung selbst ausgeprägter Veränderungen führen. Dabei bilden sich Läsionen des Harntraktes und des Darms zurück, selbst wenn die Patienten sich reinfizieren. Die Rückbildung von Leberveränderungen ist weniger konstant: Mindestens zwei Behandlungen müssen im Kindesalter erfolgen, um die Fibrosebildung aufzuhalten bzw. zu einer Rückbildung zu führen. Eine fortgeschrittene Leberfibrose ist oft nicht mehr reversibel.

Erfolgsbeurteilung der Therapie

Wiederholte parasitologische Stuhlkontrollen sind ab sechs Wochen nach Therapie, ggf. durch Rektumbiopsat mit Quetschpräparaten indiziert.

Bei der Blasenbilharziose ermöglicht die Mikroskopie des Mikrofiltrates von 24-h-Sammelurin die Beurteilung der Eradikation der Infektion: Es dürfen keine vitalen Eier (zu beurteilen durch eine Trypanblau-Vitalfärbung oder Mirazidienschlüpfversuch) mehr nachgewiesen werden. Vitale Eier zeigen im Gegensatz zu abgestorbenen Eiern im Innern die erhaltene Struktur des Miracidiums. Verkalkte Eier sind ebenfalls nicht mehr vital.

Eine suffiziente Therapie führt kurzfristig zur Normalisierung der Bluteosinophilie. Spezifische Serum-Antikörper fallen erst innerhalb Monaten bis Jahren ab.

Behandlung der Komplikationen

Wenn möglich wird eine Ösophagusvarizenblutung durch eine endoskopische Bandligatur (oder Sklerosierung) versorgt. Eine prophylaktische Betablockermedikation (z. B. Propranolol) kann im Einzelfall nützlich sein. In fortgeschrittenen Fällen ist die Anlage eines TIPS (transjugulären intrahepatischen portosystemischen Shunt) sinnvoll. Bei trotz konservativer Maßnahmen rezidivierenden Varizenblutungen kann eine Splenektomie in Assoziation mit unterschiedlichen Shunt-Operationen erwogen werden.

Entscheidend bei der Therapie der Neurobilharziose ist, dass die Ätiologie erkannt wird, bevor irreversible Schäden auftreten. Wenn die Therapie rechtzeitig mit PZQ erfolgt, treten keine Spätschäden auf. Die Behandlung mit PZQ sollte unter Glukokortikoidschutz durchgeführt werden, da das Absterben von Schistosomen zur Ausschwemmung von Antigen-Material und zu einer erheblichen Aktivierung der Immunantwort führen kann, was die Symptomatik zeitweise zuspitzt.

24.2.9 Prophylaxe, Bekämpfung und Kontrolle

Die Übertragungskette kann unterbrochen werden durch: 1. Vermeidung der Exposition des Menschen, 2. Elimination des Zwischenwirtes, 3. Reduktion der Ei-Ausscheidung beim Endwirt, 4. Verhinderung der Kontamination der Gewässer durch Stuhl bzw. Urin infizierter Menschen und bei einigen Schistosomen-Spezies durch den Kot infizierter Tiere.

In der Praxis hat sich vornehmlich die Massenbehandlung bewährt, die das Auftreten schwerer Krankheitsfälle verhindern soll.

24.2.10 Meldepflicht

Keine Form der Bilharziose ist meldepflichtig.

24.2.11 Weiterführende Literatur

[1]   Akpata R, Neumayr A, Holtfreter MC, Krantz I, Singh DD, Mota R, et al. The WHO ultrasonography protocol for assessing morbidity due to *Schistosoma haematobium*. Acceptance and evolution over 14 years. Systematic review. Parasitol Res. 2015; 114(4): 1279–1289.

[2]   Bustinduy AL, King CH. Schistosomiasis, Chapter 49. In: Farrar J, Hotez P, Junghanss T, Lalloo D, White N, eds. Manson´s Tropical Diseases 23rd ed. Edinburgh: Elsevier. 2013; 698–725.

[3]   El Scheich T, Holtfreter MC, Ekamp H, Singh DD, Mota R, Hatz C, et al. The WHO ultrasonography protocol for assessing hepatic morbidity due to *Schistosoma mansoni*. Acceptance and evolution over 12 years. Parasitol Res. 2014; 113(11): 3915–3925.

[4]   Holtfreter MC, Mone H, Muller-Stover I, Mouahid G, Richter J. *Schistosoma haematobium* infections acquired in Corsica, France, August 2013. Euro Surveill 2014; 19(22).

[5]   Lapa M, Dias B, Jardim C, Fernandes CJ, Dourado PM, Figueiredo M, et al. Cardiopulmonary manifestations of hepatosplenic schistosomiasis. Circulation. 2009; 119(11): 1518–1523.
[6]   Monzawa S, Uchiyama G, Ohtomo K, Araki T. *Schistosomiasis japonica* of the liver: contrast-enhanced CT findings in 113 patients. AJR Am J Roentgenol. 1993; 161(2): 323–327.
[7]   Richter J, Hatz C, Campagne G, Jenkins J. Niamey Working Group. Ultrasound in Schistosomiasis. A practical guide to the standardized use of ultrasonography for the assessment of schistosomiasis-related morbidity. World Health Organization. 2000; 1: 1–56.
[8]   Richter J. The impact of chemotherapy on morbidity due to schistosomiasis. Acta Trop. 2003; 86(2–3): 161–183.
[9]   Richter J, Bode JG, Blondin D, Kircheis G, Kubitz R, Holtfreter MC, et al. Severe liver fibrosis caused by *Schistosoma mansoni*: management and treatment with a transjugular intrahepatic portosystemic shunt. Lancet Infect Dis. 2015; 15(6): 731–737.

24.2.12 Internetadressen

- Steckbrief der WHO, Genf. Abrufbar über:
  http://www.who.int/topics/schistosomiasis/en/
- Steckbrief der CDC, Atlanta, USA. Abrufbar über:
  http://www.cdc.gov/parasites/schistosomiasis/
- S1-Leitlinie Bilharziose (Schistosomiasis) der AWMF. Abrufbar über:
  www.awmf.org/leitlinien/detail/ll/042-005.html

Beate Grüner (für die Echinokokkose-Studiengruppe des Uniklinikums Ulm)

25 Echinokokkose(n)

25.1 Einleitung

Als Echinokokkose des Menschen werden Zoonosen, verursacht durch das Larvenstadium von Bandwürmern der Gattung *Echinococcus*, bezeichnet. Humanmedizinisch relevant sind *Echinococcus granulosus* als Erreger der zystischen Echinokokkose (CE) und *Echinococcus multilocularis* als Erreger der alveolären Echinokokkose (AE). Die Begriffe „*E. alveolaris*" und „*E. cysticus*" sind inkorrekt und sollten nicht mehr verwendet werden. Die sehr seltene polyzystische Echinokokkose durch *Echinococcus vogeli* bzw. *E. oligarthus* kommt nur in Südamerika vor. Für den Lebenszyklus von *Echinococcus spp.* ist ein Wirtswechsel obligat, der Mensch stellt einen Fehlzwischenwirt dar. Das Wachstumsverhalten von *E. granulosus* bzw. *E. multilocularis* im Menschen ist unterschiedlich, woraus zwei in Diagnostik, Therapie und Prognose verschiedene Erkrankungen resultieren, weswegen die Krankheitsbilder zystische Echinokokkose (CE) und alveoläre Echinokokkose, (AE) separat besprochen werden (Abb. 25.1). Obwohl sich die Endemiegebiete von CE und AE partiell überlappen, sind Ko-Infektionen sehr selten. Beide Echinokokkosen sind in Deutschland nach dem Infektionsschutzgesetz (IfSG § 7 Abs. 3) nicht namentlich meldepflichtig.

25.2 Zystische Echinokokkose (CE), Hundebandwurmerkrankung

25.2.1 Definition

Die zystische Echinokokkose (CE) des Menschen wird durch die Larve des Hundebandwurmes *E. granulosus* verursacht. Im angelsächsischen Sprachraum wird die CE häufig als Hydatidose (cystic hydatid disease) bezeichnet. Es kommt zur Ausbildung von wassergefüllten Zysten (Hydatiden) vorrangig in Leber und/oder Lunge. Neben der primären Echinokokkose ist durch die Aussaat von infektiösem Parasitenmaterial, zum Beispiel durch Zystenruptur oder invasive Eingriffe, die Ausbildung von sekundären CE-Herden möglich.

25.2.2 *Echinococcus granulosus*: Erreger und Lebenszyklus

E. granulosus ist ein kleiner Bandwurm von 2–7 mm Länge mit meist drei Segmenten, der im Dünndarm von Kaniden (am häufigsten Hunden, aber auch Wölfen, Dingos, Koyoten, Schakalen, Hyänen) lebt. Am Kopf (Scolex) befindet sich ein zweireihiger Hakenkranz. Mit dem Kot scheidet der Endwirt Proglottiden aus, wodurch die Eier

DOI 10.1515/9783110464757-027

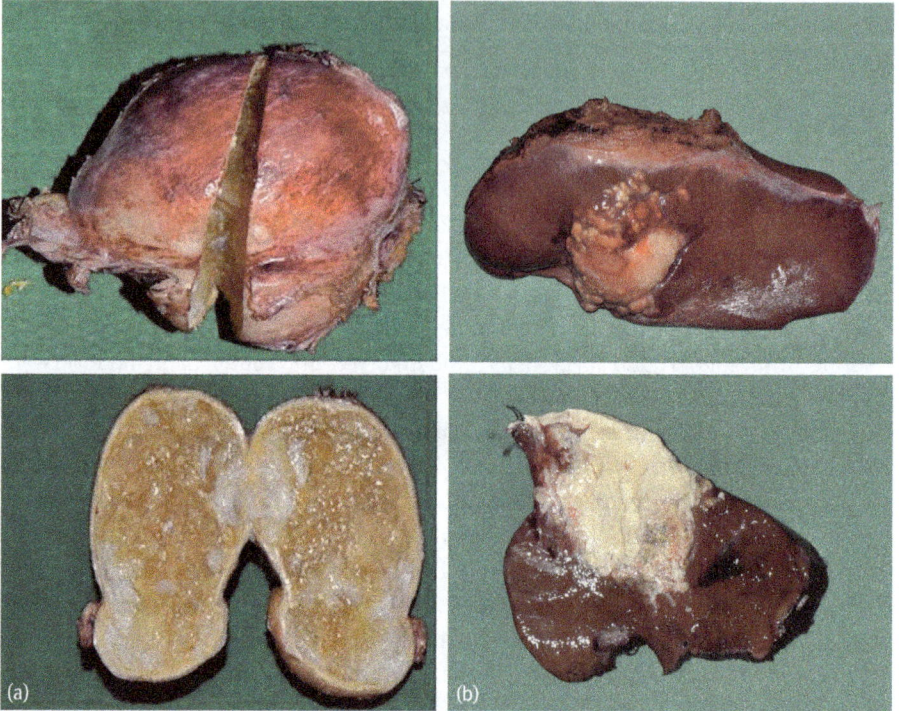

Abb. 25.1: Unterschiedliches Wachstumsverhalten von *E. granulosus* (a) und *E. multilocularis* (b) bei Leberbefall des Menschen: *E. granulosus* führt zu glatt begrenzten Zysten, während die Metazestode von *E. multilocularis* infiltrierend wächst und ein schwammartiges Gewebe bildet (mit freundlicher Genehmigung durch Prof. Dr. med. T. Barth und Frau Prof. Dr. med. D. Henne-Bruns).

(200–2.000/Segment) in die Umwelt gelangen und über mehrere Monate infektionsfähig bleiben. Von dort werden sie von den Zwischenwirten, dies sind meist weidende Huftiere, bei der Nahrungssuche aufgenommen. Bei *E. granulosus* werden mehrere Stämme (G1–G10) mit verschiedenen Zwischenwirten (z. B. Schaf, Ziege, Esel, Kamel) unterschieden. Der Hund stellt für alle Stämme den wichtigsten Endwirt dar. Der Entwicklungszyklus schließt sich mit dem Verzehr eines infizierten Zwischenwirtes durch den Endwirt (meist in Form von Schlachtabfällen). Bei der CE besteht damit eine sehr enge Assoziation zu Viehwirtschaft und Heimschlachtung (Abb. 25.2).

25.2.3 Epidemiologie

E. granulosus ist weltweit verbreitet. Die Weltgesundheitsorganisation (WHO) rechnet mit zwei bis drei Millionen humanen Fällen weltweit. Als Hochendemiegebiete gelten Teile Eurasiens, vor allem die Mittelmeerregion, die Russische Föderation und angrenzende Staaten der ehemaligen Sowjetunion, China, der Nahe und Mittlere Osten,

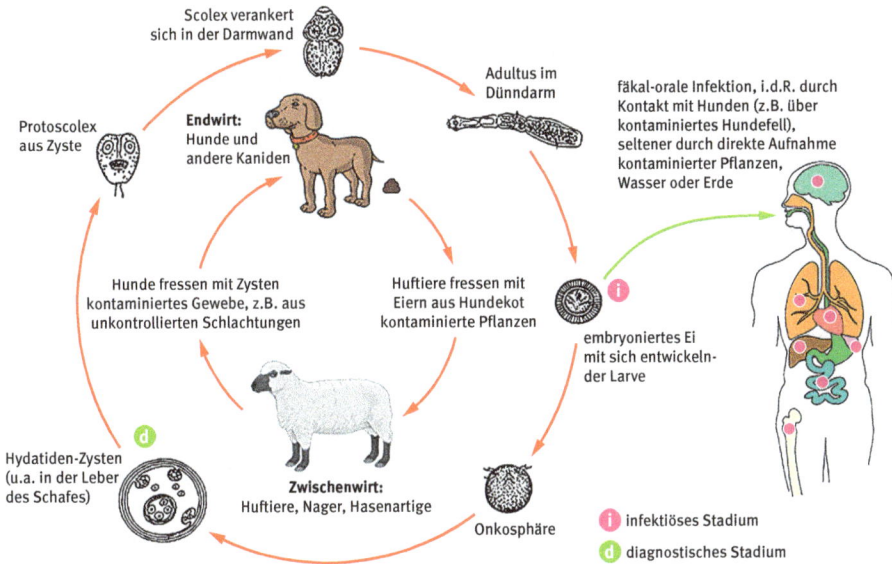

Abb. 25.2: Lebenszyklus von *Echinococcus granulosus*.

zudem Nord- und Ostafrika und Südamerika. Betroffen sind Gebiete mit Viehhaltung, assoziiert mit engen Hundekontakten und unkontrollierter Heimschlachtung. Lediglich sporadisch bzw. gar nicht kommt *E. granulosus* in Mitteleuropa und Nordamerika vor. Neuseeland gilt zwischenzeitlich als frei von CE, für Australien werden sporadisch humane CE Fälle berichtet. In Deutschland diagnostizierte Erkrankungen an CE werden meist von Migranten aus ihrer Heimat mitgebracht oder während Langzeitaufenthalten in Endemiegebieten erworben. Nur sehr selten sind Deutsche ohne längere Auslandsaufenthalte betroffen. Seit 2003 schwanken die Zahlen der gemeldeten Echinokokkose-Fälle von zystischer Echinokokkose in Deutschland zwischen 50–80 Fällen jährlich, im Jahr 2015 wurden dem Robert Koch-Institut (RKI) 81 diagnostizierte CE-Neuerkrankungen gemeldet.

25.2.4 Infektionsweg

Die Infektion des Menschen mit dem Hundebandwurm erfolgt fäkal-oral. Die Ansteckungsgefahr ist am höchsten bei engen Kontakten zu Hunden, die mit Schlachtabfällen befallener Zwischenwirte gefüttert werden. Seltener sind Ansteckungen ohne direkte Hundekontakte, wenn Eier über Wasser, Pflanzen oder dem Boden an die Hände gelangen und später verschluckt werden. Nach oraler Aufnahme der Eier von *E. granulosus* entwickeln sich im Dünndarm des Zwischenwirtes die sog. Onkosphären (Larvenvorstufen) und wandern nach Penetration der Darmwand über den Blut- und Lymphweg zu den Zielorganen, am häufigsten der Leber. Wird die

Onkosphäre weitertransportiert, kann zum Beispiel die Lunge befallen werden. In den Zielorganen sprießen die Onkosphären zu Metazestoden heran. Morphologisches Korrelat ist eine Zyste, die aus einer inneren Keimzellschicht (germinal layer) und einer äußeren azellulären Laminarschicht (laminated layer) besteht. Das langsame Wachstum der parasitären Zyste (Endozyste) induziert eine granulomatöse Wirtsreaktion, was schließlich zur Ausbildung einer Bindegewebskapsel führt (Perizyste), mit scharfer Abgrenzung zwischen parasitärer Zyste und Wirtsgewebe. Kommt es im Zysteninneren zur Ausbildung von Tochterzysten, dann entsteht der typische gekammerte Aspekt. Die Zeit bis zur Ausbildung von fertilen Protoscolices im Inneren der Zyste ist variabel. Es wird von mehr als zehn Monaten ausgegangen. Einige Zysten bleiben auch steril.

25.2.5 Krankheitsbild

Die CE des Menschen imponiert typischerweise durch Bildung einer oder mehrerer glatt begrenzter Zysten, die mit einer klaren Flüssigkeit (Hydatidenflüssigkeit) gefüllt sind und langsam und verdrängend wachsen. Die Zystengröße ist variabel zwischen 1–15 cm, manchmal auch bis zu 30 cm. Die Präpatenzzeit kann mehrere Monate bis Jahrzehnte betragen. Obwohl jedes Organ im Körper betroffen sein kann, finden sich bei bis zu 70 % der Patienten Zysten in der Leber, gefolgt von pulmonalen Zysten in 20–40 % der Fälle, zum Teil auch in beiden Organen. Andere Organe wie Nieren, Milz, Pankreas und Knochen sind seltener befallen. Etwa 40–80 % der betroffenen Patienten entwickeln eine solitäre Zyste. Ca. 60 % der Patienten bleiben asymptomatisch, und die Echinokokkose ist ein Zufallsbefund bei aus anderen Gründen durchgeführter bildgebender Diagnostik. Symptome entstehen erst nach Jahren durch den lokalen Effekt der Zyste auf das umgebende Gewebe und sind von der Lokalisation und Größe der Zyste abhängig und dementsprechend unspezifisch (v. a. Schmerzen und Druckgefühl). Bei Kompression der Gallenwege kann es zu Cholestase und Ikterus, mitunter mit Cholangitis bei bakterieller Superinfektion, kommen. Auch eine Zystenruptur in die Gallenwege ist möglich, mit konsekutiver Cholestase/Cholangitis oder auch Abszessbildung. Bei der Zystenruptur in die Peritonealhöhle führt die Aussaat von Protoskolizes zur Ausbildung sekundärer CE-Herde. Zusätzlich zu lokalen Symptomen können systemisch immunologische Symptome wie Urtikaria, Asthma oder Anaphylaxie als Ausdruck einer allergischen Reaktion auftreten. Bei pulmonalen Zysten finden sich chronischer Husten, Auswurf, Dyspnoe, Hämoptysen, pleuritische Beschwerden, seltener auch Ausbildung eines Lungenabszesses. Bei Anschluss an das Bronchialsystem können evtl. parasitäre Bestandteile im Bronchialsekret nachgewiesen werden (Membranen, Protoscolices, Häkchen). Bei Knochenbefall finden sich ebenfalls zystische Strukturen, die lokal Schwellungen, Schmerzen oder auch das Bild einer Osteomyelitis verursachen können. Bei den seltenen kardialen bzw. cerebralen CE-Manifestationen treten Symptome bereits bei kleinen Herden auf. Die Zystenruptur als Komplikation der CE kann spontan oder traumatisch vorkommen und führt zu allergischen Reaktionen bis zum anaphylaktischen Schock, zudem besteht hierbei das Risiko einer sekundären CE durch Aussaat von Protoscolices oder Tochterzysten.

25.2.6 Differentialdiagnose

Differentialdiagnostisch kommen Zysten anderer Genese (z. B. dysontogenetisch oder bei polyzystischer Erkrankung), aber auch zystische Tumore, insbesondere neuroendokrine Tumore, in Frage. Auch eine alveoläre Echinokokkose kann bei Nachweis verkalkter, regressiv veränderter parasitärer Herde in Erwägung gezogen werden. Des Weiteren können Leberabszesse verschiedener Genese differentialdiagnostisch vor allem bei superinfizierten, komplizierten CE-Läsionen vorliegen.

25.2.7 Diagnostik

Die Diagnose der CE basiert, neben Anamnese und klinischem Befund, auf Bildgebung und Serologie; zudem kann die Infektion bei mikroskopischem Nachweis von Protoscolices (*Echinococcus*-Häkchen) bzw. einem passenden histologischen Befund als bestätigt angesehen werden. Bildgebung der ersten Wahl zur Diagnostik und Verlaufskontrolle abdomineller CE-Zysten ist die Sonographie. Von der WHO-Arbeitsgruppe für Echinokokkose wurde eine standardisierte Klassifikation von Leberzysten publiziert, bei der die Sono-Morphologie mit der Zystenaktivität korreliert (Abb. 25.3). Dabei werden die WHO-Stadien CE1 bis CE5 mit aktiven (CL, CE1, CE2) und transitorischen Stadien (CE 3a und 3b) sowie inaktive CE4- und CE5-Läsionen unterschieden. Zur Bestätigung des bildgebenden Verdachtes einer CE erfolgt die Immundiagnostik zum serologischen Nachweis spezifischer Antikörper. Die Serologie

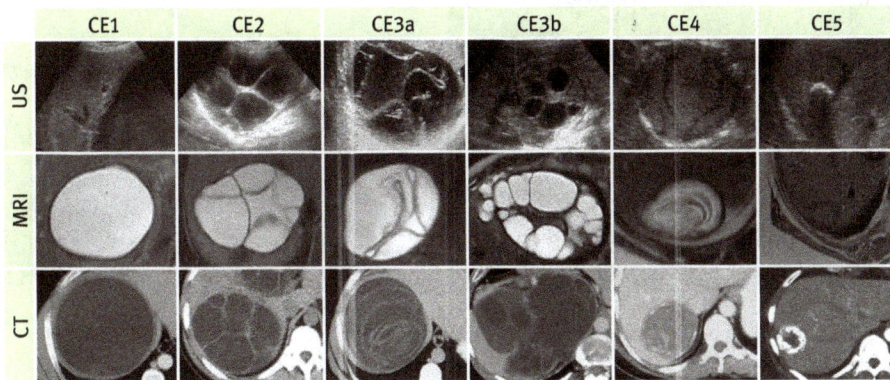

Abb. 25.3: WHO-Stadien der zystischen Echinokokkose, aus [23].

wird als Stufendiagnostik empfohlen. Die erste Stufe besteht aus dem Nachweis von Antikörpern, z. B. mittels ELISA, IHA oder IFT, wobei Rohantigene aus Hydatidenflüssigkeit verwendet werden, die eine hohe Sensitivität (> 95 %) bei unbefriedigender Spezifität im Sinne von Kreuzreaktionen mit anderen Zestoden (z. B. *E. multilocularis, Taenia solium*) aufweisen. In der zweiten Stufe kommen hochgereinigte Antigene als Bestätigungstests oder auch Immunoblots zum Einsatz. Bis zu 20 % der Fälle hepatischer CE zeigen keine messbare Antikörper-Antwort, insbesondere junge aktive Zysten (WHO-Stadium CE1). Generell ist die Serologie bei extrahepatischem, inkl. pulmonalem Befall, häufiger falsch-negativ.

Bei Leberzysten ist die Morphologie diagnostisch wegweisend, es sollte auf die Darstellung einer gut abgegrenzten eventuell zweischichtigen echogenen Zystenmembran (nämlich Endozyste und Perizyste) geachtet werden. Zudem gibt die Anamnese (Exposition im Endemiegebiet) meist wertvolle Hinweise. Klinische Kriterien für die Diagnose einer zystischen Echinokokkose sind der bildgebende Nachweis einer langsam wachsenden oder stabilen zystischen Raumforderung oder eine anaphylaktische Reaktion durch Zystenruptur. In Abhängigkeit vom Organbefall kommen Computertomographie (CT), Magnetresonanztomographie (MRT) und konventionelles Röntgen (für Lungenzysten und Knochen) zum Einsatz. In der Regel korreliert die MRT besser mit der sonographischen WHO-Klassifikation als die CT. Je nach Stadium der Erkrankung zeigt sich eine umkapselte zystische Struktur mit oder ohne Binnenstrukturen, wie Septierungen, Tochterzysten und in späteren Stadien auch Verkalkungen. Mitunter kann die Diagnose erst im Resektat durch typische makroskopische und histopathologische Veränderungen (Abb. 25.4) oder den mikroskopischen Nachweis von Protoskolizes bzw. Häkchen in der Zystenflüssigkeit gestellt werden (Abb. 25.5). Die Zystenflüssigkeit kann neben einer mikroskopischen Untersuchung auch einer PCR

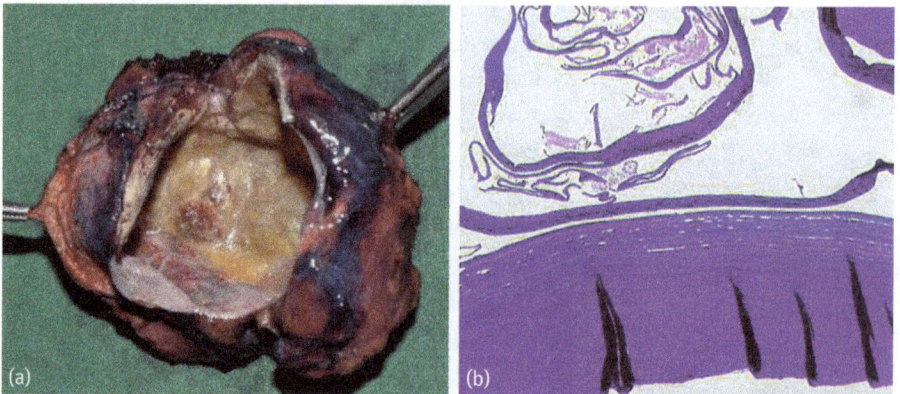

Abb. 25.4: Resektat bei Perizystektomie eines CE-Leberherdes (a) und histologischer Befund bei *E. granulosus* mit typisch breiter Laminarschicht in der PAS-Färbung (b). (Abbildungen: Dr. med. A. Hillenbrand, Prof. Dr. med. Th. Barth).

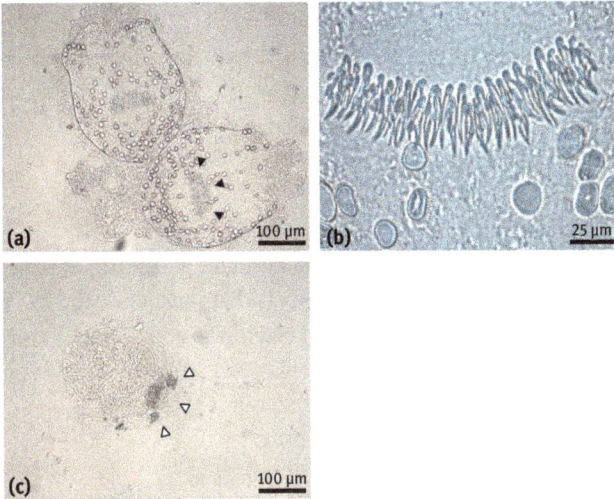

Abb. 25.5: Mikroskopische Darstellung von *Echinococcus granulosus* aus Hydatidensand (bei Zystenpunktion): (a) invaginierte Protoscolices mit typischem, internalisiertem Hakenkranz (▲), dessen einzelne etwa 25–30 μm lange Häkchen sich in höherer Vergrößerung darstellen lassen (b) und gelegentlich auch einzeln liegend im mikroskopischen Präparat gefunden werden können. Im Verlauf evaginieren die Scolices (c), so dass der Hakenkranz nun außen am kranialen Pol zu liegen kommt (△). (Mit freundlicher Genehmigung von Dr. med. J. B. Hagemann).

in Speziallaboren zugeführt werden. Eine diagnostische Feinnadelpunktion sollte nur nach mindestens 24-stündiger medikamentöser Benzimidazol-Vorbehandlung (vorzugsweise Albendazol) erfolgen und vorzugsweise mit einer interventionellen Therapie kombiniert werden. Das Management einer möglichen Anaphylaxie muss unbedingt sichergestellt sein.

25.2.8 Therapie

Für die Behandlung der CE gibt es keine Standardleitlinie, jedoch eine zuletzt 2010 überarbeitete Empfehlung der WHO-Arbeitsgruppe für Echinokokkose. Hauptkriterien für die komplexe Therapieentscheidung sind der Organbefall, das Vorhandensein eines vs. mehrerer Herde, die Größe und Morphologie der Zyste(n), die klinische Symptomatik und vorhandene bzw. zu erwartende Komplikationen durch die parasitäre Läsion. Für den einzelnen Patienten sollte die Therapiestrategie nach Statuserhebung (und ggf. Expertenkonsultation) unter Beleuchtung möglicher Optionen und Risiken elektiv festgelegt werden. Als prinzipielle Therapiestrategien bei CE kommen je nach Organbefall und Stadium in Frage:

- chirurgische Verfahren,
- perkutane Therapie (vor allem die perkutane Alkoholinstillation und -reaspiration (PAIR)),
- eine rein medikamentöse Therapie mit Benzimidazolen,
- Abwarten unter klinischer und bildgebender Kontrolle,

also eine Watch-and-wait-Strategie.

Durch ein chirurgisches Vorgehen ist meist eine vollständige Entfernung der Zysten möglich, wodurch die höchste Heilungsaussicht besteht. Dennoch sollte die Indikation zur OP unter kritischer Nutzen-Risiko-Abwägung gestellt werden. Indikationen für die Operation sind:
- große CE2- und CE3b-Zysten mit multiplen Tochterzysten,
- Zysten, die mit dem Gallenwegssystem kommunizieren,
- Zysten, die Druck auf benachbarte vitale Organe ausüben,
- große solitäre Leberzysten (> 10 cm), die oberflächlich liegen und wo somit Rupturgefahr besteht,
- infizierte Zysten.

Für letztere stellt das chirurgische Vorgehen die Alternative zur perkutanen Therapie dar. Generell gilt: Je radikaler die Intervention, desto geringer die Rezidivrate bei jedoch höherem OP-Risiko. Mögliche OP-Verfahren sind Radikaloperationen wie partielle Leberresektion und Perizystektomie, die offene Zystektomie mit oder ohne Omentoplastik oder die palliative Chirurgie mittels Drainagen-Einlage. Stets sollte eine mindestens 24-stündige Vorbehandlung mit Benzimidazolen (Albendazol) präoperativ erfolgen. Die empfohlene Dauer der postoperativen antihelminthischen Therapie beträgt – abhängig von der Radikalität des Eingriffes – Tage bis Monate. Kontraindiziert ist die chirurgische Entfernung bei inaktiven asymptomatischen Zysten, schwer zugänglichen und sehr kleinen Zysten. Bei pulmonalen Zysten wird generell eine chirurgische Therapie angestrebt, obwohl die konservative Therapie mit Albendazol bei kleinen Zysten eine gute Wirksamkeit gezeigt hat. Bei größeren Lungenzysten sollte präoperativ auf Albendazol verzichtet werden, da dies zu einer Zystenruptur führen kann. Bei Knochenbefall ist die radikale Chirurgie Mittel der Wahl, ebenso bei kardialer Echinokokkose, sofern möglich.

Perkutane Therapien haben das Ziel, die Keimschicht zu zerstören oder die Endozyste abzusaugen. Bei der PAIR-Therapie (Punktion, Aspiration, Instillation und Reaspiration) wird die Zyste perkutan punktiert und der Zysteninhalt abgesaugt. Danach wird eine protoskolizoide Substanz (NaCl 20 % oder Ethanol 95 %) instilliert und nach 15–20 min reaspiriert. PAIR sollte nur bei vorhandener Erfahrung mit der Methode angewandt werden. Neben dem Risiko einer Anaphylaxie besteht das einer toxischen Cholangitis. Ein Zystenanschluss an die Gallenwege muss daher vorab sicher ausgeschlossen werden. Auch PAIR wird immer mit einer medikamentösen Albendazol-Therapie kombiniert, diese sollte vier Tage vor dem Eingriff begonnen und über mindestens einen Monat nach dem Eingriff fortgeführt werden. Inzwischen wird wegen möglicher Komplikationen, besonders bei großen Zysten, auf die Instillation protoskolizoider Substanzen verzichtet, zumal allein durch das Absaugen des Zysteninhaltes in Kombination mit der medikamentösen Therapie ebenfalls gute Ansprechraten berichtet wurden. Die perkutane Therapie mittels PAIR ist vor allem in Entwicklungsländern mit eingeschränkter medizinischer Versorgung von Bedeutung. Im europäischen Kontext kommt sie für inoperable Patienten und solche, die eine chirurgische Therapie ablehnen, in Frage, ebenso für Patienten mit einem Rezidiv nach der Operation. Besonders erfolgreich ist PAIR bei großen Zysten mit mehr als 5 cm Durchmesser. Kontraindiziert ist sie bei Zysten im Stadium 4 und 5 und für Lungenzysten.

Bei CE2b- und CE3b-Zysten ist PAIR problematisch, da jedes Kompartiment einzeln punktiert werden müsste. Hier kommen andere perkutane Verfahren zum Einsatz, bei denen über großlumige Katheter Instrumente zur Zerstörung der Binnenstrukturen eingeführt werden und anschließend der komplette Zysteninhalt abgesaugt wird. Diese Verfahren bedürfen der weiteren kritischen Evaluation und sollten nur vom interventionell Erfahrenen angewandt werden.

Eine rein medikamentöse Therapie mit Benzimidazolen (vorzugsweise Albendazol) stellt für viele Patienten eine effektive Alternative zur invasiven chirurgischen bzw. interventionellen Therapie dar. Die Therapie mit Albendazol kommt zur Anwendung bei solitären Leberzysten (< 10 cm Durchmesser ohne Rupturgefahr), bei inoperablen Zysten in Leber oder Lunge, bei multiplen Zysten in verschiedenen Organen oder peritonealen Zysten. Besonders gut sprechen kleine Zysten (bis 5 cm Durchmesser) im Stadium CE1 und 3a an. Nach einer 3- bis 6-monatigen Therapie können 30 % der Patienten als geheilt angesehen werden, inzwischen wird jedoch zu einer längeren Therapiedauer (6–12 Monate) tendiert. Weniger effektiv ist die Therapie bei großen Zysten (> 10 cm Durchmesser). Absolut kontraindiziert ist die medikamentöse Therapie bei Rupturgefahr und in der Frühschwangerschaft, ebenso bei inaktiven oder verkalkten Zysten. Albendazol wird in einer Dosis von 10–15 mg/kg KG, verteilt auf zwei Tagesdosen, verabreicht, in der Regel 2 × 400 mg/Tag. Die Einnahme muss mit fettreicher Kost zur Sicherstellung der Resorption erfolgen, und unter Therapie sollten Laborkontrollen von Blutbild und Leberwerten stattfinden. Mebendazol scheint weniger effektiv, die empfohlene Dosis beträgt 40–50 mg/kg KG verteilt auf drei Einzeldosen, ebenfalls zu fettreicher Kost eingenommen. Die Überprüfung des Medikamentenspiegels im Blut wird nach etwa 4- bis 6-wöchiger Therapie angeraten.

Inaktive Zysten (WHO-Stadium CE 4 und 5) bedürfen keiner Therapie, wobei insbesondere CE4-Zysten über Jahre beobachtet werden sollen, da sie ein Reaktivierungspotenzial (mit Transformation in CE3b-Zysten) aufweisen. Morphologie und Größe der Zyste sollten zunächst im Verlauf mittels Bildgebung in etwa halbjährlichen Abständen kontrolliert werden (*Watch-and-Wait*-Strategie). Eine Regression der Zyste(n) ist in jedem Stadium möglich, dies ist in der Leber sonomorphologisch gut nachvollziehbar und bei inaktiven Herden überwiegen echoreiche bzw. verkalkte Areale.

Das Risiko anaphylaktischer Reaktionen besteht bei jeder interventionellen Maßnahme ebenso wie bei Spontanruptur einer Zyste, wobei das Risiko bei operativen Verfahren höher als bei perkutanen Verfahren zu sein scheint. Hier ist zeitnah eine Benzimidazol-Therapie, evtl. ergänzt durch Praziquantel (da protoskolizoid), einzuleiten. In der überwiegenden Zahl der Fälle kann die CE kurativ behandelt werden. Aufgrund der Rezidivneigung, z. B. bei Multiorgan-Befall, kann eine langfristige anthelminthische Therapie erforderlich werden, insbesondere wenn Knochen und Lunge mitbefallen sind.

25.2.9 Prognose

Im Allgemeinen ist die Prognose der CE gut, die Mortalitätsrate wird mit 2–4 % angegeben, mit deutlicher Variabilität in Abhängigkeit von der medizinischen Versorgung.

25.2.10 Prophylaxe

Effektive Kontrollmaßnahmen zur Minimierung der Übertragung von *E. granulosus* sind neben der Aufklärungsarbeit und Verbesserung der allgemeinen Hygiene die konsequente Fleischbeschauung und kontrollierte Viehschlachtung mit sachgerechter Entsorgung der Schlachtabfälle. Außerdem wird die regelmäßige Entwurmung von Hunden (und Katzen) mit Praziquantel empfohlen.

25.3 Alveoläre Echinokokkose (AE), Fuchsbandwurmerkrankung

25.3.1 Definition

Als alveoläre Echinokokkose (AE) wird die Infektion mit dem Larvenstadium von *Echinococcus multilocularis*, dem Kleinen Fuchsbandwurm, bezeichnet. Die Metazestode bildet ein alveoläres bzw. schwammartiges Gewebe, das aus kleinen Bläschen von < 1 mm bis 3 cm Durchmesser besteht und sich nahezu ausschließlich in der Leber etabliert. Charakteristisch hierbei ist das exogene tumorartige Wachstum mit Infiltration von Nachbarorganen und möglicher lymphogener bzw. hämatogener Aussaat, was den malignen Charakter dieser potenziell lebensbedrohlichen Zoonose ausmacht.

25.3.2 Erreger und Lebenszyklus

Der Kleine Fuchsbandwurm ist adult 1,2–4,5 mm groß, mit meist fünf Proglottiden und besiedelt den Dünndarm des Rotfuchses oder anderer Karnivoren, die bei Befall asymptomatisch bleiben. Die Endwirte scheiden Bandwurmeier mit dem Kot aus.

Kleine Nagetiere (vor allem Feldmaus und Schermaus, in Süddeutschland häufig auch der Bisam) sind die natürlichen Zwischenwirte, in denen sich nach oraler Aufnahme der Eier ein vielkammeriger (multilokulärer), schwammartiger (alveolärer) Lebertumor entwickelt, der sich durch exogene Sprossung ausbreitet und Tausende neuer Kopfanlagen enthält. Der Zyklus schließt sich, wenn ein so befallenes Nagetier mit fertilem Metazestodengewebe von einem Fuchs (bzw. anderem Endwirt) gefressen wird.

25.3.3 Epidemiologie

Echinococcus multilocularis kommt nur in den gemäßigten bis kalten Klimazonen der Nordhalbkugel vor, an deren Bedingungen der Parasit bestens adaptiert ist. Lange bekannt in Mitteleuropa ist die Erkrankung in Süddeutschland, der Nordschweiz, Österreich und Ostfrankreich, wobei in den letzten Jahrzehnten eine kontinuierliche Ausweitung der Endemiegebiete beobachtet wird. So wurden zahlreiche menschliche Neuerkrankungen aus dem Baltikum berichtet. Teile Russlands, vor allem Sibirien, die Mongolei, der Westen Chinas inkl. der tibetischen Hochebene sowie einige Inseln Nordjapans und die Nordosttürkei sind bekannte Foci, ebenso Alaska mit den Behring-Inseln und Kanada. Weltweit gesehen stellt die VR China das Land mit der höchsten AE-Prävalenz dar. Mit einer weiteren Zunahme der Fallzahlen humaner Erkrankungen muss auch in Europa und Deutschland gerechnet werden. Hintergründe hierfür sind die Zunahme der Fuchspopulation und deren Befallsraten sowie die o. g. Ausweitung der Endemiegebiete. Weltweit geht die WHO von 400.000 AE-Erkrankten aus, mit etwa 18.000 Neuerkrankungen pro Jahr. Seit Einführung der Meldepflicht 2001 in Deutschland wurden dem RKI insgesamt 434 AE-Neuerkrankungen (Stand 17.05.2017) gemeldet, wovon die Mehrzahl der Fälle auf die Endemiegebiete Süddeutschlands entfällt. Die bislang höchste Zahl der Meldungen liegt mit 47 AE-Neudiagnosen für 2015 vor.

25.3.4 Infektionsweg

Der Mensch infiziert sich durch akzidentelle orale Aufnahme der Eier durch direkten Kontakt, über Schmierinfektion und auch über kontaminierte Nahrungsmittel bzw. Wasser. Da die Zeit zwischen Infektion und Diagnose Jahrzehnte betragen kann, ist der Infektionszeitpunkt meist nicht bestimmbar (Abb. 25.6). Nach Verschlucken der Eier und Magenpassage schlüpfen die sog. Onkosphären, werden im Darm absorbiert und gelangen über die Portalvene zur Leber, wo sich die Metazestode entwickelt. Im Menschen erfolgt die Ausbildung von Protoscolices durch das larvale Keimepithel nur in Ausnahmefällen. Das Risiko für die AE ist insbesondere erhöht für die Bevölkerung im ländlichen Bereich. Die Fuchsbandwurmerkrankung ist eine anerkannte Berufskrankheit bei Landwirten. Neben landwirtschaftlicher Tätigkeit inkl. Waldarbeiten stellt die

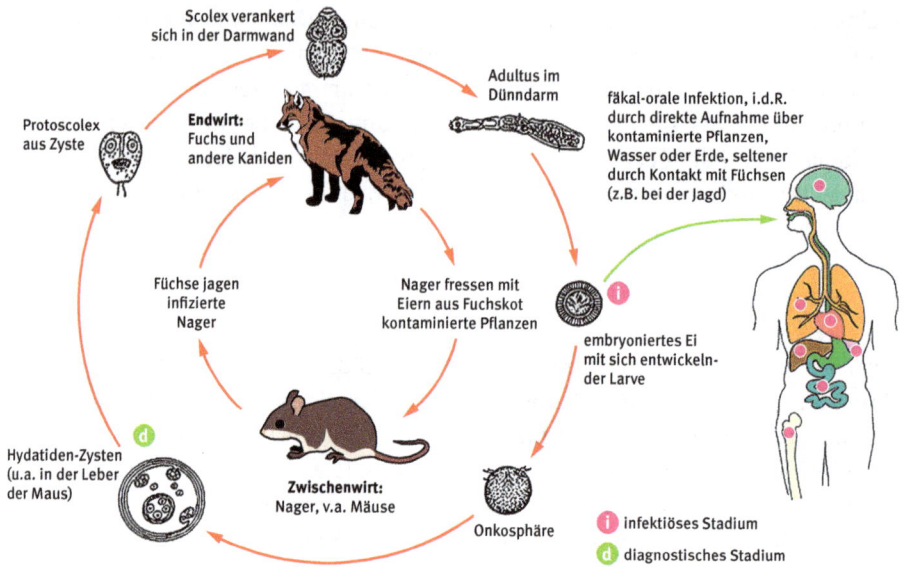

Abb. 25.6: Lebenszyklus von *E. multilocularis*.

Haltung freilaufender, wildernder oder nur unregelmäßig entwurmter Hunde einen wichtigen Risikofaktor dar, ebenso wie direkter Kontakt zu Füchsen (Jäger, Veterinäre). Zusätzlich scheint der Verzehr selbst angebauter Gemüse und Gewürzpflanzen aus dem sog. „Küchengarten" mit einem erhöhten Risiko einherzugehen, nicht aber der Verzehr von Waldbeeren. Mit zunehmender Urbanisierung des Zyklus gelangen Fuchsbandwurmeier durch Stadtfüchse oder befallene Hunde (seltener Katzen) auch auf Spielplätze oder in Parks und Gärten, so dass inzwischen auch hier Ansteckungsgefahr besteht. Genetische Faktoren spielen eine Rolle für die Empfänglichkeit, den progredienten oder den abortiven Verlauf der Infektion. Auch sind bestimmte HLA-Merkmale mit erhöhter Resistenz assoziiert. Rasch progrediente Verläufe sind bei Immundefizienz und unter immunsuppressiver Therapie bekannt. Die AE wird in diesem Kontext als opportunistische Infektion aufgefasst.

25.3.5 Krankheitsbild

Die genaue Inkubationszeit ist nicht bekannt, es wird davon ausgegangen, dass etwa zehn bis 15 Jahre vergehen, bevor eine Läsion erkennbar ist. Das mittlere Alter bei Erstdiagnose der AE liegt jenseits des 50. Lebensjahres. Die Leber ist mit > 98 % die häufigste Primärmanifestation der AE. Das Larvengewebe von *E. multilocularis* zeigt ein infiltrierendes, tumorartiges Wachstum, das sich von der Leber aus kontinuierlich auf benachbarte Strukturen bzw. Organe ausbreitet und/oder zu Fernmetastasen führen kann. Typische Frühsymptome gibt es nicht und oft (in mehr als 1/3 der Fälle) wird die Diagnose zufällig bei einer Sonographie oder Bildgebung aus anderen Gründen gestellt. Häufig wird angesichts der bildgebenden Erscheinung der Verdacht auf ein primäres Malignom der Leber- bzw. Gallenwege oder ein Verdacht auf das Vorliegen von Lebermetastasen geäußert. Mitunter erfolgt eine entsprechende Diagnostik bei pathologischen Laborparametern, insbesondere bei der Erhöhung von Bilirubin, Transaminasen bzw. Cholestase-Parametern. Symptome wie abdominelles Druckgefühl, Schmerzen, Übelkeit, Fieber oder Gewichtsabnahme treten meist erst auf, wenn bereits ein großer Teil der Leber durch den parasitären Herd infiltriert ist. Das Larvengewebe involviert regelhaft Gallengänge und hepatische Gefäße. Konsekutiv treten Cholestase mit Ikterus und Cholangitis bzw. Pfortaderthrombose mit portaler Hypertension auf. Mit zunehmender Durchsetzung der Leber verschlechtert sich auch die Leberfunktion. Eine sekundär biliäre Zirrhose zählt zum Spektrum der möglichen Spätsymptome. Parasitäre Fernmetastasen der AE finden sich am häufigsten in Lunge und Gehirn, dann mit pulmonaler bzw. neurologischer Symptomatik. Als seltene extrahepatische Erstmanifestationsorte sind beschrieben: Milz, Wirbelsäule, Retroperitoneum, Gehirn. Typisch ist auch die Neigung zur lokalen Fistelbildung.

25.3.6 WHO-Klassifikation: PNM-Klassifikation

Da die AE sehr selten ist, das biologische Verhalten eines malignen Tumors zeigt und das klinische Bild stark variieren kann, wurde eine Klassifikation analog zum TNM-System für maligne Tumoren erarbeitet. Diese soll eine standardisierte Beurteilung des Stadiums bei Diagnosestellung und damit eine stadienadaptierte Therapieplanung ermöglichen. Die Klassifikation beruht auf bildgebenden Verfahren und berücksichtigt das Wachstumsverhalten des Larvengewebes. Bei der PNM-Klassifikation steht **P** für die hepatische Lokalisation des Parasiten, **N** für die Infiltration von Nachbarorganen und **M** für das Vorhandensein von Fern-Metastasen (Tab. 25.1).

25.3.7 Differentialdiagnose

Differentialdiagnostisch kommen je nach morphologischem Aspekt verschiedene benigne und maligne Leberraumforderungen in Frage, insbesondere Hämangiome, Adenome und Fokale noduläre Hyperplasie (FNH), cholangiozelluläres Karzinom (CCC), hepatozelluläres Karzinom (HCC), Lebermetastasen bei primär extrahepatischen Tumoren, Leberabszesse, Verkalkungsstrukturen als Abszessresiduen oder auch die CE im WHO-Stadium CE 4 bzw. CE 5. Wenn Anamnese und Sonographie/Schnittbildgebung (komplementäre Verfahren) kombiniert mit Labordiagnostik inkl. *Echinococcus*-Serologie die Diagnose nicht hinreichend sichern können, wird die Punktion zur histologischen (ggf. auch molekularbiologischen oder immunhistochemischen) Sicherung der Diagnose unbedingt empfohlen.

Tab. 25.1: PNM-Klassifikation der WHO für die alveoläre Echinokokkose.

P	Lokalisation des Parasiten in der Leber
PX	Beurteilung nicht möglich
P0	Kein Hinweis auf Lebertumor
P1	Peripherer Herd ohne Beteiligung proximaler Gallengänge oder Gefäße
P2	Zentraler Herd mit Beteiligung proximaler Gallengänge oder Gefäße eines Leberlappens[a]
P3	Zentraler Herd mit Beteiligung hiliärer Gallengänge oder Gefäße beider Leberlappen und/oder Beteiligung zweier Lebervenen
P4	Jeder Herd mit Ausbreitung entlang den Gefäßen[b] und Gallenwegen
N	**Extrahepatische Beteiligung von Nachbarorganen**
NX	Beurteilung nicht möglich
N0	Kein Hinweis auf Beteiligung angrenzender Organe oder Gewebe
N1	Beteiligung angrenzender Organe oder Gewebe
M	**Fernmetastasen**
MX	Beurteilung nicht möglich
M0	Kein Hinweis auf Fernmetastasen[c]
M1	Fernmetastasen

[a] Leberlappenteilung gemäß Projektionsebene zwischen Gallenblasenlager.
[b] V. cava inferior, Pfortader und Arterien.
[c] Röntgen-Thorax und kranielle CT negativ.

25.3.8 Diagnostik

Die Diagnosestellung basiert neben anamnestischen und klinischen Kriterien auf der Kombination von Bildgebung und serologischer Diagnostik. Die Bildgebung bietet in Sonographie, Computertomographie und Magnetresonanztomographie ein buntes Bild unterschiedlicher Läsionsmorphologien. Sonographisch finden sich Leberherde (oft als Zufallsbefund) mit inhomogenem Aspekt, unscharfer Begrenzung und Verkalkungen mitunter als atypisches Hämangiom eingeordnet. Diese können klein und Metastasen-verdächtig oder groß und pseudozystisch imponieren. Die häufigsten sonographischen Aspekte sind in der Ultraschallklassifikation berücksichtigt (Abb. 25.7a–e). Die Kontrastmittelsonographie ist hilfreich für die Differentialdiagnose. Auch CT-morphologisch finden sich für Leberläsionen im Rahmen einer AE typische Muster, wobei fünf Primärmorphologien, teils mit Subkriterien, sowie sechs verschiedene Kalzifikationsmuster unterschieden werden.

Die unterschiedlichen morphologischen Erscheinungsbilder der AE sind anders als bei der CE nicht primär als ineinander übergehende Verlaufsstadien zu sehen. Die Ultraschall- und die CT-Klassifikationen sind vorrangig als wichtiges differentialdiagnostisches Hilfsmittel im Rahmen der oft schwierigen Einordnung der polymorphen Leberläsionen zu betrachten. In der ^{18}[F]-FDG-PET-CT findet sich eine typische FDG-Mehrbelegung im Randbereich einer parasitären Läsion, was als Zeichen der metabolischen Aktivität des Parasiten gewertet wird. Die FDG-Anreicherung in der

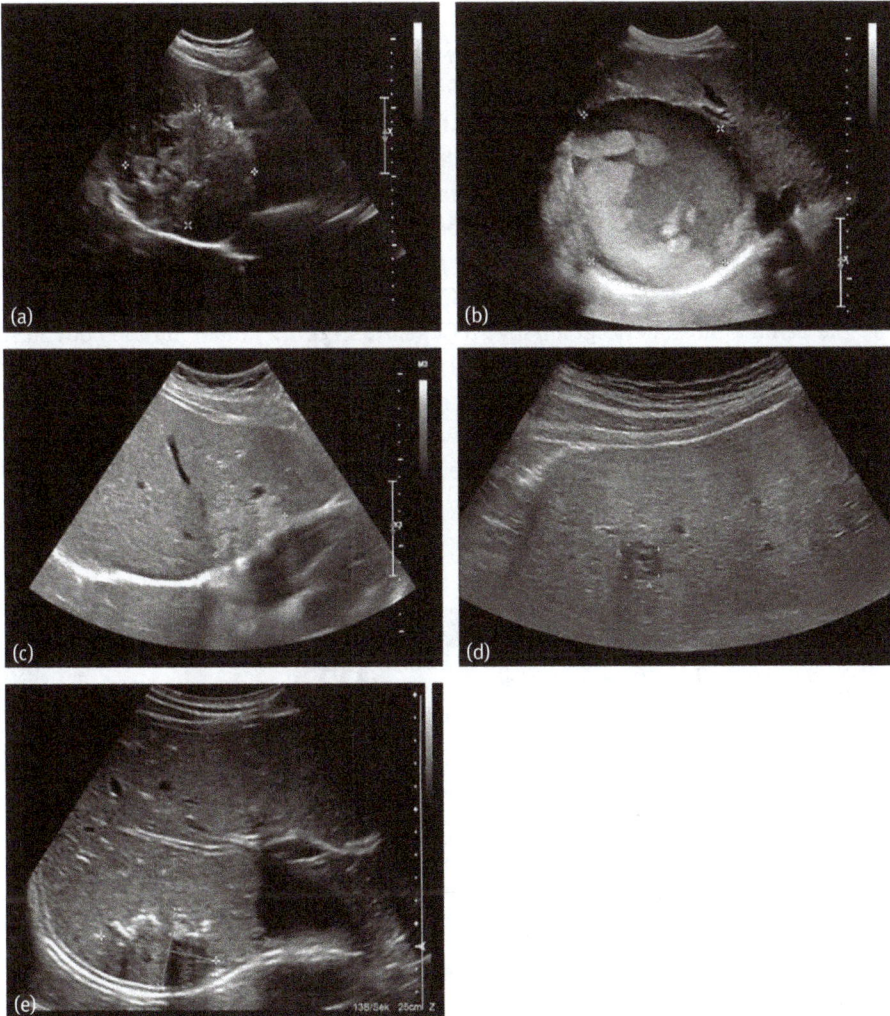

Abb. 25.7: Beispielbilder für AE-Läsionen gemäß EMUC-Ultraschallklassifikation (a) inhomogener Aspekt bei sog. „Sturm- und Hagelmuster", (b) pseudozystisches Muster, (c) Hämangiom-artiges Muster, (d) kleinere Metastasen-artige Läsion, (e) sog. Verknöcherungsmuster bei verkalktem Herd. (Abbildungsnachweis: ZUS Uniklinik Ulm).

PET, gemessen 3 h nach Applikation, ist sensitiver als die 1-Stunden-PET und sollte für spezielle Fragen (wie Therapiepausen) herangezogen werden. In der MRT kommen die vesikulären Strukturen am klarsten zur Darstellung. Auch liegen Daten vor, die eine Korrelation von Mikrozysten im Randbereich parasitärer Herde mit der FDG-Mehrbelegung in der PET beschreiben. Vor allem im Zentrum großer Herde kann es bei bestimmten morphologischen Erscheinungsformen zur Ausbildung einer Nekrosehöhle kommen, was pseudozystisch imponiert und zur Fehldiagnose einer CE führen kann. Die [18][F]-FDG-PET-CT zeigt hier jedoch eine deutliche FDG-Mehrspeicherung im Randbereich um einen zentralen photopenischen Defekt, somit ist eine klare Unterscheidung von der CE (diese ist FDG-negativ) möglich. Der bildgebende infiltrative Aspekt von AE-Läsionen führt oft auch in der [18][F]-FDG-PET-CT zum Malignomverdacht. Manchmal finden sich mehrere kleine metastasenartige Herde, die wiederum in der PET keine FDG-Speicherung zeigen, so dass oft eine histologische Diagnosesicherung erfolgt, da auch die Serologie in derartigen Fällen häufig negativ bleibt. Als Beispiel für die sehr variable Bildmorphologie geben die Abb. 25.8a–e typische AE-Leberherde in der FDG- PET- CT, CT und MRT wieder.

Die Serodiagnostik erfolgt analog zu CE (s. Abschn. 2.7). Beim initialen Suchtest wird als Rohantigen Hydatidenflüssigkeit von *E. granulosus* verwendet. Hierdurch können aufgrund der Antigen-Verwandtschaft sowohl für AE als auch CE Antikörper nachgewiesen werden. Die Sensitivität wird für die AE mit 94–97 % angegeben. Im Bestätigungstest werden zur Verbesserung der Spezifität aufgereinigte bzw. rekombinante Antigene von *E. multilocularis* eingesetzt. Hierfür werden eine hohe Sensitivität mit 90–100 % sowie eine Spezifität von 95–100 % angegeben. Für spe-

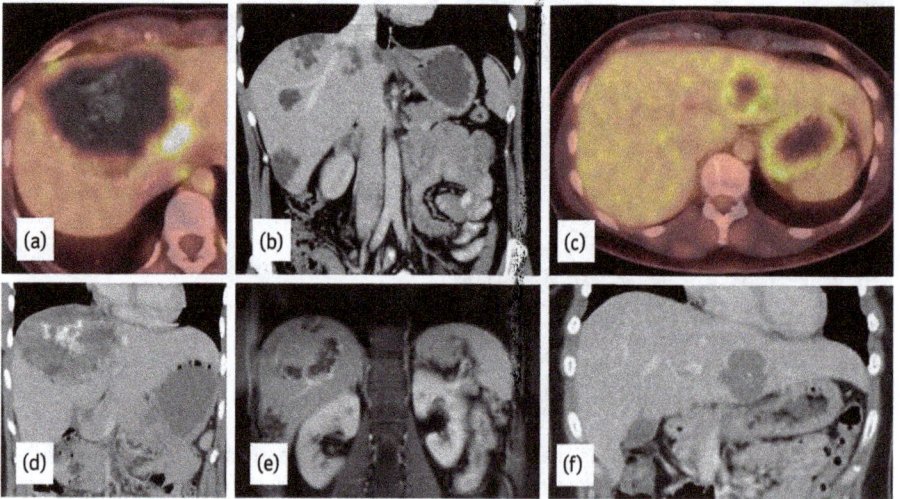

Abb. 25.8: Beispiele für AE-Morphologien in der 18[F]-FDG-PET-CT, in der MRT und der CT. (a) FDG-PET-CT axial: großer hypodenser Herd im Lebersegment IV, VII, und VIII mit zentralen Verkalkungen und randständiger FDG-Mehrspeicherung, passend zu einem Leberherd bei AE mit florider entzündlicher Aktivität; d. h., die Läsion reicht direkt an die Vena cava inferior, P4N0M0-Stadium; (b) CT coronar, gleiche Patientin wie (a): hypodenser Leberherd mit zentralen Verkalkungen; (c) CT und (d) MRT (T1-Wichtung) axial: multiple traubenförmige zystoide AE-Leberläsionen; (e) FDG-PET CT axial: hypodense Struktur im linken Leberlappen mit randständiger FDG-Speicherung, gut passend zu einer vitalen parasitären Läsion bei AE; (f) CT coronar, gleiche Patientin wie (e): hypodense Struktur im linken Leberlappen mit Ausdehnung bis subkapsulär (P2N0M0). (Abbildungen: Prof. Dr. med. Ambros Beer, Klinik für Nuklearmedizin, Uniklinik Ulm.)

zielle Fragestellungen sollten Referenzlaboratorien hinzugezogen werden. Bei bis zu 2 % der ländlichen Bevölkerung fanden sich positive serologische Befunde ohne Hinweis für eine Leberechinokokkose, wobei nicht immer eruiert werden kann, ob es sich dabei um abgelaufene abortive Infektionen oder falsch-positive serologische Ergebnisse handelt. Die Punktion parasitärer AE-Herde zur Diagnostik kann daher sinnvoll sein und ist nicht als kontraindiziert zu betrachten. Wenn eine AE in die Differentialdiagnose einbezogen wird, sollte eine 4- bis 5-tägige medikamentöse Vorbehandlung mit Albendazol erfolgen und neben der Histologie auch eine PCR aus Nativmaterial (im zuständigen Konsiliarlabor in Würzburg) angestrebt werden. In der Praxis wird typischerweise ein Leberherd bei Malignomverdacht punktiert und dann vom Pathologen die Diagnose einer Echinokokkose erst nachträglich – und häufig ohne Speziesdifferenzierung zwischen AE und CE – gestellt. Für solche Fälle ist die Immunhistochemie mit dem monoklonalen Antikörper Em2G11 hilfreich, der spezifisch *E. multilocularis* detektiert (Abb. 25.9d). Die Untersuchung kann retrospektiv aus fixiertem Material bzw. dem Paraffinblock erfolgen und ist auch als Immunzytologie möglich.

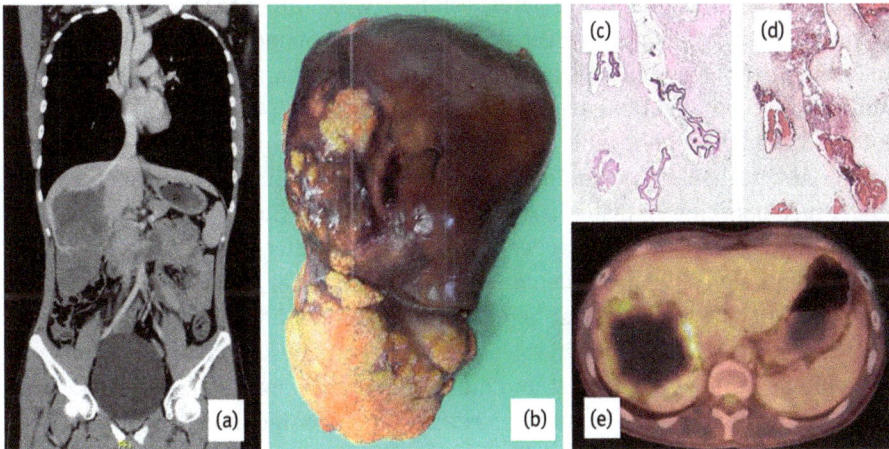

Abb. 25.9: 24-jähriger Patient mit gesicherter AE, Stadium P4N0M0. (a) CT coronar: große, hypodense Raumforderung unter Beteiligung der Lebersegmente V, VI, VII sowie VIII, Ausdehnung bis in den rechten Mittelbauch mit zentral beginnender Kalzifikation. Maximale kraniokaudale Ausdehnung der Raumforderung 20 × 9,4čm; (b) Leberteilresektat nach Hemihepatektomie rechts (R1-Resektion); (c) PAS-Färbung einer hepatischen Manifestation des Larvenstadiums von *E. multilocularis*: Die blau gefärbte Laminarschicht von *E. multilocularis* ist deutlich schmaler und bizarrer als bei *E. granulosus* (vgl. Abb.+25.4); (d) Immunhistologischer Aspekt des Laminarkörpers von *E. multilocularis*: Der Antikörper Em2G11 markiert im Serienschnitt den Laminarkörper kräftig und hochspezifisch positiv; (e) PET-CT axial: große, randständig stoffwechselaktive (FDG-positive) Raumforderung rechts hepatisch, im Randbereich einzelne zystoide Läsionen, Kontakt zur Vena cava inferior (P4N0M0). (Abbildungen: Prof. Dr. med. Ambros Beer, Prof. Dr. med. Doris Henne-Bruns, Prof. Dr. med. Thomas Barth.)

25.3.9 Therapie

Bei der AE besteht angesichts des potenziell malignen Charakters immer eine Therapieindikation. Primäres Ziel ist die radikale (R0) Resektion eines Herdes, vorzugsweise mit einem Sicherheitsabstand von 1–2 cm. Auch nach kompletter Resektion wird die Albendazol-Therapie postoperativ für zwei Jahre empfohlen. Rationale hierfür ist, analog einer adjuvanten Chemotherapie, eventuell verbliebenes und bildgebend nicht zu erfassendes parasitäres Gewebe abzutöten.

Wird der parasitäre Herd makroskopisch nicht komplett entfernt (R2-Resektion), sollte eine zeitlich unbefristete Albendazol-Dauertherapie erfolgen. Biliäre Komplikationen wie Gallenwegstenosen mit Cholestase/Cholangitis stellen ein typisches Problem nach inkompletter Resektion dar. Nach neueren Daten ist auch bei mikroskopisch inkompletter Resektion (R1) eine Heilung möglich. Hier ist die Albendazol-Therapie für mindestens zwei Jahre beizubehalten. Nach einer Operation sollten AE-Patienten mindestens zehn Jahre lang hinsichtlich einer eventuellen Rezidiventwicklung überwacht werden.

Eine medikamentöse Therapie ist bei allen Patienten indiziert und mitunter lebenslang erforderlich, da sie nur parasitostatisch wirkt. Albendazol wird in einer Dosis von 10–15 mg/kg/Tag in zwei geteilten Dosen gegeben und ist mit einer fettreichen Mahlzeit einzunehmen, um die Resorption im Dünndarm zu gewährleisten. Einzig verfügbares Alternativpräparat ist Mebendazol, welches mit 40–50 mg/kg/Tag verteilt auf drei Dosen einzunehmen ist. Unter bestimmten Umständen kann bei dokumentiertem Ansprechen auf die antihelminthische Therapie ein Auslassversuch bei fehlender metabolischer Aktivität in der FDG-PET erfolgen. Hierunter sollte jedoch auf regelmäßige klinische und bildgebende Kontrollen geachtet werden.

Nur etwa ein Drittel der Patienten wird in einem primär lokal operablen Stadium diagnostiziert. Bei etwa 70 % ist bereits ein Großteil der Leber befallen bzw. liegen extrahepatische Manifestationen vor, so dass eine kurative Resektion mit Sicherheitsabstand häufig nicht möglich ist und die AE meist eine chronische Erkrankung mit langjähriger Benzimidazol-Therapie und entsprechendem Monitoring darstellt. Da die Erkrankung durch die alleinige medikamentöse Therapie in der Regel gut zu stabilisieren ist, muss das Risiko der Operation sehr sorgfältig gegenüber den potenziellen Heilungschancen abgewogen werden. Palliative Eingriffe im Sinne einer parasitären Massenreduktion sind nur bei Komplikationen (zum Beispiel bakterieller Superinfektion) empfohlen, da hierdurch gegenüber der alleinigen medikamentösen Therapie kein Vorteil gezeigt werden konnte. Endoskopische Eingriffe wie biliäre Stenteinlage sind bei einer Cholestase erforderlich, oft jedoch unter suffizienter Benzimidazol-Therapie bei Regression des Leberherdes wieder entbehrlich. Eine Lebertransplantation wurde bei etwa 60 Patienten weltweit durchgeführt und ist als Ultima Ratio anzusehen. Indikationen sind schwere Leberinsuffizienz oder rezidivierende, lebensbedrohliche Cholangitiden. Allerdings entwickelt sich unter der immunsuppressiven Therapie regelhaft ein AE-Rezidiv, somit sind Benzimidazole auch nach Transplantation dauerhaft indiziert.

25.3.10 Prognose

Zusammenfassend ist festzuhalten, dass die AE in den meisten Fällen gut behandelbar, aber gegenwärtig nur in etwa 25 % der Fälle heilbar ist. Unbehandelt wird die Letalität der AE mit 90 % innerhalb 10–15 Jahren nach Diagnosestellung angegeben. Damit ist die AE eine der wenigen potenziell letal verlaufenden Helminthosen.

25.3.11 Prophylaxe

Für die Minimierung des AE-Ansteckungsrisikos sollten allgemeine Hygienemaßnahmen (insbesondere Hände- und Nahrungsmittelhygiene, sorgfältiges Waschen bodennah wachsender Nahrungsmittel) eingehalten werden. Zudem sollten fuchssichere Zäune um Gemüsegärten angebracht werden. Bei direktem Kontakt zu Füchsen müssen Schutzmaßnahmen ergriffen werden. Haustiere sollten regelmäßig entwurmt und der Kot vergraben bzw. verbrannt werden. *E.-multilocularis*-Eier sind gegen Erhitzen über 60 °C und Austrocknung empfindlich, während sie das Einfrieren bei –20 °C überstehen. Zur Abtötung durch tiefe Temperaturen sind –80 °C erforderlich. Eine Beköderung von Fuchspopulationen mit Praziquantel scheint effektiv zu sein, ist jedoch wiederholt erforderlich und entsprechend aufwändig.

25.4 Weiterführende Literatur

[1] Brunetti E, Kern P, Vuitton DA, et al. Expert consensus for the diagnosis and treatment of cystic and alveolar echinococcosis in humans. Acta Trop. 2010; 114: 1–16.

[2] Bresson-Hadni S, Koch S, Miguet JP, et al. Indications and results of liver transplantation for Echinococcus alveolar infection: an overview. Langenbecks Arch Surg. 2003; 388: 231–238.

[3] Campos-Bueno A, Lopez-Abente G, Andres-Cercadillo AM. Risk factors for Echinococcus granulosus infection: a case-control study. Am J Trop Med Hyg. 2000; 62: 329–334.

[4] Caoduro C, Porot C, Vuitton DA, et al. The role of delayed 18F-FDG PET imaging in the follow-up of patients with alveolar echinococcosis. J Nucl Med. 2013; 54: 358–363.

[5] Eckert J, Deplazes. P Biological, epidemiological, and clinical aspects of echinococcosis, a zoonosis of increasing concern. Clin Microbiol Rev. 2004;17: 107–135.

[6] Frosch M. Labordiagnose der zystischen und alveolären Echinokokkose. J Lab Med. 2003; 27: 389–392.

[7] Graeter T, Kratzer W, Oeztuerk S, et al. Proposal of a computed tomography classification for hepatic alveolar echinococcosis. World J Gastroenterol. 2016; 22: 3621–3631.

[8] Hegglin D, Deplazes P. Control of Echinococcus multilocularis: strategies, feasibility and cost-benefit analysis. Int J Parasitol. 2013; 43: 327–337.

[9] Junghanss T, da Silva AM, Horton J, et al. Clinical management of cystic echinococcosis: state of the art, problems, and perspectives. Am J Trop Med Hyg. 2008; 79: 301–311.

[10] Joliat GR, Melloul E, Petermann D, et al. Outcomes After Liver Resection for Hepatic Alveolar Echinococcosis: A Single-Center Cohort Study. World J Surg. 2015; 39: 2529–2534.

[11] Kadry Z., Renner EC, Bachmann LM, et al. Evaluation of treatment and long-term follow-up in patients with hepatic alveolar echinococcosis. Br J Surg. 2005; 92: 1110–1116.

[12] Kern P. Clinical features and treatment of alveolar echinococcosis. Curr Opin in Infect Dis. 2010; 23: 505–512.

[13] Kern P, Wen H, Sato N, et al. WHO classification of alveolar echinococcosis: principles and application. Parasitol Int. 2006; 55 Suppl: 283–287.

[14] Kern P, Bardonnet K, Renner E, et al. European echinococcosis registry: human alveolar echinococcosis, Europe, 1982–2000. Emerg Infect Dis. 2003; 9: 343–349.

[15] Kratzer W, Gruener B, Kaltenbach TE, et al. Proposal of an ultrasonographic classification for hepatic alveolar echinococcosis: Echinococcosis multilocularis Ulm classification-ultrasound. World J Gastroenterol. 2015; 21: 12392–12402.

[16] McManus DP. Diagnosis, treatment, and management of echinococcosis. BMJ. 2012; 344: 3866.

[17] Moro P, Schantz PM. Echinococcosis: a review. Int J Infect Dis. 2009; 13: 125–133.

[18] Piarroux M, Piarroux R, Giorgi R, et al. Clinical features and evolution of alveolar echinococcosis in France from 1982 to 2007: results of a survey in 387 patients. J Hepatol. 2011; 55: 1025–1033.

[19] Reuter S, Nüssle K, Kolokythas O, et al. Alveolar liver echinococcosis: a comparative study of three imaging techniques Infection. 2001; 29: 119–125.

[20] Reuter S, Buck A, Manfras B, et al. Structured treatment interruption in patients with alveolar echinococcosis. Hepatology. 2004; 39: 509–517.

[21] Reuter S, Schirrmeister H, Kratzer W, Dreweck C, Reske SN, Kern P. Pericystic metabolic activity in alveolar echinococcosis: assessment and follow-up by positron emission tomography. Clin Infect Dis. 1999; 29: 1157–1163.

[22] Schweiger A, Amann RW, Candinas D et al. Human alveolar echinococcosis after fox population increase, Switzerland. Emerg Infect Dis. 2007; 13: 878–882.

[23] Stojkovic M, Rosenberger K, Kauczor HU, Junghanss T, Hosch W. Diagnosing and staging of cystic echinococcosis: how do CT and MRI perform in comparison to ultrasound? PLoS Negl Trop Dis. 2012; 6: e1880.

[24] Stojkovic M, Zwahlen M, Teggi A, Vutova K, Cretu CM, Virdone R, et al. Treatment response of cystic echinococcosis to benzimidazoles: a systematic review. PLoS Negl Trop Dis. 2009; 3: e524.

[25] Torgerson PR, Keller K, Magnotta M, Ragland N. The Global Burden of Alveolar Echinococcosis. PLoS Negl Dis. 2010; 4: e722.

[26] Torgerson PR, Schweiger A, Deplazes P, et al. Alveolar echinococcosis: from a deadly disease to a well-controlled infection. Relative survival and economic analysis in Switzerland over the last 35 years. J Hepatol. 2008; 49: 72–77.

[27] Kern P, Menezes da Silva A, Akhan O, Müllhaupt B, Vizcaychipi KA, Budke C, Vuitton DA. The Echinococcoses: Diagnosis, Clinical Management and Burden of Disease. Adv Parasitol. 2017; 96: 259–369.

[28] Hillenbrand A, Gruener B, Kratzer W, Kern P, Graeter T, Barth TF, Buttenschoen K, Henne-Bruns D. Impact of Safe Distance on Long-Term Outcome After Surgical Therapy of Alveolar Echinococcosis. World J Surg. 2017; 41(4): 1012–1018.

[29] Grüner B, Kern P, Mayer B, Gräter T, Hilllenbrand A, Barth TFE, Muche R, Henne-Bruns D, Kratzer W, Kern P. Comprehensive diagnosis and treatment of alveolar echinococcosis: A single-center, long-term observational study of 312 patients in Germany. GMS Infect Dis 2017; 5: Doc01.

[30] Schmidberger J, Kratzer W, Grüner B. Unterschied im Ultraschall erkennbar: Fuchs- oder Hundebandwurm? Der Allgemeinarzt. 2017; 30–34.

25.4.1 Wichtige Internetadressen

- Steckbrief des RKI, Berlin. Abrufbar über
  https://www.rki.de/DE/Content/Infekt/EpidBull/Merkblaetter/Ratgeber_Echinokokkose.html
- Internetseite des zuständigen Konsiliarlabors an der Universität Würzburg. Abrufbar über:
  http://www.echinococcus.uni-wuerzburg.de/en/echinococcus/
- Echinokokkose-Informationsportal. Abrufbar über:
  www.fuchsbandwurm.eu
- Steckbrief der Weltgesundheitsorganisation (WHO). Verfügbar unter:
  http://www.who.int/mediacentre/factsheets/fs377/en/

Matthias Ebert

26 Akute nekrotisierende Pankreatitis und infizierte Pankreasnekrosen

26.1 Zusammenfassung

Die Diagnose und Therapie der akuten Pankreatitis sind weitgehend standardisiert. Die meisten Patienten haben eine gute Prognose. Für Patienten mit nekrotisierender Verlaufsform ist die Infektion von Nekrosen von großer Bedeutung, da sich dadurch die Prognose bei akut nekrotisierender Pankreatitis dramatisch verschlechtert. Der Defekt der intestinalen Barriere und die damit verbundene bakterielle Translokation werden als pathogenetische Grundlagen für die Ausbildung infizierter Pankreasnekrosen angesehen. In der ersten Phase der Erkrankung besteht ein gramnegatives Keimspektrum, während in der zweiten Phase der Erkrankung häufig grampositive Erreger vorherrschen. Zur Prävention infizierter Nekrosen ist die frühzeitige orale Ernährung von großer Bedeutung. Die antibiotische Therapie sollte nur als On-demand-Strategie in Patienten mit klinischer Verschlechterung und nachgewiesener bzw. Verdacht auf Infektion eingeleitet werden. Die lokale Therapie von Nekrosen kann interventionell, endoskopisch oder operativ erfolgen, sollte allerdings nach einem Step-up-Verfahren stufenweise durchgeführt werden. Meist ist ein interventionelles oder endoskopisches Verfahren ausreichend.

26.2 Klinik der akuten Pankreatitis

Schmerzen im Oberbauch können auf eine akute Pankreatitis hinweisen. Die Diagnose der akuten Pankreatitis beruht allerdings auf klinischen Befunden in Zusammenhang mit weiteren laborchemischen und bildmorphologischen Zeichen. Das Auftreten von epigastrischen Schmerzen, teils auch mit gürtelförmiger Ausprägung, in Kombination mit der Erhöhung der Serum-Lipase über das Dreifache der Norm und/oder Zeichen der akuten Pankreatitis in bildgebenden Verfahren, wie Sonographie oder Computertomographie (CT), erlauben die Diagnose akute Pankreatitis. In ca. 80 % der Fälle liegt eine milde, ödematöse Pankreatitis vor. In 20 % bestehen Zeichen der schweren akuten Pankreatitis, die vornehmlich durch die Ausbildung von Nekrosen charakterisiert ist. Die Letalität im Falle der akut nekrotisierenden Pankreatitis beträgt ca. 10–40 % [1]. Für die Mortalität ist hierbei die Infektion der Nekrosen von großer Bedeutung. Sterile Nekrosen sind mit einem wesentlich günstigeren Verlauf assoziiert, während die Infektion der Nekrosen für den Patienten oft eine Verschlechterung der Prognose bedeutet.

DOI 10.1515/9783110464757-028

Der Verlauf der Erkrankung wird in zwei Phasen eingeteilt. Damit kann auch das Risiko der Bildung infizierter Nekrosen abgeschätzt werden (Abb. 26.1). Nach der Manifestation der akuten Pankreatitis besteht zunächst eine proinflammatorische Phase von ein bis zwei Wochen. Diese wird abgelöst durch eine Phase der Immunsuppression, die für den Patienten die besonders kritische Phase darstellt. Das hervorzuhebende Risiko besteht in der Ausbildung von Nekrosen in der ersten Phase, die aufgrund der nachfolgenden Phase mit Immunsuppression einem erhöhten Risiko der Infektion ausgesetzt sind. In diesem Kontext kommt dem Defekt der intestinalen Barriere eine besondere Rolle zu, da davon ausgegangen wird, dass dieser Defekt der intestinalen Barriere die bakterielle Translokation ermöglicht und damit die Infektion von Nekrosen begünstigt. Auf dieser Grundlage sind in der zweiten Phase der Erkrankung Infektionen von Nekrosen, einerseits durch die Immunsuppression und zudem durch die Translokation von Erregern über die defekte intestinale Barriere, möglich.

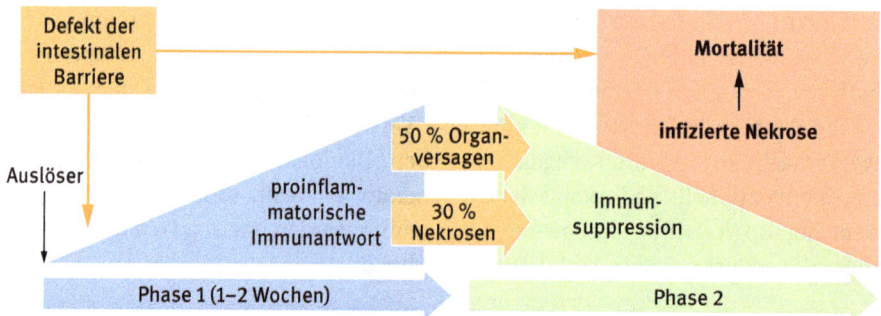

Abb. 26.1: Veränderung der Immunantwort in den zwei Phasen der Erkrankung und Bedeutung des Defekts der intestinalen Barriere und der Ausbildung von Nekrosen für die Mortalität der Patienten mit infizierten Nekrosen.

Die Diagnose der akuten Pankreatitis beruht auf dem Nachweis der Erhöhung der Serum-Lipase, jedoch erlaubt der absolute Wert der Lipase keine Aussage über die Pathogenese, den Verlauf oder die Prognose der Pankreatitis.

Hinsichtlich der Pathogenese der Erkrankung und der Indikation für interventionelle Therapieverfahren ist die frühzeitige Diagnose einer biliären Genese der akuten Pankreatitis von großer Bedeutung. Die Diagnose der biliären Genese der akuten Pankreatitis beruht auf dem Nachweis eines Gallengangskonkrements. Diese Diagnose kann teilweise sonographisch gestellt werden, andererseits erlauben auch Endosonographie und MRT den Nachweis von Gallengangskonkrementen. Laborchemisch wird dies ergänzt durch den Nachweis einer Erhöhung von AP, GGT, Bilirubin, ASAT und ALAT. Hierbei ist insbesondere die Erhöhung der ALAT über das Dreifache der Norm von Bedeutung, mit einem positiven prädiktiven Wert für die Diagnose biliäre Pankreatitis von 90 % [2]. Sobald eine biliäre Genese nachgewiesen wird, besteht häufig klinischerseits die Frage nach der Indikation zur ERCP. Dazu ist eine Vielzahl von Studien durchgeführt worden, die in ihrer Aussage allerdings nicht in jedem Fall zu einem einheitlichen Schluss kommen. Prinzipiell ist die ERCP immer in der Konstellation einer Cholangitis indiziert. Bei prognostisch günstigen Verläufen der akuten biliären Pankreatitis ist die Indikation zurückhaltend zu stellen, da nicht abschließend beurteilt werden kann, ob generell die Risiken und Nutzen der ERCP in einem günstigen Verhältnis zum Spontanverlauf der akuten biliären Pankreatitis stehen.

In diesem Zusammenhang ist die Vorhersage des Verlaufs der Erkrankung bzw. die Abschätzung der Prognose von großer Bedeutung. Verschiedene Scores wurden in den vergangenen Jahren entwickelt (Ranson, APACHE II etc.). Diese sind jedoch häufig aufwändig zu erheben und können teilweise auch erst im Verlauf signifikante Aussagen geben. Insofern sind diese Scores heute von untergeordneter Bedeutung. Hier haben sich in den letzten Jahren jedoch einige Laborparameter etabliert, die bereits frühzeitig eine Einschätzung der Klinik erlauben.

Die Erhöhung der Serum-Glukose > 125 mg/dl ist ein sensitiver Parameter für die Vorhersage eines ungünstigen Verlaufes der akuten nekrotisierenden Pankreatitis [3]. Des Weiteren ist die Erhöhung des Hämatokrits mit einem ungünstigen Verlauf verbunden [4]. Die Erhöhung des Hämatokrits > 44 % weist mit hoher Sensitivität und Spezifität auf einen nekrotisierenden Verlauf hin. Schließlich ist der Harnstoff-Wert der dritte wesentliche Laborparameter mit prognostischer Bedeutung. Hierzu zeigen aktuelle Untersuchungen, dass eine Erhöhung des Harnstoffs mit einer signifikanten Steigerung der Mortalität einer nekrotisierenden Pankreatitis verbunden ist [5].

Der Einsatz und Zeitpunkt der Bildgebung zur Abschätzung des Verlaufs der akuten Pankreatitis sind sorgfältig abzuwägen. Da die Nekrosen erst nach ein bis zwei Wochen auftreten, ist eine CT-Diagnostik mit der Frage der Ausdehnung der Nekrosen in der ersten Woche der Erkrankung nicht sinnvoll. Daher macht die Durchführung einer CT erst nach ein bis zwei Wochen Sinn. Hinweise für Infektion der Nekrosen in der CT sind Lufteinschlüsse in den Nekrosen. Aber auch die klinische Verschlechterung und das Auftreten einer Sepsis mit den damit verbundenen klinischen Zeichen können auf eine Infektion hinweisen.

Die Punktion von Nekrosen zur Beurteilung einer Infektion wird kontrovers diskutiert. Oft ergeben sich falsch-negative Befunde. Eine Infektion ergibt sich häufig aus dem klinischen Verlauf und die therapeutischen Möglichkeiten bei Nachweis einer Infektion sind oft limitiert. Zudem besteht immer auch die Gefahr, aus einer sterilen Nekrose mit guter Prognose durch Intervention eine infizierte Nekrose zu machen, die für den Patienten lebensbedrohlich sein kann. Insofern ist die Punktion von Nekrosen zur Diagnosesicherung und Beurteilung einer Infektion von untergeordneter Bedeutung.

26.3 Mikrobiologie der infizierten Pankreasnekrosen

Der Defekt der intestinalen Barriere, die Entwicklung von Pankreasnekrosen und die Immunsuppression in der zweiten Phase der Erkrankung bestimmen das Risiko für die Entstehung infizierter Nekrosen. Hinsichtlich der Beurteilung des Risikos für den Patienten mit infizierten Nekrosen müssen zudem neben der Infektion der Pankreasnekrosen auch extrapankreatische Infektionen und deren Ursprung in Betracht gezogen werden.

Der Defekt der intestinalen Barriere spielt in diesem Zusammenhang eine herausragende Rolle. Der Defekt der Barriere, die Erhöhung der intestinalen Permeabilität und die bakterielle Translokation bestimmen das Risiko der Infektion der Nekrosen. So zeigen verschiedene Studien, dass der Defekt der intestinalen Barriere mit einer erhöhten Letalität verbunden sein kann [6]. Hinsichtlich des Keimspektrums bei infizierten Nekrosen gibt es nur wenige Studien. In einer Analyse von Noor et al. zeigt sich, dass eine Infektion von Pankreasnekrosen hauptsächlich durch *E. coli* (59 %), *Pseudomonas aeruginosa* (13.6 %) und *Klebsiella pneumoniae* (9.1 %) verursacht wird. Im Gegensatz dazu werden extrapankreatische Infektionen im Kontext einer akut nekrotisierenden Pankreatitis durch *E. coli* (20 %), *Staph. aureus* (18.9 %), *E. faecalis* (17 %), und *Acinetobacter baumannii* (17 %) ausgelöst [7]. Während der Defekt der intestinalen Barriere und damit die bakterielle Translokation als wesentliche Ursachen für die Entstehung infizierter Pankreasnekrosen diskutiert werden, so ist die extrapankreatische Infektion in diesem Zusammenhang vornehmlich als nosokomiale Infektion anzusehen und tritt oft im Rahmen der intensivmedizinischen Versorgung auf. Zusammengefasst zeigt sich damit in der frühen Phase der Erkrankung vor allen Dingen ein Keimspektrum mit gramnegativen Erregern, während in der zweiten Phase der Erkrankung grampositive Erreger das Keimspektrum beherrschen. Im weiteren Verlauf können dann auch *Candida*-Infektionen der Nekrosen auftreten, wobei Selektionsmechanismen durch prolongierte Antibiotika-Gabe eine wichtige Rolle spielen (Abb. 26.2).

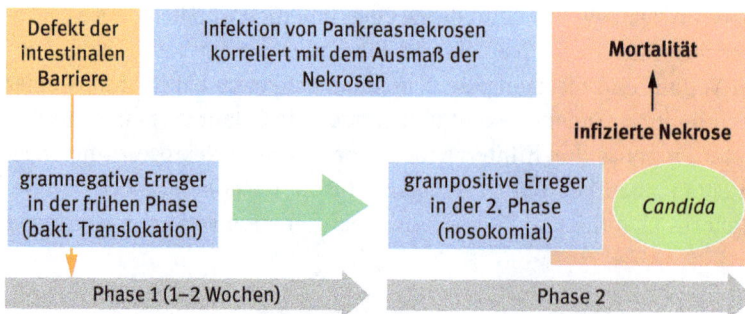

Abb. 26.2: Änderung des Erregerspektrums bei akut nekrotisierender Pankreatitis im Verlauf der Erkrankung.

26.4 Therapie der akuten Pankreatitis und der infizierten Pankreasnekrosen

Die Therapie der akuten Pankreatitis beruht im Wesentlichen auf der adäquaten Volumensubstitution und Analgesie. Hierbei zeigen zahlreiche Untersuchungen, dass eine ausreichende Volumensubstitution mit einer Reduktion von septischen Komplikationen, Multiorganversagen und Mortalität verbunden ist [8]. Entsprechend empfehlen aktuelle Leitlinien eine ausreichende Substitution zum Ausgleich einer Hypotension, einer Hämokonzentration und die Wiederherstellung einer ausreichenden Diurese [9]. Im Fokus dieser Übersicht sollen jedoch Maßnahmen zur Reduktion bzw. Therapie infektiöser Komplikationen bei akut nekrotisierenden Pankreatitiden stehen. Wie bereits oben ausgeführt sind Infektionen der Pankreasnekrosen prognostisch relevante Komplikationen der akuten Pankreatitis, so dass Maßnahmen zur Prävention, aber auch zur Therapie der Infektionen der Nekrosen im Vordergrund stehen sollten.

Die erste Maßnahme zur Prävention der Infektion stellt die Restitution der intestinalen Barriere dar. Da der Defekt der intestinalen Barriere im Verlauf der akut nekrotisierenden Pankreatitis eine wesentliche Ursache für die mögliche Infektion von Nekrosen bildet, wäre eine Maßnahme zur Erhaltung oder Restitution der intestinalen Barriere ein wichtiger Schritt. In diesem Zusammenhang kommt der Ernährung der Patienten mit akuter nekrotisierender Pankreatitis eine Schlüsselrolle zu. Seit einigen Jahren ist belegt, dass eine frühzeitige enterale Ernährung zur Reduktion von Mortalität, Multiorganversagen und systemischen Infektionen bei akuter nekrotisierender Pankreatitis führt [10]. Hinsichtlich der Applikation der Ernährung ist zudem die Gabe über eine nasogastrale Sonde gleichwertig zur nasojejunalen Sonde anzusehen [11]. Neuerdings weist eine Studie von Bakker et al. [12] darauf hin, dass eine orale Kost nach 72 h hinsichtlich des Verlaufs der Erkrankung gleichwertig zu einer Sondenkost ist, so dass auch nach 72 h – sofern die Klinik des Patienten dies erlaubt – eine orale Kost für diese Patienten angestrebt werden sollte und auf Sondenkost ganz verzichtet werden kann. Die orale Ernährungsform birgt die geringsten Komplikationsrisiken und ist bezüglich des Verlaufs der Erkrankung jeder invasiven Ernährungsform (Sondenkost, parenterale Ernährung) mindestens als gleichwertig, in bestimmter Hinsicht auch als überlegen anzusehen [12].

Die zweite Maßnahme bezogen auf die Therapie infizierter Nekrosen stellt die antibiotische Therapie dar (Abb. 26.3). Hinsichtlich der Frage des geeigneten Zeitpunktes der antibiotischen Therapie besteht ein fließender Übergang von der Prävention zur Therapie infizierter Nekrosen. Lange Zeit wurde die präventive Antibiotika-Gabe als notwendig und sinnvoll zur Vermeidung infizierter Nekrosen angesehen. Aktuelle Metaanalysen zeigen jedoch, dass mit der Antibiotika-Prophylaxe weder die Infektion der Nekrosen noch die Mortalität signifikant reduziert werden kann [13]. Somit besteht weitgehend Konsens, dass eine Antibiotika-Prophylaxe generell bei der akuten nekrotisierenden Pankreatitis abzulehnen ist. Eine Antibiotika-Gabe ist

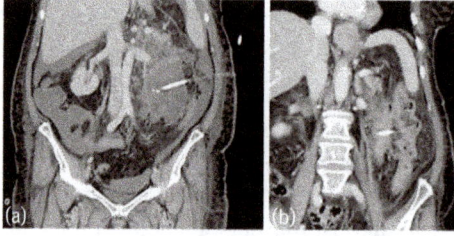

Abb. 26.3: Lokale Drainage infizierter Pankreasnekrosen. (a) Zu Beginn der Therapie; (b) nach sechs Wochen Drainageneinlage und Spülung deutlicher Rückgang des Verhaltes.

dagegen sinnvoll bei Patienten mit beginnender Sepsis oder SIRS, Patienten mit Organversagen (zwei oder mehr Organe) und/oder bewiesenem oder hinreichendem Verdacht auf eine Infektion von Pankreasnekrosen sowie bei dem Nachweis von extrapankreatischen Infektionen mit CRP-Anstieg. Diese On-Demand-Strategie reduziert die Vielzahl unnötiger Antibiotika-Gaben und erlaubt einen präziseren Einsatz bei Patienten mit hohem Risiko einer klinisch relevanten Infektion. Zur Therapie der Infektion stehen Beta-Laktam-Antibiotika, Aminoglykoside, Imipenem, Drittgenerations-Cephalosporine und Fluorochinolone zur Verfügung [7]. Zur Verringerung der *C.-difficile*-Infektionsrate und Resistenzentstehung sollten Cephalosporine und Fluorochinolone vermieden werden (s. Kap. 3).

Die dritte Säule der Therapie infizierter Nekrosen bildet die interventionelle, endoskopische oder chirurgische Therapie von Nekrosen.

Bei Nachweis oder klinisch vermuteter Infektion von Pankreasnekrosen ist eine Drainage der Nekrosen sinnvoll. Diese Drainage kann radiologisch interventionell links retroperitoneal eingelegt werden. Zusätzlich ist darüber hinaus auch ein videoassistiertes retroperitoneales Debridement möglich. Alternativ können – sofern zugänglich – Nekrosen ebenso endoskopisch transgastral drainiert werden. Durch Erweiterung des Zugangs zu den Nekrosen kann zudem auch über den Magen eine transluminale Nekrosektomie durchgeführt werden. Letztlich bleibt bei unzureichender Drainage und weiterhin bestehendem septischem Verlauf die Möglichkeit der operativen Nekrosektomie. Hinsichtlich des Vorgehens in der Therapie der Pankreasnekrosen hat sich das Step-up-Konzept durchgesetzt. Während sterile Nekrosen nie drainiert werden sollten, werden infizierte Nekrosen zunächst entweder radiologisch interventionell oder endoskopisch drainiert. Gegebenenfalls kann dies auch miteinander kombiniert werden. Dabei sollte mit der Drainage so lange wie möglich gewartet werden, ideal sind mindestens drei bis vier Wochen nach Auftreten der Nekrosen. Etwa 60 % der infizierten Nekrosen lassen sich mit diesem Vorgehen suffizient therapieren. Eine chirurgische Nekrosektomie ist dann nur noch in einer kleinen Zahl von Patienten erforderlich [14].

26.5 Literatur

[1] Banks PA, Freeman ML. Practice Parameters Committee of the American College of Gastroenterology. Practice guidelines in acute pancreatitis. Am J Gastroenterol. 2006; 101: 2379–2400.

[2] Moolla Z, Anderson F, Thomson SR. Use of amylase and alanine transaminase to predict acute gallstone pancreatitis in a population with high HIV prevalence. World J Surg. 2013; 37: 156–161.

[3] Lankisch PG. Natural course of chronic pancreatitis. Pancreatology. 2001; 1: 3–14.

[4] Brown A, Orav J, Banks PA. Hemoconcentration is an early marker for organ failure and necrotizing pancreatitis. Pancreas. 2000; 20: 367–372.

[5] Faisst M, Wellner UF, Utzolino S, Hopt UT, Keck T. Elevated blood urea nitrogen is an independent risk factor of prolonged intensive care unit stay due to acute necrotizing pancreatitis. J Crit Care. 2010; 25: 105–111.

[6] Besselink MG, van Santvoort HC, Renooij W, de Smet MB, Boermeester MA, Fischer K, et al. Intestinal barrier dysfunction in a randomized trial of a specific probiotic composition in acute pancreatitis. Ann Surg. 2009; 250: 712–19.

[7] Noor MT, Radhakrishna Y, Kochhar R, Ray P, Wig JD, Sinha SK, et al. Bacteriology of Infection in Severe Acute Pancreatitis. JOP. J Pancreas (Online). 2011; 12: 19–25.

[8] Warndorf MG, Kurtzman JT, Bartel MJ, Cox M, Mackenzie T, Robinson S, et al. Early fluid resuscitation reduces morbidity among patients with acute pancreatitis. Clin Gastroenterol Hepatol. 2011; 9: 705–709.

[9] Forsmark CE, Baillie J. AGA Institute technical review on acute pancreatitis. Gastroenterology. 2007; 132: 2022–2044.

[10] Al-Omran M, Albalawi ZH, Tashkandi MF, Al-Ansary LA. Enteral versus parenteral nutrition for acute pancreatitis. Cochrane Database Syst Rev. 2010; 1: CD002837.

[11] Eatock FC, Chong P, Menezes N, Murray L, McKay CJ, Carter CR, et al. A randomized study of early nasogastric versus nasojejunal feeding in severe acute pancreatitis. Am J Gastroenterol. 2005; 100: 432–439.

[12] Bakker OJ, van Brunschot S, van Santvoort HC, Besselink MG, Bollen TL, Boermeester MA, et al. Early versus on-demand nasoenteric tube feeding in acute pancreatitis. N Engl J Med. 2014; 371: 1983–1993.

[13] Wittau M, Mayer B, Scheele J, Henne-Bruns D, Dellinger EP, Isenmann R. Systematic review and meta-analysis of antibiotic prophylaxis in severe acute pancreatitis. Scand J Gastroenterol. 2011; 46: 261–270.

[14] van Brunschot S, et al. Endoscopic versus surgical step-up approach in infected necrotizing pancreatitis. Abstract OP004, UEGW. 2016.

Jonas Rosendahl

27 Infektiologische Komplikationen der chronischen Pankreatitis

27.1 Definition

Die Definition der chronischen Pankreatitis umschreibt rezidivierende Entzündungs-schübe, über die das Pankreasparenchym durch Bindegewebe ersetzt wird und somit das Organ seine Funktion verliert. Die Entzündungsschübe sind primär steril. In einigen Fällen kommt es zur Ausbildung von Nekrosen. Als Komplikationen können Pseudozysten auftreten, welche sich im Verlauf infizieren können. Bei komplizierten Verläufen können Superinfektionen mit bakteriellen Erregern oder Pilzen auftreten, die eine Therapie mit Antibiotika und/oder Antimykotika und in bestimmten Fällen eine Intervention notwendig machen [1].

27.2 Erreger

Das Erregerspektrum bei nicht sterilen entzündlichen Veränderungen im Verlauf einer chronischen Pankreatitis kann einer Mischinfektion mit typischen Erregern des oberen Gastrointestinaltrakts (v. a. Enterobakterien, Enterokokken, Streptokokken) inklusive Anaerobiern entsprechen und ähnelt somit dem Erregerspektrum einer kompliziert verlaufenden akuten Pankreatitis. Aufgrund der häufig notwendigen längeren antibiotischen Therapie kann es zur Selektion von resistenten Erregern kommen.

27.3 Epidemiologie

Der kompliziert verlaufende akute Schub einer chronischen Pankreatitis ist seltener (ca. 20 %) als der unkompliziert verlaufende Schub (ca. 80 %) [1]. Pseudozysten stellen eine häufigere Komplikation der chronischen Pankreatitis dar, wobei die Rate von Superinfektionen nicht präzise erfasst ist.

27.4 Klinik

In den meisten Fällen kommt es bei infektiologischen Komplikationen zu einer klinischen Verschlechterung des Krankheitsbildes mit einem Anstieg der Entzündungs-werte und Fieber. Komplikationen treten vorwiegend während oder direkt nach einem akuten Schub der chronischen Pankreatitis auf. Vor allem bei Patienten, die vorab

DOI 10.1515/9783110464757-029

klinisch stabil oder auf dem Weg der Besserung waren, muss hier an Infektionen gedacht werden. Bei der chronischen Pankreatitis können Patienten Pseudozysten ausbilden, die sich im Verlauf infizieren. Ebenso kann eine nekrotisierende Verlaufsform mit Superinfektion vorliegen. Selbstverständlich sollte im Rahmen der schweren Erkrankung ein anderer Fokus (z. B. anderswo lokalisierte Abszesse, Endokarditis) bei klinischer oder laborchemischer Verschlechterung ausgeschlossen werden.

27.5 Diagnostik

Um die Ursache der klinischen Verschlechterung abzuklären, ist in fast allen Fällen eine Bildgebung erforderlich. In manchen Fällen kann die Sonographie des Abdomens ausreichend sein, in den meisten Fällen muss jedoch ein weiteres Verfahren (Computertomographie, Magnetresonanztomographie, Endosonographie) angewandt werden (Abb. 27.1 und 27.2). Bei Vorliegen von Nekrosen und Pseudozysten wird in manchen Zentren eine Punktion zur Sicherung und Differenzierung von Erregern durchgeführt, welche in der aktuellen Leitlinie der chronischen Pankreatitis lediglich als Kann-Empfehlung aufgeführt und in der Konsensus-Leitlinie zur akuten Pankreatitis nicht empfohlen wird [1, 2]. Vor einer geplanten Intervention ist es in manchen Fällen sinnvoll, verschiedene bildgebende Verfahren anzuwenden, um die Zusammensetzung der für die Intervention vorgesehenen Maßnahmen besser zu planen.

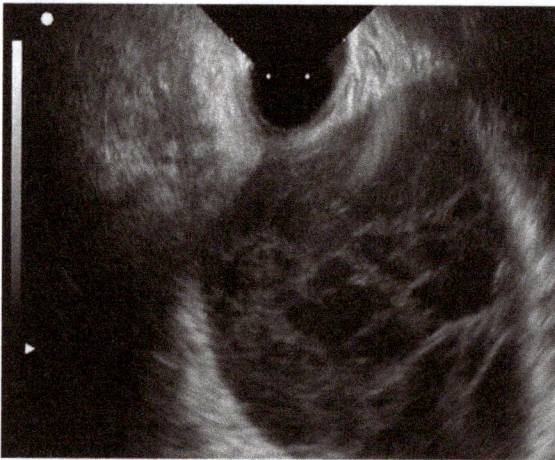

Abb. 27.1: Endosonographisches Bild einer Pankreaspseudozyste mit soliden und liquiden Anteilen. (Bildquelle: Jonas Rosendahl, Halle.)

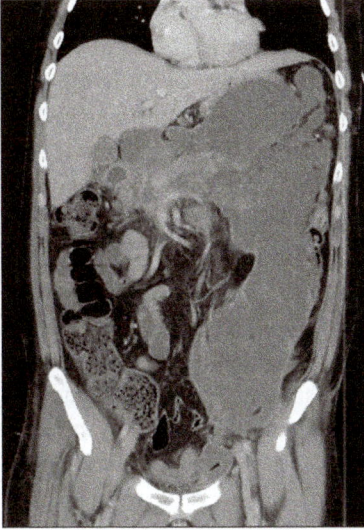

Abb. 27.2: Computertomographisches Bild in der Sagittalebene mit ausgedehnten Pankreasnekrosen, bis in das kleine Becken hinabreichend. (Bildquelle: Jonas Rosendahl, Halle.)

27.6 Therapie

Für die Therapie infektiologischer Komplikationen der chronischen Pankreatitis gelten ähnliche Prinzipien wie für die akute Pankreatitis. Um eine antibiotische (oder auch antimykotische) Therapie zu rechtfertigen, ist ein Erregernachweis nicht zwingend erforderlich. Die Entscheidung für die antimikrobielle Therapie hängt von klinischen und bildgebenden Ergebnissen ab. Liegen infizierte Nekrosen, Pseudozysten oder Abszesse vor, ist eine antibiotische Therapie indiziert. Diese muss in manchen Fällen im Verlauf um eine antimykotische Therapie erweitert werden. An den Einsatz von Antimykotika muss insbesondere dann gedacht werden, wenn nach längerer antibiotischer Therapie trotz aller durchgeführten Maßnahmen (z. B. Ausschluss eines anderen Fokus, Wechsel von Kathetern etc.) eine klinische Verschlechterung und ein Anstieg der Entzündungswerte eintreten. Für den prophylaktischen Einsatz von Antibiotika gibt es aktuell keine Empfehlungen [3]. Sobald Antibiotika zum Einsatz kommen, werden aufgrund des Erregerspektrums Breitbandantibiotika empfohlen. Aufgrund ihres breiten Wirkspektrums und der guten Penetrationscharakteristik kommen v. a. Carbapeneme oder Acylaminopenicilline und evtl. Fluorchinolone zum Einsatz [4, 5]. Je nach gewähltem Antibiotikum kann eine zusätzliche Gabe von Metronidazol erwogen werden, um das Spektrum der anaeroben Erreger mit abzudecken (nicht erforderlich beim Einsatz von Carbapenemen oder Acylaminopenicillinen, die bereits gut gegen Anaerobier wirken). Die aktuell verfügbaren Studien können keine eindeutige Empfehlung geben, welches Antibiotikum die beste Wahl darstellt. In vielen Zentren wird primär Piperacillin/Tazobactam eingesetzt, wobei eine initiale antibiotische Therapie mit Carbapenemen (in erster Linie Imipenem/Cilastatin) legitim zu sein scheint [5]. Die Dauer der Therapie umfasst mindestens sieben bis zehn Tage.

In vielen Fällen muss die Behandlung länger fortgeführt werden. Hierbei sollte die antimikrobielle Therapie nach 14 Tagen unbedingt kritisch reevaluiert werden. In den meisten Fällen ist es sinnvoll, die antimikrobielle Therapie abzusetzen und bei klinischer oder laborchemischer Verschlechterung im Antibiotika-freien Intervall eine erneute Erregerdiagnostik inklusive Fokussuche durchzuführen, bevor eine weitere Therapie begonnen wird. Für Träger von multiresistenten Erregern gibt es bisher keine speziellen Empfehlungen. Solange der jeweilige multiresistente Erreger nicht in einer Nekrose oder Pseudozyste nachgewiesen ist und der Patient auf die gewählte Therapie anspricht, besteht keine harte Indikation, den multiresistenten Erreger gezielt mitzubehandeln. Neben der medikamentösen Therapie ist vor allem das interventionelle Vorgehen (primär endoskopisch, s. Abb. 27.3–27.5) entscheidend. Hier zeigte sich in den letzten Jahren, dass Interventionen (wenn klinisch möglich) so spät und so wenig invasiv als möglich erfolgen sollten. Um diesen Ansatz einer späten Intervention zu ermöglichen, ist die antimikrobielle Therapie als ein wichtiger Bestandteil im Gesamtkonzept anzusehen.

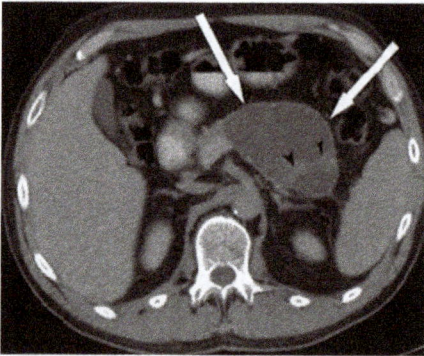

Abb. 27.3: Computertomographisches Bild und MRT-Bild einer sog. Walled-off-Nekrose des Pankreas. Im MRT-Bild wird erkennbar, dass in der Struktur solide Anteile vorhanden sind. (Bildquelle: Banks PA et al. Classification of acute pancreatitis–2012: revision of the Atlanta classification and definitions by international consensus. Gut. 2013; 62: 102–111.)

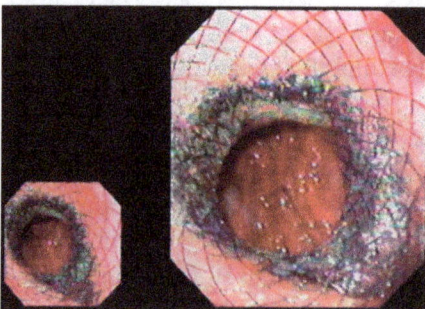

Abb. 27.4: Endoskopisches Bild eines Umbrella-Stents mit Blick in die Pankreasnekrosehöhle. (Bildquelle: Jonas Rosendahl, Halle.)

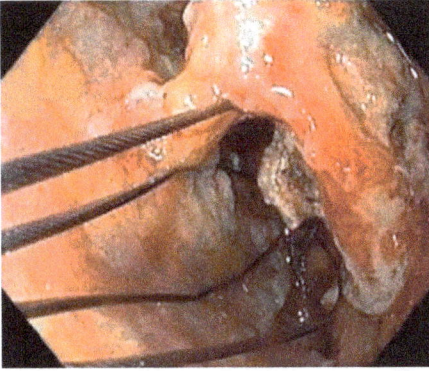

Abb. 27.5: Endoskopische Nekrosektomie. (Bild-quelle: Christoph Lübbert, Leipzig.)

27.7 Literatur

[1] Hoffmeister A, Mayerle J, Beglinger C, et al. S3-Consensus guidelines on definition, etiology, diagnosis and medical, endoscopic and surgical management of chronic pancreatitis German Society of Digestive and Metabolic Diseases (DGVS). Z Gastroenterol. 2012; 50: 1176–1224.
[2] Working Group IAP/APA Acute Pancreatitis Guidelines. IAP/APA evidence-based guidelines for the management of acute pancreatitis. Pancreatology. 2013; 13: e1–e15.
[3] Xu T, Cai Q. Prophylactic antibiotic treatment in acute necrotizing pancreatitis: results from a meta-analysis. Scand J Gastroenterol. 2008; 43: 1249–1258.
[4] Beger HG, Büchler MW, Dralle H, Lerch MM, Malfertheiner P, et al. Erkrankungen des Pankreas: Evidenz in Diagnostik, Therapie und Langzeitverlauf. Springer-Verlag GmbH, Heidelberg. 2013.
[5] Villatoro E, Mulla M. Larvin M. Antibiotic therapy for prophylaxis against infection of pancreatic necrosis in acute pancreatitis. Cochrane Database Syst Rev. 2010; 5: CD002941.

Jörg Krebs, Roger Vogelmann

28 Sepsis mit abdominellem Fokus

28.1 Definition, Mortalität, Inzidenz und Ätiologie

Sepsis wird aktuell als lebensbedrohliche Organdysfunktion verstanden, welche durch eine inadäquate Reaktion des körpereigenen Immunsystems auf eine Infektion hervorgerufen wird. Es handelt sich somit nicht um ein eigenständiges Krankheitsbild mit uniformer Ätiologie, sondern vielmehr um ein Symptom einer Vielzahl heterogener Erkrankungen. Aktuell wird von einer weltweiten Erkrankungshäufigkeit von etwa 20 Mio. Fällen pro Jahr ausgegangen. Die Mortalitätsrate variiert je nach Erkrankungsschwere und wird beim manifesten septischen Schock mit bis zu 80 % angegeben. Intraabdominelle Infektionen machen dabei etwa 40 % der klinisch therapierten septischen Episoden aus.

Zu Beginn der Erkrankung initiieren Membrankomponenten gramnegativer (Lipopolysaccharide, Lipid A, Endotoxin) bzw. grampositiver Bakterien (Lipoteichonsäure, Petidoglycane) Mediatorkaskaden, die letztlich das septische Geschehen perpetuieren (Abb. 28.1). In der Folge werden proinflammatorische Zytokine wie Tumor-Nekrose-Faktor (TNF)-α oder Interleukin-(IL-)1 und IL-6 freigesetzt, die nachrangige Systeme, insbesondere das Gerinnungs-, Komplement- und Bradykinin-Kinin-System,

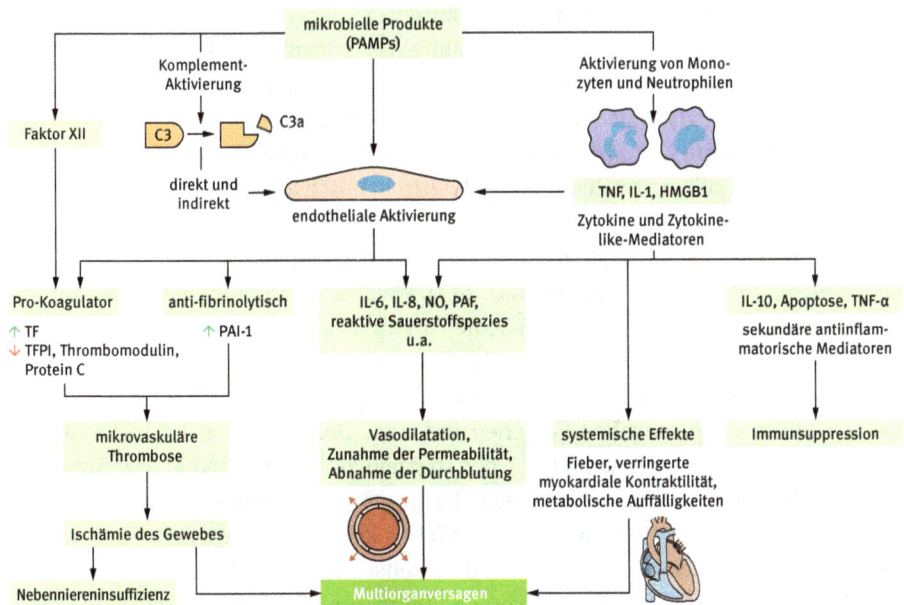

Abb. 28.1: Pathophysiologie des septischen Schocks.

DOI 10.1515/9783110464757-030

aktivieren. Diese mehrfach miteinander verknüpften Systeme aktivieren ihrerseits Zellen des Endothels, des interstitiellen Stützapparates und der Immunabwehr.

Letztlich kommt es direkt oder indirekt zur Generierung finaler Mediatoren. Typische Vertreter hierfür sind Plättchen-aktivierender Faktor, Endothelin, (insbesondere Endothelin-1), Thromboxan A2, Prostacyclin und Stickstoffmonoxid (NO). Sie stellen die eigentlichen Effektoren dieser Hierarchie dar und vermitteln klinische Symptome, wie sie für das Bild einer Sepsis typisch sind. Hierzu zählen der Verlust der Vasomotorenaktivität, eine einsetzende intravasale Gerinnung und interzelluläre Leckage mit konsekutivem Ödem im Interstitium.

Besonders schwere Verläufe einer Sepsis mit höhergradiger Einschränkung der Herz-Kreislauf-Funktion und des Zellmetabolismus werden als septischer Schock definiert. Die Patienten weisen definitionsgemäß eine volumenrefraktäre Hypotension (mittlerer arterieller Blutdruck < 65 mm Hg) und Hyperlaktatämie (> 2 mmol/l bzw. > 18 mg/dl) auf. Die Mortalitätsrate von Patienten im septischen Schock, hervorgerufen durch eine intraabdominelle Erkrankung, liegt bei 30–40 %.

28.2 Klinische Diagnosestellung

Morbidität und Mortalität der schweren Sepsis bzw. des septischen Schocks steigen überproportional mit der Latenz einer adäquaten Therapie. Daher ist eine frühestmögliche Identifikation der betroffenen Patienten von allergrößter Relevanz. Patienten außerhalb einer Intensivstation können mit hinreichender Genauigkeit mit dem Quick-SOFA-(qSOFA-)Score (Sequential Organ Failure Assessment Score) evaluiert werden:

Hierbei werden die Patienten bezüglich einer Vigilanzminderung (Glasgow Coma Score < 13 Punkte), Hypotension (systolischer Blutdruck < 100 mm Hg) und einer Tachypnoe (Atemfrequenz > 22/min.) untersucht. Treffen zwei dieser drei klinischen Variablen zu, kann mit ausreichend hoher Wahrscheinlichkeit von einer Sepsis ausgegangen werden.

Patienten, die bereits auf einer Intensivstation behandelt werden, sollten mittels des SOFA-Scores evaluiert werden (Tab. 28.1). Weist ein Patient mit systemischer Reaktion auf eine Infektion einen SOFA-Score > 2 Punkte auf, steigt das Mortalitätsrisiko in Abhängigkeit der Vorerkrankungen des Patienten um den Faktor 2–25.

Bei klinischem Verdacht auf ein septisches Geschehen ist daher ein rasches, zielgerichtetes diagnostisches Vorgehen indiziert. Das Abdomen ist insbesondere einer sonographischen Untersuchung gut zugänglich. Die Sensitivität und Spezifität für Pathologien der Oberbauchorgane, der großen Bauchgefäße und der Organe des Urogenitalsystems sind hier für die üblichen klinischen Fragestellungen ausreichend. Zudem können oberflächliche Flüssigkeitsverhalte für diagnostische Zwecke sonographisch gestützt punktiert werden. Dünn- und Dickdarm hingegen lassen sich besser mittels einer kontrastmittelaugmentierten Computertomographie (CT) untersuchen. Flankierend zur Bildgebung sollten darüber hinaus natürlich klinisch

Tab. 28.1: SOFA-Score zur Evaluation der Schwere einer Sepsis.

SOFA-Score	0	1	2	3	4
Respiration PaO$_2$/FiO2 (mmHg) SaO$_2$/FiO2	> 400	< 400 221–301	< 300 142–220	< 200 67–141	< 100 < 67
Koagulation Thrombozyten ×10^3/µl^3	> 150	< 150	< 100	< 50	< 20
Leber Bilirubin (mg/dl)	< 1,2	1,2–1,9	2,0–5,9	6,0–11,9	> 12,0
Kardiovaskulär Hypotonie (mmHg)	Keine Hypoto-nie	MAP < 70	Dopamin ≤ 5 µg/kg/min oder Dobutamin (Dosierung egal)	Dopamin > 5 µg/kg/min oder Norepinephrin ≤ 0, 1 µg/kg/min	Dopamin > 15 µg/kg/min oder Norepinephrin > 0, 1 µg/kg/min
ZNS (Glasgow Koma-Score)	15	13–14	10–12	6–9	< 6
Nierenfunktion Kreatinin (mg/dl) oder Urinmenge (ml/Tag)	< 1,2	1,2–1,9	2,0–3,4	3,5–4,9 oder < 500	> 5,0 oder < 200

relevante Inflammations- und Organparameter erhoben sowie mindestens zwei (bis drei) Blutkulturen-Sets gewonnen werden. Bei Verdacht auf eine *C. difficile*-assoziierte Kolitis sind Stuhlproben auf den Erreger und das entsprechende Toxin zu untersuchen.

28.3 Therapie

28.3.1 Therapie von Organdysfunktionen

Die häufig zu beobachtende multifaktorielle kardiozirkulatorische Insuffizienz erfordert eine differenzierte Therapie. Hilfreich sind hier eine in regelmäßigen Abständen durchgeführte Echokardiographie sowie der Einsatz von Systemen zur bettseitigen Messung des Herzzeitvolumens und der kardialen Vor- und Nachlast. Die regelhaft auftretende arterielle Vasoplegie wird mittels kontinuierlicher Gabe potenter Vasopressoren, typischerweise Noradrenalin, therapiert. Ziel ist das Aufrechterhalten eines adäquaten arteriellen Perfusionsdruckes (mittlerer arterieller Blutdruck > 65 mm Hg).

Das intravasale Volumendefizit, das sich aufgrund der endothelialen Insuffizienz ausbildet, wird mittels der Gabe von kristalloiden Infusionslösungen adressiert. Zubereitungen auf Basis von Hydroxyäthylstärke werden in den letzten Jahren nicht mehr eingesetzt, da sie in dem Verdacht stehen, vermehrt ein akutes Nierenversagen zu induzieren. Bei Patienten mit schwerem therapieresistentem septischem Schock kann die Gabe von Humanalbumin möglicherweise hilfreich sein. Ziel der Volumentherapie ist das Aufrechterhalten einer ausreichenden rechts- und linkskardialen Vorlast. Bei persistierender volumen- und katecholaminrefraktärer Hypotension kann ein Therapieversuch mittels additiver Gabe von Glukokortikoiden (z. B. Hydrocortison) durchgeführt werden.

Weiterhin muss nach einer nicht selten zusätzlich vorliegenden myokardialen Insuffizienz gefahndet werden. Diese kann sich entweder auf dem Boden einer akuten respiratorischen Insuffizenz (Cor pulmonale) oder als sepsiseigene Organdysfunktion (Stresskardiomyopathie, Takotsubo-Kardiomyopathie) manifestieren und muss entsprechend therapiert werden.

Beim Auftreten einer pulmonalen Insuffizienz mit Hypoxie und Hyperkapnie ist eine differenzierte Respiratortherapie angezeigt. Dies umfasst die Limitierung der applizierten Tidalvolumina auf unter 6 ml/kg des idealisierten Körpergewichts, einen ausreichend hohen positiv-endexpiratorischen Druck (PEEP, z. B. orientierend titriert an der Compliance des respiratorischen Systems) sowie eine permissive Hyperkapnie bis hin zu einem pH-Wert von 7,2. Bei besonders schwerer Oxygenierungsstörung ist eine intermittierende Bauchlagerung durchzuführen, solange hierzu keine Kontraindikationen (z. B. das Vorhandensein eines Laparostomas) vorliegen. Im Falle einer Cannot-ventilate-Situation ist die Indikation zur extrakorporalen Membranoxygenierung (ECMO) zu evaluieren und der Patient sollte in einem entsprechenden Zentrum vorgestellt werden.

Die Prävalenz der intraabdominellen Hypertension (entspricht einem intraabdominellen Druck von größer 12 mm Hg) im unselektionierten Kollektiv von Intensivpatienten liegt bei etwa 30 %. Zudem ist ein erhöhter intraabdomineller Druck bei Aufnahme auf einer Intensivtherapiestation ein unabhängiger Prädiktor für eine erhöhte Morbidität bzw. Mortalität der betroffenen Patienten. Bei Patienten mit einer abdominellen Erkrankung liegt dieser Anteil ungleich höher. Der intraabdominelle Druck ist daher insbesondere bei diesen Patienten engmaschig zu evaluieren. Das abdominelle Kompartmentsyndrom wird definiert als intraabdomineller Druck > 20 mm Hg und eine dadurch induzierte Organdysfunktion. Typischerweise sind dies eine mitunter dramatische respiratorische Insuffizienz, ein akut auftretendes Nierenversagen aufgrund der verminderten renalen Vorlast, kardiale Dysfunktion bei Zunahme der Nachlast sowie intestinale Ischämien aufgrund des verminderten Perfusionsdruckes. Aus der Diagnose des intraabdominellen Kompartmentsyndroms bei einem Patienten mit einer primär abdominellen Pathologie ergibt sich fast zwangsläufig die Indikation zur chirurgischen Entlastung.

Liegt keine höhergradige intraabdominelle Hypertension vor, sollte frühstmöglich mit einem enteralen Kostaufbau begonnen werden. Ziel in der Initialphase der Behandlung ist nicht die vollkalorische Ernährung, sondern vielmehr die Protektion der intestinalen Mikroarchitektur ("Zottenpflege"). Sollte im Verlauf der Kostaufbau aufgrund einer Gastroparese nicht gelingen, so kann die kombinierte Gabe von Erythromycin und Metoclopramid hilfreich sein. Anderenfalls sollte die Ernährung über eine Jejunalsonde durchgeführt werden.

Bei Patienten mit schwerer Sepsis bzw. septischem Schock findet sich häufig ein akutes Nierenversagen. Für den frühen Einsatz von Nierenersatzverfahren liegen keine überzeugenden Daten vor. Indiziert sind sie aber auf jeden Fall bei konservativ nicht beherrschbaren Elektrolyt- oder pH-Entgleisungen, bei überbordend hohen Retentionsparametern und zur Negativbilanzierung bei persistierender Nierendysfunktion.

28.4 Fokuskontrolle

Den Eckpfeiler der Therapie einer schweren Sepsis oder eines septischen Schocks stellt die Fokuskontrolle dar. Ist die vermutete zugrunde liegende Erkrankung im Bauchraum lokalisiert, ist im Allgemeinen eine Laparotomie indiziert. Dies gilt insbesondere für Hohlorganperforationen und Ischämien im Bereich des Dünn- und Dickdarms. Lediglich bei Pankreatitiden mit infizierten Nekrosen und Cholangitiden bei Gallengangstenosen ohne Nachweis einer Cholezystitis ist ein interventionelles Vorgehen mit Drainagen- bzw. Stentimplantation angezeigt. Sollte ein ausgeprägter peritonitischer Befund vorliegen, wird meistens eine mehrzeitige Lavage über Tage bis Wochen durchgeführt. Dies kann beispielsweise jeden zweiten Tag stattfinden und so lange fortgeführt werden, bis sich keine interenterischen Verhalte mehr nachweisen lassen. Der Bauchverschluss kann temporär mittels einer Folie oder eines Vakuumverbandes erfolgen und dann im weiteren Genesungsverlauf als definitiver Wundschluss durchgeführt werden.

28.5 Antibiotische Therapie

Eine adäquate antibiotische Therapie sollte unmittelbar mit der Diagnosestellung einer Sepsis oder eines septischen Schockes einhergehen und prinzipiell parenteral umgesetzt werden. Die Substanzwahl richtet sich nach dem klinischen Schweregrad der Erkrankung und dem in der behandelnden Klinik vorherrschenden Erreger- und Resistenzspektrum. Prinzipiell sollte jeder intensivmedizinisch behandelte Patient auf multiresistente Erreger (MRE) untersucht werden.

Aufgrund des sich insbesondere in der Initialphase der Behandlung dynamisch verändernden Plasmavolumens (Volumentherapie, endokapilläre Leckage, hyperdynamer Kreislauf) ist die Bestimmung von Wirkstoffspiegeln hilfreich.

Bei der Behandlung einer Sepsis oder eines septischen Schocks auf dem Boden einer abdominellen Erkrankung hat sich im Allgemeinen eine empirische kontinuierliche Infusion mit einem Acylaminopenicillin und einem β-Laktamase-Inhibitor über einen Zeitraum von vier bis sieben Tagen als wirksam erwiesen. Die kontinuierliche Infusion von β-Laktam-Antibiotika über 24 h trägt nach Studien zur Therapieoptimierung bei, da die Zeit über der mittleren Hemmkonzentration (MHK) des zu behandelnden Erregers und damit die bakterizide Wirkung verbessert wird.

Bei entsprechender allergischer Disposition bzw. bei Ausbleiben einer klinischen Verbesserung nach suffizienter chirurgischer oder interventioneller Therapie kann die Eskalation auf ein Carbapenem in Verbindung mit Vancomycin oder Linezolid gerechtfertigt sein. Im Zweifelsfall muss nach Begleiterkrankungen wie Harnwegs- oder Katheterinfektionen, Endokarditiden, persistierenden intraabdominellen Verhalten oder Mykosen gefahndet werden. Ob eine zusätzliche duale Therapie mit Gentamicin oder einer MRE-wirksamen Substanz wie Vancomycin (MRSA) oder Linezolid (MRSA, VRE) als empirische Erstlinientherapie gerechtfertigt ist, sollte auf individueller Basis anhand des Risikoprofils des Patienten (MRE-Besiedlung, antibiotische Vortherapie, rezidivierende Krankenhausaufenthalte, Immunsuppression etc.) getroffen werden und bedarf der genauen individuellen klinischen Einschätzung.

Nicht jede abdominelle Infektion erfordert eine längere Antibiotika-Therapie. Bei akuten Perforationen des Magens oder des proximalen Jejunums bei Patienten ohne Malignom oder Magensäure-reduzierender Medikation, die innerhalb von 24 h chirurgisch versorgt werden, kann eine perioperative antibiotische Therapie, die grampositive Kokken abdeckt, ausreichend sein. Dies gilt auch für Patienten mit einem penetrierendem Abdominaltrauma, das innerhalb von 12 h chirurgisch versorgt wird, und Patienten mit unkomplizierter akuter Appendizitis.

Die adäquate Fokuskontrolle (source control) bleibt ein entscheidendes Kriterium für die Therapiedauer. Auch bei komplizierten intraabdominellen Infektionen kann die Antibiotika-Therapie nach einer Herdsanierung (interventionell oder chirurgisch) auf vier bis fünf Tage begrenzt werden. Allerdings war in einer aktuellen Studie von Sawyer und Kollegen die Mortalitätsrate von so behandelten Patienten gegenüber der Kontrollgruppe mit herkömmlicher Therapiedauer (zehn bis 14 Tage, evtl. länger) mit jeweils ca. 1 % sehr niedrig und nicht vergleichbar mit Patienten mit Sepsis oder septischem Schock. Hier wird wohl weiterhin die Therapiedauer durch den klinischen Verlauf bestimmt sein, wobei eine Therapiedauer von vier bis sieben (bis zehn) Tagen in der Regel ausreichend ist. Eine über die empfohlene Therapiedauer hinausgehende antibiotische Therapie ist nur in wenigen Ausnahmefällen wie beispielsweise bei chirurgisch ausbehandelten Patienten oder bestehender Immunsuppression indiziert und führt üblicherweise nicht zu einer Verbesserung der Behandlungsergebnisse. Keinesfalls sollte bis zur vollständigen Normalisierung von Laborwerten wie Leukozyten und CRP therapiert werden. Neuere Daten weisen darauf hin, dass eine verlängerte antibiotische Therapiedauer eigentlich notwendige chirurgische Eingriffe verzögert und so möglicherweise auf diesem Wege Morbidität und Mortalität negativ beeinflusst.

Patienten mit einer akut nekrotisierenden Pankreatitis benötigen zunächst keine antibiotische Therapie. Erst die nachgewiesene infizierte Nekrose oder eine nosokomiale extrapankreatische Infektion ist behandlungsbedürftig (s. Kap. 26). Besteht Verdacht auf eine schwere *C. difficile*-assoziierte Erkrankung mit septischem Schock sollte Vancomycin p. o. gegeben werden, unterstützt von hohen Vancomycin-Einläufen, falls die Motilitätsstörung des Darms ausgeprägt ist. Die zusätzliche Gabe von Metronidazol i. v. sollte kritisch geprüft werden, da der zusätzliche Effekt durch die derzeitige Studienlage nicht ausreichend belegt ist (s. Kap. 8.2).

28.6 Zusammenfassung

Patienten mit einer Sepsis mit abdominellem Fokus weisen eine deutlich erhöhte Mortalitätsrate auf. Neben den intensivmedizinischen Maßnahmen ist eine frühzeitige und vollständige Fokuskontrolle essentiell und darf nicht verzögert werden. Die antiinfektive Therapie orientiert sich an der lokalen Erreger- und Resistenzsituation und dem Risikoprofil des Patienten für eine Infektion mit einem MRE. Die Dauer der Therapie hängt von der adäquaten Fokuskontrolle ab. Bei Patienten mit einer Sepsis ist die Therapiedauer etwas länger als bei nichtseptischen Patienten, sollte aber das Ziel einer zeitlichen Begrenzung haben, da notwendige operative Revisionen durch eine zu lange antiinfektive Therapie „verdeckt" werden können.

28.7 Weiterführende Literatur

[1]   Singer M, et al. The Third International Consensus Definitions for Sepsis and Septic Shock (Sepsis-3). JAMA, 2016; 315(8): 801–810.
[2]   Dellinger RP, et al. Surviving Sepsis Campaign: international guidelines for management of severe sepsis and septic shock. Intensive Care Med. 2013; 39(2): 165–228.
[3]   Kirkpatrick AW, et al. Intra-abdominal hypertension and the abdominal compartment syndrome: updated consensus definitions and clinical practice guidelines from the World Society of the Abdominal Compartment Syndrome. Intensive Care Med. 2013: 39(7): 1190–1206.
[4]   Sawyer RG, et al. Trial of short-course antimicrobial therapy for intraabdominal infection. N Engl J Med. 2015; 372(21): 1996–2005.
[5]   Solomkin JS, et al. Diagnosis and management of complicated intra-abdominal infection in adults and children: guidelines by the Surgical Infection Society and the Infectious Diseases Society of America. Surg Infect (Larchmt). 2010; 11(1): 79–109.

Jens M. Kittner

29 Abdominelle Tuberkulose

29.1 Erreger und Epidemiologie

Mycobacterium tuberculosis wurde als das „erfolgreichste Pathogen der Welt" bezeichnet [1]. Maßgeblicher Virulenzfaktor ist seine Fähigkeit zur Persistenz in Phagolysosomen von Makrophagen. Nur eine komplexe Immunaktivierung mit Granulombildung kann eine Kontrolle über die Replikation erlangen [2]. Der Erreger ist so erfolgreich, dass etwa 1/3 der Weltbevölkerung latent infiziert ist, in manchen Regionen, wie dem indischen Subkontinent, sogar bis zu 70 %. Eine aktive Tuberkulose ist die Todesursache für etwa 1,5 Mio. Menschen pro Jahr.

Für die Prävalenz der latenten Tuberkulose in Deutschland finden sich nur Daten für Mitarbeiter des Gesundheitswesens, die bei etwa 10 % liegen [3]. Die Anzahl der Fälle einer aktiven und damit meldepflichtigen Tuberkulose in Deutschland ist seit vielen Jahren rückläufig gewesen. In Folge der Migrationsbewegungen bei gleichzeitig verstärkten Screening-Maßnahmen wird derzeit wieder ein moderater Anstieg beobachtet, und nun überwiegen die im Ausland geborenen Patienten. In absoluten Zahlen ist die Tuberkulose in Deutschland aber nach wie vor eine seltene Erkrankung (2014: 5,6/100.000 Einwohner).

Eine aktive Erkrankung entsteht in der Regel aus der Reaktivierung, seltener aus einer akuten Infektion. Bis zu 10 % der latent Infizierten werden im Laufe ihres Lebens symptomatisch. Bekannte Risikofaktoren für eine aktive Infektion sind ein Diabetes mellitus, erhöhtes Lebensalter, Alkoholkonsum, medikamentöse Immunsuppression, Mangelernährung oder eine HIV-Infektion [2, 4]. Welche Faktoren auf Seiten des Erregers zum Wechsel vom metabolisch weitgehend inaktiven Stadium zu einer aktiven Vermehrung beitragen, ist weitestgehend unbekannt. Das klinische Erscheinungsbild und der Zeitpunkt einer Reaktivierung sind daher kaum vorhersagbar.

29.2 Pathophysiologie der Infektion, Ausbreitungsmechanismen, erforderliche hygienische Maßnahmen

Eine aktive pulmonale Manifestation bei Patienten mit ausreichend gutem Immunstatus stellt für den Erreger den effektivsten Übertragungsmechanismus dar: Die (ineffektive) Immunantwort führt zur Einschmelzung und damit zu einem Bronchus-Anschluss. Das Röntgenbild des Thorax ist aber nicht immer typisch: Vor allem bei einer frischen Infektion ist keine Kavernenbildung, sondern lediglich ein (flaues) Infiltrat zu erwarten. Es kommt zur Expektoration von Aerosolen mit 2–5 μm Tröpfchendurchmesser, die jeweils nur wenige Erreger erhalten. Ein „gezielter" Hustenstoß kann für die Infektionsweitergabe bereits ausreichend sein! Bei mikroskopischem

DOI 10.1515/9783110464757-031

Nachweis von Mykobakterien im Sputum wird die Tuberkulose als offen bezeichnet und ist entsprechend isolationspflichtig. Darüber hinaus geht jedoch auch von Patienten mit nicht offener Tuberkulose (Direktpräparat negativ, Kultur positiv) eine potenzielle Infektionsgefahr aus: Wird mehr als 40 h die gleiche Raumluft eingeatmet, muss ein signifikantes Übertragungsrisiko angenommen werden.

Sämtliche andere Organmanifestationen, z. B. mit Erregerausscheidung über den Darm oder den Urin, erfordern unter den üblichen hygienischen Maßnahmen keine Isolation. Bei der endoskopischen Untersuchung eines Verdachtsfalles auf intestinale Tuberkulose sind allerdings Schutzmaßnahmen obligat.

Alternative, aber seltene Infektionswege sind die enterale Infektion durch die Aufnahme von kontaminierter Milch (typisch für *M. bovis*) oder eine Hautinfektion mit anschließender Disseminierung [5, 6].

Eine schwere disseminierte Tuberkulose imponiert als Miliartuberkulose mit den in der Bildgebung typischen 1–3 mm großen Knötchen in den parenchymatösen Organen. Allerdings können sich Mykobakterien auch „still und heimlich" im Rahmen einer Erstinfektion (primär) oder bei Reaktivierung (postprimär) hämatogen, lymphogen und/oder *per continuitatem* (z. B. durch Fistelung) im Körper ausbreiten. Mykobakterien sind dann auch in anderen Organen zu finden, zumindest mit der sensitiven Diagnostik mittels PCR: Patienten mit nachgewiesener latenter Tuberkulose weisen häufig eine PCR-positive Leberhistologie auf, aber ohne den Nachweis histologischer Infektionszeichen. Entsprechend kann sich bei Reaktivierung in nahezu allen Organen eine aktive Erkrankung manifestieren.

29.3 Abdominelle Manifestationen der Tuberkulose

15–20 % der Tuberkulose-Erkrankungen in Deutschland sind extrapulmonal, mit zunehmender Wahrscheinlichkeit bei schlechtem Immunstatus [7, 8]. Gerade bei ungewöhnlichen Verläufen einer entzündlichen oder proliferativen Erkrankung sollte daher differentialdiagnostisch immer an die Tuberkulose gedacht werden.

Wie Obduktionsstudien zeigten, kann der gesamte Gastrointestinaltrakt von einer Infektion betroffen sein. Am häufigsten betrifft es das terminale Ileum. Eine diffus abgesiedelte intraperitoneale Tuberkulose kann sich ähnlich wie eine Peritonealkarzinose mit Verklebungen und akutem Ileus, auch mit Perforation, manifestieren. Dabei kommt es zur Aszitesbildung, die sich als Exsudat darstellt [9]. Fallserien beschreiben isolierte Manifestationen im Bereich des Pankreas mit primärem Malignomverdacht [10] oder einen isolierten hepatobiliären oder splenischen Befall [11–14]. Vergrößerte intraabdominelle Lymphknoten können mit einem Lymphom verwechselt werden [15]. Eine Absiedlung im Mesenterium mit Bildung von Infiltraten mit Einschmelzungen ist möglich. Extraintestinale Prozesse können durch Fistelbildung Anschluss an den Gastrointestinaltrakt gewinnen, mit endoskopisch primär ulkusartiger Morphologie, z. B. im Duodenum, oder – von mediastinalen Lymphknoten ausgehend – im Bereich der mittleren Ösophagus-Enge [16]. Auch andere Strukturen wie der Musculus psoas können von einem Abszess betroffen sein.

29.3.1 Schwierige Differentialdiagnose: M. Crohn

Der M. Crohn stellt die wichtigste, gleichzeitig aber auch schwierigste Differentialdiagnose dar (Abb. 29.1): Ileocolischer Befall, Bauchschmerzen, Diarrhö, ggf. im Wechsel mit Obstipation, sowie enterale Blutungen können bei beiden Erkrankungen auftreten. Auch Histologie und Mikrobiologie sind diagnostisch nur eingeschränkt verwertbar, da die intestinale Tuberkulose oft paucibacillär ist und auch die pathognomischen verkäsenden Granulome häufig nicht nachweisbar sind. Diskrete Unterschiede in der Computertomographie (häufiger nekrotische Lymphknoten, asymptomatischer Darmwandbefall) bei der Tuberkulose sind beschrieben, aber im Einzelfall wenig hilfreich. Ein molekularpathologischer Nachweis von Mykobakterien ist anzustreben. In Einzelfällen kann sogar erwogen werden, eine tuberkulostatische Kombinationstherapie zu beginnen und den klinischen Verlauf nach acht bis zwölf Wochen endoskopisch zu überprüfen [17, 18].

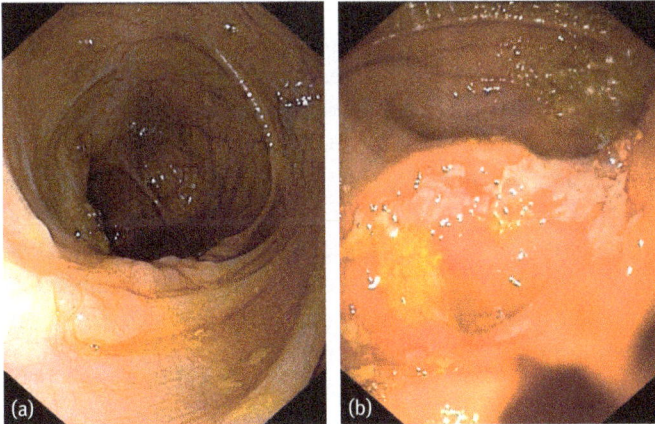

Abb. 29.1: Endoskopische Bilder einer Darm-Tuberkulose- (a) *M.-tuberculosis*-Infektion im Colon transversum bei einer 49-jährigen Patientin türkischer Herkunft; (b) *M.*-Infektion im Coecum um den Appendixabgang bei einer 34-jährigen Patientin indischer Abstammung. (Bildquelle: Roger Vogelmann, Mannheim.)

29.4 Diagnostik

29.4.1 Nachweis einer zellulären Immunantwort

Das Vorhandensein einer zellulären Immunantwort auf Mykobakterien kann mittels Interferon-γ-Release-Assay (IGRA, QuantiFERON® oder T-SPOT.TB®) überprüft werden. Kreuzreaktionen mit einer BCG-Impfung sind nicht zu erwarten. Die Spezifität wird vom Hersteller mit 99 % angegeben. Allerdings fällt die Sensitivität mit 81–84 % nicht besonders hoch aus [19]. Gerade eine entzündlich-aktive Tuberkulose kann durch eine T-zelluläre Anergie gekennzeichnet sein, so dass ein negativer IGRA eine Tuberkulose nicht sicher ausschließt [20]. Bei Immunsuppression oder schwerer Erkrankung kann die Positiv-Kontrolle negativ bleiben, so dass der IGRA als nicht auswertbar interpretiert wird. Gerade bei Patienten aus Hochprävalenzländern ist mit einem positiven IGRA-Test zu rechnen, so dass der positive Nachweis kaum Hinweise auf die Genese von Symptomen gibt und eine weiterführende Tbc-Diagnostik immer notwendig ist.

29.4.2 Infektiologische Diagnostik

Wenn irgend möglich, ist eine Materialgewinnung anzustreben! Der Zugangsweg ist abhängig von der Lokalisation (Endoskopie, interventionelle Radiologie, (laparoskopische) Chirurgie) (Abb. 29.2). PCR, Direktpräparat sowie Anlage einer Kultur sind im mikrobiologischen Labor anzufordern. Die Analyse von Stuhlproben ist nicht möglich. Bei dringendem klinischen Verdacht, aber negativem mikrobiologischem Befund, sollte daher die Materialgewinnung wiederholt bzw. intensiviert werden.

Im Fall einer PCR-Positivität kann in den meisten Laboratorien mittels „Line-Probe Assay" orientierend festgestellt werden, ob eine Resistenz gegenüber den Erstlinien-Medikamenten Rifampicin und Isoniazid besteht. Die später eintreffenden Ergebnisse der „klassischen" kulturellen Resistenztestung sind jedoch maßgeblich.

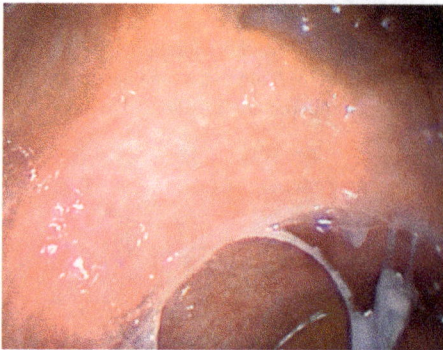

Abb. 29.2: Laparoskopisches Bild einer miliaren Peritoneal-Tuberkulose bei einem 26-jährigen Migranten aus Pakistan. (Bildquelle: Christoph Lübbert, Leipzig.)

Mycobacterium bovis, der typische Erreger der Darmtuberkulose, ist intrinsisch resistent gegenüber Pyrazinamid.

Aufgrund der hohen Koinzidenz einer HIV-Infektion ist bei jeder neu diagnostizierten Tuberkulose die Durchführung eines HIV-Ak-Tests indiziert. Die Dokumentation eines mündlichen Einverständnisses ist hierfür ausreichend.

29.5 Behandlung einer latenten Infektion vor Immunsuppression

Vor einer TNF-α-blockierenden Therapie mit Biologika oder Biosimilars besteht bei Patienten mit positivem IGRA und/oder radiologischen Zeichen einer abgelaufenen Primärinfektion (Pleuraschwielen, verkalkte Spitzenherde) eine klare Indikation für die Behandlung. Wie große Registerstudien zeigen, kommt es bei Einhaltung der Screening-Maßnahmen und ggf. präemptiver Therapie (in der Regel mit Isoniazid) nur sehr selten zu einer Reaktivierung [21], im Gegensatz zu einem etwa fünffach erhöhten Risiko ohne diese Maßnahmen [22].

Bei schwerer Grunderkrankung, wie z. B. bei einem Lymphom, ist die Behandlung einer latenten Tbc zu erwägen. Im Rahmen einer palliativen Chemotherapie bei einem soliden Tumor wird in der Regel keine Behandlung durchgeführt. Auch beim Einsatz von Rituximab ist keine Behandlung erforderlich.

Vor Einleitung einer Behandlung einer latenten Infektion ist der sorgfältige Ausschluss einer *aktiven* Tuberkulose wichtig. Liegen keine klinischen Symptome vor, ist ein konventionelles Röntgenbild des Thorax ausreichend.

Als Standard gilt die Gabe von Isoniazid (INH) in einer Dosierung von 5 mg/kg KG und Tag, maximal 300 mg, für neun Monate. Zur Prophylaxe einer Neuropathie sollten 100 µg Pyridoxin (Vitamin B6) zusätzlich gegeben werden. Da die Hepatotoxizität von INH im höheren Lebensalter zunimmt, kann ab einem Lebensalter von 50 Jahren als alternatives Konzept der Einsatz von Rifampicin 600 mg/Tag für vier Monate empfohlen werden.

Ob nach der Behandlung einer latenten Tuberkulose noch Mykobakterien persistieren, ist wissenschaftlich nicht vollständig geklärt (sterilisierende Behandlung?). Eine klinische Wachsamkeit sollte unter Immunsuppression aufrechterhalten werden, zumal auch Neuinfektionen möglich sind.

29.6 Behandlung einer aktiven abdominellen Tuberkulose, Überwachung und mögliche Komplikationen

Therapieregime und -dauer unterscheiden sich bei der abdominellen Tuberkulose nicht vom Standardvorgehen:
- Isoniazid 5 mg/kg KG, min. 200 mg, max. 300 mg,

- Rifampicin 10 mg/kg KG, min. 450 mg, max. 900 mg,
- Pyrazinamid 25 mg/kg KG, min. 1500 mg, max. 2500 mg,
- Ethambutol 15 mg/kg KG, min. 800 mg, max. 1600 mg.

Die empfohlene Therapiedauer beträgt sechs Monate, wovon zwei Monate als 4-fach-Kombination durchzuführen sind, gefolgt von vier Monaten mit Rifampicin plus Isoniazid. Hier wird auf die üblichen Empfehlungen verwiesen. Auch hier sollten zur Prophylaxe einer Neuropathie 100 μg Pyridoxin (Vitamin B6) zusätzlich gegeben werden. Es werden Kombinationspräparate von Isoniazid/Pyridoxin (wie z. B. Isozid comp®) angeboten.

Die Standardmedikation sollte komplett vor dem Frühstück eingenommen werden, da dann die Resorption am besten ist. Ein leichtes Frühstück verbessert die Verträglichkeit, allerdings kann die Resorption durch eine fettreiche Mahlzeit beeinträchtigt sein.

Die Resorption ist vermutlich auch bei einem Kurzdarmsyndrom ausreichend gut, allerdings sollten Spiegelmessungen der Medikamente (TDM) erfolgen. Alternativ sind die Medikamente parenteral zu applizieren.

29.6.1 Nebenwirkungen und Begleitmedikation

Die potenzielle Hepatotoxizität der verwendeten Medikation ist hoch! Entsprechend sind anfangs wöchentliche laborchemische Verlaufskontrollen empfehlenswert. Isoniazid, Rifampicin als auch Pyrazinamid können ursächlich sein. Im Fall eines Anstieges der AP/gGT oder der Transaminasen über das Fünffache oder einer Verdopplung des Bilirubinwertes muss die Therapie abgebrochen werden. Ein einschleichender Wiederbeginn der konsekutiv verabreichten Medikamente kann versucht werden. Bei hohem Risiko für einen signifikanten Leberschaden (alter Patient, Vorschädigung der Leber) können nach Rücksprache mit einem Behandlungszentrum alternative Therapiekonzepte (z. B. Moxifloxacin statt INH oder Therapieverlängerung anstelle der Gabe von Pyrazinamid) erwogen werden.

Die fibromatös-entzündliche Ummauerung des Darms könnte eine begleitende Steroidtherapie mit Prednisolon als naheliegend erscheinen lassen. Hierfür besteht jedoch keine Evidenz, so dass ein routinemäßiger Einsatz nicht empfohlen wird [23].

Das Auftreten eines Immunrekonstitutionssyndroms (IRIS) ist auch bei HIV-negativen Patienten nicht selten: Eine zunehmende entzündliche Aktivität kann ein Therapieversagen suggerieren, ist aber meist paucibacillär bedingt. Der Verlauf ist oft mild und selbstlimitierend, bei schwerem Verlauf können zeitweise Steroide zum Einsatz kommen. Die Prognose ist gut.

29.6.2 Verlaufskontrollen

Ob ein Patient auf die Therapie anspricht, kann bei der abdominellen Tuberkulose nur zum Teil durch den Rückgang der Infektionsparameter und die klinische Symptomatik beurteilt werden. Nach sechs bis acht Wochen sollte sich der Befund in der CT regredient zeigen. Für die abdominelle Tuberkulose existieren keine festgelegten Empfehlungen für Verlaufskontrollen, so dass je nach angenommener Compliance, Krankheitsschwere sowie klinischem Verlauf individuell über eine Wiederholung der Bildgebung zu entscheiden ist.

29.7 Prävention

Die früher standardmäßig durchgeführte BCG-Impfung ist bei Erwachsenen nicht protektiv und wird daher nicht empfohlen.

29.8 Literatur

[1]   Kaufmann SH. EFIS lecture. Immune response to tuberculosis: How to control the most successful pathogen on earth. Immunol Lett. 2016; 175: 50–57.

[2]   Wallis RS. Mathematical Models of Tuberculosis Reactivation and Relapse. Front Microbiol. 2016; 7: 669.

[3]   Schablon A, Harling M, Diel R, Nienhaus A. Risk of latent TB infection in individuals employed in the healthcare sector in Germany: a multicentre prevalence study. BMC Infect Dis. 2010; 10: 107.

[4]   Jick SS, Lieberman ES, Rahman MU, Choi HK. Glucocorticoid use, other associated factors, and the risk of tuberculosis. Arthritis Rheum. 2006; 55(1): 19–26.

[5]   de Kantor IN, LoBue PA, Thoen CO. Human tuberculosis caused by Mycobacterium bovis in the United States, Latin America and the Caribbean. Int J Tuberc Lung Dis. 2010; 14(11): 1369–1373.

[6]   van Zyl L, du Plessis J, Viljoen J. Cutaneous tuberculosis overview and current treatment regimens. Tuberculosis (Edinb). 2015; 95(6): 629–638.

[7]   Jones BE, Young SM, Antoniskis D, Davidson PT, Kramer F, Barnes PF. Relationship of the manifestations of tuberculosis to CD4 cell counts in patients with human immunodeficiency virus infection. Am Rev Respir Dis. 1993; 148(5): 1292–1297.

[8]   Kisacik B, Pamuk ON, Onat AM, Erer SB, Hatemi G, Ozguler Y, et al. Characteristics Predicting Tuberculosis Risk under Tumor Necrosis Factor-alpha Inhibitors: Report from a Large Multicenter Cohort with High Background Prevalence. J Rheumatol. 2016; 43(3): 524–529.

[9]   Tan KK, Chen K, Sim R. The spectrum of abdominal tuberculosis in a developed country: a single institution's experience over 7 years. J Gastrointest Surg. 2009; 13(1): 142–147.

[10] Tan KK, Chen K, Liau KH, Ho CK. Pancreatic tuberculosis mimicking pancreatic carcinoma: series of three cases. Eur J Gastroenterol Hepatol. 2009; 21(11): 1317–1319.

[11] Lin SF, Zheng L, Zhou L. Solitary splenic tuberculosis: a case report and review of the literature. World J Surg Oncol. 2016; 14(1): 154.

[12] Chaudhary P. Hepatobiliary tuberculosis. Ann Gastroenterol. 2014; 27(3): 207–211.

[13] Hickey AJ, Gounder L, Moosa MY, Drain PK. A systematic review of hepatic tuberculosis with considerations in human immunodeficiency virus co-infection. BMC Infect Dis. 2015; 15: 209.

[14] Kumar V, Pandey D. Isolated hepatosplenic tuberculosis. Hepatobiliary Pancreat Dis Int. 2008; 7(3): 328–330.

[15] Wang Q, Chen E, Cai Y, Zhang X, Li Q, Zhang X. A Case Report: Systemic Lymph Node Tuberculosis Mimicking Lymphoma on 18F-FDG PET/CT. Medicine (Baltimore). 2016; 95(9): e2912.

[16] Mabuchi H, Miyazato M, Maruwaka S, Kinjo Y, Nakachi N, Tomiyama R, et al. A case of abdominal tuberculosis lymphadenitis extending into the gallbladder and duodenum in a human T-cell lymphotropic virus type 1 carrier. Nihon Shokakibyo Gakkai Zasshi. 2016; 113(6): 993–1000.

[17] Park YS, Jun DW, Kim SH, Lee HH, Jo YJ, Song MH, et al. Colonoscopy evaluation after short-term anti-tuberculosis treatment in nonspecific ulcers on the ileocecal area. World J Gastroenterol. 2008; 14(32): 5051–5058.

[18] Wei JP, Wu XY, Gao SY, Chen QY, Liu T, Liu G. Misdiagnosis and Mistherapy of Crohn's Disease as Intestinal Tuberculosis: Case Report and Literature Review. Medicine (Baltimore). 2016; 95(1): e2436.

[19] Shi XC, Zhang LF, Zhang YQ, Liu XQ, Fei GJ. Clinical and Laboratory Diagnosis of Intestinal Tuberculosis. Chin Med J (Engl). 2016; 129(11): 1330–1333.

[20] Jung HJ, Kim YH, Kim YS, Jeong SY, Park SW, Seo JY, et al. Differences in Clinical Manifestations according to the Positivity of Interferon-gamma Assay in Patients with Intestinal Tuberculosis. Gut Liver. 2016; 10(4): 649–652.

[21] Bonovas S, Fiorino G, Allocca M, Lytras T, Nikolopoulos GK, Peyrin-Biroulet L, et al. Biologic Therapies and Risk of Infection and Malignancy in Patients With Inflammatory Bowel Disease: A Systematic Review and Network Meta-analysis. Clin Gastroenterol Hepatol. 2016;14(10): 1385–1397 e10.

[22] Keane J, Gershon S, Wise RP, Mirabile-Levens E, Kasznica J, Schwieterman WD, et al. Tuberculosis associated with infliximab, a tumor necrosis factor alpha-neutralizing agent. N Engl J Med. 2001; 345(15): 1098–1104.

[23] Schaberg T, Bauer T, Castell S, Dalhoff K, Detjen A, Diel R, et al. [Recommendations for therapy, chemoprevention and chemoprophylaxis of tuberculosis in adults and children. German Central Committee against Tuberculosis (DZK), German Respiratory Society (DGP)]. Pneumologie. 2012; 66(3): 133–171.

29.8.1 Weiterführende Informationen im Internet

– Weltgesundheitsorganisation WHO. Tuberculosis fact sheet, 2017.
http://www.who.int/mediacentre/factsheets/fs104/en/

– Robert Koch-Institut. Tuberkulose in Deutschland: Ende des rückläufigen Trends? Epidemiologisches Bulletin 43/2015.
http://www.rki.de/DE/Content/Infekt/EpidBull/Archiv/2015/Ausgaben/43_15.pdf

– Deutsches Zentralkomitee zur Bekämpfung der Tuberkulose: Neue Empfehlungen für die Umgebungsuntersuchungen bei Tuberkulose, 2011.
https://www.thieme-connect.de/products/ejournals/pdf/10.1055/s-0030-1256439.pdf

30 HIV-Infektion

Ulrich Spengler

30.1 Opportunistische Infektionen bei Humanes-Immundefizienz-Virus-Infektion (HIV/AIDS)

30.1.1 HIV-Infektion und Immunsystem

Als Folge der guten Verfügbarkeit antiretroviraler Medikamente sind in den Industrienationen inzwischen viele „exotische" Infektionen, die ehemals als typisch für HIV-infizierte Patienten galten, glücklicherweise wieder selten geworden. Diese so genannten opportunistischen Infektionen beruhen auf einer erhöhten Anfälligkeit gegenüber Erregern, die prinzipiell auch immunkompetente Personen erkranken lassen (z. B. Tuberkulose (Tbc) oder Salmonellose), oder führen zu typischen akuten Krankheitsbildern (z. B. atypische Mykobakterien), die bei immunkompetenten Personen praktisch unbekannt sind. Manche opportunistischen Infektionen stellen Exazerbationen latenter chronischer Infektionen dar (z. B. durch Zytomegalie-Virus (CMV)), die dann zu Krankheitserscheinungen führen, wenn der Erreger nicht mehr durch das Immunsystem kontrolliert werden kann. Es besteht in der Regel ein enger Zusammenhang zwischen der Anfälligkeit gegenüber opportunistischen Infektionen bzw. der Manifestation opportunistischer Krankheitsbilder und der Schwere des Immundefekts, der bei HIV-positiven Patienten über die Zahl CD4+-positiver Helferzellen abgeschätzt werden kann (Abb. 30.1). Die Frage nach der CD4-Zahl bzw. HIV-Viruslast gibt damit bereits erste Hinweise, welche opportunistischen Erkrankungen überhaupt in Betracht zu ziehen sind.

Opportunistische Infektionen sind ein wichtiger prognostischer Faktor für schlechtes Überleben bei unbehandelter HIV-Infektion. Das Auftreten bestimmter opportunistischer Infektionen definiert letztendlich auch das Endstadium AIDS (Tab. 30.1). Oft stellt die Erholung des Immunsystems unter antiretroviraler Therapie die wichtigste Maßnahme bei der Behandlung opportunistischer Infektionen dar,

Tab. 30.1: Beispiele AIDS-definierender gastrointestinaler opportunistischer Infektionen.

Candida-Ösophagitis (auch Candidiasis von Bronchien, Trachea oder Lunge)
CMV-Infektionen (außer Leber, Milz oder Lymphknoten)
Chronische HSV-Infektion (Ulzera > 1 Monat, Ösophagitis, Bronchitis oder Pneumonie)
Isosporiasis (> 1 Monat)
Atypische Mykobakteriosen (Pneumonie oder disseminierte Infektion durch *M. avium-intracellulare*, *M. kansasii* oder andere Spezies)
Kryptosporidiose (> 1 Monat)
Rekurrente Sepsis durch Salmonellen
Tuberkulose

DOI 10.1515/9783110464757-032

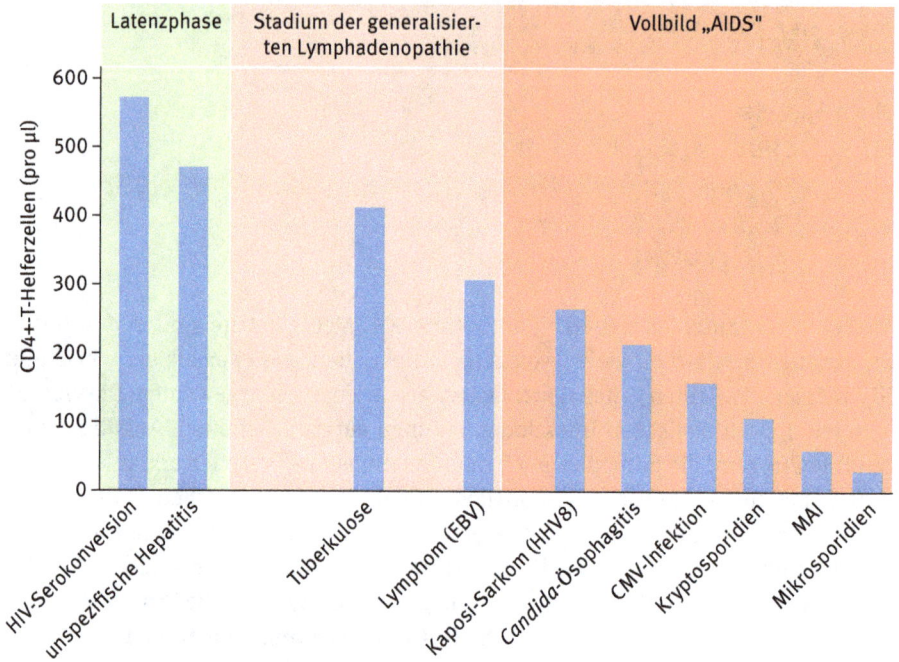

Abb. 30.1: Zusammenhang zwischen Auftreten opportunistischer Infektionen und Schwere des Immundefekts. MAI: *Mycobacterium-avium-intracellulare*-Komplex, CMV: Zytomegalie-Virus.

insbesondere dann, wenn keine wirksame antimikrobielle Therapie bekannt oder verfügbar ist, wie z. B. bei einer Kryptosporidiose.

Neben akuten und chronischen Infektionen sind opportunistische Erreger auch eine wichtige Ursache opportunistischer Tumore, wie z. B. das humane Herpes-Virus-Typ 8 [HHV8] für das Kaposi-Sarkom oder Body-Cavity-Lymphom. Darüber hinaus kommen opportunistische Infektionen nicht nur bei HIV-Infektion, sondern im Prinzip bei allen Formen eines schweren Immundefektes vor (z. B. infolge immunsuppressiver Therapien bei Autoimmunität, Organtransplantation oder onkologischen Therapien), die zu einem vergleichbaren Verlust an Immunität geführt haben. Bei HIV-Infektion kann aber das Spektrum opportunistischer Krankheitsbilder zusätzlich durch das individuelle Risikoprofil modifiziert werden. Denn ähnliche Transmissionswege begünstigen entsprechende Ko-Infektionen. Beispielsweise ist das Risiko einer Infektion durch atypische Mykobakterien bei HIV-positiven Personen mit Drogengebrauch erhöht, während eine Infektion mit HHV8 und damit ein Kaposi-Sarkom mit dem Risikofaktor Homosexualität korreliert.

Heute werden opportunistische Infektionen überwiegend nur noch bei Personen beobachtet, die sich entweder einer antiretroviralen Behandlung entziehen oder aber von ihrer HIV-Infektion bisher noch nichts wussten. Diese Personengruppen haben in der Regel einen fortgeschrittenen Immundefekt. Das Auftreten einer opportunistischen Infektion stellt dann in der Regel eine potenziell lebensbedrohende Komplikation dar, die die rasche Diagnostik und antimikrobielle Therapie notwendig macht. Deshalb muss der gastroenterologisch tätige Internist mit den Manifestationen opportunistischer Infektionen bei HIV-Infektionen vertraut sein und über gute Kenntnisse hinsichtlich der notwendigen antimikrobiellen Therapien einschließlich Resistenzentwicklung verfügen. Dies gilt insbesondere dann, wenn die antiretrovirale Therapie nicht allein oder nur sehr verzögert eine opportunistische Infektion kontrollieren kann. Dennoch ist eine antiretrovirale Therapie parallel zu den anderen anti-infektiösen Maßnahmen bei HIV-positiven Patienten mit opportunistischen Infektionen indiziert und sollte ggf. rasch nach Diagnosestellung begonnen werden. Berücksichtigt werden muss allerdings, dass eine antiretrovirale Therapie selbst zu einer scheinbaren Verschlechterung opportunistischer Erkrankungen führen kann. Bei sich erholender Immunfunktion kann es zu überschießenden Entzündungsreaktionen gegen opportunistische Erreger mit klinischer Verschlechterung kommen, die als Immunrekonstitutionssyndrom (IRIS) bezeichnet werden. Ein IRIS sollte in der Regel nicht zur Unterbrechung der antiretroviralen Therapie führen und muss vom infektiologisch tätigen Internisten von anderen opportunistischen Komplikationen unterschieden werden. Manchmal wird auch die antiretrovirale Therapie mit etwas zeitlicher Verzögerung nach der Therapie der opportunistischen Infektion begonnen, um schwere Folgeschäden durch ein IRIS zu vermeiden. In der ATCG-A5164-Studie führte jedoch der parallele Frühbeginn der antiretroviralen Therapie im Vergleich zum verzögerten Beginn nach Behandlung der opportunistischen Infektion nach einem Jahr zu insgesamt geringerer Mortalität, weniger AIDS-typischen Folgeinfektionen und einem besseren Anstieg der CD4-Zellzahlen [1]. Die antiretrovirale Therapie musste zwar öfter angepasst werden, aber die Häufigkeit von Nebenwirkungen und stationären Aufnahmen infolge IRIS war bei frühem Beginn der antiretroviralen Therapie nicht erhöht.

30.1.2 Differentialdiagnose gastroenterologischer Erkrankungen durch opportunistische Erreger

Speziell für den Gastroenterologen existieren mehrere typische klinische Situationen, bei denen an opportunistische Infektionen – bei vielleicht noch nicht bekannter HIV-Infektion – gedacht werden sollte.

Solche typischen Situationen stellen die folgenden differentialdiagnostischen Konstellationen dar:
- **Dysphagie und schmerzhafte Schluckstörungen:** HIV-positive Patienten mit fortgeschrittenem Immundefekt haben ein hohes Risiko, eine Ösophagitis zu bekommen, die zu schwerer Dys- und Odynophagie führt, so dass der Patient selbst Flüssigkeiten nicht mehr zu sich nehmen kann. Typischerweise liegt die

CD4-Zellzahl unter 100/μl und *Candida-*, Herpes-simplex-Virus (HSV) oder CMV-Infektionen sind die wesentlichen Ursachen. Eine *Candida*-Ösophagitis ist der häufigste Befund und bei 90 % der Patienten mit einem Soorbefall im Mund assoziiert [2]. Bei einem schmerzhaften Schluckakt ohne Dysphagie oder Soornachweis im Mund muss an ösophageale Ulzera durch HSV oder CMV gedacht werden. Die Diagnose wird durch eine endoskopische Untersuchung mit Biopsien geklärt (s. Kap. 20). Bei *Candida*-Ösophagitis erfolgt die Therapie nach initialer Aufsättigung mit 400 mg/d durch täglich 200 mg Fluconazol p. o. oder i. v. Eine Besserung ist nach fünf bis sieben Tagen zu erwarten [3].

– **Unklare abdominelle Schmerzen:** Bei dieser Symptomatik kommen neben den bei Immunkompetenten bekannten Erregern (Salmonellen, Shigellen, *Campylobacter*, Yersinien) bei fortgeschrittenem Immundefekt vor allem CMV-Infektionen, Infektionen durch typische und atypische Mykobakterien oder auch opportunistische Protozoen (Kryptosporidien, *Cystoisospora*, Mikrosporidien) in Frage [4, 5]. Bei typischem Dünndarmbefall können Durchfall und allgemeiner Gewichtsverlust hinzutreten. Auch HIV selbst kann ohne weitere Erreger ein solches Krankheitsbild hervorrufen (so genannte HIV-Enteropathie, siehe Kap. 30.2). Bei Beteiligung des Kolons muss noch eine *Clostridium-difficile*-Infektion (s. Kap. 17), Lymphogranuloma inguinale oder eine ileozökale Tbc (s. Kap. 29) differentialdiagnostisch in Betracht gezogen werden. Weitere Ursachen stellen Infektionen durch *Entamoeba histolytica* oder *Giardia lamblia* (s. Kap. 9) sowie intestinale Tumore bei Kaposi-Sarkom oder intestinalem Lymphom dar. Eine gefürchtete Komplikation ist die spontane Darmperforation (z. B. bei CMV-Infektion). Bei Schmerzen im Mittelbauch ist auch eine Pankreatitis durch infiltrative Infektionen (CMV, Tbc oder atypische Mykobakterien) in Betracht zu ziehen [6, 7]. Weitere Möglichkeiten umfassen Medikamententoxizität oder auch eine Hyperlipidämie durch antiretrovirale Protease-Inhibitoren.

– **Chronische Diarrhö:** Vor Verfügbarkeit der antiretroviralen Therapie waren Durchfälle bei ca. 1/5 der Patienten das führende Symptom der HIV-Infektion. Inzwischen haben Durchfälle bei Patienten mit niedrigen CD4-Zellzahlen unter 200/μl abgenommen [8]. Jedoch berichten trotz antiretroviraler Therapie noch bis zu 40 % der HIV-positiven Patienten von gelegentlichen Durchfallepisoden. Auch können antiretrovirale Medikamente wie Ritonavir oder Nelfinavir selbst Durchfälle induzieren. Typisch für die intestinalen Infektionen bei HIV-positiven Patienten ist, dass auch nur wenig virulente Erreger wie z. B. enteroaggregative *E. coli*, die beim Immunkompetenten lediglich beschränkt Durchfälle induzieren, persistierende Diarrhöen verursachen können [9]. *Cryptosporidium parvum*, das heftige Durchfälle sowohl bei immunkompetenten als auch immunkompromittierten Personen hervorruft, führt bei AIDS-Patienten zu chronisch persistierenden Diarrhöen, wenn weniger als 180/μl Helferzellen vorhanden sind, während HIV-Patienten mit besser erhaltener Immunität nur transient erkranken [10]. Infektionen mit Mikrosporidien (z. B. *Enterocytozoon bieneusi* oder *Encephali-*

tozoon intestinalis) können bei AIDS-Patienten ebenfalls massive persistierende Durchfälle mit Malabsorption verursachen [11]. Selten ist eine intestinale Spiro-chätose durch *Brachyspira pilosicoli* für blutigen Stuhlgang und Bauchschmerzen verantwortlich [12]. Bei fortgeschrittenem Immundefekt kommt es im Rahmen einer disseminierten Infektion durch atypische Mykobakterien, meist *M. avium-intracellulare*, zur Darmwandinfiltration mit Durchfällen und Malabsorption [13]. Auch führt die HIV-Infektion selbst zu Durchfällen und Malabsorption, wobei allerdings nicht klar ist, ob es zu einer HIV-Infektion der Enterozyten kommt oder die Infektion des mukosalen Immunsystems über eine veränderte Zytokinproduktion die Durchfälle verursacht. Anhand der klinischen Sympto-matik kann auf den hauptsächlich infizierten Darmabschnitt zurückschlossen werden. Das hilft, das mögliche Erregerspektrum etwas einzuengen (Tab. 30.2). Dünndarmbefall führt typischerweise zu wässrigen Durchfällen mit großen Stuhl-volumina, der mit Blähungen und ausgeprägtem Meteorismus, krampfhaften Schmerzen und starkem Gewichtsverlust einhergeht. Im Unterschied führt die Infektion des Kolons zu häufigen, teilweise sehr schmerzhaften Stuhlentleerun-gen mit kleinen Stuhlmengen. In der Regel bestehen keine Malabsorption und nur geringer Gewichtsverlust. Bei disseminierten Infektionen, z. B. durch Salmonel-leninfektionen, sind auch typhöse Krankheitsbilder möglich. Bei HIV-Patienten mit Antibiotika-Vorbehandlung muss ebenfalls eine pseudomembranöse Kolitis durch *C. difficile* bei der Differentialdiagnose berücksichtigt werden [14].

Tab. 30.2: Hauptlokalisation von Durchfallerregern bei HIV-Patienten.

Pathogen	Dünndarm	Kolon
Bakterien	Salmonellen*	*Campylobacter**
	E. coli (EPEC, EAggEC, EHEC, ETEC)	*Shigella*
	Clostridium perfringens	*Clostridium difficile*
	Staphylococcus aureus	*Yersinia*
	Aeromonas hydrophila	*Vibrio parahaemolyticus*
	Bacillus cereus	Enteroinvasive *E. coli*
	Vibrio cholerae	*Plesiomonas shigelloides*
		Klebsiella oxytoca (selten)
Viren	Rotavirus	CMV*
	Norovirus	Adenovirus
	Astrovirus	HSV
Protozoen	Kryptosporidien*	
	Cystoisospora	
	Cyclospora	
	Giardia lamblia	
	Mikrosporidien*#	

* Ein Befall von Dünndarm und Kolon ist möglich. Die Tabelle gibt die typische Lokalisation an.
\# Mikrosporidien werden heute als eigene, atypische Form den Pilzen zugerechnet.

- **Hepatobiliäre Erkrankungen:** Erhöhte Leberenzyme und eine Hepatomegalie sind bei HIV-Patienten häufig, da je nach Risikoprofil zwischen 30 % und 80 % der HIV-Patienten gleichzeitig eine chronische Hepatitis-C- und 5 % bis 10 % eine chronische Hepatitis-B-Infektion aufweisen. Bei 5 % ist mit einer Triple-Infektion (Hepatitis-B-, Hepatitis-C- und Hepatitis-Delta-Infektion) zu rechnen [15]. Die häufigsten Beschwerden bei einer gleichzeitigen chronischen Hepatitis sind Müdigkeit und eingeschränkte Leistungsfähigkeit. Jedoch sind die meisten Patienten asymptomatisch und wissen von ihrer Ko-Infektion erst, wenn sich eine Leberzirrhose entwickelt hat. Etwa die Hälfte der Patienten entwickelt drei bis sechs Wochen nach der HIV-Erstinfektion ein Mononukleose-ähnliches Krankheitsbild, bei dem immer wieder Transaminasenanstiege beobachtet wurden, die nicht durch Ko-Infektionen erklärt werden können [16, 17]. Die Patienten klagen über Übelkeit, Druck im rechten Oberbauch und eine vergrößerte Leber. Ikterus und Cholestasebilder treten nicht auf. Die Lebererkrankung verschwindet schließlich wieder spontan. HIV-Bestandteile können in Kupffer- und Endothelzellen nachgewiesen werden. Häufig findet sich in diesem Stadium auch eine unspezifische reaktive Hepatitis. Bei fortgeschrittenem Immundefekt verursachen gelegentlich Reaktivierungen von Viren aus der Herpesvirusgruppe eine Hepatitis. Im fortgeschrittenen Stadium einer HIV-Infektion (< 100/µl CD4-Zellen) kann auch eine so genannte AIDS-Cholangiopathie beobachtet werden [18]. Es handelt sich dabei um eine Gallengangobstruktion durch infektiös verursachte Strikturen. Diese sind am häufigsten auf *Cryptosporidium parvum* zurückzuführen. Andere mögliche Erreger sind Mikrosporidien, CMV, *Cyclospora cayetanensis*, *Cystoisospora* und *Giardia lamblia*. Klinisch bestehen Schmerzen im rechten Oberbauch, Fieber und erhöhte Cholestaseenzyme. Eine steinlose Cholezystitis kommt vor und muss von anderen Cholangitiden (z. B. durch Konkremente bei Atazanavir-Einnahme) unterschieden werden [19].
- **Anorektale Beschwerden:** Anorektale Probleme wie perirektale Abszesse, Analfisteln, unspezifische Ulzera, infektiöse Proktitis und Warzen sind bei HIV-infizierten Patienten häufig, insbesondere bei MSM (Sex zwischen Männern) [20]. Neben üblichen sexuell übertragbaren Infektionen müssen auch ein Lymphogranuloma inguinale und die Komplikationen einer Infektion mit Papillomaviren in Betracht gezogen werden [21]. Gegen Papillomaviren ist eine Prophylaxe möglich. Denn in ersten Untersuchungen war eine HPV-Vakzine auch bei HIV-infizierten Männern wirksam, erreichte gegen die vier wichtigsten humanen Papillomaviren 6, 11, 16 und 18 Serokonversionsraten über 95 % und verhinderte das Entstehen intraepithelialer Neoplasien bei beiden Geschlechtern [22]. Allerdings werden die Kosten für eine HPV-Impfung in Deutschland für Männer in der Regel von den Krankenkassen nicht übernommen, da es nur eine Empfehlung von der deutschen Ständigen Impfkommission am Robert Koch-Institut (STIKO) für Mädchen zwischen neun und 14 Jahren (oder Mädchen bis zum Ende des 17. Lebensjahr, die noch nicht geimpft wurden) gibt.

30.1.3 Wichtige opportunistische Erreger bei HIV-infizierten Patienten im GI-Trakt

30.1.3.1 Gastrointestinale CMV-Infektionen bei HIV-Infektion/AIDS

Bei HIV-Infektionen ohne antiretrovirale Therapie werden bei ca. 5 % der Patienten im Stadium AIDS intestinale Komplikationen durch CMV beobachtet. Betroffene Patienten haben in der Regel < 50/µl CD4-Zellen, so dass es zu einer endogenen CMV-Reaktivierung mit zumindest intermittierender Virämie und Befall eines oder mehrerer Zielorgane wie des GI-Trakts kommt. Auch mit antiviraler CMV-Therapie ist die Prognose ungünstig, wenn nicht gleichzeitig eine antiretrovirale Therapie erfolgt. Ohne antiretrovirale Therapie betrug trotz Behandlung mit Ganciclovir das mediane Überleben nur vier Monate, wenn eine CMV-Kolitis bestand, und nur acht Monate beim Vorliegen einer CMV-Ösophagitis. Die bedrohlichste Form der CMV-Infektion ist jedoch eine Retinitis, die rasch zum Erblinden führen kann.

Am GI-Trakt sind hauptsächlich Ösophagus und Kolon betroffen. Bei der CMV-Ösophagitis sind die Beschwerden neben Fieber und Übelkeit retrosternale Schmerzen und Odynophagie [23]. Die typischen Läsionen umfassen Erosionen und Ulzera, die überall im GI-Trakt auftreten können (Abb. 30.2c). Die bevorzugte Lokalisation im oberen Verdauungstrakt ist aber der distale Ösophagus. Diese sollten bei der endoskopischen Untersuchung unbedingt biopsiert werden, um eine definitive Diagnose zu stellen. In den Biopsien finden sich histologisch die typischen Einschlusskörperchen und es können CMV-Bestandteile mittels spezifischer Antikörper oder molekularbiologischer Techniken im Gewebe nachgewiesen werden (Abb. 30.2d und 30.2f). Mögliche Komplikationen, die aber schwerwiegende Folgen bei gastrointestinaler CMV-Infektion nach sich ziehen können, sind Blutungen und Perforationen.

Ein Befall des Dünndarms ist durch generalisierte Bauchschmerzen und Durchfall charakterisiert. Mit bildgebenden Verfahren können verdickte Darmwände nachgewiesen werden (Abb. 30.2e). Selten sind Perforationen vor allem im Ileozökalbereich beobachtet worden.

Die CMV-Kolitis stellt nach der Retinitis die zweithäufigste Organmanifestation dar [24]. Es können leichtes Fieber, Anorexie, Gewichtsverlust, Abgeschlagenheit und abdominelle Schmerzen auftreten. Häufig existieren profuse, wässrige Durchfälle bzw. bei Befall des Kolons häufiger Stuhldrang bei nur geringen Stuhlvolumina neben Tenesmen und Hämatochezie. Die endoskopischen Befunde reichen von punktuellen oberflächlichen Erosionen bis zu tiefen Ulzera oder einer nekrotisierenden Kolitis. Ausgedehnte Blutungen in die Schleimhaut und Perforationen können zu lebensgefährlichen Komplikationen führen. Auch hier hängt die definitive Diagnose vom histopathologischen Befund ab. Die Untersuchung von CMV im Blut, Schleimhautabstrichen oder Stuhlwasser mittels Antigen-Nachweis, Polymerasekettenreaktion oder Viruskultur wird nicht empfohlen, da ein positives Ergebnis nichts über eine Organinfektion aussagt [25]. Auch können CMV-Einschlusskörperchen bei fortgeschrittenem Stadium AIDS in normaler Mucosa gefunden werden, ohne dass dies zu Symptomen

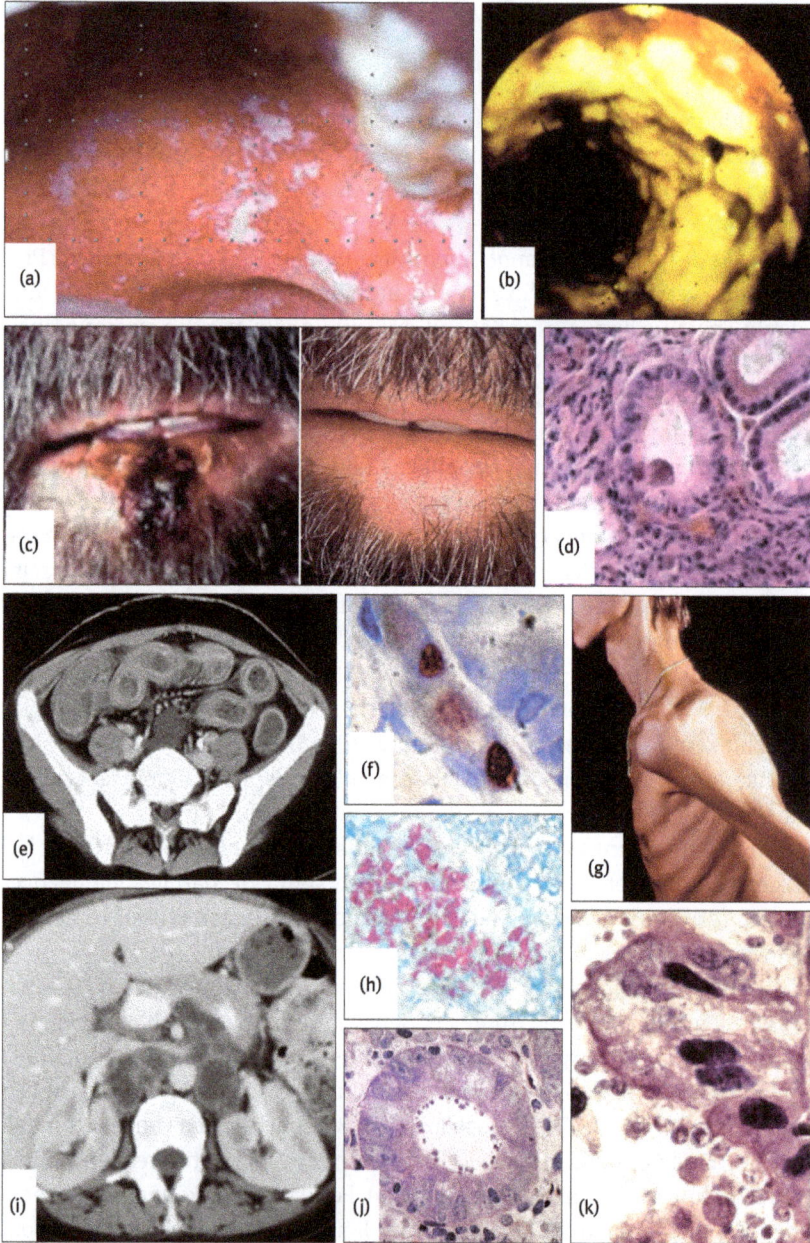

Abb. 30.2: Typische Manifestationen opportunistischer Infektionen beim HIV-Patienten.
(a) Mundsoor; (b) Soorösophagitis; (c) CMV-Ulkus links vor und rechts nach Therapie; (d) CMV-Einschlusskörperchen im Kolon; (e) Verdickte Dünndarmschlingen bei CMV-Enteritis; (f) Nachweis von CMV Early-Antigen mittels Immunperoxidasefärbung; (g) Wasting-Erkrankung mit *Mycobacterium genavense*; (h) MAC-Granulom in der PAS-Färbung; (i) Intrabdominelle Abszesse bei Infektion mit *Mycobacterium simiae*; (j) und (k) Kryptosporidien in der Kolonbiopsie.

führt. Die Diagnose der CMV-Infektion wird also durch die Kombination aus typischer Klinik und *in-situ*-Nachweis des Erregers gestellt.

Im Vergleich zu anderen Formen der Immunsuppression ist bei HIV-Patienten mit fortgeschrittenem Immundefekt (< 50/μl CD4-Zellen) eine CMV-Hepatitis relativ selten. Es sind aber gelegentlich Nekrosen der Gallenwege beobachtet worden. CMV ist auch eine Hauptursache der HIV-Cholangiopathie, einer sklerosierenden Cholangitis, die bei terminalem HIV-bedingtem Immundefekt auftreten kann.

Alle HIV-positiven Patienten mit einer gastrointestinalen CMV-Infektion bedürfen der antiviralen Therapie, die bei klinischem Verdacht begonnen werden sollte, während noch auf den Histologiebefund gewartet wird. Die systemische Induktionstherapie erfolgt analog zur CMV-Retinitis und besteht aus:
- Ganciclovir 5 mg/kg KG i.v. alle 12 h oder
- Foscarnet 60 mg/kg KG i.v. alle 8 h
- bzw. 90 mg/kg KG i.v. alle 12 h.

Wegen des günstigeren Nebenwirkungsprofils wird in der Regel Ganciclovir (Nebenwirkungen: Neutropenie und Thrombopenie) gegenüber Foscarnet (Nebenwirkungen: Nephrotoxizität, Elektrolytstörungen mit Hypokalziämie, genitale Ulzera, Anämie und Flüssigkeitsretention) bevorzugt. Bei leichtem Befall und Möglichkeit einer oralen Therapie kann mit Valganciclovir behandelt werden. Die orale Dosis von 900 mg entspricht der Gabe von 5 mg/kg Körpergewicht bei Ganciclovir-Infusion. Die Dauer der Induktionstherapie sollte je nach Ansprechen drei bis sechs Wochen betragen [25]. Die antivirale CMV-Therapie sollte durch eine antiretrovirale Behandlung ergänzt werden. Bei Patienten ohne antiretrovirale Therapie sollte diese begonnen werden, sobald eine CMV-Retinitis ausgeschlossen ist und der Patient wieder schlucken kann. Bei CMV-Retinitis kann durch die antiretrovirale Therapie ein Immunrekonstitutionssyndrom (IRIS) am Auge induziert werden, das zum Erblinden führen kann. In diesem Fall sollte die antiretrovirale Therapie erst zwei Wochen nach Beginn der Anti-CMV-Therapie begonnen werden. Bei isoliertem CMV-Befall des GI-Trakts ist ein IRIS bisher nicht berichtet worden.

Falls die CMV-Infektion nach sechs Wochen i.v.-Therapie weiterbesteht, muss an eine Resistenzentwicklung gedacht werden. In diesem Fall wird eine Ganciclovir-Foscarnet-Kombinationstherapie empfohlen. Das CMV-wirksame Cidofovir ist bei gastrointestinaler CMV-Infektion nicht evaluiert worden und sollte wegen ausgeprägter Toxizität (Proteinurie, Nierenversagen, Uveitis, Neurotoxizität) nicht eingesetzt werden.

Eine Dauertherapie ist bei gastrointestinaler CMV-Infektion nur nötig, wenn zusätzlich eine CMV-Retinitis besteht oder es nach Beendigung der Induktionstherapie zu Rückfällen gekommen ist [25]. Nach erneuter Induktionstherapie wird die Dauertherapie oral mit 900 mg Valganciclovir einmal täglich durchgeführt. Es existieren keine klaren Richtlinien, wie lange die Dauertherapie mit Valganciclovir dann fortgesetzt werden soll. Pragmatisch empfiehlt es sich aber, mit dem Absetzen abzuwarten, bis die CD4-Zellzahl konstant über 100/µl für mehr als sechs Monate liegt.

Selten werden zur CMV-Infektion ähnliche Krankheitsbilder am GI-Trakt auch durch HSV verursacht. HSV-Infektionen können mit Aciclovir behandelt werden (s. Kap. 20).

Candidiasis

Eine Ösophagitis durch *Candida*-Besiedelung (meist *Candida albicans*, seltener andere Mykosen wie *C. tropicalis, C. glabrata* oder *C. krusei*) kann ähnliche Beschwerden wie die CMV-Ösophagitis verursachen.

Die Patienten klagen über retrosternales Brennen und Schwierigkeiten beim Schlucken (vor allem bei festen Speisen). Häufig ist die Mundhöhle mitbetroffen, so dass eine Blickdiagnose möglich ist (Abb. 30.2a). Es finden sich weißliche Plaques auf der Zunge, den Tonsillen und der Wangenschleimhaut, die sich leicht abstreifen lassen (Abb. 30.2a und 30.2b). Das unterscheidet sie von einer oralen Haarleukoplakie durch EBV, bei der die weißlichen Beläge nicht abgestreift werden können. Selten besteht eine atrophe *Candida*-Infektion, die nur ein Schleimhauterythem verursacht. Bei etwa einem Drittel der Patienten findet sich die *Candida*-Ösophagitis ohne gleichzeitigen Befall der Mundhöhle, so dass die Diagnose endoskopisch gestellt werden muss. Der *Candida*-Befall der Speiseröhre signalisiert beim HIV-Patienten in der Regel einen fortgeschrittenen Immundefekt. Jedoch müssen auch andere Risikofaktoren wie Steroideinnahme, Alkoholabusus oder ein mögliches Malignom in Betracht gezogen werden.

Die Therapie erfolgt am besten systemisch mit Fluconazol (bei oralem Soor 100–200 mg Fluconazol täglich, bei Soorösophagitis 200–400 mg Fluconazol täglich) [3]. Falls nach einer Woche die Beschwerden nicht verschwunden sind, sollte ein Abstrich zur Resistenzbestimmung erfolgen und die Fluconazoldosis kann bis auf 800 mg täglich erhöht werden. Itraconazol (1–2 Kapseln à 100 mg zweimal täglich, alternativ 10–20 ml Itraconazolsuspension; 1 ml entspricht 10 mg Itraconazol) kann versucht werden, wenn ein zweiter Therapieversuch scheitert oder andere Isolate als *Candida albicans* vorliegen. Für die i. v. Therapie stehen verschiedene Echinocandine als Reservetherapie zur Verfügung.

Gastrointestinale Infektionen durch Mykobakterien

Tuberkulose: Eine Tbc gilt beim HIV-positiven Patienten als eine AIDS-definierende Erkrankung. Die Tbc kann über ein weites Spektrum von CD4-Zellzahlen und auch beim Immunkompetenten auftreten. Nach HIV-Infektion erhöht sich das Risiko einer Tuberkulose auf etwa das Doppelte und nimmt dann proportional zum Verlust der CD4-Helferzellen zu. Das Rückfallrisiko nach Therapie ist hoch. MDR- und XDR-Tuberkulosen werden beobachtet und bei < 250/µl Helferzellen nimmt auch das Übertragungsrisiko durch Haushaltskontakte zu [26]. Gleichzeitig erhöht die Tbc nach Therapie das Risiko einer weiteren Progression zu AIDS und Tod. Die Primärinfektion erfolgt in der Regel aerogen, so dass der GI-Trakt und die inneren Organe erst im Rahmen einer abdominellen Sekundär-Tbc betroffen werden. Häufig haben diese Patienten < 200/µl CD4-Helferzellen. Die typischen Manifestationen der intestinalen Tbc sind die lokalisierte Infektion eines Darmabschnitts mit begleitender Lymphknoten-Tbc. Prädilektionsort ist die Ileozoekalregion. Die betroffenen Patienten haben Schmerzen und Fieber. Durch konfluierende tuberkulöse Ulzera und Beteiligung regionärer Lymphknoten kann es zu einem ausgedehnten Lokalbefund kommen. Die Diagnose erfolgt durch den mikrobiologischen Erregernachweis. Eine Resistenztestung sollte angestrebt werden. Bei disseminierter Tbc finden sich ein Befall von Leber und Milz mit multiplen Abszessen sowie eine tuberkulöse Peritonitis.

Die Therapie erfolgt bei empfindlichen Isolaten als Kombinationstherapie mit den primären Tuberkulostatika Rifampicin oder Rifabutin, Isoniazid, Pyrazinamid und Ethambutol. Bei Vorliegen von Resistenzen muss diese Kombination unter Einbeziehung sekundärer Tuberkulostatika (s. Tab. 30.3) individuell angepasst werden. Die Therapiedauer ist in der Regel länger als bei HIV-negativen Patienten und richtet sich nach dem Ansprechen. Nach Beginn einer antiretroviralen Therapie kann es vorübergehend zu einer Verschlechterung der Tuberkulosesymptomatik mit Fieber und Anschwellen der Lymphknoten kommen. Dieses Phänomen wird als IRIS gedeutet und kann durch eine zusätzliche transiente Kortikosteroid-Therapie symptomatisch behandelt werden. Bei einer gleichzeitigen antiretroviralen Therapie sind Medikamenteninteraktionen zwischen Tuberkulostatika und antiretroviralen Medikamenten zu beachten (Tab. 30.4).

Atypische Mykobakteriosen: Atypische Mykobakterien sind ubiquitär und finden sich in verschiedenen Tier-Spezies, im Boden, im Wasser und auch in Nahrungsmitteln. Eine Isolation der Patienten ist daher nicht nötig. Bei HIV-Patienten liegt meist (> 90 %) eine Infektion mit *Mycobacterium avium complex* (MAC) vor. Aber es kommen auch *M. kansasii*, *M. xenopi*, *M. celatum*, *M. simiae*, *M. fortuitum*, *M. chelonae*, *M. malmoense* oder *M. genavense* vor, die disseminierte oder abszedierende Infektionen ähnlich einer Tbc verursachen (Abb. 30.2g, 30.2h und 30.2i). Verwechslungen mit einer Nokardiose sind beschrieben [27].

Die Infektion mit MAC kann bei Patienten mit fortgeschrittenem Immundefekt (CD4+ < 100/µl) eine disseminierte Infektion verursachen. Die Symptome sind dabei unspezifisch und bestehen in Fieber, Nachtschweiß, Bauchschmerzen, Durchfall und Gewichtsverlust (Abb. 30.2g). Bei den Laboruntersuchungen fallen häufig eine Anämie, erhöhte alkalische Phosphatase und Laktatdehydrogenase auf. Die Diagnose erfolgt durch Nachweis von MAC aus dem Blut. Während die MAC-Infektion vor Verfügbarkeit wirksamer antiretroviraler Therapien bei bis zu 40 % der HIV-Patienten mit fortgeschrittener Immundefizienz beobachtet werden konnte, ist sie heute selten geworden [28, 29].

Bei immunkompetenten HIV-Patienten ist jetzt die lokalisierte MAC-Infektion in Form einer abszedierenden Lymphadenitis häufiger, insbesondere wenn die Patien-

Tab. 30.3: Übersicht über die bei Mykobakterien wirksamen Medikamente.

Medikament	Tägliche Dosierung (pro kg KG)	Nebenwirkungen	Kommentar
Rifampicin (RIF)	10 mg/kg i. v.; > 50 kg: 600 mg, < 50 kg: 450 mg	Hepatoxisch, Allergie, Fieber, Thrombopenie GI-Unverträglichkeit	Roter Urin, hohes Interaktionspotenzial über Cytochrom P450
Rifabutin (RFB)	300 mg	GI-Unverträglichkeit, Arthralgien, erhöhte Transaminasen	Geringere Cytochrom P450-Interaktionen als RIF, roter Urin
Isoniazid (INH)	5 mg/kg i. v.; maximal 300 mg	Neuro- und lebertoxisch	Keine Komedikation mit DDI und D4T, nicht bei vorgeschädigter Leber, immer zusammen mit Vit. B6
Ethambutol (EMB)	15–20 mg/kg	Optikusneuritis	Monatliche Visus-Kontrollen, verminderte Aufnahme unter Antacida
Pyrazinamid (PZA)	20–30 mg/kg	Hepatotoxisch, Hyperurikämie, Arthralgien, GI-Unverträglichkeit	Uricosurica bei Anstieg der Harnsäure
Amikacin (Am)	15 mg/kg	Nierentoxizität, Schäden des N. VIII	Nur i. v. oder i. m. verfügbar, regelmäßige Audiometrie, in der Schwangerschaft kontraindiziert
Capreomycin (CM)	15 mg/kg; maximal 1 g/d	Nierentoxizität, Schädigung des Hörnerven	Wie Am
Levofloxacin (LFX)	0.5–1 g/d	GI-Unverträglichkeit, neurotoxisch, Sehnenruptur	Nicht für Kinder zugelassen; EKG-Kontrolle: QT-Zeit-Verlängerung
Moxifloxacin (MFX)	400 mg	GI-Unverträglichkeit, Kopfschmerzen, Schwindel, Psychosen	wie LFX
Linezolid (LZD)	600 mg	KM- und neurotoxisch Laktatazidosen	
Cycloserin (CS)	10–15 mg/kg, maximal 1 g/d	Neurotoxisch	Verstärkt die Neurotoxizität von INH und PTO; bei Epilepsie kontraindiziert
Prothionamid (PTO)	0.75–1 g/d	Leber- und neurotoxisch; GI-Unverträglichkeit	Langsame Dosissteigerung
Ethionamid (ETO)	15–20 mg; maximal 1 g/d	Leber- und neurotoxisch; GI-Unverträglichkeit; Hyperglykämie, Hypothyreose	Nicht bei Kindern < 12 Jahre Hypothyreose

Bei Multiresistenz stehen unter bestimmten Voraussetzungen auch Bedaquilin, Delamanid oder Clofazimin zur Verfügung. Diese Substanzen sollten aber nur von Experten eingesetzt werden.

Tab. 30.4: Interaktionen zwischen Rifampicin und antiretroviralen Medikamenten.

Medikament	Dosisempfehlung	Kommentar
NRTIs	Standarddosierung	Triple-NRTI-Therapie wird nicht empfohlen
Efavirenz	< 60 kg KG: 600 mg/d, > 60 kg KG: 800 mg/d	Bei Rifampicin als Komedikation empfohlen
Nevirapin	200 mg, zweimal/d	
Andere NNRTIs	Keine Komedikation	
Lopinavir/Ritonavir	800 mg/200 mg, zweimal/d oder 400 mg/400 mg, zweimal/d	Einsatz bei Fehlen anderer Alternativen, hepatotoxisch
Andere Ritonavir geboosterte Proteasehemmer	Keine Komedikation	
Raltegravir	400 mg oder 800 mg	RAL-Spiegel sinken um ca. 60 % ab, Drug-Monitoring empfohlen
Dolutegravir	50 mg, zweimal/d	
Elvitegravir	Keine Komedikation	
Maraviroc	Komedikation nicht empfohlen	Falls nötig, Dosierung: 600 mg, zweimal/d

ten mit einer antiretroviralen Therapie beginnen und zuvor einen CD4-Nadir unter 50/µl Helferzellen hatten. Pathogenetisch wird diese Form der MAC-Erkrankung mit der Immunrekonstitution bei vorheriger asymptomatischer MAC-Infektion in Verbindung gebracht. Es können alle Lymphknoten, insbesondere aber auch abdominelle Lymphknoten, betroffen sein, die dann fistelnde Abszesse ausbilden und nach chirurgischer Sanierung nur schlecht abheilen (Abb. 30.2i). Die Symptome umfassen neben der entzündlichen Lymphadenitis auch Fieber und eine Leukozytose. Jedoch sind Blutkulturen in der Regel steril. Die Diagnose muss durch den Nachweis des Erregers aus einem Lymphknotenpunktat oder -exstirpation erfolgen.

Die Therapie atypischer Mykobakteriosen ist ähnlich komplex wie die der Tbc und besteht in einer Kombination verschiedener antibakteriell wirksamer Medikamente. Bei disseminierter MAC-Infektion bevorzugen die meisten Experten eine Kombination aus Clarithromycin (500 mg zweimal täglich) oder Azithromycin (500 mg einmal täglich) mit Ethambutol (400 mg dreimal täglich) und Rifabutin (300 mg/einmal täglich), da mit der 3er-Kombination bei vergleichbarer MAC-Elimination weniger Rückfälle und ein besseres Überleben als mit den Zweifach-Kombinationen erreicht wurden [30]. Falls die Gabe von Rifabutin nicht möglich ist, bieten Fluorchinolone oder Amikacin Alternativen. Nach acht Wochen sollten die Blutkulturen negativ geworden sein. Die Therapie kann dann ohne Rifabutin fortgesetzt werden, bis eine stabile

CD4-Helferzellzahl über 100/µl erreicht ist. Die lokalisierte Lymphadenitis sollte bis zur vollständigen Abheilung der Abszesse behandelt werden. Bei Patienten ohne Option auf eine wirksame antiretrovirale Therapie erfolgt die Therapie lebenslang. Bei solchen Patienten ohne MAC-Infektion ist eine Prophylaxe durch Azithromycin (2 × 600 mg /Woche) oder Clarithromycin (500 mg/zweimal täglich) möglich [31].

Die Therapie bei Infektionen durch andere atypische Mykobakterien wird wie bei Tbc begonnen (häufig Rifampicin, Ethambutol und Isoniazid wirksam) und dann gemäß den Ergebnissen der Resistenztestung individuell angepasst.

Salmonellosen: Infektionen mit nichttyphoidalen Salmonellen, die beim Immunkompetenten in der Regel nur eine vorübergehende Durchfallerkrankung hervorrufen, können beim HIV-Patienten schwere septische Krankheitsbilder verursachen. Salmonellosen werden in erster Linie durch Geflügel und deren Produkte übertragen und treten vor allem im südlichen Europa und in Afrika auf. Rückfälle sind häufig. Neben einer Sepsis werden andere atypische Präsentationen wie Osteomyelitis, Abszesse, Empyem oder Meningitis beobachtet.

Die Patienten sind schwer krank mit Fieber und Schüttelfrost und zeigen Merkmale eines septischen Schocks. Durchfall kann fehlen. Aus der Blutkultur kann *S. Enteritidis*, seltener *S. Typhi* oder *S. Paratyphi* isoliert werden. Jedoch werden typhöse Serovare bei HIV-Patienten nur selten beobachtet.

Ciprofloxacin ist die Therapie der Wahl und sollte trotz guter oraler Bioverfügbarkeit i. v. gegeben werden (Ciprofloxacin 400 mg zweimal täglich i. v. über zehn bis 14 Tage; ggf. Sequenztherapie mit Ciprofloxacin 500 mg zweimal täglich oral). Um Rückfälle zu vermeiden, sollte eine orale Therapie bis zur immunologischen Rekonstitution fortgesetzt werden [32]. Eine Dauertherapie ist jedoch nicht etabliert. In Asien und Afrika nehmen inzwischen Isolate mit Ciprofloxacin-Resistenz an Häufigkeit zu [33]. In dieser Situation wird z. B. Cefotaxim (dreimal täglich 2 g i. v.) bzw. Ceftriaxon (einmal täglich 2 g i. v.) oder alternativ Azithromycin (1 g an Tag 1, dann 500 mg ab Tag 2) als Therapiealternative empfohlen.

Gastrointestinale Infektionen durch opportunistische Parasiten

Opportunistische Parasiten stellen eine wichtige differentialdiagnostische Herausforderung bei HIV-Patienten dar. Denn während bei immunkompetenten Menschen normalerweise nur eine zeitlich begrenzte Durchfallerkrankung resultiert, können bei HIV-Infektionen protrahierte, chronische Durchfälle entstehen, die zu Gewichtsverlust und Malabsorption führen.

Interessanterweise werden Infektionen mit *Giardia lamblia* bei HIV-Patienten nicht häufiger beobachtet als bei HIV-negativen Individuen, vermutlich weil die Immunantwort gegen *Giardia lamblia* mehr von sekretorischen Antikörpern als der zellulären Immunität abhängt. Jedoch sind drei opportunistische Erreger bei immunkompromittierten Patienten besonders wichtig: *Cystoisospora*, Kryptosporidien und *Cyclospora*. Sie sind miteinander verwandt und gehören zu einer großen

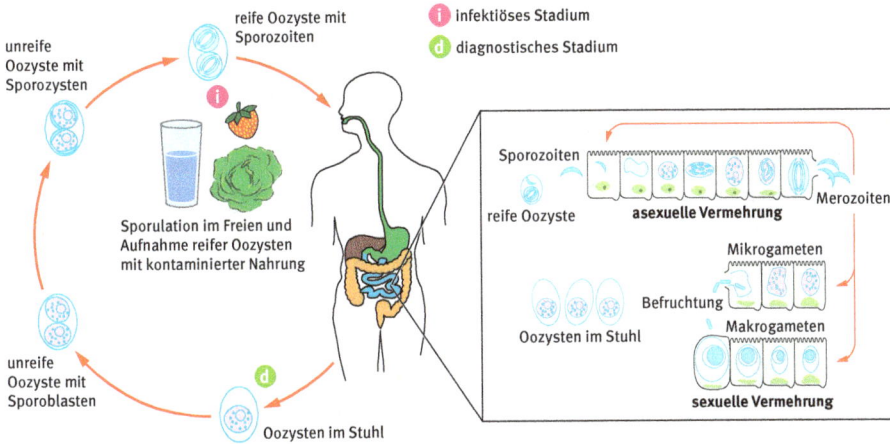

Abb. 30.3: Prinzip des asexuellen und sexuellen Lebenszyklus bei Kokzidien, modifiziert nach www.cdc.gov/dpdx/cyclosporiasis und www.cdc.gov/dpdx/cystoisosporiasis.

Gruppe einzelliger, intrazellulärer Parasiten, die als Kokzidien (auch Coccidien) bezeichnet werden und dem Stamm der Apicomplexa zugerechnet werden, dem z. B. auch *Toxoplasma gondii* und die Malaria-Plasmodien angehören. Kokzidien weisen Ähnlichkeiten im Lebenszyklus und in ihrem Ansprechen auf antimikrobielle Chemotherapie auf (Abb. 30.3).

Nach Aufnahme infektiöser Sporozysten verläuft der Lebenszyklus der Kokzidien über drei Phasen: Schizogonie, Gamogonie und Sporogonie. Hierbei infizieren die aus den reifen Oozysten ausbrechenden Sporozoiten die Darmepithelzellen und vermehren sich intrazellulär über eine spezies-charakteristische Anzahl ungeschlechtlicher Zyklen über Schizogonie oder Merogonie in Merozoiten. Diese können erneut in einen ungeschlechtlichen Zyklus eintreten. Alternativ entwickeln sie sich in weibliche Makrogameten oder männliche Mikrogameten (Gamogonie). Es erfolgt die geschlechtliche Vermehrung mit Bildung einer Zygote und Weiterentwicklung zur Oozyste, die dann mit dem Stuhl ausgeschieden wird. Außerhalb des Wirts reifen die Oozysten zur infektiösen Form, der Sporozyste oder sog. Spore (Sporogonie), weiter, die nach Teilungen eine charakteristische Zahl einkerniger, infektiöser Sporozoiten enthält. In einigen Fällen kann die Sporulation auch im Wirt erfolgen. Dann kann der Zyklus vollständig erneut ablaufen und schließlich den Körper des immundefizienten Patienten mit Parasiten überschwemmen. Es existieren PCR-Verfahren, die neben den drei genannten Parasiten auch noch Mikrosporidien nachweisen können [34, 35]. Dies erleichtert bei Patienten mit chronischer Diarrhö die Suche nach dem ursächlichen Erreger.

Kryptosporidiose: Kryptosporidien sind parasitäre Protozoen, die bei allen Wirbeltieren gastrointestinale Erkrankungen auslösen können. Nach *Giardia lamblia* sind Kryptosporidien das häufigste enterale Pathogen beim Menschen. Der Lebenszyklus des Parasiten kann nach Aufnahme der Oozysten innerhalb des Wirts vollständig durchlaufen werden und führt zur intrazellulären Vermehrung des Parasiten in den Epithelzellen des Intestinums oder der Atemwege. *Cryptosporidium parvum* ist der hauptsächliche Erreger beim Menschen, der inzwischen in die beiden Spezies *C. parvum* (früher *C. parvum* Genotyp1) und *C. hominis* (früher *C. parvum* Genotyp2) unterschieden wird [36, 37]. Es kommen aber auch Infektionen mit *C. felis*, *C. muris*, *C. canis*, *C. suis*, *C. ubiquitum* oder *C. meleagridis* vor. Die Übertragung erfolgt fäkaloral meist über kontaminiertes Wasser oder durch direkten Kontakt. Deshalb ist eine Isolation von HIV-positiven Patienten mit Kryptosporidiose nötig. Die Infektion mit Kryptosporidien verursacht Durchfallerkrankungen und Entzündungen der Gallenwege. Es werden drei Formen der Kryptosporidiose unterschieden:

1. sporadische selbst-limitierte Durchfallerkrankungen beim Immunkompetenten,
2. chronische, lebensbedrohliche Durchfälle mit Malabsorption und Wasting beim HIV-Patienten oder auch bei anderen Personen mit ausgeprägtem Immundefekt,
3. Durchfall und Malnutrition bei Kindern (vor allem in den ersten beiden Lebensjahren) in Entwicklungsländern.

Die Infektion geht in der Regel auf Schwimmen in kontaminiertem Wasser bzw. die orale Aufnahme kontaminierter Nahrung wie Salat zurück. Eine Aufnahme von weniger als 50 Oozysten reicht bei HIV-Patienten bereits für eine Infektion aus. Je nach Anzahl aufgenommener Oozysten variiert die Inkubationsdauer zwischen drei und 28 Tagen. Die Schwere der Erkrankung richtet sich nach dem Ausmaß des Immundefektes. Bei über 200/μl CD4-Helferzellen sind asymptomatische Verläufe möglich. Bei < 100/μl CD4-Helferzellen resultieren schwere chronische Krankheitsbilder. Die Häufigkeit der schweren Kryptosporidieninfektionen nimmt in den Industrieländern als Folge der Immunrekonstitution nach antiretroviraler Therapie ab [38].

Patienten mit Diarrhö klagen häufig zusätzlich über Abgeschlagenheit, Übelkeit und Erbrechen sowie leichtes Fieber. Die Durchfälle können akut oder langsam beginnend, chronisch oder auch transient sein. Die Stuhlmenge kann stark variieren und bis zu 25 l/Tag betragen. Im weiteren Verlauf kommt es zur Malabsorption mit ausgeprägtem Gewichtsverlust. Das Gallengangsystem ist bei 10 % bis 30 % der HIV-Patienten im Stadium AIDS mit weit fortgeschrittenem Immundefekt ebenfalls betroffen. Cholezystitis ohne Steine, sklerosierende Cholangitis, Hepatitis und Pankreatitis sind beschrieben. Die Patienten leiden unter Schmerzen im rechten Oberbauch und haben Fieber. Die alkalische Phosphatase ist erhöht. Die bildgebenden radiologischen Untersuchungen (Ultraschall, Computertomographie) zeigen eine vergrößerte Gallenblase mit dicker Wand oder erweiterte intra- und extrahepatische Gallengänge.

Die Diagnose der Kryptosporidiose erfolgt in der Regel durch den mikroskopischen Nachweis des Erregers im Stuhl, Duodenalsekret, Galle oder im Biopsiematerial (Abb. 30.2j und 30.2k). Das Labor sollte auf den Verdacht einer Kryptosporidieninfektion hingewiesen werden, da der Erreger leicht übersehen werden kann. Zur Anwendung kommt eine modifizierte säurefeste Färbung, bei der sich die 4–6 μm großen

Oozysten rötlich darstellen. Der Erreger kann aber auch in der HE-Färbung, Giemsa-färbung oder Malachitfärbung sowie Auraminfärbung im Fluoreszenzmikroskop dargestellt werden. Wo verfügbar, kann eine spezifische PCR oder Immunassays (Rapid Diagnostic Tests) eingesetzt werden. Diese Verfahren sind empfindlicher und ermöglichen im Unterschied zur Mikroskopie eine Unterscheidung der verschiedenen Spezies [35].

Bislang gibt es keine etablierte spezifische Therapie gegen Kryptosporidien, da sie keinen Apicoplasten besitzen, ein endosymbiotisches Zellorganell, gegen das die wichtigsten anti-parasitären Therapeutika gerichtet sind. Die wichtigste Maßnahme stellt daher die Durchführung einer effektiven antiretroviralen Therapie dar, da bei Erreichen der Immunkompetenz die Infektion spontan sistiert. Dazu kommen supportive Maßnahmen wie eine ausreichende Flüssigkeitssubstitution und eine symptomatische antidiarrhoische Therapie mit Loperamid oder Opiumtinktur. Zusätzlich werden Nitazoxanid oder Rifaximin versucht. Nitazoxamid ist in den USA zur Behandlung der Kryptosporidiose bei Immunkompetenten, nicht aber bei Patienten mit Immundefekt zugelassen. Auch hat sich unter kontrollieren Bedingungen bei HIV-Patienten kein Vorteil für Nitazoxanid gezeigt [39]. Rifaximin ist ein nichtresorbierbares Aminoglykosid, das zur Behandlung der Reisediarrhöe eingesetzt wird. Erste Erfahrungen mit Rifaximin bei HIV-Patienten mit Kryptosporidieninfektion sind aber ermutigend [40].

***Cystoisospora-belli*-Infektion (Isosporiasis):** *Cystoisospora belli*, früher als *Isospora belli* bezeichnet, ist ein intestinales einzelliges Protozoon, das weltweit auftritt, aber vor allem in tropischen und subtropischen Regionen wie Indien oder Afrika südlich der Sahara für wässrige Durchfälle verantwortlich ist. Das klinische Bild variiert mit dem Immunstatus. Infektionen mit *Cystoisospora belli* kommen transient auch bei Immunkompetenten vor, verursachen aber bei zellulärem Immundefekt schwer verlaufende Durchfälle, die zu Rückfällen nach Absetzen der Antibiose neigen. Eine chronische Infektion mit *Cystoisospora belli* von mehr als vier Wochen Dauer erfüllt die Definition von AIDS. Nur bei AIDS-Patienten wurden eine Ausbreitung des Erregers außerhalb des Darms und die Bildung von Gewebezysten beschrieben, die als Ursache der Rückfälle diskutiert werden [41]. Eine *Pneumocystis*-Prophylaxe mit Cotrimoxazol reduziert jedoch das Risiko einer Infektion mit *Cystoisospora belli*.

Bei Patienten mit AIDS resultieren chronische wässrige Durchfälle und Steatorrhö, die zu massivem Flüssigkeits- und Gewichtsverlust, Nierenversagen und Elektrolytstörungen führen. Das klinische Bild ähnelt der Kryptosporidiose. *Cystoisospora belli* befällt sowohl den Dünn- als auch Dickdarm und führt zu verkürzten Villi und einer Hyperplasie der Krypten sowie entzündlichen Infiltraten aus Lymphozyten und Granulozyten. Eine Eosinophilie kann im Blut und Gewebe vorkommen. Eine Übertragung von Mensch zu Mensch kommt nur in Ausnahmefällen vor, da die Oozysten ein bis zwei Tage außerhalb des Körpers zur Sporulation benötigen.

Die Diagnose der Infektion erfolgt durch den Nachweis sporulierter Oozysten im Stuhl. Diese sind oval, ca. 23–36 µm × 12–17 µm groß und haben eine dünne Wand [25]. Die Oozysten können nicht im nativen Stuhl erkannt werden, sondern erfordern Spezialfärbungen (Jod-Färbung) oder spezifische Fluoreszenztechniken (säurefeste Färbung) [42]. Deshalb sollte der Verdacht einer Infektion mit *Cystoisospora belli* dem mikrobiologischen Labor mitgeteilt werden. Die Parasiten können mikroskopisch ebenfalls im Duodenalsekret oder einer Dünndarmbiopsie entdeckt werden. In der Biopsie ähneln sich *Cystoisospora belli* und *Cyclospora cayetanensis*. Auch ein Nachweis über Polymerase-Kettenreaktion ist möglich [34]

Die Therapie besteht in der Gabe von Cotrimoxazol (960 mg zweimal täglich) über eine Woche. Ciprofloxacin ist etwas weniger wirksam. Auch bei fortgesetzter Erhaltungstherapie mit Cotrimoxazol sind Rückfälle häufig [43].

Cyclospora cayetanensis: *Cyclospora cayetanensis* ist ein mit Wasser oder Nahrung übertragener Parasit, der ähnlich wie Kryptosporidien oder *Cystoisospora belli* Durchfallerkrankungen auslösen kann. Der Parasit hat eine weite Verbreitung und kommt vor allem in Lateinamerika, dem indischen Subkontinent und Südostasien vor. Der Mensch ist der einzige natürliche Wirt, und es gibt einen hohen Anteil asymptomatischer Träger. Die Oozysten werden mit dem Stuhl ausgeschieden und sind zunächst nicht infektiös, denn sie brauchen zur Sporulation mehrere Tage außerhalb des Körpers in feuchtem und warmem Klima. *Cyclospora cayetanensis* ist ein obligat intrazellulärer Parasit und sexuelle und asexuelle Formen wurden im gleichen Wirt gefunden, so dass der komplette Lebenszyklus in einem einzigen Menschen durchlaufen werden kann.

Die Inkubationszeit nach Aufnahme beträgt etwa eine Woche. Dann entwickeln sich plötzlich wässrige Durchfälle mit Flatulenz, Übelkeit, Erbrechen, abdominellen Krämpfen und ein niedriges Fieber sowie Gewichtsverlust. Auch immunkompetente Personen können einen protrahierten Verlauf mit wechselnden Beschwerden über Wochen und Monate aufzeigen. Patienten im Stadium AIDS haben ein schwereres Krankheitsbild, eventuell auch eine Cholangitis oder steinlose Cholezystitis [44, 45].

Die Oozysten von *Cyclospora cayetanensis* können mit Spezialfärbungen (variable Darstellung in der Ziehl-Neelsen-Färbung mit charakteristischen „Geister"-Formen) oder über Autofluoreszenz im Stuhl nachgewiesen werden. Sie können über ihre Größe (8 bis 10 µm Durchmesser) von den kleineren Kryptosporidien unterschieden werden. Ein Nachweis über spezifische PCR ist ebenfalls möglich [34]

Die Therapie erfolgt mit Trimethoprim/Sulfamethoxazol (Cotrimoxazol) (160 mg/ 800 mg zweimal täglich) für sieben bis zehn Tage bei noch erhaltener Immunkompetenz. Jedoch sind Rückfälle häufig. Die Therapie für Patienten mit < 200/µl CD4-Helferzellen ist weniger klar. Neben einer effektiven antiretroviralen Therapie sollte Cotrimoxazol (960 mg zweimal täglich) über 14 Tage verabreicht und dann eine Erhaltungstherapie von einer Tablette Cotrimoxazol (960 mg) dreimal pro Woche angeschlossen werden [44]. Bei Sulfonamidallergie bieten Nitazoxanid (500 mg zweimal täglich für eine Woche) oder Ciprofloxacin eine mögliche Therapiealternative [46, 47].

Mikrosporidiasis: Mikrosporidien sind sporenbildende intrazelluläre Mikroorganismen, die ubiquitär vorkommen und bei Wirbeltieren und Insekten verschiedene Erkrankungen verursachen können. Sie werden als eine außergewöhnliche Form inzwischen den Pilzen zugeordnet. Es werden multiple Spezies differenziert [48]. Die Sporen bei den humanpathogenen Erregern sind ca. 1–2 µm groß und sehr widerstandsfähig, so dass sie bis zu vier Monate in der freien Umwelt überleben können. Die Sporen enthalten ein polares Filament, das den Eintritt des Sporeninhalts in die Wirtszellen erleichtert (Abb. 30.4).

Enterocytozoon bieneusi

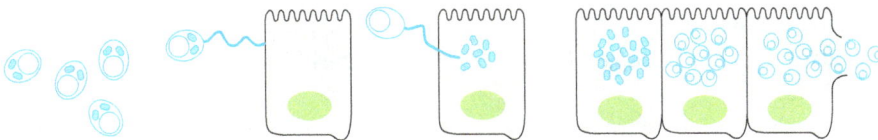

Encephalitozoon intestinalis (*E. cuniculi*, *E. hellem*)

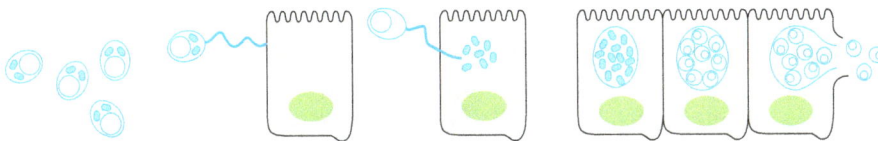

Abb. 30.4: Intrazelluläre Vermehrung bei Mikrosporidien durch Merogonie (binäre Teilung) und Schizogonie (multiple Teilung), modifiziert nach www.cdc.gov/parasites/microsporidiosis.

Beim Menschen sind *Enterocytozoon bieneusi* und *Encephalitozoon intestinalis* die wichtigsten Erreger, aber es kommen auch Infektionen mit *E. cuniculi* und *E. hellem* vor. Beide Spezies infizieren primär Gallewege und Darm. *Enterocytozoon*-Infektionen führen normalerweise nur zu einer lokalen Infektion, während Infektionen mit *Encephalitozoon*-Spezies über Makrophagen weit disseminiert werden können und dadurch neben dem GI-Trakt und Gallenwegen auch den Respirationstrakt, Nebenhöhlen, Nieren, Augen oder Gehirn befallen können. Disseminierte Infektionen mit Befall z. B. der Augen werden auch durch *E. hellem*, *E. cuniculi* und einige andere Spezies wie *Trachipleistophora* beobachtet.

Bei HIV-negativen und HIV-positiven Individuen ist ein asymptomatischer Trägerstatus möglich [48, 49]. Klinische Erkrankungen treten erst bei schwerem Immundefekt auf, typischerweise bei < 20/µl CD4-Helferzellen. Deshalb hat ihre Häufigkeit mit der Verfügbarkeit der antiretroviralen Therapie dramatisch abgenommen [50]. Wichtige Schritte einer Mikrosporidien-Infektion sind bisher nicht richtig verstanden, so dass neben den unklaren Transmissionswegen auch nicht bekannt ist, ob ein asymptomatisches Latenzstadium mit endogener Reaktivierung existiert. Histologisch induzieren Mikrosporidien am Darm Veränderungen der befallenen Darmepithelzellen und zerstören so die Villusarchitektur, ohne dass es zu einer entzündlichen Reaktion kommt. Funktionell bestehen wässrige Durchfälle ohne Blutbeimengungen und Bauchschmerzen sowie eine gestörte intestinale Absorption und Sekretion [51]. Zusätzlich klagen die Patienten über Übelkeit und Erbrechen und zeigen als Folge der Malabsorption einen ausgeprägten Gewichtsverlust. Fieber ist selten.

Die Diagnose erfolgt mikroskopisch aus Stuhl, Körperflüssigkeiten oder Biopsiematerial und ist wegen der geringen Größe der Erreger sehr schwierig. Deshalb sollte das mikrobiologische Labor besonders auf den klinischen Verdacht einer Mikrosporidieninfektion hingewiesen werden. Es können eine modifizierte Trichrom-Färbung oder verschiedene Immunfluoreszenzverfahren mit etwa gleicher Sensitivität und Spezifität verwendet werden. Auch wird die Transmissionselektronen-Mikroskopie zum Erregernachweis eingesetzt, da sie eine Spezies-Identifizierung des Erregers ermöglicht.

Albendazol wirkt gegen die meisten Mikrosporidien-Spezies, nicht jedoch gegen *E. bieneusi*. [52]. Albendazol wird gewöhnlich für zwei bis vier Wochen in einer Dosierung von zweimal 400 mg verordnet. Parallel dazu sollte eine effektive antiretrovirale Therapie erfolgen, da eine Mikrosporidieninfektion mit Erreichen der Immunkompetenz auch allein ausheilen kann [53]. Bei Infektion durch *E. bieneusi* mit Resistenz gegen Albendazol werden Erfolge für eine systemische Therapie mit Fumagillin verzeichnet (3 × 20 mg/täglich für zwei Wochen) [54]. Aber Fumagillin ist knochenmarkstoxisch und kann selbst Übelkeit, Bauchschmerzen und Durchfall auslösen. In einem Fall war auch Nitazoxanid erfolgreich [55]. Die Immunrekonstitution bleibt jedoch die wirksamste Maßnahme.

30.1.4 Literatur

[1] Zolopa A, Andersen J, Powderly W, et al. Early antiretroviral therapy reduces AIDS progression/death in individuals with acute opportunistic infections: a multicenter randomized strategy trial. PLos One. 2009; 4: e5575.

[2] Wilcox CM, Straub RF, Clark WS. Prospective evaluation of oropharyngeal findings in human immunodeficiency virus-infected patients with oesophageal ulceration. Am J Gastroenterol. 1995; 90: 1938.

[3] Wilcox CM. Short report: time course of clinical response to fluconazaole for Candida oesophagitis in patients with AIDS. Aliment Pharmacol Ther. 1994; 8: 347.

[4] Parente F, Cernuschi M, Antinori S, et al. Severe abdominal pain in patients with AIDS: frequency, clinical aspects, causes, and outcome. Scand J Gastroenterol. 1994; 29: 511.

[5] Smit SJ, Du Toit RS. The acute AIDS abdomen – a prospective clinical and pathological study. S Afr J Surg. 2005; 43: 88.

[6] Bonacini M, Pancreatic involvement in human immunodeficiency virus infection. J Clin Gastroenterol. 1991; 13: 58.

[7] Dassopulos T, Ehrenpreis ED. Acute pancreatitis in human immunodeficiency virus-infected patients: a review. Am J Med. 1999; 107: 78.

[8] Ledergerber B, Egger M, Erard V, et al. AIDS-related opportunistic illnesses occurring after initiation of potenz antiretroviral therapy: the Swiss HIV Cohort Study. JAMA. 1999; 282: 2220.

[9] Durrer P, Zbinden R, Fleisch F, et al. Intestinal infection due to enteroaggregative Escherichia coli among human immunodeficiency virus-infected persons. J Infect Dis. 2000; 182: 1540.

[10] Flanigan T, Whalen C, Turner J, et al. Cryptosporidium infection and CD4 counts. Ann Intern Med. 1992; 116: 840.

[11] Asmuth DM, De Girolami PC, Federman M, et al. Clinical features of microsporidiosis in patients with AIDS. Clin Infect Dis. 1994; 18: 819.

[12] Ena J, Simon-Aylon A, Pasquau F. Intestinal spirochetosis as a cause of chronic diarrhoea in patients with HIV infection: case report and review of the literature. Int J STD AIDS. 2009; 20: 803.

[13] Horsburgh CR. Mycobacterium avium complex infection in the acquired immunodeficiency syndrome. N Eng J Med. 1991; 324: 1332.

[14] Sanchez TH, Brooks JT, Sullivan PS, et al. Bacterial diarrhoea in persons with HIV infection, United States, 1992–2002. Clin Infect Dis. 2005; 41: 1621.

[15] Arribas JR, Gonzalez-Garcia JJ, Lorenzo A, et al. Single (B or C), dual (BC or BD) and triple (BCD) viral hepatitis in HIV-infected patients in Madrid, Spain. AIDS. 2005; 19: 1361.

[16] Molina JM, Welker Y, Ferchal F, et al. Hepatitis associated with primary HIV infection. Gastroenterology. 1992; 102: 739.

[17] Boag FC, Dean R, Hawkins DA, et al. Abnormalities of liver function during HIV seroconversion illness. Int J STD AIDS. 1992; 3: 46–48.

[18] Benhamou Y, Caumes E, Gerosa Y, et al. AIDS-related cholangiopathy. Critical analysis of a prospective series of 26 patients. Dig Dis Sci. 1993; 38: 1113.

[19] Wind P, Chevalier JM, Jones DM, et al. Cholecystectomy for cholecystitis in patients with the acquired immunodeficiency syndrome. Am J Surg. 1994; 168: 244.

[20] Hoentjen F, Rubin DT. Infectious proctitis: when to suspect it is not inflammatory bowel disease. Dig Dis Sci. 2012; 57: 269.

[21] Nieuwenhuis RF, Ossewaarde JM, Götz HM, et al. Resurgence of lymphogranuloma inguinale venereum in Western Europe: an outbreak of Chamydia trachomatis serovar 12 proctitis in the Netherlands among men who have sex with men. Clin Infect Dis. 2004; 39: 966.

[22] Wilkin T, Lee JY, Lensing SY, et al. Safety and immunogenicity of the quadrivalent human papillomavirus vaccine in HIV-1 infected men. J Infect Dis. 2010; 202: 1246.

[23] Wilcox CM, Straub RF, Schwartz DA. Prospective endoscopic characterization of cytomegalovirus esophagitis in AIDS. Gastrointest Endosc. 1994; 40: 48.1

[24] Whitley RJ, Jacobson MA, Friedberg DN, et al. Guidelines for the treatment of cytomegalovirus diseases in patients with AIDS in the era of potent antitretroviral therapy: recommendations of an international panel. International AIDS Society –USA. Arch Intern Med. 1998; 158: 957.

[25] Panel on Opportunistic Infections in HIV-infected Adults and Adolescents. Guidelines for the prevention and treatment of opportunistic infections in HIV-infected adults and adolescents: Recommendations from the Centers for Disease Control and Prevention, the National Institutes of Health, and the HIV Medicine Association of the Infectious Diseases Society of America. Abrufbar über: http://aidsinfo.nih.gov/contentfiles/lvguidelines/adult_oi.pdf

[26] Huang CC, Tchetgen ET, Becerra MC, et al. The effect of HIV-related immunosuppression on the risk of tuberculosis transmission to household contacts. Clin Infect Dis. 2014; 58: 765.

[27] Smith MB, Schnadig VJ, Boyars MC, Woods GL, Clinical and pathologic features of Mycobacterium fortuitum infections. An emerging pathogen in patients with AIDS. Am J Clin Pathol. 2001; 116: 225.

[28] Nightingale SD, Byrd LT, Southern PM, et al. Incidence of Mycobacterium avium-intracellulare complex bacteremia in HIV-positive patients. J Infect Dis. 1992; 165: 1082.

[29] Karakousis PC, Moore RD, Chaisson RE. Mycobacterium avium complex in patients with HIV infection in the era of highly active antiretroviral therapy. Lancet Infect Dis. 2004; 4: 557.

[30] Benson CA, Williams PI, Currier JS, et al. A prospective, randomized trial examining the efficacy of clarithromycin in combination with ethambutol, rifabutin, or both for the treatment of disseminated Mycobacterium avium complex disease in persons. Clin Infect Dis. 2003; 37: 1234.

[31] Uthman MM, Uthman OA, Yahaya I. Interventions for the prevention of mycobacterium avium complex in adults and children with HIV. Cochrane Database Syst Rev. 2013; 4: CD007191.

[32] Hung CC, Hsieh SM, Hsiao CF, et al. Risk of recurrent non-typhoid Salmonella bacteriaemia after early discontinuation of ciprofloxacin as secondary prophylaxis in AIDS patients in the era of HAART. AIDS. 2001; 15: 645.

[33] Hung CC, Hung MN, Hsueh PR, et al. Risk of recurrent nontyphoid Salmonella bacteriaemia in HIV-infected patients in the era of highly active antiretroviral therapy and an increasing trend of fluorochinolone resistance. Clin Infect Dis. 2007; 45: e60.

[34] Taniuchi M, Verweij JJ, Sethabutr O, et al. Multiplex polymerase chain reaction method to detect cyclospora, cystoisospora, an microsporidia in stool samples. Diagn Microbiol Infect. Dis 2011; 71: 386.

[35] Hadfield SJ Robinson G, Elwin K Chalmers RM. Detection and differentiation of cryptosporidium spp. In human clinical samples by use of real-time PCR. J Clin Microbiol. 2011; 49: 918.

[36] Chen XM, Keithly JS, Paya CV, LaRusso NF Cryptosporidiosis N Engl J Med. 2002; 346: 1723.

[37] Xiao L, Fayer R, Ryan U, Upton SJ. Cryptosporidium taxonomy: recent advances and implications for public health. Clin Microbiol Rev. 2004; 17: 72.

[38] Le Moing V, Bissuel F, Costagliola D, et al. Decreased prevalence of intestinal cryptospoiridiosis in HIV-infected patients concomitant to the widespread use of protease inhibitors. AIDS. 1998; 12: 1395.

[39] Amadi B, Mwiya M, Sianogo S, et al. High dose prolonged treatment with nitazoxanide is not effective for cryptosporidiasis in HIV positive Zambian children: a randomised controlled trial. BMC Infect Dis. 2009; 195.

[40] Gathe JC Jr, Mayberry C, Clemmons J, Nemecek J. Resolution of severe cryptosporidial diarrhoea with rifaximin in patients with AIDS. J AIDS. 2008; 48: 363.

[41] Lindsay DS, Dubey JP, Tolvio-Kinnuncan MA, et al. Examination of extraintestinal tissue cysts of isospora belli. J Parasitol. 1997; 83: 620.

[42] Bialek R, Binder N, Dietz K, et al. Comparison of autofluorescence and iodine staining for detection of Isospora belli in feces. Am J Trop Med Hyg. 2002; 67: 304.

[43] Lagrange-Xelot M, Porcher R, Sarfati C, et al. Isosporiasis in patients with HIV infection in the HAART era in France. HIV Med. 2008; 9: 126.

[44] Pape JW, Verdier RI, Boncy M, et al. Cyclospora infection in adults infected with HIV. Clinical manifestations, treatment and prophylaxis. Ann Intern Med. 1994; 121: 654.

[45] Sifuentes-Osornio J, Porras-Cortes G, Bendall RP, et al. Cyclospora cayetanensis infection in patients with and without AIDS: biliary disease as another clinical manifestation. Clin Infect Dis. 1995; 21: 1092.

[46] Zimmer SM, Schuetz AN, Franco Paredes C. Efficacy of nitoxanide for cyclosporiasis in patients with sulfa allergy. Clin Infect Dis. 2007; 44: 466.

[47] Verdier RI, Fitzgerald DW, Johnson WD Jr, Pape JW. Trimethoprim-sulfamethoxazole compared with ciprofloxacin for treatment and prophylaxis of Isopsora belli and Cyclospora cayetanensis infection in HIV-infected patients. A randomized, controlled trial. Ann Intern Med. 2000; 132: 885.

[48] Didier ES, Weiss LM. Microsporidiosis: not just in AIDS patients. Curr Opin Infect Dis. 2011; 24: 490.
[49] Samie A, Obi CL, Tzipori S, et al. Microsporidiosis in South Africa: PCR detection in stool samples of HIV-positive and HIV-negative individuals and school children in Vhembe district, Limpopo Province. Trans R Soc Trop Med Hyg. 2007; 101: 547.
[50] Leder K, Ryan N, Spelman D, Crowe SM. Microsporidial disease in HIV-infected patients: a report of 42 patients and review of the literature. Scand J Infect Dis. 1998; 30: 331.
[51] Agholi M, Hatam GR, Motazedian MH. HIV/AIDS –associated opportunistic protozoal diarrhea. AIDS Res Hum retroviruses. 2013; 39: 35.
[52] Molina JM, Chastang C, Goguel M, et al. Albendazol for treatment and prophylaxis of microsporidiosis due to Encephalitozoon intestinalis in patients with AIDS: a randomized double-blind controlled trial. J Infect Dis. 1998; 177: 1373.
[53] Carr A, Marriott D, Field A, et al. Treatment of HIV-1-associated intestinal microsporidiosis and cryptosporidiosis with combination antiretroviral therapy. Lancet. 1998; 351: 256.
[54] Molina JM, Tourneur M, Sarfati C, et al. Fumagillin treatment in intestinal microsporidiosis. N Engl J Med. 2002; 346: 1963.
[55] Bicart-See A, Massip P, Linas MD, Datry A. Successful treatment with nitazoxanide of Enterozytozoon bineusi in a patient with AIDS. Antimicrob Agents Chemother. 2000; 44: 167.

Hans-Jörg Epple

30.2 HIV-Enteropathie

30.2.1 Einleitung

Der zelluläre Immundefekt bei der unbehandelten progressiven HIV-Infektion betrifft in besonderem Maße die intestinale Schleimhaut. Auch aus diesem Grund ist der GI-Trakt ein bevorzugter Ort opportunistischer Infektionen und Neoplasien. Die intestinale Mukosa stellt aber nicht nur einen wichtigen Schauplatz von Sekundärerkrankungen dar, sondern auch ein für die Pathogenese der Infektion zentrales Zielorgan des HI-Virus. Die HIV-induzierten Veränderungen der intestinalen Schleimhaut und deren Auswirkungen auf den Verlauf der HIV-Infektion sind das Thema dieses Kapitels.

30.2.2 Definitionen

Auch in Abwesenheit intestinaler Sekundärinfektionen leiden Patienten mit unbehandelter HIV-Infektion häufig unter Diarrhö und Malabsorption. Für das klinische Syndrom der Erreger negativen Diarrhö wurde der Terminus „HIV-Enteropathie" geprägt. Seit der histologischen Charakterisierung der mit der HIV-Infektion einhergehenden Veränderungen der Darmschleimhaut wird der Begriff auch für die HIV-bedingte hyporegeneratorische Schleimhauttransformation (partielle Zottenatrophie bei fehlender Kryptenhyperplasie, s. Abb. 30.5) verwendet. Der Begriff der

HIV-Enteropathie wird demnach im klinischen Sprachgebrauch als Bezeichnung eines klinischen Syndroms eingesetzt, während er in der Forschung HIV-bedingte strukturelle Veränderungen der intestinalen Mukosa bezeichnet. Mit zunehmender Kenntnis der gravierenden Auswirkungen der HIV-Infektion auf die intestinale Mukosa erscheint es sinnvoll, den wissenschaftlichen Begriff nochmals zu erweitern, um unter HIV-Enteropathie die Summe aller HIV-induzierten Veränderungen von Architektur, molekularer Struktur und Funktion der intestinalen Schleimhaut zusammenzufassen.

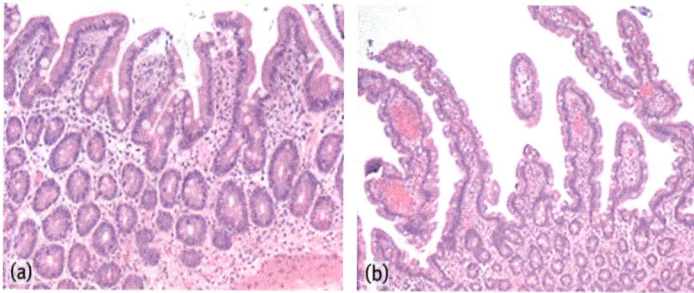

Abb. 30.5: Hyporegeneratorische Schleimhauttransformation bei der HIV-Infektion. (a) Typische Dünndarmarchitektur bei der histologisch definierten HIV-Enteropathie mit verplumpten und verkürzten Zotten und fehlender Kryptenhyperplasie. (b) Dünndarmschleimhaut eines HIV-negativem Individuums zum Vergleich.

30.2.3 Die intestinale Mukosa als Zielorgan der HIV-Infektion

Der primäre zelluläre Rezeptor für das HIV ist das Glykoprotein CD4. Die Expression von CD4 auf der Zelloberfläche reicht jedoch für den Viruseintritt in die Wirtszelle nicht aus. Damit es zur Fusion von Zellmembran und Virushülle und nachfolgender Einschleusung viraler RNA ins Zellinnere kommen kann, ist nach Bindung an den CD4-Rezeptor zusätzlich eine Interaktion mit dem Chemokinrezeptor CCR5 oder CXCR4 notwendig. Welcher der beiden Chemokinrezeptoren vom Virus genutzt werden kann, hängt von dessen Rezeptor-Tropismus ab. In frühen Phasen der Infektion besteht die Viruspopulation überwiegend aus CCR5-tropen Viren. Bei länger bestehender Infektion treten aber häufig Virusvarianten auf, die auch den CXCR4-Rezeptor nutzen können.

Bei mukosaler Transmission werden aufgrund eines mehrschrittigen Selektionsprozesses auch dann ausschließlich CCR5-trope Viren übertragen, wenn beim Indexpatienten eine gemischte CCR5- und CXCR4-trope Population vorliegt. Im Rahmen der akuten HIV-Infektion werden folglich Zellen selektiv infiziert, die auf ihrer Oberfläche sowohl CD4 als auch CCR5 exprimieren. Eine besonders hohe CCR5-Expression liegt auf aktivierten CD4-positiven Gedächtnis-Zellen vor. Sie gelten daher als wichtigste

Zielzellen der primären HIV-Infektion. Die in der intestinalen Schleimhaut lokalisierten CD4-positiven T-Lymphozyten entsprechen mehrheitlich genau diesem Phänotyp und sind somit extrem suszeptibel für HIV. Quantitative Analysen im SIV-Modell zeigten, dass bereits während der Primärinfektion ca. 60 % der mukosalen CD4-positiven T-Lymphozyten infiziert und eliminiert werden.

Ohne antiretrovirale Therapie bleibt die Depletion mukosaler Helferzellen durch alle Phasen der Erkrankung bestehen. Dabei sind verschiedene T-Zell-Subpopulationen in unterschiedlichem Ausmaß von der HIV-Infektion betroffen. Während proinflammatorische Th17-Zellen in besonderer Weise dezimiert werden, kommt es gleichzeitig zu einer Zunahme anti-inflammatorischer regulatorischer T-Zellen in der Darmmukosa. Das gestörte Gleichgewicht dieser Zellpopulationen gilt als ein wichtiger Faktor für die erhöhte Anfälligkeit gegenüber intestinalen Pathogenen bei HIV-Infizierten.

Die HIV-assoziierten Veränderungen im mukosalen Immunsystem betreffen nicht nur CD4-positive T-Lymphozyten. Schon in der akuten HIV-Infektion kommt es zu einer ausgeprägten Akkumulation von CD8-positiven T-Zellen in der Mukosa, die auch in der chronischen Phase der Infektion persistiert. In der chronischen Phase der Infektion findet sich zudem eine gesteigerte Produktion von Tumornekrosefaktor-(TNF-)α und anderen inflammatorischen Zytokinen in der intestinalen Schleimhaut. Beide Veränderungen sind Ausdruck einer mukosalen Immunaktivierung. Das mukosale Immunsystem des Intestinums zeigt also bei der HIV-Infektion einerseits Veränderungen, die mit einer Abschwächung von Immunantwort und Inflammation einhergehen, und andererseits gleichzeitig Zeichen einer chronischen Immunaktivierung.

30.2.4 HIV und mukosale Barriere

Dass die HIV-Infektion mit einer pathologischen Permeabilität der intestinalen Schleimhaut einhergeht, wurde bereits in den 1980er und 1990er gezeigt und als Pathomechanismus im Sinne einer Leckflux-Diarrhö in das Konzept der HIV-Enteropathie integriert. Der mukosale Barrieredefekt ist aber nicht nur aufgrund der mit ihm verbundenen Symptome relevant für die Pathogenese der HIV-Infektion. Die gestörte Barriere der intestinalen Schleimhaut befördert eine pathologisch gesteigerte Translokation mikrobieller Bestandteile aus dem Darmlumen ins Körperinnere. Diese führt über Aktivierung von CD4-positiven T-Lymphozyten zu vermehrter „Bereitstellung" potenzieller Zielzellen und trägt über verschiedene Erkennungsmechanismen des angeborenen Immunsystems zu der systemischen Immunaktivierung bei HIV-Infizierten bei. Die systemische Immunaktivierung wiederum gilt als ein zentraler Pathomechanismus der HIV-Infektion. Ihr Ausmaß korreliert mit der Geschwindigkeit der Krankheitsprogression. Zudem ist sie ein wichtiger Risikofaktor für nichtinfektiöse Komorbiditäten wie etwa der koronaren Herzerkrankung, der chronischen Niereninsuffizienz und der Osteoporose. Der mukosale Barrieredefekt ist somit zentral an der Pathogenese der HIV-Infektion beteiligt.

Zu seiner Entstehung tragen sowohl virale als auch immunologische Faktoren bei. Bestimmte HIV-(Glyko-)Proteine besitzen eine Rezeptor-vermittelte direkte schädigende Wirkung auf Schlussleistennetz, Zytoskelett und Apoptoserate der Enterozyten. Daneben spielen die HIV-induzierten Veränderungen des mukosalen Immunsystems eine sehr große Rolle. Den bei der HIV-Infektion besonders dezimierten mukosalen Th17-Zellen wird eine Funktion in der Aufrechterhaltung der epithelialen Integrität zugeschrieben. Die mukosale Infiltration mit CD8-positiven T-Lymphozyten und die erhöhte mukosale Konzentration inflammatorischer Zytokine wiederum induzieren eine gesteigerte epitheliale Apoptoserate und darüber hinaus eine Schädigung des Schlussleistennetzes. Nicht überraschend zeigen diese Zusammenhänge, dass virologische und immunologische Faktoren über die Schädigung der intestinalen Mukosa und deren Barrierefunktion auf das Engste mit dem histologischen und klinischen Bild der HIV-Enteropathie verbunden sind.

30.2.5 Klinik der HIV-Enteropathie

Die charakteristische klinische Konstellation der HIV-Enteropathie ist die erregernegative chronische Diarrhö. Bei fortgeschrittener HIV-Infektion können zusätzlich Symptome der Malresorption und Gewichtsverlust dazukommen. Es besteht hier ein Übergang zu dem so genannten Wasting-Syndrom, das zum Katalog der AIDS-definierenden Erkrankungen gehört.

Weil die HIV-Enteropathie klinisch als Ausschlussdiagnose definiert ist, herrschte lange Zeit eine gewisse Unsicherheit, ob dieses Krankheitsbild wirklich existiert oder eher auf Lücken der Erregerdiagnostik zurückzuführen ist. Mit zunehmender Kenntnis der gravierenden Auswirkungen der HIV-Infektion auf die intestinale Mukosa ist diese Kontroverse inzwischen beigelegt. Aufgrund der großen Vielzahl möglicher Diarrhö-Auslöser bei der HIV-Infektion besteht aber dennoch ein gewisses diagnostisches Problem. Über die sinnvolle Auswahl diagnostischer Verfahren in der manchmal schwierigen Suche nach Sekundärerregern geben die Kapitel 30.1.3 und die Kapitel 2.1 bis 2.3 Auskunft. An nichtinfektiösen Ursachen sind in erster Linie Nebenwirkungen von antiretroviralen und anderen Medikamenten zu berücksichtigen, nachrangig Neoplasien wie z. B. ein intestinales Non-Hodgkin-Lymphom (NHL) oder Kaposi-Sarkom. Hilfe bei der Diagnosestellung bietet die histologische Aufbereitung tiefer Duodenalbiopsien mit dem typischen Bild der partiellen Zottenatrophie.

Wichtigste therapeutische Maßnahme ist die Einleitung einer antiretroviralen Kombinationstherapie. Diese sollte unter Vermeidung von antiretroviralen Substanzen, die selbst eine Diarrhö auslösen können (insbesondere Ritonavir-geboosterte Proteasehemmer), durchgeführt werden. Da die Diarrhö bei der HIV-Enteropathie meist nicht sehr stark ausgeprägt ist, ist der Einsatz motilitätshemmender Medikamente –

nach gründlichem Ausschluss alternativer Ursachen – nur selten erforderlich. Bei einem Wasting-Syndrom kommt es nach Initiierung einer effektiven antiretroviralen Therapie in aller Regel allein durch Verbesserung des Immunsystems zur Gewichtszunahme. Zeichen einer Mangelernährung sollte durch angemessene Substitution und Ernährungstherapie begegnet werden, die mit Rekonstitution des Immunsystems meist nach kurzer Zeit wieder beendet werden kann.

30.2.6 Zusammenfassung

Als HIV-Enteropathie wird im klinischen Sprachgebrauch das Syndrom der erregernegativen Diarrhö beim HIV-Infizierten bezeichnet. Ihre pathophysiologische Grundlage sind durch die Infektion hervorgerufene Veränderungen von Architektur, Immunsystem und Barrierefunktion der intestinalen Schleimhaut. Der Defekt der intestinalen Schleimhautbarriere gilt als wichtiger Kofaktor der systemischen Immunaktivierung HIV-Infizierter, die wiederum als ein zentraler Mechanismus für Krankheitsprogression und Entstehung von Komorbiditäten angesehen wird. Die wichtigste therapeutische Maßnahme ist die Einleitung einer antiretroviralen Kombinationstherapie.

30.2.7 Weiterführende Literatur

[1] Brenchley JM, Douek DC. The mucosal barrier and immune activation in HIV pathogenesis. Curr Opin HIV AIDS. 2008; 3: 356–361.

[2] Cello JP, Day LW. Idiopathic AIDS enteropathy and treatment of gastrointestinal opportunistic pathogens. Gastroenterology. 2009; 136: 1952–1965.

[3] Epple HJ, Schneider T, Zeitz M. Microbial Translocation and the Effects of HIV/SIV Infection on Mucosal Barrier Function. In: Mucosal Immunology, 4th edition. Mestecky J, Strober W, Kelsall B, Lambrecht B, Russell M, Cheroutre H, eds. Elsevier Academic Press, Burlington, San Diego, London; 2015. Chapter 77. p. 1521–1530.

Theresa Hippchen, Daniel N. Gotthardt

31 Infektiologische Besonderheiten bei Transplantierten und Immunsupprimierten

31.1 Infektionsrisiko

Patienten, die aufgrund einer Transplantation oder immunologischen Erkrankung eine immunsuppressive Therapie erhalten, erleiden häufiger Infektionen mit schwerem Verlauf. Da typische Infektionszeichen unter Immunsuppression fehlen oder abgeschwächt sein können, wird die Diagnose einer Infektion häufig erschwert oder auch verzögert gestellt. Das individelle Infektionsrisiko kann mittels dem so genannten „net state of immunosuppression" erfasst werden. Dieses Konzept berücksichtigt verschiedene Faktoren (s. Tab. 31.1), die zu einer verminderten Abwehrlage führen. Eine besondere Rolle spielen hier Dauer, Art und Dosis der immunsuppressiven Therapie. Aber auch internistische Grunderkrankungen werden berücksichtigt.

Tab. 31.1: *Net state of immunosuppression:* Faktoren, die zu einer Immundefizienz beitragen, adaptiert nach [5].

„Net state of immunosuppression"
Immunsuppressive Therapie
Medikamentöse Vorbehandlung (z. B. Chemotherapie, Antibiotika)
Einliegendes Fremdmaterial (Zentraler Venenkatheter, Drainagen, Urinkatheter)
Neutro- oder Lymphopenie
Erkrankung mit Immundefekt (z. B. Hypogammaglobulinämie, systemischer Lupus erythematodes)
Metabolische Erkrankungen (z. B. Urämie, Mangelernährung, Diabetes mellitus, Leberzirrhose)
Antivirale Therapie z. B. gegen CMV, HCV, HBV

31.2 Infektionsursachen

Immunsupprimierte nach Organtransplantation bilden eine Patientengruppe mit erhöhtem Infektionsrisiko. Dazu tragen mehrere Faktoren bei. Zum einen können durch das Spenderorgan Erreger übertragen und latente Infektionen wie Tuberkulose oder CMV-Infektion beim Empfänger ausgelöst werden, zum anderen akute Infektionen, die zum Zeitpunkt der Organallokation noch nicht nachweisbar waren, auf den Empfänger übertragen werden. Um dieses Infektionsrisiko zu minimieren, wird routinemäßig ein Screening von Empfänger und Spender durchgeführt (vgl. hierzu Tab. 31.2).

DOI 10.1515/9783110464757-033

Tab. 31.2: Allgemeine und spezielle infektiologische Diagnostik vor Organtransplantation, adaptiert nach [5].

Allgemeines infektiologisches Screening von Spender und Empfänger
– CMV-Antikörper (Ak)
– EBV-Ak
– HIV-Ak
– Hepatitis A-Ak
– Hepatitis B-Ak (Anti-HBs-Ak, HBs-Antigen, Anti-HBc-Ak)
– Hepatitis C-Ak
– Hepatiis D-Ak
– HSV-Ak
– VZV-Ak
– *Toxoplasma gondii*-Ak
– Nachweis eines ausreichenden Impfschutzes gegen Masern, Mumps, Röteln, Tetanus, Diphtherie, Varizellen, Pneumokokken, *Haemophilus influenzae* B und Hepatitis B

Spezielle Diagnostik bei klinischem Hinweis
– Interferon-Gamma-Release Assay (IGRA) bei Verdacht auf latente Tuberkulose
– *Strongyloides*-Serologie für Empfänger aus Endemiegebieten
– *Histoplasma-, Blastomyces-, Coccidioides*-Serologie für Empfänger aus Endemiegebieten
– *Trypanosoma-cruzi*-Serologie für Empfänger aus Endemiegebieten (Südamerika)

Durch das Operationstrauma, einliegendes Fremdmaterial wie Drainagen oder Katheter und den teilweise langen Intensivaufenthalt mit Beatmungspflichtigkeit ist das Risiko für die nosokomiale Akquisition von (resistenten) Erregern erhöht. Insbesondere steigt das Risiko für multiresistente Erreger wie MRGN, Pseudomonaden, VRE oder MRSA an, vor allem bei Patienten nach Lebertransplantation mit Galle-Leckage, abdominellem Verhalten oder Abszessen.

Latente Virusinfektionen (z. B. CMV, EBV, HSV) können unter der immunsuppressiven Therapie zu einer Infektexazerbation führen. Daher sollte vor Transplantation der Antikörperstatus ermittelt und nach Transplantation eine entsprechende antivirale Prophylaxe verabreicht werden.

31.3 Infektionsprophylaxe

Durch den konsequenten Einsatz einer antimikrobiellen Prophylaxe konnten Inzidenz und Schwere der Infektionen unter Immunsuppression drastisch verringert werden. Vor Beginn jeder immunsuppressiven Therapie sollte der Impfschutz überprüft und gemäß den Empfehlungen der ständigen Impfkommission am Robert Koch-Institut (STIKO) vervollständigt werden. Lebendimpfstoffe sind unter laufender Immunsuppression kontraindiziert und sollten frühestens drei Monate nach Beendigung der Therapie verabreicht werden. Nicht-Lebendimpfstoffe dürfen unter der immunsuppressiven Therapie verabreicht werden, wobei die Immunantwort eingeschränkt sein kann. Eine Pneumokokken- und jährliche Influenzaimpfung wird empfohlen.

Eine perioperative antibiotische Prophylaxe, die Bakterien der Hautflora, Enterobakterien und Anaerobier adäquat erfasst, sollte vor jeder Organtransplantation als single shot verabreicht werden. Bei langer Operationszeit sollte eine Folgedosis gegeben werden. Empfohlen werden Cephalosporine der 2. bzw. 3. Generation in Kombination mit Metronidazol. Abhängig vom Besiedlungs- oder Infektionsstatus ist ggf. der Einsatz breiter wirksamer Antibiotika zu evaluieren. Daten oder generelle Empfehlungen zur postoperativ fortgeführten Antibiotika-Prophylaxe gibt es nicht. In Abhängigkeit von dem Blutverlust, intraoperativen Komplikationen und Allgemeinzustand des Patienten kann eine Prophylaxe über max. drei Tage erwogen werden.

Zur Infektionsprophylaxe viraler Erreger werden zwei Behandlungsstrategien nach Transplantation verfolgt: Bei der prophylaktischen Therapie, die nach solider Organtransplantation Anwendung findet, erhalten Patienten über einen definierten Zeitraum Virostatika, um eine Virusreaktivierung zu verhindern. Die präemptive Therapie wird insbesondere bei Patienten nach Knochenmarktransplantation bzw. Stammzelltransplantation eingesetzt. In definierten Zeitabständen werden Nukleinsäure-Amplifikationsverfahren bzw. Antigen-Bestimmungen durchgeführt, um den Virusbefall schon vor Symptombeginn zu detektieren und eine antivirale Therapie frühzeitig einzuleiten zu können. Dadurch können toxische Nebenwirkungen der antiviralen Therapie minimiert werden.

31.4 Infektionen nach Transplantation

In Abhängigkeit von der Posttransplantationsphase und den eingesetzten Immunsuppressiva verändern sich Erregerspektrum und Infektionsrisiko (Tab. 31.3, Abb. 31.1). Das therapeutische Drug Monitoring (TDM) hilft, eine Balance zwischen guter Verträglichkeit bei suffizienter Abwehrlage und gleichzeitig fehlender Organabstoßung zu erreichen.

Frühe Posttransplantationsphase (1–4 Wochen nach Transplantation): Typische Infektionen dieser Phase sind Aspirations- oder Beatmungspneumonien im Rahmen des Intensivaufenthaltes, Infektionen aufgrund von Anastomoseninsuffizienzen oder Leckage sowie Katheter- und Wundinfektionen. Das typische Erregerspektrum umfasst auch VRE, MRSA und *Candida*-Spezies. Opportunistische Infektionen sind eine Seltenheit, da die volle Wirkung der immunsuppressiven Therapie noch nicht erreicht ist. Beim plötzlichen Auftreten von Hepatitis, Enzephalitis, Hautausschlag oder Leukopenie muss an eine vom Spender übertragene Infektion gedacht werden.

Mittlere Posttransplantationsphase (1–6 Monate nach Transplantation): Fieberhafte Episoden in dieser Phase werden meist durch Organabstoßung oder virale Erreger

Tab. 31.3: Zeitlicher Verlauf, der am ehesten zu erwartenden Infektionen und Erreger nach Transplantation, adaptiert nach [7].

Zeit nach Transplantation	< 1 Monat	1 bis 6 Monate	> 6 Monate
Infektionsspektrum	**Nosokomiale Infektionen:** Aspirationspneumonie, Katheterinfektionen, Harnwegsinfekt **Operationsbedingt:** Wundinfektion, Anastomoseninsuffizienz, Abszess **Vom Organspender übertragene Infektionen**	Opportunistische Infektionen, Reaktivierung latenter Infektionen	– Häuslich erworbene Pneumonie – Transplantat-assoziierte Infektionen (Cholangitis) – Ohne Prophylaxe: Reaktivierung latenter Infektionen unter Immunsuppression (Organabstoßung)
Bakterielle Erreger	*Clostridium difficile* Multiresistente Erreger: MRSA, VRE, MRGN	*Mycobacterium tuberculosis*, atypische Mykobakterien, Legionellen Ohne Prophylaxe: Listerien, Nokardien	In Phasen starker Immunsuppression: Listerien, Nokardien, Mykobakterien, Legionellen
Viren	Bei fehlender Prophylaxe: HSV Vom Organspender übertragene Infektionen (selten): West-Nil-Virus, HIV	Adenoviren Ohne Prophylaxe: CMV, EBV, HSV, VZV Ohne Therapie: HCV-, HBV-Reaktivierung	CMV, HCV, HBV, HSV, JC-Virus (PML), EBV-assoziierte PTLD
Pilze	*Candida*-Spezies	*Crytococcus spp.*, *Aspergillus spp.* Ohne Prophylaxe: PCP/PjP	Während Phasen starker Immunsuppression ohne Prophylaxe: *Aspergillus spp.*, atypische Schimmelpilze
Parasiten	Untypisch	*Toxoplasma gondii*, *Leishmania spp.*, *Crytosporidium spp.*, *Strongyloides stercoralis*, *Trypanosoma cruzi*, *Echinococcus spp.*	Erhöhtes Risiko unter Immunsuppression

Zeitstrahl Infektionen nach Transplantation

Transplantation	<4 Wochen	1–12 Monate	>24 Monate

häufige Infektionen nach Organtransplantation

Infektionen nach komplexen chirurgischen Operationen
- Wundinfektion
- Aspiration
- Anastomoseninsuffizienz
- Transplantat-Ischämie
- *Clostridium-difficile*-Kolitis

antibiotikaresitente Spezies
- Methicillin-resistente *Staphylococcus aureus* (MRSA)
- Extended Spectrum Beta-Laktamasen (ESBL) bildende gramnegative Bakterien
- Vancomycin-resistente Enterokokken (VRE)
- *Candida*-Spezies

von Spender stammend (unbekannte und bekannte Pathogene)
- Herpes-simplex-Virus (HSV)
- Lymphozytisches Choriomeningitis-Virus (LCMV)
- Tollwut-Virus
- West-Nil-Virus

vom Empfänger stammend (latent oder kolonisiert)
- *Aspergillus*
- *Pseudomonas*
- *Strongyloides stercoralis*
- *Trypanosoma cruzi*

opportunistische Infektionen
- *Pneumocystis jiroveci**
- Zytomegalie-Virus (CMV)*
- Epstein-Barr-Virus*
- andere Herpes-Viren*
- *Nocardia*-Spezies*
- *Listeria monocytogenes**
- Hepatitis-B-Virus*
- Hepatitis-C-Virus*
- *Toxoplasma gondii**
- *Strongyloides stercoralis**
- *Leishmania*-Spezies
- *Trypanosoma cruzi**
- *Myobacterium tuberculosis*
- ambulant erworbene, respiratorische Virus-Infektion
- BK-Polyoma-Virus
- *Clostridium difficile*
- *Cryptococcus neoformans*

anastomotische Komplikationen

*viele Infektionen ließen sich durch geeignete Prophylaxe-maßnahmen vermeiden.

ambulant erworbene Pneumonie

Harnwegsinfektionen

späte opportunistische Infektionen
- Kryptokokkose und andere Pilzinfektionen
- *Nocardia*-Spezies
- *Rhodococcus*-Spezies

späte virale Infektionen
- CMV (Kolitis/Retinitis)
- Hepatitis (HBV, HCV, HEV)
- ambulant erworbene respiratorische Virus-infektionen
- JC-Polyoma-Virus führt zu progressiver multi-fokaler Leukenzephalo-pathie (PML)
- Kaposi-Sarkom
- Posttransplantations-lymphoproliferative Erkrankung (Post-transplant lympho-proliferative Disorder, PTLD)

Infektionsquellen

vom Empfänger oder Spender stammend	vom Krankenhaus, Empfänger oder Spender stammend	Aktivierung latenter, oppor-tunistischer, abklingender oder rekurrenter Infektionen	ambulant erworben

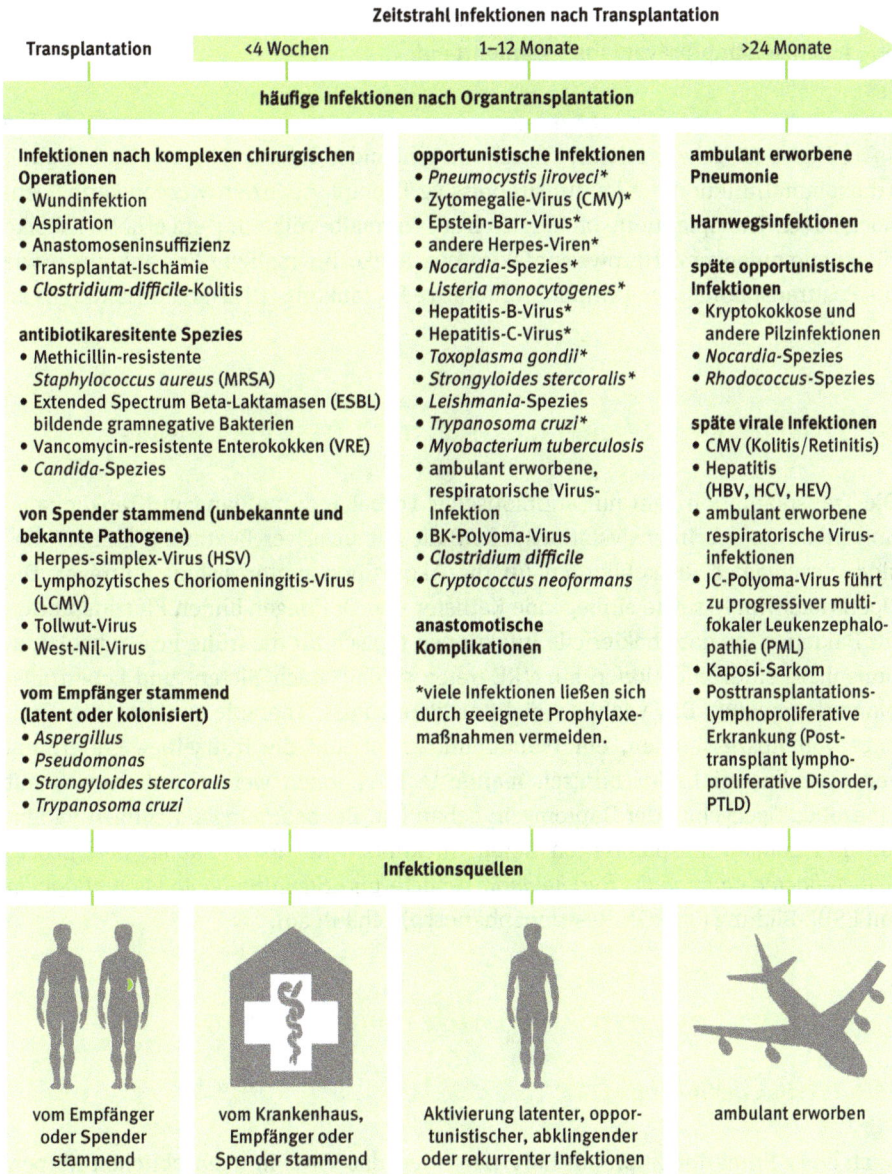

Abb. 31.1: Zeitverlauf der Immunsuppression nach Organtransplantation und damit korrelierendes Infektionsrisiko.

verursacht. Durch den prophylaktischen Einsatz von Trimethoprim/Sulfamethoxazol (Cotrimoxazol) können Harnwegsinfekte, eine *Pneumocystis-jiroveci*-Pneumonie (PCP/PjP) sowie Infektionen durch *Toxoplasma gondii*, Listerien und Nokardien vermieden werden. Durch die antivirale Prophylaxe sind HSV-, VZV-, EBV- und CMV-Infektionen selten geworden. Dagegen treten Infektionen durch Adeno- und Influenzaviren (letztere potenziell impfpräventabel) vermehrt auf.

Späte Posttransplantationsphase (mehr als 6 Monate nach Transplantation): Die späte Phase ist gekennzeichnet durch ein sinkendes Infektionsrisiko, da bei guter Transplantatfunktion die immunsuppressive Therapie reduziert werden kann. Dennoch haben Transplantierte im Vergleich zur Normalbevölkerung ein erhöhtes Risiko für Pneumonien und Harnwegsinfekte. Das Risiko für maligne Erkrankungen wie die Posttransplantations-Lymphoproliferative Erkrankung (PTLD) oder Hautkrebs ist erhöht.

31.5 Bakterielles Erregerspektrum nach Transplantation

Die Transplantation geht mit antibiotischer Vorbehandlung, langem Krankenhaus- und insbesondere Intensivstationsaufenthalt mit invasiver Beatmung einher; dies sind einschlägige Risikofaktoren für die Akquisition multiresistenter Erreger. Die Operationswunde sowie einliegende Katheter und Drainagen bilden Eintrittspforten für Bakterien, so dass bakterielle Infektionen typisch für die frühe Posttransplantationsphase sind. Infektionen mit VRE treten gehäuft nach Nieren- und Lebertransplantationen auf. Die wichtige nichtmedikamentöse Therapie umfasst die Drainage von Abszesshöhlen, ein Wunddebridement und die frühzeitige Entfernung von Fremdmaterial. Nur klinisch manifeste Infektionen werden antibiotisch mit Linezolid, Tigecyclin oder Daptomycin behandelt. Bei beatmungspflichtigen Patienten und Lungentransplantierten treten Infektionen mit *Pseudomonas aeruginosa*, *Acinetobacter baumannii*, *Burkholderia cepacia* und *Stenotrophomonas maltophilia* mit ESBL-Bildung (3MRGN-Resistenzphänotyp) gehäuft auf.

31.6 Virales Erregerspektrum nach Transplantation

31.6.1 Zytomegalie-Virus (CMV)

Nach einer Primärinfektion mit CMV persistiert das Virus im menschlichen Körper, und es kommt ohne antivirale Prophylaxe innerhalb von drei Monaten zu einer CMV-Reaktivierung. Das größte Infektionsrisiko haben seronegative Empfänger mit seropositivem Spenderorgan. Eine Infektion wird durch das virale Antigen pp65 in Lymphozyten oder den quantitativen Genomnachweis mittels PCR diagnostiziert. Therapiert wird mit Valganciclovir bis zur Negativierung des PCR-Nachweises. Bei fehlendem Ansprechen sollte eine Resistenzbestimmung durchgeführt und auf Ganciclovir i. v., ggf. Foscarnet oder Cidofovir umgestellt werden. Zur Vermeidung einer Reaktivierung bei CMV-positiven Patienten wird prophylaktisch Valganciclovir über drei Monate gegeben.

31.6.2 Epstein-Barr-Virus (EBV) und Posttransplantations-lymphoproliferative Erkrankung (PTLD)

Die PTLD umfasst eine heterogene Gruppe von Erkrankungen, die mit einer Mortalitätsrate von 40–60 % assoziiert sind. Die wichtigsten Risikofaktoren sind in Tab. 31.4 aufgeführt. EBV-positive CD20-positive B-Zell-Neoplasien sind meist für ein frühes Auftreten verantwortlich, wohingegen EBV-negative T-Zell- oder natürliche Killerzell-(NK-)Neoplasien für ein spätes Auftreten mit generell schlechterer Prognose verantwortlich sind. Die Symptome sind meist unspezifisch. Diagnostischer Goldstandard ist die Histopathologie. Bei Nachweis einer PTLD und positivem EBV-Nachweis sollten eine Reduktion der immunsuppressiven Therapie und eine antivirale Therapie mit Aciclovir oder Ganciclovir erwogen werden. Therapeutisch kommen je nach histopathologischem Befund Chemotherapeutika, Anti-CD20-Antikörper (Rituximab) oder Immuntherapeutika zum Einsatz.

Tab. 31.4: Risikofaktoren für die Entwicklung einer PTLD nach Organtransplantation, adaptiert nach [10].

Frühes Auftreten einer PTLD
– EBV-Infektion zum Zeitpunkt der Transplantation/unter immunsuppressiver Therapie
– Junges Alter zum Zeitpunkt der Transplantation
– Art des transplantierten Organs
– CMV-Mismatch zwischen Spender und Empfänger oder aktive CMV-Infektion
– OKT3 und polyklonale, Anti-T-Lymphozyten-Antikörper

Spätes Auftreten einer PTLD
– Dauer der Immunsuppression
– Art des transplantierten Organs
– Hohes Alter zum Zeitpunkt der Transplantation

31.6.3 Virushepatitis nach Lebertransplantation

Bei Patienten mit chronischer HBV-Infektion kommt es regelhaft zu einer Reinfektion nach Transplantation. Vor Transplantation sollten alle Patienten mit nachweisbarer HBV-Replikation eine antivirale Therapie mit Nukleos(t)id-Analoga (z. B. Tenofovir, Ziel: HBV-DNA unterhalb der Nachweisgrenze) erhalten. Zur Senkung des Reinfektionsrisikos nach Transplantation wird bereits intraoperativ Hepatitis-B-Immunglobulin (HBIG) i. v. verabreicht. Die Therapie wird über mindestens sechs Monate in Kombination mit Nukleos(t)id-Analoga fortgeführt. Bei stabil HBsAgnegativen Patienten können das Absetzen von HBIG und die alleinige Therapie mit Nukleos(t)id-Analoga erwogen werden. Eine frühzeitige steroidfreie Immunsuppression sollte angestrebt werden, da Steroide die HBV-Replikation stimulieren.

Durch die neuen direkt antiviralen HCV-Therapeutika konnten Sustained-viral-response-(SVR-)Raten (also Heilung) von 86–90 % nach Transplantation erreicht werden. Das Problem einer HCV-Reaktivierung mit Rezirrhose nach Transplantation besteht nicht mehr. Die Therapie ist entsprechend der Empfehlung der Fachgesellschaften durchzuführen (siehe Kap. 23).

31.7 Pilzinfektionen nach Transplantation

31.7.1 *Candida*-Infektionen und invasive Aspergillose

Eine *Candida*-Infektion stellt die häufigste invasive Pilzinfektion dar und tritt meist innerhalb der ersten drei Monate nach Organtransplantation auf. Therapiert werden kann mit Echinocandinen oder mit modernen Azol-Antimykotika. Patienten nach Lebertransplantation und mit Risikofaktoren wie verlängerter Operationszeit, Reoperation bzw. Retransplantation können eine antimykotische Prophylaxe mit Echinocandinen oder Azolen (vorzugsweise Posaconazol) über vier bis zehn Wochen erhalten.

Eine invasive Aspergillose tritt bei bis zu 9,2 % der Lebertransplantierten innerhalb des ersten Monats nach Transplantation auf. Sie kann mit Voriconazol oder liposomalem Amphotericin B behandelt werden. Allerdings sind die Einschränkungen bei eingeschränkter Leber- und Nierenfunktion zu beachten. Die Therapiedauer richtet sich nach dem klinischen Ansprechen.

Bei dem Einsatz von Antimykotika muss die ausgeprägte Medikamenteninteraktion mit der immunsuppressiven Therapie bedacht werden. Azole sind potente CYP3A4-Inhibitoren, so dass die Serumspiegel von Calcineurininhibitoren und Tacrolimus signifikant steigen. Ein TDM ist daher sinnvoll.

31.7.2 *Pneumocystis-jiroveci*-Pneumonie

Aufgrund des hohen Risikos einer *Pneumocystis-jiroveci*-Pneumonie (PCP/PjP) unter Immunsuppression wird eine prophylaktische Gabe von Trimethoprim/Sulfamethoxazol (Cotrimoxazol) über drei bis sechs Monate nach Transplantation empfohlen. Dadurch werden auch Infektionen mit Toxoplasmose, Listerien und häufigen Erregern von Atem- und Harnwegsinfektionen vermieden. Bei einer akuten Infektion wird die gewichtsadaptierte i.v.-Gabe über (14–) 21 Tage empfohlen.

31.8 Parasitäre Erkrankungen unter Immunsuppression

Die Inzidenz von parasitären Erkrankungen wird durch Fernreisen in Hochprävalenzgebiete und Immigration steigen. Unter der Immunsuppression sollte auf Reisen in Hochrisikogebiete und den Verzehr von rohem Fleisch (Toxoplasmose-Gefahr) verzichtet werden. Die parasitären Erkrankungen treten meist nach Reaktivierung der latenten Infektion auf und verlaufen häufig schwer und systemisch. Der Parasit muss meist direkt nachgewiesen werden. Die Antikörper bleiben häufig negativ. Durch die prophylaktische Gabe von Trimethoprim/Sulfamethoxazol (Cotrimoxazol) ist eine Infektion mit Toxoplasmose selten geworden. Eine Übersicht über relevante Parasiten enthält Tab. 31.3. Die Therapiedauer ist häufig verlängert.

31.9 Literatur

[1] Zimmermann T, Beckebaum S, Berg C, et al. Empfehlungen zur antiviralen Therapie der chronischen Hepatitis C bei Patienten auf der Warteliste und nach Transplantation. Z Gastroenterol. 2016; 54(07): 665–684.

[2] Cornberg M, Protzer U, Petersen J, et al. Aktualisierung der S3-Leitlinie zur Prophylaxe, Diagnostik und Therapie der Hepatitis-B-Virusinfektion. Z Gastroenterol. 2011; 49: 871–930.

[3] Boršo D, Löbermann M, Fritzsche C, Hemmer C, Führer A, Zettl U, Reisinger E C. Impfen bei Immundefekten oder medikamentöser Immunsuppression. Dtsch Med Wochenschr. 2013; 138: 145–150.

[4] Dignass A, Preiß JC, Aust DE, et al. Aktualisierte Leitlinie zur Diagnostik und Therapie der Colitis ulcerosa 2011 – Ergebnisse einer evidenzbasierten Konsensuskonferenz. Z Gastroenterol. 2011; 49: 1276–1341.

[5] Fishman JA. Infection in solid-organ transplant recipients N Engl J Med. 2007; 357: 2601–2614.

[6] Humar A, Snydman D, and the AST Infectious Diseases Community of Practice. Cytomegalovirus in solid organ transplant recipients. Am J Transplant. 2009, 9 (Suppl 4): 78–86.

[7] Kumar D, Humar A. The AST Handbook of transplant Infections. John Wiley & Sons Ltd, Chichester, UK, Blackwell Publishing Ltd. 2011.

[8] Martin SI, Fishman JA, and the AST Infectious Fiseases Community of Practice. Pneumocystis Pneumonia in solid organ transplant recipients. Am J Transplant. 2009, 9 (Suppl 4): 227–233.

[9] Paya CV, Razonable RR. Cytomegalovirus infection after solid organ transplantation. In: Bowden R, Ljungmann P, Paya C, eds. Transplant Infections, 2nd ed. New York, Lippincott-Raven; 2003. p. 298–325.

[10] Allen U, Preiksaitis J. AST Infectious Diseases Community of Practice. Epstein-Barr virus and posttransplant lymphoproliferative disorder in solid organ transplant recipients. Am J Transplant. 2009; 9(4): S87–96.

Gertraud Stocker, Florian Lordick

32 Wichtige Infektionen in der gastroenterologischen Onkologie

32.1 Infektionen und Entzündungsreaktionen als Folge der Tumorbehandlung

Entzündungsreaktionen in Folge von Chemo- und Strahlentherapie sind in der Regel primär nicht durch Erreger (im Sinne einer Infektion) bedingt und bedürfen keiner antimikrobiellen Therapie.

32.1.1 Neutropenie und Fieber in Neutropenie

Neutro- oder synonym Granulozytopenie ist allgemein definiert als neutrophile Granulozytenzahl unter der Norm. Eine klinisch relevante Neutropenie liegt bei $< 1000/\mu l$ (entspricht $< 1,0 \cdot 10^9/l$) neutrophilen Granulozyten vor. 40–75 % der Leukozyten sind physiologischerweise neutrophile Granulozyten. Um den Schweregrad einer Neutropenie zu beziffern, muss ein Differentialblutbild erstellt werden. Nach den Common Terminology Criteria for Adverse Events (CTCAE) des National Cancer Institute ist eine Neutropenie $< 1000/\mu l$ bzw. eine Leukopenie $< 2000/\mu l$ als Grad 3 (= stark/ausgeprägt) und $< 500/\mu l$ bzw. $< 1000/\mu l$ als Grad 4 (= lebensbedrohlich) definiert [1].

Fieber ist definiert als Körpertemperatur $> 38,0\,°C$ bei zwei Messungen innerhalb von 2 h, $\geq 38,3\,°C$ über 1 h oder einmalig $\geq 38,5\,°C$ (s. Kap. 34). Die Einnahme von fiebersenkenden Medikamenten, u. a. Dexamethason, Novaminsulfon, NSAR und Paracetamol, ist zu beachten.

Das Risiko einer CTCAE-Grad-3- und -4-Neutropenie (3- bis 4°-Neutropenie) ist abhängig von den verwendeten Chemotherapeutika und Chemotherapieschemata sowie individuellen Risikofaktoren. Die Tab. 32.1 gibt die Risiken der bei Kolorektal- und Magenkarzinomen verwendeten Schemata in der ambulanten Therapie wieder. Das Risiko für 3- bis 4°-Neutropenie ist weitgehend unabhängig davon, ob die Gabe perioperativ, adjuvant oder in der metastasierten Therapiesituation erfolgt. Wird eine 3-fach-Kombinationschemotherapie mit 5-FU, Oxaliplatin und Irinotecan (FOLFOXIRI/FOLFIRINOX) verwendet, steigt das Risiko einer 3- bis 4°-Neutropenie auf 46–50 % [2–4].

Das Risiko für Fieber in Neutropenie liegt bei 1–6 % für die in Tab. 32.1 genannten 2-fach-Kombinationen und bei 5–9 % für die 3-fach-Kombinationstherapien. Liegt das Risiko bei > 20 %, wird die prophylaktische Gabe von Granulozyten-stimulierenden Faktorpräparaten (G-CSF) empfohlen [5]. Die Letalität bei Fieber in Neutropenie wird

DOI 10.1515/9783110464757-034

Tab. 32.1: Auftretenswahrscheinlichkeit von 3- bis 4°-Neutropenie, febriler Neutropenie und 3- bis 4°-Diarrhö.

	(m)FOLFOX6 (12–14)	FOLFOX4 (15–17, 21)	CapOX (14,17)	FOLFIRI (13,18,19)	FOLFOXIRI/ FOLFIRINOX (2–4)
Neutropenie CTCAE Grad 3–4	1–13 %	18–42 %	1–7 %	1–28 %	46–50 %
Febrile Neutropenie	1–6 %				5–9 %
Diarrhö CTCAE Grad 3–4	5–16 %			11–12 %	13–20 %

mit 5 % angegeben; bei gramnegativer Bakteriämie werden 18 % angenommen [6]. Der Multinational Association of Supportive Care in Cancer (MASCC) Prognostic Index erlaubt eine individuellere Risikoabschätzung, die in Tab. 32.2a wiedergegeben wird. Bei einem Punktwert ≥ 21 beträgt das Letalitätsrisiko 3 %, bei < 15 Punkten hingegen 36 % [6].

Chemotherapieschemata: mFOLFOX6 = Oxaliplatin 85 mg/m^2, Folinsäure 200 mg/m^2, 5-FU 400 mg/m^2 Bolus d1 und 5-FU 2400 mg/m^2 46 h, alle 14 d; FOLFOX6 = Oxaliplatin 100 mg/m^2 ansonsten wie mFOLFOX6; **FOLFOX4** = Oxaliplatin 85 mg/m^2 d1, Folinsäure 200 mg/m^2, 5-FU 400 mg/m^2 Bolus und 5-FU 600 mg/m^2 22 h d1 und 2, alle 14 d; **FOLFIRI** = Irinotecan 180 mg/m^2, Folinsäure 200 mg/m^2, 5-FU 400 mg/m^2 Bolus d1 und 5-FU 2400 mg/m^2 46 h, alle 14 d; **CapOX** = Oxaliplatin 130 mg/m^2 d1, Capecitabin 2 × 1000 mg/m^2 p. o. d1–14, alle 21 d; **FOLFOXIRI** = Irinotecan 165 mg/m^2, Oxaliplatin 85 mg/m^2, Folinsäure 200 mg/m^2 d1, 5-FU 3200 mg/m2 48 h, alle 14 d; **FOLFIRINOX** = Irinotecan 180 mg/m^2, Oxaliplatin 85 mg/m^2, Folinsäure 400 mg/m^2, 5-FU 400 mg/m^2 Bolus d1, 5-FU 2400 mg/m^2 46 h, alle 14 d.

Das klinische Vorgehen bei Fieber in Neutropenie erfolgt analog zur Sepsistherapie. Neben Anamnese (insbesondere vorangegangenen Infektionen während der antineoplastischen Therapie und bekannte Besiedelung mit resistenten Erregern), Fokussuche, Blutkulturgewinnung, i.v.-Flüssigkeitszufuhr und kalkulierter antimikrobieller Therapie nach lokaler Resistenzlage ist die Gabe von G-CSF zu diskutieren. Ist eine Neutropeniedauer von > 7 Tagen zu erwarten oder besteht eine klinisch relevante Hypotonie, liegt eine Sepsis, Pneumonie oder Pilzinfektion vor, wird sie eindeutig empfohlen [7]. Eine zeitnahe, kalkulierte Antibiotika-Therapie ist die entscheidende therapeutische Maßnahme. In Anlehnung an die Empfehlungen der European Conference on Infections in Leukemia ist eine Eskalations- bzw. Deeskalationsstrategie bei der Wahl der initialen Antibiotika angeraten [8]. Präsentiert

Tab. 32.2: a) MASCC Prognostic Index- und b) individuelle Risikofaktoren für Fieber in Neutropenie.

a) Multinational Association of Supportiv Care in Cancer (MASCC) Prognostic Index für Fieber in Neutropenie	Punkte	b) Individuelle Risikofaktoren für Fieber in Neutropenie
		Alter ≥ 65 Jahre
Krankheitsbedingte Beschwerden:		**Fortgeschrittene Tumorerkrankung**
Keine oder milde Symptome	5	Zustand nach Chemo- oder Strahlentherapie
Moderate Symptome	3	Vorbestehende Neutropenie oder maligne Knochenmarkbeteiligung
Schwerwiegende Symptome	0	Offene Wunden oder vor kurzen durchgeführte Operation
Keine Hypotonie (systolisch > 90 mmHg)	5	Schlechter Allgemein- oder Ernährungszustand
Keine COPD	4	Multiple Komorbiditäten
Bisher keine Pilzinfektion durchgemacht	4	Niereninsuffizienz
Keine Dehydrierung	3	Lebererkrankung, insbesondere, wenn Bilirubin erhöht ist
Zum Zeitpunkt des ersten Fiebers Patient ambulant	3	Kardiovaskuläre Erkrankung
Alter < 60 Jahre	2	HIV Infektion

COPD = chronisch obstruktive Lungenerkrankung; maximale Punktzahl MASCC Prognostic Index 26.

sich der Patient unkompliziert (kein Schock, keine relevanten Komorbiditäten, keine Pneumonie etc.), ist eine Besiedelung – oder vorangegangene Infektionen – mit resistenten Bakterien nicht bekannt und sind im behandelnden Krankenhaus Infektionen mit resistenten Bakterien nicht die Regel, ist Piperacillin/Tazobactam 3–4 × 4,5 g i. v. die Therapie der Wahl. Ansonsten soll Meropenem 3 × 1 g i. v. oder Imipenem/Cilastatin 4 × 500 mg i. v. gegeben werden. Standard ist eine stationäre Behandlung mit regelmäßiger Reevaluation der klinischen Situation des Patienten. Die Dauer bzw. Umstellung der antibiotischen Therapie ist von dem klinischen Verlauf und den Erregernachweisen abhängig. Eine Beendigung der antibiotischen Therapie ist unter Umständen bereits nach 72 h Therapiedauer und 48 h Fieberfreiheit möglich [8]. Wenige Patienten mit niedrigem Risiko (MASCC Prognostic Index ≥ 21) können ambulant behandelt werden, wobei die Zahl der für die orale Antibiotika-Therapie nutzbaren Substanzen aufgrund der Resistenzsituation zunehmend schmaler wird [9].

Das Risiko für Fieber in Neutropenie steigt mit der Neutropeniedauer an: Bei mehr als vier bis fünf Tagen kann eine prophylaktische antibakterielle und antimykotische Therapie indiziert sein. Bei der Therapie gastrointestinaler Tumore ist eine Neutropeniedauer von mehr als vier Tagen allerdings selten. Eine Ausnahme stellt die Behandlung schlecht differenzierter neuroendokriner Karzinome dar, da stark myelosuppressiv wirksame Schemata verwendet werden (u. a. Cisplatin plus Etoposid). Individuelle Risiken für Fieber in Neutropenie müssen immer mitberücksichtigt werden. Bei Patienten mit besonderer Risikokonstellation (s. Tab. 32.2b) kann auch eine moderat myelosuppressive Therapie zum Teil prophylaktische Maßnahmen notwendig machen. Eine Umkehrisolation ist bei zu erwartender kurzer Dauer der Neutropenie nicht notwendig. Auf sorgfältige Händedesinfektion und Tragen eines Mund-Nase-Schutzes durch Mitarbeiter und Besucher ist zu achten. Zudem sollten Patienten eine sorgfältige Händedesinfektion nach dem Toilettengang durchführen.

32.1.2 Diarrhö

Diarrhöen als Folge einer antineoplastischen Therapie bei gastrointestinalen Tumoren sind meist nichtinfektiöser Genese. CTCAE-Grad-3-Diarrhöen sind definiert als ≥ 7 Stuhlentleerungen pro 24 h in Verbindung mit relativer Inkontinenz oder schweren abdominellen Krämpfen, Grad 4 als ≥ 10 Stuhlentleerungen pro 24 h oder blutig tingierte Stuhlabgänge. Bei Stomaträgern wird eine starke Zunahme der Stuhlmenge, die die normalen Aktivitäten des Lebens einschränkt bzw. einen lebensbedrohlichen Zustand, Kollaps, Schock herbeiführt, sowie blutige Diarrhö als 3- bis 4°-Diarrhö gewertet. Bei CTCAE-Grad-1- und -2-Diarrhö und gleichzeitigem Vorhandensein von Risikofaktoren gilt dasselbe Vorgehen wie bei 3- bis 4°-Diarrhöen. Als Risikofaktoren gelten u. a. Fieber, Übelkeit, Erbrechen, Bauchkrämpfe, klinische Sepsiszeichen, Neutropenie, Dehydration, Stuhlgang verdächtig für eine *Clostridium-difficile*-Infektion (CDI).

Das Risiko von 3- bis 4°-Diarrhöen ist abhängig von den verwendeten Chemotherapeutika und Chemotherapieschemata. Orale 5-FU-Analoga oder -Prodrugs verursachen ebenso Durchfälle wie infusional verabreichtes 5-FU. Bei Irinotecan kann es zu einer dosisabhängigen Früh- (< 24 h) und/oder einer dosisunabhängigen Spätdiarrhö (> 24 h) kommen. Treten nach Gabe von 5-FU oder Irinotecan 3- bis 4°-Diarrhöen auf, sollen die weiteren Gaben dosisreduziert werden, oder es muss eine Therapieumstellung erfolgen. Bei einem Drittel der sehr schweren durch 5-FU verursachten Diarrhöen (mit teilweise tödlichem Ausgang) ist eine Dihydropyrimidin-Dehydrogenase-(DPD-)Exon-14 Skipping-Mutation ursächlich. Es besteht dann eine reduzierte Funktion des DPD-Enzyms, welches 5-FU abbaut. Klinisch relevante Diarrhöen sind auch beim Einsatz oraler Tyrosinkinase-Inhibitoren (z. B. Erlotinib, Sunitinib, Imatinib, Sorafenib und Regorafenib) häufig.

Eine symptomatische Therapie mit Flüssigkeits- und ggf. Elektrolytsubstitution ist angezeigt. Medikamente, welche eine Diarrhö verstärken können, sind spätestens bei 3- bis 4°-Diarrhöen zu stoppen. Loperamid vermag die Stärke und Häufigkeit der Diarrhö zu reduzieren. Empfohlen ist die Einnahme von 2 oder 4 mg initial und nach jedem ungeformten Stuhl bis maximal 16 mg in 24 h. Etablierte Kriterien für eine stationäre Aufnahme sind Neutropenie, Kreislaufinstabilität, Fieber, ungenügende Flüssigkeitsaufnahme p. o. oder Diarrhö > 24 h trotz Loperamid-Gabe. Indikation für eine empirische Antibiotika-Therapie, in der Regel mit Ciprofloxacin 2 × 500–750 mg p. o. oder 2 × 400 mg i. v. täglich, ist eine Dauer der Durchfälle von > 24 h oder Fieber. Bei Verdacht auf eine CDI wird Vancomycin 4 × 125–250 mg p. o. täglich verordnet. Falls Loperamid zur symptomatischen Kontrolle nicht ausreicht, werden Octreotid 150 µg s. c. 2- bis 3-mal täglich sowie ggf. Tinctura opii empfohlen [10, 11]. Bei Verdacht auf infektiös verursachte Diarrhöen sind Antidiarrhoika relativ kontraindiziert.

32.1.3 Mukositis (Stomatitis)

Unter einer Mukositis werden entzündliche oder ulzerierende Läsionen im Gastrointestinaltrakt als Folge von Chemo- und Strahlentherapie verstanden. Stomatitis bezeichnet eine Entzündung im Bereich der Mundhöhle. Bei ca. 1–6 % der Kombinationsschemata auf Basis von 5-FU, Irinitocan und Oxaliplatin kommt es zu einer Stomatits CTCAE Grad 3 oder 4 [12–21]. Bei Grad-3-Toxizität kann nur noch flüssige Nahrung aufgenommen werden, und es bestehen starke Schmerzen, bei Grad 4 ist eine orale Nahrungsaufnahme unmöglich. Zusätzliche Verletzungen (z. B. durch scharfkantiges Brot, sehr harte Zahnbürste) sind zu vermeiden, und antiseptische Mundspüllösungen, z. B. mit Chlorhexidin, werden empfohlen [22]. Superinfektionen sind relativ selten. Eine Soor- oder HSV-Stomatitis bzw. Ösophagitis müssen differentialdiagnostisch aber immer bedacht werden [23].

32.1.4 Dermatitis

Die Epidermal-Growth-Factor-Rezeptor-(EGFR-)Inhibitoren (z. B. Cetuximab, Panitumumab sowie Erlotinib) verursachen verschiedene Hautnebenwirkungen, u. a. das in der englischsprachigen Literatur als Rash bezeichnete papulopustulöse, follikuläre Exanthem, das meist zu Therapiebeginn besonders ausgeprägt auftritt. Dieses immunologisch bedingte Exanthem wird als „akneiform" bezeichnet, im Gegensatz zur Akne bilden sich aber keine Komedonen. Bei Grad 3 nach CTCAE sind > 30 % der Körperoberfläche betroffen, es besteht eine lokale Superinfektion und Indikation zur oralen Antibiose. Ist eine i. v. Antibiotika-Behandlung notwendig, liegt definitionsgemäß eine Grad-4-Toxizität vor, unabhängig vom Ausmaß der betroffenen Körperoberfläche [1]. In den Studien zu kolorektalen Karzinomen trat bei Behandlung mit EGFR-Antikörpern bei 15–22 % der behandelten Patienten CTCAE Grad 3 oder 4 Rash auf [12, 13, 19]. Prophylaktisch werden die Hautpflege mit einer harnstoffhaltigen, rückfettenden Creme und die Vermeidung von Sonnenexposition bzw. Anwendung von Sonnenschutz mit sehr hohem Lichtschutzfaktor empfohlen. Bei höhergradigem Rash sind topische Glukokortikosteroide und Metronidazol- oder Erythromycin-haltige Cremes eine empfehlenswerte Therapieoption. Eine prophylaktische orale antibiotische Dauermedikation wird in manchen Zentren großzügig eingesetzt, obwohl die Bewertung der wenigen vorhandenen Studien u. a. durch Subjektivität der Klassifikation der verschiedenen Hauttoxizitäten und Einsatz verschiedener Maßnahmen erschwert ist [24–26]. Andere Zentren (u. a. auch das Zentrum der Autoren) starten orale Tetracycline wie Doxycyclin oder Minocyclin erst gezielt ab Rash ≥ CTCAE 2°. Ein immunmodulatorischer und antiinflammatorischer Effekt wird als Wirkprinzip angenommen. Bei Doxycyclin ist die höhere UV-Lichtempfindlichkeit und bei Minocyclin sind Schwindel, Hepatitisrisiko sowie ein arzneimittelinduzierter Lupus erythematodes als Nebenwirkungen zu bedenken [25, 26].

Tyrosinkinase-Inhibitoren wie Sunitinib, Imatinib, Sorafenib und Regorafenib können makulopapulöse Exantheme (Arzneimittelexantheme) auslösen. Differentialdiagnostisch ist an andere Medikamente oder Virusinfektionen als Auslöser zu denken.

32.2 Infektionen als Ursache von gastrointestinalen Tumorerkrankungen

Im Jahr 2008 wurden 16,1 % der neu aufgetretenen Krebserkrankungen weltweit auf Infektionen durch Viren, Bakterien und Parasiten zurückgeführt [27]. In Ländern mit höherem Lebensstandard ist die Rate geringer. Sie variiert von 3,3 % in Australien und Neuseeland bis zu 32,7 % in den Ländern Afrikas südlich der Sahara. In 95 % der Fälle sind als Erreger *Helicobacter pylori*, Hepatitis-B- und Hepatitis-C-Viren (HBV bzw. HCV) sowie humane Papillomaviren (HPV) ursächlich. Gastrointestinale Tumorerkrankungen, die durch Infektionen entstehen können, sind das hepatozelluläre Karzinom (HBV- bzw. HCV-Infektion), Magen- (*H.-pylori-* und evtl. Epstein-Barr-Virus (EBV)) und Analkarzinom (HPV, mit und ohne HIV-Infektion) sowie das extranodale Marginalzonen-Lymphom des Mukosa-assoziierten lymphatischen Gewebes (*H.-pylori*, EBV).

32.2.1 *Helicobacter pylori* und Epstein-Barr-Virus (EBV)

H. pylori durchwandert nach oraler Infektion die oberflächlichen Magenschleimhautzellen und bewirkt eine lokale Vermehrung von T-Lymphozyten. In der lokalen Entzündungsreaktion/Gastritis bilden sich Lymphfollikel aus. Ungefähr 10 % der *H.-pylori*-Träger entwickeln präkanzeröse Veränderungen wie eine Magenschleimhautatrophie oder Magenulzera, ca. 1–3 % davon transformieren in ein Magenkarzinom vom nichtkardialen Subtyp. Ein Zusammenspiel aus bakteriellen Virulenz-, Umweltfaktoren und genetischen Polymorphismen der *H.-pylori*-Träger wird als begünstigend für die Entstehung eines Karzinoms angesehen [28]. *H. pylori* ist jedoch kein Risikofaktor für die Entstehung von Adenokarzinomen des gastroösophagealen Übergangs. Wie latente EBV-Infektionen die Entstehung von Magenkarzinomen begünstigen, ist bislang wenig verstanden. Eine mögliche Erklärung liegt darin, dass EBV über die Bildung von miRNAs (Micro-RNAs) Einfluss auf die Karzinogenese nimmt [29].

H. pylori kann auch zur malignen Entartung von lymphatischen Zellen der Magenschleimhaut führen. Typischerweise sind die Randzonen reaktiver B-Zellfollikel betroffen, die so genannten Marginalzonen. Es wird von einem extranodalen Marginalzonen-Lymphom des Mukosa-assoziierten lymphatischen Gewebes gesprochen (MALT-Lymphom, s. Abb. 7.1). Die extranodalen Marginalzonen-Lymphome werden zu den indolenten Non-Hodgkin-Lymphomen (NHL) gezählt. Sie machen ca. 7–10 % aller neu diagnostizierten NHL aus und können in fast jedem Organ auftreten, am häufigsten im Magen mit bis zu 67 %. Bei über 90 % der Betroffenen ist eine *H.-pylori*-Infektion nachweisbar. Die Eradikation von *H. pylori* im Stadium I führt in 60–70 % der Fälle zur kompletten Remission. Etwa 5–15 % der Patienten erleiden aber ein Rezidiv in den ersten zwei Jahren. Der Nachweis der Translokation t (11; 18)(q21; q21) im Tumorgewebe mit Bildung des API2-MALT1-Fusionsgens (ca. 30–40 % der Fälle) ist mit einem schlechteren Ansprechen auf die *H.-pylori*-Eradikation assoziiert. Auch diffus großzellige B-Zell-Lymphome mit Lokalisation im Magen werden durch *H. pylori* begünstigt, die Eradikation hat hier jedoch keinen Einfluss auf den Verlauf [30, 31].

32.2.2 Onkogenes Potenzial von Humanem Immundefizienz-Virus (HIV) und Humanen Papillomaviren (HPV)

Es wird angenommen, dass HI-Viren durch Immunsuppression die karzinogene Wirkung anderer Viren (v. a. EBV) begünstigen. An erster Stelle ist das Analkarzinom zu nennen, gefolgt von HIV-assoziierten Lymphomen (s. o.). Etwa 85 % der Neuerkrankungen sind mit den HPV-Typen 16, 18 und 33 assoziiert. Die Inzidenzdichte wird für HIV-positive Personen mit ≥ 34 pro 100.000 Patientenjahre in Deutschland angegeben. Eine Früherkennung ist durch Screening bei Hochrisikogruppen sinnvoll [32].

32.2.3 Onkogenes Potenzial von Hepatitis-B- und Hepatitis-C-Viren (HBV u. HCV)

Hepatozelluläre Karzinome (HCC) entstehen in der Regel durch eine chronische Leberzellschädigung, weltweit am häufigsten durch die chronische Hepatitis B und C [33]. Regionale Unterschiede sind bedeutsam. 2000 wurden in Spanien z. B. 80 % der HCC-assoziierten Todesfälle einer Hepatitis B (70 % der Fälle) bzw. Hepatitis C (10 %) zugeschrieben [34]. Relevante Komorbiditäten sind Alkoholkonsum und HIV-Infektion [35].

32.3 Literatur

[1] U.S. DEPARTMENT OF HEALTH AND HUMAN SERVICES, National Institutes of Health, National Cancer Institute. Common Terminology Criteria for Adverse Events (CTCAE), Version 4.0. Published: May 28, 2009 (v4.03: June 14, 2010). http://evs.nci.nih.gov/ftp1/CTCAE/CTCAE_4.03_2010-06–14_QuickReference_5x7.pdf

[2] Falcone A, Ricci S, Brunetti I, Pfanner E, Allegrini G, Barbara C, et al. Phase III trial of infusional fluorouracil, leucovorin, oxaliplatin, and irinotecan (FOLFOXIRI) compared with infusional fluorouracil, leucovorin, and irinotecan (FOLFIRI) as first-line treatment for metastatic colorectal cancer: the Gruppo Oncologico Nor. J Clin Oncol. 2007; 25(13): 1670–1676.

[3] Conroy T, Desseigne F, Ychou M, Bouche O, Guimbaud R, Becouarn Y, et al. FOLFIRINOX versus gemcitabine for metastatic pancreatic cancer. N Engl J Med. 2011; 364(19): 1817–1825.

[4] Loupakis F, Cremolini C, Masi G, Lonardi S, Zagonel V, Salvatore L, et al. Initial Therapy with FOLFOXIRI and Bevacizumab for Metastatic Colorectal Cancer. N Engl J Med. 2014; 371(17): 1609–1618.

[5] Smith TJ, Bohlke K, Lyman GH, Carson KR, Crawford J, Cross SJ, et al. Recommendations for the use of WBC growth factors: American society of clinical oncology clinical practice guideline update. J Clin Oncol. 2015; 33(28): 3199–3212.

[6] Naurois J, Novitzky-Basso I, Gill MJ, Marti FM, Cullen MH, Roila F. Management of febrile neutropenia: ESMO Clinical Practice Guidelines. Ann Oncol. 2010; 21(SUPPL. 5): 252–256.

[7] Crawford J, Caserta C, Roila F. Hematopoietic growth factors: ESMO Clinical Practice Guidelines for the applications. Ann Oncol. 2010; 21(SUPPL. 5): 248–251.

[8] Averbuch D, Orasch C, Cordonnier C, Livermore D, Mikulska M, Viscoli C, et al. European guidelines for empirical antibacterial therapy for febrile neutropenic patients in the era of growing resistance: summery of the 2011 4th European Conference on Infections in Leukemia. Haematologica. 2013; 98 (12): 1826–1835.

[9] Flowers CR, Seidenfeld J, Bow EJ, Karten C, Gleason C, Hawley DK, et al. Antimicrobial prophylaxis and outpatient management of fever and neutropenia in adults treated for malignancy: American society of clinical oncology clinical practice guideline. J Clin Oncol. 2013; 31(6): 794–810.

[10] Stein A, Voigt W, Jordan K. Chemotherapy-induced diarrhea: pathophysiology, frequency and guideline-based management. Ther Adv Med Oncol. 2010; 2(1): 51–63.

[11] Benson AB, Ajani JA, Catalano RB, Engelking C, Kornblau SM, Martenson JA, et al. Recommended guidelines for the treatment of cancer treatment-induced diarrhea. J Clin Oncol. 2004; 22(14): 2918–2926.

[12] Alberts SR, Sargent DJ, Nair S, Mahoney MR, Mooney M, Thibodeau SN, et al. NIH Public Access. 2012; 307(13): 1383–1393.

[13] Folprecht G, Gruenberger T, Bechstein WO, Raab HR, Lordick F, Hartmann JT, et al. Tumour response and secondary resectability of colorectal liver metastases following neoadjuvant chemotherapy with cetuximab: the CELIM randomised phase 2 trial. Lancet Oncol. 2010; 11(1): 38–47.

[14] Primrose J, Falk S, Finch-Jones M, Valle J, O'Reilly D, Siriwardena A, et al. Systemic chemotherapy with or without cetuximab in patients with resectable colorectal liver metastasis: The New EPOC randomised controlled trial. Lancet Oncol. 2014; 15(6): 601–611.

[15] De Gramont A. Adjuvant chemotherapy with oxaliplatin, in combination with fluorouracil plus leucovorin prolongs disease-free survival, but causes more adverse events in people with stage II or III colon cancer. Cancer Treat Rev. 2004; 30(8): 711–713.

[16] Nordlinger B, Sorbye H, Glimelius B, Poston GJ, Schlag PM, Rougier P, et al. Perioperative FOLFOX4 chemotherapy and surgery versus surgery alone for resectable liver metastases from

colorectal cancer (EORTC 40983): long-term results of a randomised, controlled, phase 3 trial. Lancet Oncol. 2013; 14(12): 1208–1215.

[17] De Gramont A, Van Cutsem E, Schmoll HJ, Tabernero J, Clarke S, Moore MJ, et al. Bevacizumab plus oxaliplatin-based chemotherapy as adjuvant treatment for colon cancer (AVANT): A phase 3 randomised controlled trial. Lancet Oncol. 2012; 13(12): 1225–1233.

[18] Van Cutsem E, Labianca R, Bodoky G, Barone C, Aranda E, Nordlinger B, et al. Randomized phase III trial comparing biweekly infusional fluorouracil/leucovorin alone or with irinotecan in the adjuvant treatment of stage III colon cancer: PETACC-3. J Clin Oncol. 2009; 27(19): 3117–3125.

[19] Heinemann V, von Weikersthal LF, Decker T, Kiani A, Vehling-Kaiser U, Al-Batran SE, et al. FOLFIRI plus cetuximab versus FOLFIRI plus bevacizumab as first-line treatment for patients with metastatic colorectal cancer (FIRE-3): A randomised, open-label, phase 3 trial. Lancet Oncol. 2014; 2045(14): 1–11.

[20] Falcone A, Ricci S, Brunetti I, Pfanner E, Allegrine G, Barbara C, et al. Phase III trial of infusional fluorouracil, leucovorin, oxaliplatin, and irinotecan (FOLFOXIRI) compared with infusional fluorouracil, leucovorin, and irinotecan (FOLFIRI) as first-line treatment for metastatic colorectal cancer: The gruppo oncologico nor. J Clin Oncol. 2007; 25(13): 1670–1676.

[21] Loupakis F, Cremolini C, Masi G, Lonardi S, Zagonel V, Salvatore L, et al. Initial Therapy with FOLFOXIRI and Bevacizumab for Metastatic Colorectal Cancer. N Engl J Med. 2014; 371: 1609–1618.

[22] Peterson DE, Boers-Doets CB, Bensadoun RJ, Herrstedt J. Management of oral and gastrointestinal mucosal injury: ESMO Clinical Practice Guidelines for diagnosis, treatment, and follow-up. Ann Oncol. 2015; 26(July): v139–151.

[23] Samonis G, Skordilis P, Maraki S, Datseris G, Toloudis P, Chatzinikolaou I, et al. Oropharyngeal candidiasis as a marker for esophageal candidiasis in patients with cancer. Clin Infect Dis. 1998; 27(2): 283–286.

[24] Melosky B, Anderson H., Burkes R, Chu Q, Hao D, Ho V, et al. Pan Canadian Rash Trial: A Randomied Phase III Trial Evaluating the Impact of a Prophylacitc Skin Treatment Regimen on Epidermal Growth Factor Receptor-Tyrosine Kinase Inhibitor-Induced Skin Toxicities in Patients With Metastatic Lung Cancer. J Clin Oncol. 2016; 34(8): 810–815.

[25] Potthoff K, Hofheinz R, Hassel JC, Volkenandt M, Lordick F, Hartmann JT, et al. Interdisciplinary management of EGFR-inhibitor-induced skin reactions: A German expert opinion. Ann Oncol. 2011; 22(3): 524–535.

[26] Melosky B, Leighl NB, Rothenstein J, Sangha R, Stewart D, Papp K. Management of EGFR TKI – induced dermatologic adverse events. Curr Oncol. 2015; 22: 123–132.

[27] De Martel C, Ferlay J, Franceschi S, Vignat J, Bray F, Forman D, et al. Global burden of cancers attributable to infections in 2008: a review and synthetic analysis. Lancet Oncol. 2012; 13: 607–615.

[28] Zhang R-G. Role of *Helicobacter pylori* infection in pathogenesis of gastric carcinoma. World J Gastrointest Pathophysiol. 2016; 7(1): 97.

[29] Giudice A, D'Arena G, Crispo A, Tecce MF, Nocerino F, Grimaldi M, et al. Role of Viral miRNAs and Epigenetic Modifications in Epstein-Barr Virus-Associated Gastric Carcinogenesis. Oxid Med Cell Longev. 2016; 2016.

[30] Fischbach W, Malfertheiner P, Hoffmann JC, Bolten W, Bornschein J, Götze O, et al. S3-Leitlinie "Helicobacter pylori und gastroduodenale Ulkuskrankheit." Z Gastroenterol. 2009; 47(1): 68–102.

[31] Onkopedia Leitlinien. Extranodales Marginalzonen-Lymphom (MZoL), 2012. https://www.onkopedia.com/de/onkopedia/guidelines/extranodales-marginalzonen-lymphom-mzol/@view/html/index.html

[32] Deutsch-Österreichische Leitlinie Anale Dysplasien und Analkarzinome bei HIV-Infizierten: Prävention, Diagnostik, Therapie. AWMF-Register-Nr.: 055/007.

[33] Perz JF, Armstrong GL, Farrington LA, Hutin YJF, Bell BP. The contributions of hepatitis B virus and hepatitis C virus infections to cirrhosis and primary liver cancer worldwide. J Hepatol. 2006; 45(4): 529–538.

[34] Garcia-Fulgueiras A, Garcia-Pina R, Morant C, Garcia-Ortuzar V., Génova R, et al. Hepatitis C and hepatitis B-related mortality in Spain. Eur J Gastroenterol Hepatol. 2009; 21(8): 895–901.

[35] Marcellin P, Pequignot F, Delarocque-Astagneau E, Zarski JP, Ganne N, Hillon P, et al. Mortality related to chronic hepatitis B and chronic hepatitis C in France: Evidence for the role of HIV coinfection and alcohol consumption. J Hepatol. 2008; 48(2): 200–207.

Werner Heinz

33 Pilzinfektionen in der Gastroenterologie

33.1 Übersicht

Entgegen mancher „Volksmeinung" stellen Pilze nicht die häufigsten Erreger einer Infektion des Gastrointestinaltrakts (GIT) bzw. des Abdomens dar. Invasive Infektionen durch diese Erreger sind jedoch mit einer erheblichen Morbidität und Letalität assoziiert. Streng abgegrenzt werden hiervon oberflächliche Infektionen und insbesondere die alleinige Kolonisation durch Hefepilze (v. a. *Candida*-Spezies). Letztere stellen keine Therapieindikation dar.

Abdominelle Mykosen können in unterschiedliche Kategorien eingeteilt werden. Unbedingt zu differenzieren ist nach dem Abwehrverhalten des Wirtes zwischen immunsupprimierten und immunkompetenten Patienten. Dieses hat einen erheblichen Einfluss auf die Inzidenz, aber auch den Verlauf von Pilzinfektionen. So ist insbesondere bei abwehrgeschwächten Patienten auf der Intensivstation, bei HIV-positiven Patienten im Stadium AIDS oder bei hämatologischen Patienten in der Neutropenie eine deutlich erhöhte Rate an Candidosen zu diagnostizieren, und diese sind mit einem wesentlich schlechteren Verlauf und einer erhöhten Letalität assoziiert.

Nach der Lokalisation können Pilzinfektionen wie folgt unterschieden werden:
1. mukokutane Infektionen, insbesondere die oropharyngeale und ösophageale Candidose,
2. lokalisierte Infektionen, z. B. Abszesse, spezifische Organmanifestationen,
3. Peritonitis,
4. disseminierte Infektionen, welche vom GIT ausgehen oder hier zusätzliche Manifestationen zeigen, einschließlich der hepatolienalen Candidiasis.

Letztlich ist nach Erregergruppen zu differenzieren. Diese Unterscheidung wird im Folgenden zugrunde gelegt, da sie für die Therapie primäre Relevanz hat. Dabei ist zwischen Hefepilzinfektionen als häufigste Erreger, Schimmelpilzinfektionen sowie weiteren seltenen Pilzen zu unterscheiden. Für Schimmelpilzinfektionen sind primär *Aspergillus*-Spezies sowie zusätzlich Mukormyzeten relevant. Weiterhin können Pilzinfektionen durch seltenere Erreger einschließlich Fusarien, Kryptokokken etc. hervorgerufen werden.

33.2 Hefepilzinfektionen

Hefepilzinfektionen werden fast ausschließlich durch *Candida spp.* hervorgerufen [1]. Einzelne Erkrankungen durch *Saccharomyces spp.* sowie durch Kryptokokken, insbesondere bei fortgeschritten abwehrgeschwächten Patienten, wurden beschrieben.

DOI 10.1515/9783110464757-035

Eine Isolation von *Saccharomyces cerevisiae* aus sterilen Materilien einschließlich Blutkulturen nach vorangegangener Applikation von *Saccharomyces cerevisiae* als „Probiotikum" (mit Handelsnamen *Saccharomyces boulardii*) wurde ebenfalls beschrieben [2, 3].

Candida-Infektionen werden mehrheitlich durch *Candida albicans* hervorgerufen. Diese Spezies ist bei ca. 50 % der Candidosen der kausale Erreger. Der Anteil nimmt bei hämatologischen Patienten und nach vorangegangener Fluconazol-Exposition deutlich ab. Eine Differenzierung der *Candida*-Spezies ist relevant, da *Candida krusei* stets und *Candida glabrata* gehäuft und zum Teil dosisabhängig Fluconazol-resistent sind. Aber auch für alle anderen *Candida spp.* ist im Falle einer invasiven Infektion oder bei therapierefraktärer mukokutaner Infektion eine Resistenztestung zu empfehlen.

33.3 Intraluminale *Candida*-Infektionen

Diese Infektionen betreffen die Schleimhaut, insbesondere im Oropharynx und in der Speiseröhre (s. Kap. 30). Symptomatisch dominieren hier Brennen, lokale Schmerzen und Schluckbeschwerden. Zusammen mit einem typischen makroskopischen Bild im Mundraum kann dies bereits zur klinischen Diagnosestellung führen. Bei schwerer Immunsuppression kann zunächst eine empirische Therapie erfolgen. Bei persistierenden Beschwerden, bei leichter unspezifischer Symptomatik oder fehlender Immunsuppression ist die Diagnose durch eine Ösophagoskopie zu prüfen. Eine Soorösophagitis mit Nachweis von Myzelen in der Gewebebiopsie ist als invasive Mykose zu betrachten. Während oraler Soor sowie eine Soorösophagitis bei immunkompetenten Patienten zunächst lokal behandelt werden können, wird bei persistierenden Beschwerden und bei ösophagealer Candidose des abwehrgeschwächten Patienten eine systemische Therapie empfohlen (s. Tab. 33.1, 33.2).

Intraluminale Candidosen des mittleren und unteren GIT sind selten und schwer von einer alleinigen Kolonisation abzugrenzen.

Grundsätzlich ist der reine Erregernachweis im gesamten GIT nicht beweisend für eine Infektion. Bei etwa 70 % der Erwachsenen kann eine Kolonisation durch *Candida spp.* im Dickdarm und bei 35 % der Erwachsenen im Mundraum nachgewiesen werden, ohne dass dies eine krankheitsspezifische Bedeutung besitzt. Die Kolonisationsrate nimmt bei hospitalisierten Patienten, insbesondere auf der Intensivstation, zu. Auch eine quantitative oder semiquantitative Bestimmung von *Candida* im Stuhl ist nicht richtungsweisend für den Nachweis einer Infektion. Zu beachten ist hier, dass Temperatur und Dauer der Lagerung und des Transportes einer Stuhlprobe relevanten Einfluss auf die Menge von darin enthaltenen Hefen haben. Dieses gilt sowohl für die absolute Menge, als auch für den relativen Nachweis von Hefen im Vergleich zu Bakterien. Eine antimykotische, diätetische oder anderweitige Therapie aufgrund eines Nachweises von Hefen in der Stuhlkultur ist nicht indiziert. Trotz in diesem Bereich

Tab. 33.1: Therapie bei oropharyngealem Soor, nach [4].

Antimykotikum	Oropharyngealer Soor
Primäre Therapie	Nystatin lokal
	Miconazol buccal
	Fluconazol
	Itraconazol-Saft
Bei refraktärem Verlauf oder Durchbruchinfektionen	
Systemische Therapie	Posaconazol
	Voriconazol
	Echinocandine
	Liposomales Amphotericin B

Tab. 33.2: Therapieempfehlungen für Patienten mit Soorösophagitis [4].

Antimykotikum	Soorösophagitis
Primäre Therapie	Fluconazol
Bei refraktärem Verlauf oder Durchbruchinfektionen	Posaconazol
	Voriconazol
	Echinocandine

weit verbreiteter Heilversuche liegt ein ausreichender Nachweis, dass eine solche Behandlung für die betroffene Person Vorteile aufweist oder medizinisch sinnvoll ist, bisher nicht vor. Es fehlen auch ausreichend qualifizierte Daten, welche den Nutzen diätetischer Restriktionen auf eine Reduktion der *Candida*-Kolonisation des GIT belegen.

33.4 Lokalisierte abdominelle Infektionen

Abdominelle Abszesse oder Organmanifestationen können Folge einer systemischen Streuung bei disseminierter Infektion, insbesondere einer Candidämie, sein oder durch eine lokale Erregereinbringung, z. B. bei Trauma, operativ oder nach Injektion, auftreten. Diagnostisch ist hier der direkte kulturelle Erregernachweis aus primär sterilem Material anzustreben. Mischinfektionen treten insbesondere nach Fistelung aus oder Zugang zum GIT auf. Hier sind bakterielle Erreger als meist prognostisch und therapeutisch relevanter anzusehen.

Bei abszedierenden Infektionen ist analog zum Vorgehen bei bakteriellen Abszessen primär die Drainage bzw. chirurgische Sanierung erforderlich. Zusätzlich ist eine systemische antimykotische Therapie indiziert. Da für abdominelle abszedierende oder organspezifische Candidosen keine spezifischen klinischen Studien zur Verfügung stehen, orientieren sich die deutschen und europäischen Therapieempfehlungen [4–6] an den vorliegenden Studien der systemischen Candidosen und Candidämien, welche auch lokalisierte Infektionen einschließen. Es wird zunächst eine Behandlung mit einem Echinocandin empfohlen, da diese eine signifikante Verbesserung gegenüber einer Behandlung mit Fluconazol demonstrieren konnten [4–6, 12]. Eine Ausnahme stellt die Spezies *Candida parapsilosis*, die insbesondere bei Kleinkindern und bei parenteraler Ernährung auftritt, dar. Hier wird bereits primär bei Erregerdifferenzierung eine Behandlung mit Fluconazol empfohlen. Auf dieses Azol kann bei Infektionen durch andere *Candida*-Spezies auch dann umgestellt werden, wenn der Patient nach fünf bis zehn Tagen der antimykotischen Behandlung stabil ist und der Erreger als Fluconazol-sensibel getestet wurde. Eine Therapie sollte mindestens bis zum Sistieren der Symptomatik und bis zum Abklingen der lokalen Entzündung, aber nach gängigen Kriterien auch mindestens über 14 Tage nach letztem positiven Erregernachweis erfolgen. Im Falle einer systemischen Infektion mit *Candida*-Nachweis in der Blutkultur sind auch nach antimykotischer Therapieeinleitung weiter Blutkulturen abzunehmen. Ein persistierender Erregernachweis kann Hinweis auf eine unzureichende Therapie, z. B. durch ein falsches oder unzureichend dosiertes Antimykotikum, oder auf einen persistierenden Fokus (z. B. infizierter zentraler Venenzugang oder Abszess) geben. Die Therapie sollte im Fall einer Fungämie noch mindestens 14 Tage ab der ersten negativen Blutkultur fortgeführt werden.

33.5 Peritonitis durch Hefepilze

Eine *Candida*-Peritonitis tritt insbesondere im Rahmen wiederholter abdomineller Operationen, v. a. mit wiederholter Perforation intestinaler Hohlorgane oder Anastomoseninsuffizienz, bei nekrotisierender Pankreatitis oder bei Peritonealdialyse auf. Meist handelt es sich um Mischinfektionen. In bis zu 40% der sekundären und tertiären Peritonitiden sind *Candida spp.* beteiligt [5]. Klinisch ist eine Infektion durch Hefen nicht von einer durch Bakterien hervorgerufenen Peritonitis zu unterscheiden. Belegend für eine Infektion des Bauchfells sind Biopsien mit Nachweis einer Infiltration durch Hefen und einer begleitenden Entzündungsreaktion. Bei Erregernachweis von peritonealen Abstrichen oder aus Sekret von Drainagen kann nicht sicher zwischen einer Kolonisation, einer Kontamination und einer invasiven Infektion differenziert werden. Daher ist die intraoperative Gewinnung von peritonealen Biopsien im Bereich von entzündetem Gewebe stets einem Abstrich vorzuziehen. Blutkulturen bleiben bei dieser Manifestation meist negativ und die Wertigkeit indirekter Infektionshinweise (z. B. (1-3)-β-D-Glucan) ist bisher nicht ausreichend evaluiert. Im

Zweifelsfall sollte jedoch aufgrund der hohen Letalität bei Nachweis von Hefen in der Peritonealflüssigkeit oder mittels intraoperativen Abstrichs von einer Infektion ausgegangen und diese behandelt werden. Die medikamentöse Therapie richtet sich so weit möglich nach dem nachgewiesenen Erreger und entspricht sonst den Empfehlungen für die Candidämie. Die Dauer der medikamentösen Therapie ist abhängig vom klinischen Verlauf [5]. Wichtig sind die Fokussanierung, z. B. Abszessdrainage, und die Entfernung von Fremdkörpern, da Hefen auf diesen einen Biofilm bilden können. Im Falle einer Peritonealdialyse ist für mindestens 14 Tage ein anderer Dialyseweg zu verwenden. Eine Indikation zur Prophylaxe konnte bisher für keine Patientengruppe etabliert werden [8]. Eine frühe empirische antimykotische Therapie auch ohne Erregerhinweis wird in den neuesten Leitlinien für Patienten mit hohem Infektionsrisiko in Erwägung gezogen [5].

33.6 Hepatolienale Candidiasis

Bei der hepatolienalen Candidiasis, auch als chronisch-systemische Candidiasis oder chronisch-disseminierte Candidiasis bezeichnet, handelt es sich um eine seltene Sonderform disseminierter *Candida*-Abszesse in der Leber und meist auch der Milz, welche ganz überwiegend bei hämatologischen Patienten nach Chemotherapie oder Stammzelltransplantation auftritt. In der Bildgebung ist die Manifestation überwiegend erst nach Erholung aus einer vorangehenden Neutropenie sichtbar [9]. Zu diesem Zeitpunkt gelingt ein Erregernachweis über Blutkulturen nur selten. Neben den anamnestischen Angaben mit Fieber in Aplasie findet sich radiologisch ein typisches Bild in der Magnetresonanztomographie oder alternativ der Sonographie bzw. Computertomographie mit multiplen Mikroabszessen bis 2 cm Durchmesser. Die Erkrankung ist von Leberabszessen durch andere generalisierte Infektionen abzugrenzen. Zur Sicherung der Diagnose und Differenzierung sowie der Sensibilitätstestung des Erregers ist ein histologischer und mikrobiologischer Nachweis durch Leberpunktion anzustreben. Die Erkrankung ist durch einen chronischen Verlauf, z. T. mit lange anhaltendem Fieber, und eine hohe Letalität gekennzeichnet. Für die Therapie wird die i.v.-Gabe von liposomalem Amphotericin B oder einem Echinocandin für mehrere Wochen, gefolgt von Fluconazol bei sensiblen *Candida spp.* (alternativ Voriconazol) empfohlen. Die Behandlung sollte über mehrere Monate stattfinden. Da eine immunologische Komponente dieser Erkrankung diskutiert wird, kann insbesondere bei persistierendem Fieber der zusätzliche Einsatz von Steroiden für ein bis zwei Wochen in Erwägung gezogen werden [5, 7].

33.7 Abdominelle Pilzinfektionen durch Schimmelpilze und andere seltene Erreger

Abdominelle Mykosen durch andere Erreger sind selten. Jedoch wurde bereits eine Vielzahl von Pilzinfektionen mit Manifestation im Bauchraum, hervorgerufen durch ein breites Spektrum seltener Pilze, beschrieben. Hierzu zählen neben Infektionen durch *Cryptococcus* oder *Fusarium* insbesondere Schimmelpilze, v. a. *Aspergillus spp.* und Mukormyzeten. Letztere können sowohl ihre primäre Manifestation im GIT haben (nach Aufnahme über die Nahrung) als auch einen Streuherd bei generalisierter Infektion darstellen. Bei abdominellen Aspergillosen ist eine Primärmanifestation im Respirationstrakt wahrscheinlich, da der Erreger meist als Spore inhaliert wird (Abb. 33.1). Bei den meisten dieser Mykosen liegt eine fortgeschrittene und häufig länger persistierende Immunsuppression vor (Abb. 33.2). Diese kann beispielhaft eine HIV-Infektion im Stadium AIDS, eine anhaltende Neutropenie nach Chemotherapie bei akuter Leukämie, eine Stammzell- oder Organtransplantation oder eine langfristige Steroideinnahme sein.

Diagnostisch ist aufgrund der niedrigen Inzidenz ein direkter Erregernachweis erforderlich. Dieser kann zytologisch, histologisch oder bevorzugt mikrobiologisch aus sonst sterilem Material erfolgen. Zur Differenzierung zwischen einem Streuherd und einer primären Manifestation ist eine Ausbreitungsdiagnostik, in der Regel mit Computertomographie von Thorax und Abdomen (ggf. mit Nasennebenhöhlen), sinnvoll.

Die Therapie richtet sich nach den erregerspezifischen Empfehlungen für generalisierte Infektionen. Im Falle einer Aspergillose wird hier primär Voriconazol oder alternativ Isavuconazol oder liposomales Amphotericin B empfohlen [10]. Bei einer Mu-

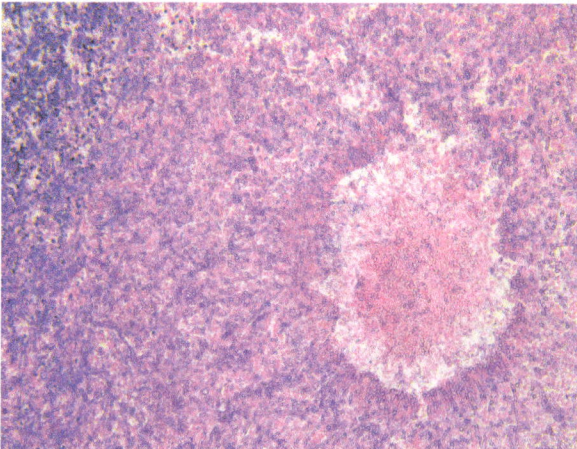

Abb. 33.1: Histopathologie des Aspergilloms. HE-Färbung, 200-fache Vergrößerung. Quelle: Wikipedia, https://de.wikipedia.org/wiki/Gie%C3%9Fkannenschimmel#/media/File:Aspergilloma_histology.jpg [Public Domain].

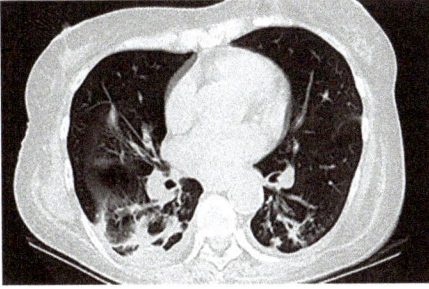

Abb. 33.2: Invasive Aspergillose. Quelle: Pschy-rembel Klinisches Wörterbuch.

kormykose ist aufgrund der hohen infektionsassoziierten Letalität primär die Möglich-keit einer Operabilität zu prüfen und die operative Therapie mit einer antimykotischen Therapie zu kombinieren [11]. Für diese Indikation sind primär liposomales Ampho-tericin B und alternativ Isavuconazol zugelassen. Eine antimykotische Behandlung muss meist über Monate erfolgen.

33.8 Literatur

[1]   Tortorano AM, Peman J, Bernhardt H, Klingspor L, Kibbler CC, Faure O, et al. Epidemiology of candidaemia in Europe: results of 28-month European Confederation of Medical Mycology (ECMM) hospital-based surveillance study. Eur J Clin Microbiol Infect Dis. 2004; 23(4): 317–322.
[2]   Herbrecht R, Nivoix Y. Saccharomyces cerevisiae fungemia: an adverse effect of Saccharomyces boulardii probiotic administration. Clin Infect Dis. 2005; 40(11): 1635–1637.
[3]   Lherm T, Monet C, Nougiere B, Soulier M, Larbi D, Le Gall C, et al. Seven cases of fungemia with Saccharomyces boulardii in critically ill patients. Intensive Care Med. 2002; 28(6): 797–801.
[4]   Ruhnke M, Rickerts V, Cornely OA, Buchheidt D, Glockner A, Heinz W, et al. Diagnosis and therapy of Candida infections: joint recommendations of the German Speaking Mycological Society and the Paul-Ehrlich-Society for Chemotherapy. Mycoses. 2011; 54(4): 279–310.
[5]   Pappas PG, Kauffman CA, Andes DR, Clancy CJ, Marr KA, Ostrosky-Zeichner L, et al. Clinical Practice Guideline for the Management of Candidiasis: 2016 Update by the Infectious Diseases Society of America. Clin Infect Dis. 2016; 62(4): e1–50.
[6]   Cornely OA, Bassetti M, Calandra T, Garbino J, Kullberg BJ, Lortholary O, et al. ESCMID* gui-deline for the diagnosis and management of Candida diseases 2012: non-neutropenic adult patients. Clin Microbiol Infect. 2012; 18 Suppl 7: 19–37.
[7]   Mousset S, Buchheidt D, Heinz W, Ruhnke M, Cornely OA, Egerer G, et al. Treatment of invasive fungal infections in cancer patients-updated recommendations of the Infectious Diseases Wor-king Party (AGIHO) of the German Society of Hematology and Oncology (DGHO). Ann Hematol. 2014; 93(1): 13–32.
[8]   Carneiro HA, Mavrakis A, Mylonakis E. Candida peritonitis: an update on the latest research and treatments. World J Surg. 2011; 35(12): 2650–2659.
[9]   Kontoyiannis DP, Luna MA, Samuels BI, Bodey GP. Hepatosplenic candidiasis. A manifestation of chronic disseminated candidiasis. Infect Dis Clin North Am. 2000; 14(3): 721–739.

[10] Patterson TF, Thompson GR, 3rd, Denning DW, Fishman JA, Hadley S, Herbrecht R, et al. Practice Guidelines for the Diagnosis and Management of Aspergillosis: 2016 Update by the Infectious Diseases Society of America. Clin Infect Dis. 2016; 63(4): e1–e60.
[11] Cornely OA, Arikan-Akdagli S, Dannaoui E, Groll AH, Lagrou K, Chakrabarti A, et al. ESCMID and ECMM joint clinical guidelines for the diagnosis and management of mucormycosis 2013. Clin Microbiol Infect. 2014; 20 Suppl 3: 5–26.
[12] Reboli AC, Rotstein C, Pappas PG, Chapman SW, Kett DH, Kumar D, et al. Anidulafungin versus fluconazole for invasive candidiasis. N Engl J Med. 2007; 356(24): 2472–2482.

Gernot Keyßer

34 Vorgehen bei unklarem Fieber

34.1 Einführung

Der Begriff „unklares Fieber" bezieht sich auf die Unklarheit der auslösenden Ursache. Der Begriff „unklar" kann auch bedeuten, dass der Patient (noch) nicht gründlich genug befragt und untersucht wurde. Neben den üblichen Fragen nach Tierkontakt und Auslandsaufenthalt muss auch nach neu verordneten Medikamenten und anderen iatrogenen Ursachen geforscht werden, wie vorangegangenen Punktionen, endoskopischen Eingriffen, Operationen etc. Auch die Frage: „Welche Erklärung hätten Sie selbst für Ihr Fieber?" kann weiterhelfen. Besondere Verantwortung trägt der Arzt bei einem nicht auskunftsfähigen Patienten und ist angehalten, alle Möglichkeiten einer Fremdanamnese zu nutzen und nach Vorbefunden zu fahnden.

Selbst schwierige Untersuchungsbedingungen dürfen nicht davon abhalten, einen gründlichen Status zu erheben. Dieser muss die Mundhöhle, den kompletten dermatologischen Status und die Untersuchung aller peripheren Gelenke und der Wirbelsäule, aller relevanten Lymphknotenstationen sowie der Genital- und Analregion einschließen. Wichtig ist auch die Wiederholung von Anamnese und Status bei anhaltenden Fieberzuständen.

Zwingend notwendig ist die Aufklärung der Fieberursache beim Vorliegen von Gefahrsignalen. Dazu gehören:
- neutropene Patienten,
- transplantierte oder anderweitig immunsupprimierte Patienten,
- Träger von Fremdmaterialien (Herzklappen, Endoprothesen, Portsystemen etc.),
- Beginn des Fiebers im Krankenhaus,
- Dauer des Fiebers über mehr als eine Woche,
- Vorliegen relevanter Begleiterkrankungen.

34.2 Beurteilung von Schweregrad und Verlaufsform des Fiebers

Bei Kindern, v. a. Säuglingen, kommt in der Regel die rektale Temperaturmessung zur Anwendung. Axillär gemessene Temperaturen liegen in Durchschnitt 0,5 °C unter den rektal gemessenen Werten und sind prinzipiell nicht sehr zuverlässig. Die Temperatur bei sublingualer Messung liegt zwischen axillärer und rektaler Temperatur. Sie kann durch den vorherigen Genuss kalter Getränke beeinflusst werden. In medizinischen Einrichtungen wird üblicherweise die Wärmeabstrahlung des Trommelfells im Infrarotbereich mittels Ohrthermometer gemessen, eine Methode, die schnell und sicher vor Manipulationen ist. Auch hier liegt die durchschnittlich gemessene Temperatur

DOI 10.1515/9783110464757-036

etwa 0,6 °C unter der rektalen Temperatur [1]. Anatomische Varianten des Gehörganges oder seine Verlegung durch Cerumen können die Messung beeinträchtigen. Auf Intensivstationen kann die Körpertemperatur über Blasenkatheter oder arterielle Zugänge zuverlässig kontrolliert werden.

Die mehrfach tägliche Messung der Temperatur sollte bei unklarem Fieber gefordert werden, da die Beurteilung des Fiebertyps zumindest grobe ätiologische Anhaltspunkte liefern kann. Außerdem wird so offenbar, ob überhaupt (noch) ein Fieber vorliegt: Die physiologische Körpertemperatur kann im Tagesverlauf schwanken und bei oraler Messung in den Nachmittagsstunden bis auf 37,7 °C ansteigen. Auch im weiblichen Ovulationszyklus sind Schwankungen der Körpertemperatur möglich, mit den höchsten Werten in der postovulatorischen Phase [2].

Liegt die Körpertemperatur zwischen 37,1 und 37,9 °C, wird von subfebrilen Temperaturen gesprochen. Mäßiges Fieber übersteigt nicht 38,5 °C, hohes Fieber liegt im Bereich zwischen 38,5 und 40,4 °C. Höhere Temperaturen werden als Hyperpyrexie bezeichnet. Über die unterschiedlichen Fiebertypen informiert Tab. 34.1.

Tab. 34.1: Definition einzelner Fiebertypen, modifiziert nach [18].

Fiebertyp	Definition	Beispiele
Kontinuierliches Fieber, Kontinua	Übersteigt 39 °C, Dauer > 4 Tage, Schwankungen im Verlauf < 1 °C	Lobärpneumonie, Typhus abdominalis, SLE, Dermatomyositis
Remittierendes Fieber	Schwankungen um bis zu 2 °C, Abendlicher Temperaturanstieg, morgens i.d.R. keine Fieberfreiheit	Vielfältige Ursachen: Abszesse, Bronchopneumonie, systemische Infektionen, Malaria tropica
Intermittierendes Fieber	Schwankungen um mehr als 2 °C möglich, morgendliche Fieberfreiheit	Pyelonephritis, Sepsis
Rekurrierendes Fieber	Regelmäßige Temperatursteigerungen mit fieberfreien Tagen	Malaria tertiana und quartana
Zweigipflige Fieberkurve	Hohes Fieber für 2–3 Tage, nach ein bis zwei Tagen mit normaler oder gering erhöhter Temperatur erneuter Anstieg	v. a. Virusinfektionen: Masern, Dengue-Fieber u. a. m.
Undulierendes Fieber, Pel-Ebstein-Fieber	Allmählich ansteigende Temperaturen mit rascherem Abfall im Rhythmus von 3–4 Wochen	Lymphogranulom (M. Hodgkin)

34.3 Fieber-assoziierte Symptome

Symptome, die durch das Fieber selbst verursacht werden, müssen bei der Suche nach der Fieberursache richtig interpretiert werden (s. Tab. 34.2). Pyrogene selbst bewirken auch Kopf- und Gliederschmerzen, Licht- und Geräuschempfindlichkeit und eine gesteigerte Schmerzempfindlichkeit. Von Bedeutung ist die bei längerem Fieber drohende Exsikkose, die zu Hypotonie, Oligurie mit Nierenversagen und zu Obstipation führen kann.

Tab. 34.2: Fieberbedingte Symptome.

Betroffenes Organsystem	Symptome
Haut	Hautmarmorierung, Hautrötung
ZNS	Fieberkrämpfe (v.a. bei Kleinkindern), Unruhe, Verwirrtheit, Halluzinationen
Niere	Prärenales Nierenversagen bei Exsikkose
Herz-Kreislauf-System	Anstieg der Pulsfrequenz (Liebermeister-Regel: ca. 8 Schläge/Min. bei 1 °C Temperatur-Erhöhung)
Lunge	Anstieg der Atemfrequenz
Magen-Darm-Trakt	Appetitlosigkeit, Obstipation (bei Exsikkose)

34.4 Hyperthermie und medikamentenassoziiertes Fieber

Bei der Suche nach der Fieberursache ist zu klären, ob es sich um ein echtes Fieber i. S. einer durch Pyrogene verursachten Sollwertverstellung der Temperaturregulation im ZNS handelt. Als Alternative ist an die Hyperthermie zu denken, vor allem dann, wenn fiebersenkende Mittel nicht erfolgreich sind. Die medikamenten-induzierte Hyperthermie kann ein unerwünschter Effekt v. a. von ZNS-wirksamen Medikamenten und von Drogen sein [3]. Als Hinweise darauf gelten eine Exposition von weniger als acht Wochen, eine Eosinophilie oder ein erhöhtes IgE. Diese Indikatoren sind jedoch von eingeschränkter Sensitivität und Spezifität [4]. Zu den Auslösern gehören Neuroleptika, trizyklische Antidepressiva und Antikonvulsiva, aber auch Benzodiazepine, Kokain und Amphetamine. Eine medikamenteninduzierte Hyperthermie kann im Rahmen einer anticholinergen oder sympathomimetischen Vergiftung oder eines Serotonin-Syndroms auftreten und dann mit Unruhe, Tachykardie, Diarrhö und Halluzinationen einhergehen. Gefürchtet sind die Rhabdomyolyse beim malignen neuroleptischen Syndrom und die maligne Hyperthermie durch Narkosegase und Muskelrelaxantien als seltener Narkosezwischenfall [3].

34.5 Definition des Begriffs „Fieber unklarer Genese" (fever of unknown origin, FUO)

Seit den 1960er Jahren wurde von Petersdorf et al. als FUO ein Fieber definiert, bei dem die Körpertemperatur bei mehreren Messungen 38,3 °C überstieg, das länger als drei Wochen dauerte und dessen Ursache auch nach einem einwöchigen stationären Aufenthalt nicht geklärt werden konnte [4]. Dreißig Jahre später wurde die FUO-Definition von Durack und Street präzisiert [5]. Seitdem wird unterschieden:
- **Klassisches FUO:** Diese Kategorie entspricht im Wesentlichen der älteren Definition, ersetzt den stationären Aufenthalt jedoch durch drei ambulante Vorstellungen oder einen dreitägigen stationären Aufenthalt oder eine einwöchige intensive ambulante Untersuchung.
- **Nosokomiales Fieber:** Dieses beschreibt einen fiebernden Patienten einer stationären Einrichtung, der zum Zeitpunkt der Aufnahme noch keine erhöhte Temperatur aufwies und ohne Zeichen einer Infektion war.
- **Neutropenisches Fieber:** Dieser Begriff erfasst einen Patienten mit weniger als 500 Neutrophilen/µl Blut oder einen Patienten, bei dem aufgrund der bisherigen Therapie mit einer baldigen Neutropenie zu rechnen ist. Für die Erfüllung der beiden letztgenannten Definitionen sind eine dreitägige stationäre Untersuchung und zusätzlich die Abnahme von zwei ausreichend lange bebrüteten Blutkulturen ohne fassbares Ergebnis notwendig.
- **HIV-assoziiertes Fieber:** Es dauert bei ambulanten Patienten definitionsgemäß vier Wochen, bei stationären drei Tage. Auch hier sind eine dreitägige ergebnislose Untersuchung und das Vorliegen von zwei negativen Blutkulturen notwendig.

Patienten mit FUO lassen sich vier Hauptgruppen zuordnen [4, 6, 7]: Bei bis zu 25 % der Patienten lässt sich keine Ursache des Fiebers sichern. Zwischen 22 und 35 % der Patienten leiden an Infektionen, zwischen 7 und 20 % an einem Tumor, bei 19–23 % findet sich eine Kollagenose oder Vaskulitis als Auslöser. Bei letztgenannter Krankheitsgruppe gehört eine Infektion unter immunsuppressiver Therapie immer in die Differentialdiagnose. Eine Aufstellung möglicher Ursachen für Fieber ohne richtungsweisendes Organsymptom bietet Tab. 34.3. Bei Patienten, bei denen das Fieber länger als sechs Monate dauert, sinkt der Anteil infektiöser Ursachen auf ca. 6 %. Bei 27 % dieser Patienten ließ sich trotz anamnestischer Angaben kein Fieber mehr objektivieren (Übersicht in [8]). Vor allem bei periodisch auftretenden Fieberschüben im Erwachsenenalter muss an das künstliche Herbeiführen von Fieberzuständen und Infektionen und somit an psychiatrische Erkrankungen gedacht werden [9].

Wesentlich seltener findet sich als Fieberursache eine angeborene genetische Störung (s. Tab. 34.3). Hereditäre autoinflammatorische Erkrankungen betreffen meist Kinder und Jugendliche. Neben Fieberschüben mit hohen Entzündungswerten kön-

Tab. 34.3: Beispiele für Fieberzustände ohne richtungsweisendes Organsymptom.

Fieberursache	Beispiele
Infektionen	– Tbc – Endokarditis – Typhus abdominalis u. a. bakterielle Infekte – Pneumonien (v.a. ältere Menschen) – Spondylitis, Osteomyelitis (bettlägerige Pat.) – Leber- u. a. Abszesse – Virale Infekte (HIV, CMV) – Hepatitis B, C (anikterische Verläufe)
Hämatologische Erkrankungen	– Hodgkin und Non-Hodgkin-Lymphome (v. a. im Rahmen der B-Symptomatik: Fieber, Nachtschweiß, Gewichtsverlust) – Leukämien (v. a. im Rahmen begleitender Infektionen)
Solide Tumoren	– Bei vielfältigen Entitäten, nicht spezifisch. U. a.: – HCC und Lebermetastasen – Nierenzell-Ca. – Bronchial-Ca. – Pankreas-Ca.
Kollagenosen	– Nur bei hochaktiven Verläufen: – SLE – Dermatomyositis, Polymyositis, v.a. Jo-1-Syndrom
Systemische Vaskulitiden	– Granulomatose mit Polyangiitis (M. Wegener), – Eosinophile Granulomatose mit Polyangiitis (Churg-Strauss-Syndrom) – Leukozytoklastische Vaskulitis – Goodpasture-Syndrom
Andere entzündliche Erkrankungen	– Sarkoidose – M. Crohn – Granulomatöse und alkoholische Hepatitis – Postkardiotomiesyndrom
Arzneimittel	– Vielfältige Mechanismen: – Echte Allergie (Penicilline) – ZNS-Nebenwirkung (Neuroleptika, Trizykl. Antidepressiva) – Idiosynkrasie (Azathioprin) – Infektbegünstigung (Glukokortikoide) – Auslösung einer interstitiellen Nephritis (Penicilline) – Induktion von Tumorzerfall (Chemotherapeutika) – Hormonelle Wirkungen (Schilddrüsenhormone)
Genetische Ursachen	– Familiäres Mittelmeerfieber (FMF) – Hyper-IgD-Syndrom – TNF-Rezeptor-assoziiertes periodisches Fieber (TRAPS) – Cryopyrin-assoziierte periodische Fiebersyndrome (z. B. Muckle-Wells-Syndrom, MWS)
Autoinflammatorische Syndrome des Erwachsenenalters	– Adulter M. Still – Schnitzler-Syndrom – Spätmanifestationen von FMF und MWS
Hormonelle Störungen	– Hyperthyreose – subakute Thyreoiditis de Quervain – Addison-Krise

nen Entzündungen seröser Häute, Arthritiden oder Exantheme auftreten [10]. In Einzelfällen können sich derartige Krankheitsbilder erst im Erwachsenenalter manifestieren. Eine genetische Prädisposition lässt sich dann nicht immer sichern [11].

34.6 Management von Patienten mit unklarem Fieber

Bei fiebernden Patienten muss der erhöhte Flüssigkeitsbedarf berücksichtigt werden. Als Faustregel gilt, dass 0,5–1,0 Liter Flüssigkeit pro Grad über 37 °C pro Tag erforderlich sind. Fiebersenkende Maßnahmen sind nur bei hohem Fieber indiziert oder dann, wenn Fieber-assoziierte Symptome (s. Tab. 34.2) den Patienten gefährden, wie z. B. bei verminderter Herzleistung. Die Fiebersenkung darf nicht abrupt erfolgen. Sie kann durch physikalische Maßnahmen (Wadenwickel, Kühlakkus auf die Leistenregion) vorgenommen werden, solange der Patient keine Zeichen eines zentralisierten Kreislaufs entwickelt hat. Medikamentös können Paracetamol oder Metamizol zur Anwendung kommen.

Bei Verdacht auf ein Medikamenten-induziertes Fieber sollten alle nicht lebenswichtigen Medikamente abgesetzt werden. Maßnahmen, die Symptome verschleiern oder diagnostische Tests beeinträchtigen können, sind nur nach Abschluss der Diagnostik anzuwenden. Gefährlich ist die Gabe von Kortikosteroiden *ex juvantibus*, bei einem nicht ausreichend begründeten Verdacht auf einen Autoimmunprozess: Steroide können auch bei bakteriellen Infektionen zunächst Symptome lindern und zu einem Abfall des C-reaktiven Proteins (CRP) führen.

Standardisierte Algorithmen für die Diagnostik eines fiebernden Patienten existieren nicht. Bildgebende Screening-Verfahren zur Identifikation von Entzündungsherden sind die Ganzkörper-MRT und das Positronen-Emissionstomogramm in Kombination mit einer CT (PET-CT). Auch die Leukozytenszintigraphie kann einen lokalen Fokus identifizieren, wenn eine systemische Leukozytose vorliegt [8]. Gesicherte Aussagen über die Sensitivität und Spezifität dieser Untersuchungsmethoden sind aktuell jedoch nicht möglich.

34.6.1 Fieber bei neutropenen und immunsupprimierten Patienten

Immunsupprimierte Patienten haben ein erhöhtes Infektionsrisiko, können jedoch durch die Immunsuppression abgeschwächte Entzündungszeichen aufweisen. Bei einigen Autoimmunerkrankungen (SLE, Jo-1-Syndrom, systemische Vaskulitis) können fieberhafte Schübe der Erkrankung schwer von infektiösen Komplikationen der Immunsuppression zu trennen sein. Das Infektionsrisiko wird bei Nicht-Transplantierten vor allem durch die Höhe und Dauer der Prednisolon-Medikation bestimmt [12]. Transplantierte Patienten sind in Abhängigkeit vom Stadium ihrer Transplantation für unterschiedliche Erregerspektren anfällig. Unmittelbar *post transplantationem* sind nosokomiale bakterielle Infektionen relevant. In den Folgemonaten treten CMV-Reaktivierung und Pilzinfektionen in den Vordergrund [13]. Bei Lebertransplantierten können Abstoßungsreaktionen mit Fieber einhergehen, während ein signifikanter Anteil von Pilzinfektionen ohne Fieber verläuft [14] (s. Kap. 31).

Fieber stellt bei diesen Patienten in der Regel eine Indikation zur stationären Aufnahme, wenn nicht sogar einen Notfall dar. Trotz Zeitdruck müssen alle Möglichkeiten zur Erregersuche genutzt werden: gründliche körperliche Untersuchung, mindestens zwei Paar Blutkulturen, Urinkultur, Röntgen-Thorax und möglichst eine Abdomen-Sonographie. Einliegende Katheter sind nach Möglichkeit zu wechseln, Blutkulturen zuvor auch aus dem Katheter abzunehmen. Die Gabe von Breitspektrum-Antibiotika ist unverzüglich zu beginnen und dabei die aktuelle Erreger- und Resistenzlage der behandelnden Einrichtung zu berücksichtigen. (Beispiel: Aktuelle Empfehlungen für das Universitätsklinikum Halle 2016: Initialtherapie für neutropene Hochrisikopatienten ohne erkennbaren Fokus: $3 \times 4{,}5$ g Piperacillin/Tazobactam). Die Therapie ist nach Eingang der mikrobiologischen Befunde ggf. anzupassen bzw. nach spätestens 72 h zu eskalieren, wenn keine klinische Besserung eintritt.

34.6.2 Nosokomiales Fieber

Häufige Ursachen sind Wundinfektionen, nosokomial erworbene Pneumonien, Harnwegsinfekte und Infektionen durch Biofilmbildung auf einliegenden Fremdmaterialien. Thromboembolische Prozesse können v. a. bei immobilen Patienten als Fieberursache in Frage kommen. Auf Intensivstationen muss bei kritisch Kranken auch ohne Immunsuppression eine CMV-Reaktivierung in Betracht gezogen werden [15]. Für die Antibiotika-Therapie sind frühere antimikrobielle Behandlungen und die aktuelle Erreger- und Resistenzlage des Hauses zu berücksichtigen.

34.6.3 Fieber bei HIV-Patienten

Bei HIV-Patienten kann Fieber ein Zeichen einer AIDS-definierenden Erkrankung sein, häufig sind dafür Mykobakteriosen, *Pneumocystis-jiroveci*- und CMV-Infektionen verantwortlich. Die Mehrzahl der fiebernden HIV-Patienten hat CD4-Lymphozytenzahlen unter 100 oder sogar 50/µl Blut [16]. Folgerichtig sind FUO-Episoden bei HIV-Patienten mit einem signifikant schlechteren Überleben assoziiert [17]. Die Einführung der hochaktiven antiretroviralen Therapie (HAART, ART) hat die Inzidenz von FUO gesenkt. Allerdings kann eine HAART zu einem inflammatorischen Immunrekonstitutionssyndrom (IRIS) mit massiven Fieberschüben führen, so dass vor ihrem Beginn die opportunistische Infektion saniert werden muss. Außerdem können antivirale Medikamente wie Abacavir oder Zidovudin ein Arzneimittelfieber auslösen [16]. Aufgrund der vielfältigen Fieberursachen wird eine empirische Initialtherapie des Fiebers nicht empfohlen, bezüglich des diagnostischen Vorgehens siehe Kapitel 30.1 [16].

34.7 Literatur

[1] Singler K, Bertsch T, Heppner HJ, et al. Diagnostic accuracy of three different methods of temperature measurement in acutely ill geriatric patients. Age & Ageing. 2013; 42: 740–746.

[2] Templeton AA, Penney GC, Lees MM. Relation between the luteinizing hormone peak, the nadir of the basal body temperature and the cervical mucus score. Br J Obst Gyn. 1982; 89: 985–988.

[3] Musselman ME, Saely S. Diagnosis and treatment of drug-induced hyperthermia. American journal of health-system pharmacy: AJHP. 2013; 70: 34–42.

[4] Petersdorf RG, Beeson PB. Fever of unexplained origin: report on 100 cases. Medicine. 1961; 40: 1–30.

[5] Durack DT, Street AC. Fever of unknown origin–reexamined and redefined. Curr Clin Top Infect Dis. 1991; 11: 35–51.

[6] Larson EB, Featherstone HJ, Petersdorf RG. Fever of undetermined origin: diagnosis and follow-up of 105 cases, 1970–1980. Medicine. 1982; 61: 269–292.

[7] Knockaert DC, Vanneste LJ, Vanneste SB et al. Fever of unknown origin in the 1980s. An update of the diagnostic spectrum. Arch Int Med. 1992; 152: 51–55.

[8] Salzberger B, Muller-Schilling M, Fleck M. Fieber ungeklärter Ursache. Z Rheumatol. 2013; 72: 255–266.

[9] Aduan RP, Fauci AS, Dale DC, et al. Factitious fever and self-induced infection: a report of 32 cases and review of the literature. Ann Int Med. 1979; 90: 230–242.

[10] Timmann C, Horstmann R. Molekulargenetische Diagnostik erblicher Fiebersyndrome. Familiares Mittelmeerfieber (FMF), Hyperimmunglobulin-D-Syndrom (HIDS), TNF-rezeptorassoziiertes periodisches Syndrom (TRAPS), Cryopyrin-assoziiertes periodisches Syndrom (CAPS: FCAS, MWS, NOMID/CINCA). Z Rheumatolo. 2009; 68: 720–725.

[11] Lamprecht P. Adulter Morbus Still, Schnitzler-Syndrom und autoinflammatorische Syndrome im Erwachsenenalter. Z Rheumatol. 2009; 68: 740–746.

[12] Dixon WG, Abrahamowicz M, Beauchamp ME, et al. Immediate and delayed impact of oral glucocorticoid therapy on risk of serious infection in older patients with rheumatoid arthritis: a nested case-control analysis. Ann Rheum Dis. 2012; 71: 1128–1133.

[13] Fishman JA, Issa NC. Infection in organ transplantation: risk factors and evolving patterns of infection. Infect Dis Clin North Am. 2010; 24: 273–283.

[14] Bouza E, Loeches B, Munoz P. Fever of unknown origin in solid organ transplant recipients. Infect Dis Clin North Am. 2007; 21: 1033–1054.

[15] Salzberger B, Schneidewind A, Hanses F, et al. Fieber ungeklarter Genese. Infektiöse Ursachen. Internist. 2012; 53: 1445–1453; quiz 1454–5.

[16] Hot A, Schmulewitz L, Viard JP, et al. Fever of unknown origin in HIV/AIDS patients. Infect Dis Clin North Am. 2007; 21: 1013–1032.

[17] Abellan-Martinez J, Guerra-Vales JM, Fernandez-Cotarelo MJ, et al. Evolution of the incidence and aetiology of fever of unknown origin (FUO), and survival in HIV-infected patients after HAART (Highly Active Antiretroviral Therapy). Eur J Int Med. 2009; 20: 474–477.

[18] Weber RF, A. Status febrilis. In: Siegenthaler W, Hrsg. Differentialdiagnose Innerer Krankheiten. 19. Aufl. Stuttgart: Georg Thieme Verlag; 2005. S. 200–204.

Peter Sothmann, Stefan Schmiedel

35 Migrationsassoziierte Erkrankungen in der Gastroenterologie

35.1 Die Migrantenpopulation in Deutschland

Der Anteil der Menschen mit Migrationshintergrund an der Gesamtbevölkerung lag im Jahr 2015 bei 21 %. Definitionsgemäß hat eine Person dann einen Migrationshintergrund, wenn sie selbst oder mindestens ein Elternteil nicht mit deutscher Staatsangehörigkeit geboren wurde. Diese Definition umfasst demnach eine sehr heterogene Gruppe von Menschen, die neben zugewanderten und nicht zugewanderten Ausländern auch zugewanderte und nicht zugewanderte Eingebürgerte, (Spät-)Aussiedler sowie die als Deutsche geborenen Nachkommen dieser Gruppen beinhaltet (s. Tab. 35.1).

Für Menschen mit Migrationshintergrund stellen die Türkei, Polen und die Russische Föderation aktuell die wichtigsten Herkunftsländer dar. Menschen, deren Wurzeln in einem ehemaligen Gastarbeiteranwerbestaat (wie beispielweise der Türkei, Italien oder Griechenland) liegen, sind häufig bereits in Deutschland geboren und verfügen über keine eigene Migrationserfahrung.

Unter den aktuell ca. 9,1 Mio. Ausländern in Deutschland kommen 75 % aus Europa (darunter vor allem Süd- und Osteuropa), 16,5 % aus Asien und 4,7 % aus Afrika. Knapp ein Drittel der registrierten Ausländer lebt schon 20 Jahre oder länger in Deutschland, ein weiteres Drittel seit mehr als 15 Jahren. Der Anteil der Asylsuchenden an der ausländischen Migrantenpopulation schwankte in den letzten Jahren erheblich und lag zwischen 30.100 im Jahr 2006 und 441.899 im Jahr 2015. Die Hauptherkunftsländer im Jahr 2015 sind in Abb. 35.1 dargestellt [1–5].

Tab. 35.1: Bevölkerung der Bundesrepublik Deutschland im Jahr 2015 nach Migrationsstatus [3].

Migrationsstatus	Anzahl (in Tausend)	Anteil an der Gesamtbevölkerung (in %)
Bevölkerung insgesamt	81 404	100,0
Ohne Migrationshintergrund	64 286	79,0
Mit Migrationshintergrund	17 118	21,0
Zugewanderte, davon	11 453	14,1
Ausländer	6 430	7,9
Deutsche	5 023	6,2
In Deutschland geborene, davon	5 665	7,0
Ausländer	1 342	1,6
Deutsche	4 323	5,3

DOI 10.1515/9783110464757-037

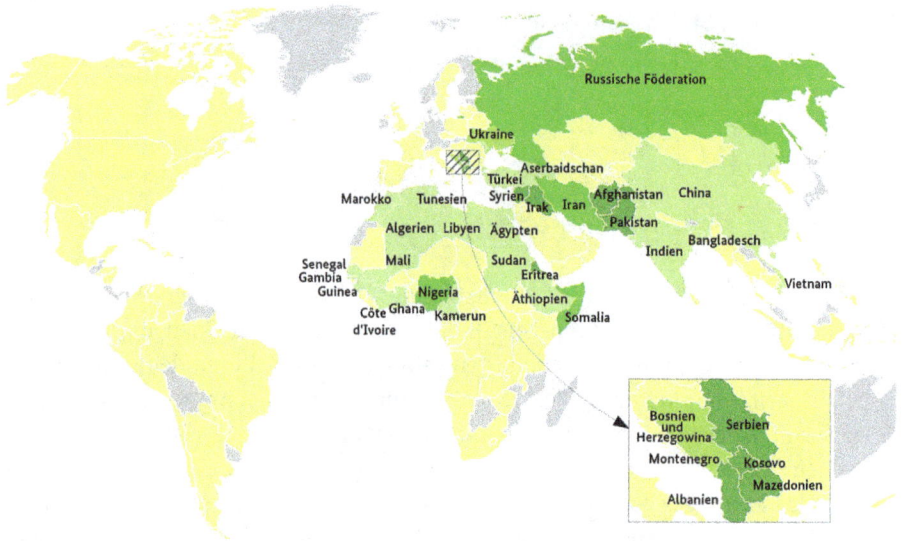

Anzahl der Asylerstanträge im Jahr 2015
nach Herkunftsländern
(Angaben in Personen)

- 0
- von 1 bis unter 500
- von 500 bis unter 3.000
- von 3.000 bis unter 5.000
- von 5.000 bis unter 8.199
- Top-Ten-Herkunftsländer

Quelle: BAMF. Stand: 31.12.2015
© ESRI Data & Maps 2010, Kartographie und Layout: BAMF

Asylerstanträge der Top-Ten-Herkunftsländer
im Jahr 2015
(Angaben in Personen)
1. Syrien, Arabische Republik (158.657)
2. Albanien (53.805)
3. Kosovo (33.427)
4. Afghanistan (31.382)
5. Irak (29.784)
6. Serbien (16.700)
7. ungeklärt (11.721)
8. Eritrea (10.876)
9. Mazedonien (9.083)
10. Pakistan (8.199)

Abb. 35.1: Herkunftsländer Asylsuchender im Jahr 2015 [1].

35.2 Migrationsassoziierte Determinanten von Gesundheit

35.2.1 Erkrankungen mit höherer Prävalenz in den Herkunftsländern:

Die gesundheitliche Situation der Migranten in Deutschland wird mitbestimmt durch das Krankheitsspektrum in den jeweiligen Herkunftsländern. Durch die mangelnde Gesundheitsversorgung und das Fehlen von Präventionsprogrammen in vielen (insbesondere asiatischen und afrikanischen) Herkunftsländern haben Infektionskrankheiten dort weiterhin einen hohen Anteil an der Morbidität und Mortalität. So ist beispielsweise die Prävalenz von Tuberkulose, HIV, viralen Hepatitiden oder *Helicobacter*-Infektionen in zahlreichen Herkunftsländern wesentlich höher als in Deutschland. Auch die Prävalenz nichtinfektiöser Erkrankungen kann sich deutlich von der in Deutschland unterscheiden. Das gilt beispielsweise für das Auftreten genetisch deteminierter Erkrankungen wie der Sichelzellanämie oder dem Familiären Mittelmeerfieber (FMF), die in einigen Herkunftsländern gehäuft vorkommen [6–8].

35.2.2 Erkrankungen, die während der Migration auftreten

Der Prozess der Migration selbst kann gerade für Menschen auf der Flucht ein enormes Gesundheitsrisiko darstellen. Neben der großen psychosozialen Belastung spielen hierbei Mangelernährung, schlechte hygienische Bedingungen und beengte Wohnsituationen (z. B. in Zwischenlagern oder Erstaufnahmeeinrichtungen) während und nach der Flucht eine entscheidende Rolle. Geflüchtete sind dadurch besonders vulnerabel für Infektionskrankheiten, die oft nicht aus dem Heimatland importiert, sondern erst auf der Flucht oder gar im Zielland erworben werden. Dies betrifft auch impfpräventable Erkrankungen wie beispielsweise Hepatitis A, wenn im Herkunftsland keine ausreichende Immunisierung gewährleistet war [8–10].

35.2.3 Gesundheitssituation im Zielland

Das Krankheitsspektrum der Migranten passt sich mit zunehmender Aufenthaltsdauer im Zielland dem der dortigen Bevölkerung an. Damit verbunden ist in der Regel ein Rückgang von Infektionskrankheiten. Allerdings besteht für viele Migranten aufgrund sprachlicher, kultureller, rechtlicher und finanzieller Barrieren ein eingeschränkter Zugang zu Gesundheitsleistungen. Hierdurch werden chronische Erkrankungen oft nicht adäquat versorgt und erst in einem späten Stadium, ggf. erst nach Auftreten schwerwiegender Komplikationen, diagnostiziert. Dies gilt insbesondere auch für chronisch verlaufende Infektionskrankheiten, die in der Migrantenpopulation gehäuft vorkommen, wie beispielsweise Hepatitis B und C oder Tuberkulose.

Ein erhöhtes Ansteckungsrisiko für akute und chronische Infektionen liegt außerdem vor, wenn Migranten ihre Familie und Freunde im Heimatland besuchen (Visiting friends and relatives, VFR). Hier besteht enger Kontakt mit der Lokalbevölkerung, die empfohlenen Präventionsmaßnahmen werden oft nicht berücksichtigt [6–8].

35.3 Gastrointestinale Infektionskrankheiten bei Migranten

Epidemiologische Daten zum Krankheitsgeschehen in der deutschen Migrantenpopulation sind begrenzt. Dies liegt einerseits daran, dass Migranten Gesundheitsleistungen seltener in Anspruch nehmen als die Allgemeinbevölkerung (s. o.). Andererseits enthalten Routinedaten in der Regel keine ausreichenden Informationen zum Migrationsstatus. Aussagekräftige Sekundäranalysen sind deshalb schwierig zu erstellen und meist nicht für die Gesamtheit der Migranten repräsentativ.

Verlässliche Daten existieren aus diesem Grund nur für wenige migrationsassoziierte gastrointestinale Infektionen. Sie zeigen, dass *Helicobacter-pylori*-Infektionen, Darmparasitosen (z. B. Lambliasis), Tuberkulose sowie Hepatitis B und C bei Migranten häufiger vorkommen als in der deutschen Allgemeinbevölkerung [8, 11, 12].

Seit 2015 gibt das Robert Koch-Institut eine regelmäßige Statistik über meldepflichtige Infektionskrankheiten bei Asylsuchenden in Deutschland heraus. Sie zeigt neben den oben genannten chronischen Infektionserkrankungen eine Häufung akuter gastrointestinaler Infektionen, die durch die Lebensumstände auf und nach der Flucht befördert werden. Hier spielt neben bakteriellen Durchfallerregern vor allem die Hepatitis A eine bedeutende Rolle [13].

Für weitere migrationsassoziierte Erkrankungen der Gastroenterologie ist die Datenlage unbefriedigend. Nach einer 2013 publizierten Studie des GeoSentinel Surveillance Network, eines weltweiten Netzwerkes zur Surveillance reiseassoziierter Erkrankungen, sind Schistosomiasis, Giardiasis und intestinale Helminthosen für Migranten weltweit häufige Konsultationsgründe tropenmedizinischer Fachambulanzen. Eine Übersicht über die Differentialdiagnosen migrationsassoziierter gastrointestinaler Parasitosen gibt Tab. 35.2 [14].

Zu beachten gilt, dass auch fieberhafte Systemerkrankungen, die in einigen Herkunftsländern von Migranten gehäuft vorkommen, mit gastrointestinalen Symptomen einhergehen können. So kann sich eine Infektion mit *Plasmodium spp.* zunächst als fieberhafte Gastroenteritis darstellen und dadurch leicht fehldiagnostiziert werden. Eine Malaria muss deshalb grundsätzlich bei jedem Patienten mit Fieber nach Aufenthalt in einem Endemiegebiet ausgeschlossen werden, auch wenn dieser Aufenthalt schon mehrere Monate zurückliegt. Das Familiäre Mittelmeerfieber findet sich gehäuft bei Bewohnern der östlichen Mittelmeerregion. Es gehört zu den Familiären Fiebersyndromen und ist durch das sporadische Auftreten von Fieberschüben und schmerzhaften Serositiden gekennzeichnet. In 95 % der Fälle kommt es zu einer Peritonitis, die sich als akutes Abdomen äußern kann [8].

35.3.1 Helicobacter pylori

Das Bakterium *H. pylori* ist an der Entstehung von chronischer Gastritis, Magen- und Duodenalulkus sowie MALT-Lymphom und Magenkarzinom beteiligt. Infektionen mit *H. pylori* kommen weltweit vor, die Prävalenz korreliert jedoch stark mit den jeweiligen sozioökonomischen Gegebenheiten. Während in Industriestaaten etwa 20–50 % der Bevölkerung infiziert sind und die Infektionsrate mit dem Alter zunimmt, erreicht die Prävalenz in Entwicklungsländern bereits in der jungen Bevölkerung ein hohes Niveau und wird auf bis zu über 80 % geschätzt. In Deutschland konnte im Rahmen des Kinder- und Jugendgesundheitssurveys des Robert Koch-Institutes (KiGGS 2003–

Tab. 35.2: Migrationsassoziierte gastrointestinale Parasitosen. Quelle: [8].

Erkrankung	Erreger	Vorkommen	Symptome	Behandlung
Migrationsassoziierte Parasitosen des Gastrointestinaltrakts				
Intestinale Protozoen-Infektionen:				
Chagas-Krankheit (Amerik. Trypanosomiasis)	*T. cruzi*	Lateinamerika	Mega-Ösophagus: Dysphagie, Regurgitation Mega-Kolon: Obstipation, Stuhlverhalt	Benznidazol Nifurtimox
Amöbenkolitis	*E. histolytica*	Tropen und Subtropen	Blutig-schleimige Diarrhöen	Metronidazol und Paromomycin
Giardiasis/ Lambliasis	*G. lamblia*	Weltweit, Häufung in Tropen und Subtropen	Stuhlunregelmäßigkeiten	Metronidazol Albendazol Nitazoxanid
Kryptosporidiose	*C. hominis* *C. parvum*	weltweit	Chronische Diarrhöen Malabsorption	(Ggf. Paromomycin, Nitazoxanid)
Isosporiasis	*Cystoisospora belli*	weltweit		Cotrimoxazol
Intestinale Nematoden-Infektionen:				
Trichuriasis	*T. trichiura*	Tropen und Subtropen	Chron. Diarrhöen, Malabsorption, Dysenterie	Mebendazol Albendazol
Askariasis	*A. lumbricoides*	weltweit	Abdominelle Schmerzen; Malnutrition; Mechanische Obstruktion: Ileus, Cholangitis, Pankreatitis	Albendazol Mebendazol
Hakenwurm-infektionen: *Ancylostoma* und *Necator*	*A. duodenale* *N. americanus*	Tropen und Subtropen	Oberbauchschmerzen; Meteorismus; Obstipation; Anämie	Albendazol Mebendazol

Tab. 35.2: (Fortsetzung)

Erkrankung	Erreger	Vorkommen	Symptome	Behandlung
Strongyloidiasis	*S. stercoralis*	Tropen und Subtropen	Abdominelle Schmerzen, Malabsorption, Urtikaria, Eosinophilie	Ivermectin
Intestinale Zestoden-Infektionen:				
Taeniasis	*T. saginata* *T. solium*	Weltweit	Ggf. Gewichtsverlust, Zystizerkose (*T. solium*)	Praziquantel Niclosamid
Hymenolepiasis	*H. nana*	Weltweit	Unspezifisch	Praziquantel Niclosamid
Migrationsassoziierte Parasitosen der Leber, Gallenwege und Milz				
Hepatische Protozoen-Infektionen:				
Amöben-Leberabszess	*E. histolytica*	Tropen und Subtropen	Rechtsseitiger Oberbauch-Schmerz	Metronidazol und Paromomycin
Hepatische Trematoden-Infektionen:				
Hepatolienale Schistosomiasis	*S. mansoni* *S. japonicum* *S. mekongi*	Tropen und Subtropen	Leberfibrose, Zeichen des portalen Hypertonus	Praziquantel
Fascioliasis	*F. hepatica* *F. gigantea*	Weltweit	Abdominelle Schmerzen, Fieber, Cholangitis, Eosinophilie	Triclabendazol
Clonorchiasis, Opisthorchiasis	*C. sinensis* *O. felineus* *O. viverrini*	Asien bis Osteuropa	Hepatitis, Cholangitis, Eosinophilie	Praziquantel

Tab. 35.2: (Fortsetzung)

Erkrankung	Erreger	Vorkommen	Symptome	Behandlung
Hepatische Zestoden-Infektionen:				
Zystische Echinokokkose	*E. granulosus*	Weltweit	Häufig asymptomatisch, unspezifische Oberbauchbeschwer-	Albendazol Mebendazol
Alveoläre Echinokokkose	*E. multilocularis*	Nördliche Hemisphäre	den, ggf. Ikterus	

2006) gezeigt werden, dass die Prävalenz einer *H.-pylori*-Infektion bei 1- bis 17-jährigen Migranten ungefähr sechsmal höher ist als unter gleichaltrigen Nicht-Migranten (23,5 % versus 3,8 %). Eine Studie aus dem Jahr 1999 zeigte außerdem eine höhere *H.-pylori*-Prävalenz in der türkischstämmigen als in der deutschen Erwachsenenpopulation (85 % versus 25 %). Bei den betroffenen Gruppen muss daher mit einem gehäuften Auftreten von *H.-pylori*-assoziierten Folgeerkrankungen und resistenten *H.-pylori*-Stämmen gerechnet werden [15–18].

35.3.2 Chronische Virushepatitiden

Virushepatitiden vom Typ B und C gehören zu den häufigsten Infektionskrankheiten weltweit. Nach WHO-Angaben sind etwa 3 % der Weltbevölkerung chronisch mit dem Hepatitis-B-Virus und weitere 2 % chronisch mit dem Hepatitis-C-Virus infiziert. Im globalen Kontext sind die beiden Erkrankungen damit für einen Großteil der Fälle von Leberzirrhose und hepatozellulärem Karzinom (HCC) verantwortlich. Die Anzahl der jährlichen Todesfälle durch Infektion oder infektionsassoziierte Lebererkrankungen wird für die Hepatitis B und C auf jeweils etwa 700.000 geschätzt [19–22].

Beide Viruserkrankungen weisen erhebliche regionale Unterschiede in der jeweiligen geographischen Verbreitung auf. Hohe Prävalenzraten für Hepatitis B finden sich in Subsahara-Afrika, Zentral- und Ostasien sowie in Teilen Südosteuropas, wo 5–10 % der Bevölkerung chronisch mit dem Hepatitis-B-Virus (HBV) infiziert sind (s. Abb. 35.2). Deutschland zählt mit unter 1 % HBsAg-Trägern zu den Niedrigprävalenzländern. Studien aus Deutschland und den Niederlanden haben jedoch gezeigt, dass die Prävalenzraten in der Migrantenpopulation mit etwa 3,5 % deutlich höher liegen. Es wird davon ausgegangen, dass etwa 40 % der Menschen mit chronischer Hepatitis-B-Infektion einen Migrationshintergrund aufweisen [21, 23–25].

Die Prävalenz der Hepatitis C reicht von unter 1 % in westlichen Industrieländern bis zu über 10 % in Ägypten. Vergleichsweise hohe Prävalenzraten finden sich in Teilen Subsahara-Afrikas sowie in Ost- und Zentralasien (s. Abb. 35.3). In Deutschland beträgt die Prävalenz der Hepatitis C etwa 0,3 %, liegt jedoch in der Migrantenpopulation mit 1,9 % deutlich höher. Umgekehrt haben in Deutschland etwa 35 % der mit dem Hepatitis-C-Virus (HCV) infizierten Personen einen Migrationshintergrund, 20 % stammen aus den Staaten der ehemaligen Sowjetunion [22, 24, 26, 27].

Die aktuellen Leitlinien zu Hepatitis B und C empfehlen ein entsprechendes Screening für alle Patienten, die aus Ländern mit einer hohen Prävalenz von chronischen Hepatitiden stammen [27, 28].

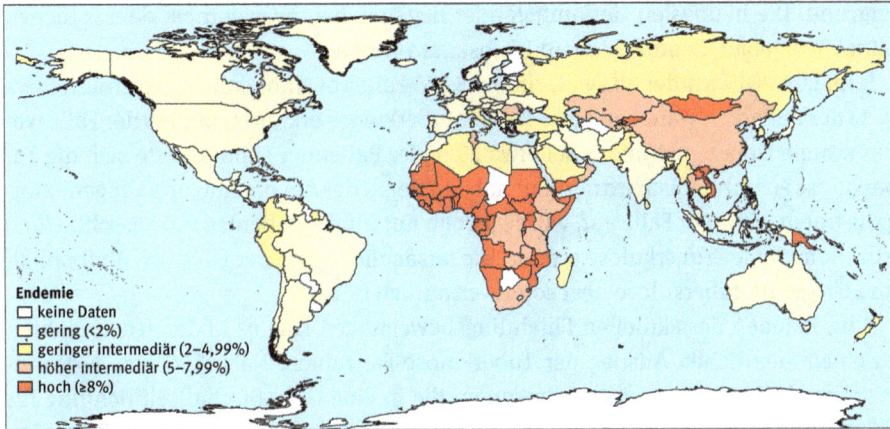

Abb. 35.2: Prävalenz der chronischen Hepatitis B [23].

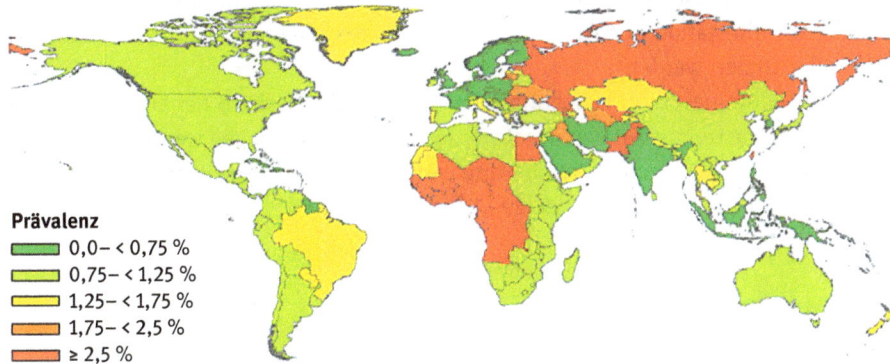

Abb. 35.3: Prävalenz der chronischen Hepatitis C [26].

35.3.3 Extrapulmonale Tuberkulose/Abdominaltuberkulose

Ein Drittel der Weltbevölkerung ist latent mit Tuberkulose infiziert. Die Erkrankung ist jährlich für 10,4 Mio. Erkrankungs- und 1,8 Mio. Todesfälle verantwortlich, wobei sich mehr als 95 % davon in Schwellen- oder Entwicklungsländern ereignen. Während die Inzidenz der Tuberkulose in Deutschland mit 7,3 Erkrankungen pro 100.000 Einwohner sehr niedrig ist, liegt sie in vielen Herkunftsländern von Migranten um den Faktor 10 bis 100 höher.

Dies spiegelt sich auch in der Inzidenz bei ausländischen Staatsbürgern in Deutschland wider. Sie liegt bei 50,3 pro 100.000 Einwohner und ist damit 20-mal so hoch wie in der deutschen Bevölkerung (2,5 pro 100.000 Einwohner). Insgesamt haben etwa 65 % aller Tuberkulose-Erkrankten in Deutschland einen Migrationshintergrund. Die häufigsten Herkunftsländer liegen dabei in Osteuropa, dem östlichen Mittelmeergebiet, Zentralasien und Subsahara-Afrika.

Im Jahr 2015 wurden in Deutschland 5.865 Fälle von Tuberkulose registriert. Etwa 77 % der Patienten waren an einer Lungentuberkulose erkrankt, in 13 % der Fälle waren weitere Organe betroffen. Bei etwa 23 % der Patienten manifestierte sich die Tuberkulose ausschließlich extrapulmonal. Ein Befall der Abdominal- und Urogenitalorgane trat in 2,3 % der Fälle auf, wurde jedoch nur für die Patienten mit ausschließlich extrapulmonaler Tuberkulose erfasst. Die tatsächliche Zahl der Fälle von Abdominal- und Urogenitaltuberkulose liegt somit vermutlich höher.

Im Rahmen der aktuellen Flüchtlingsbewegungen kam es in den letzten Jahren zu einem deutlichen Anstieg der Tuberkulose-Fallzahlen. Nach § 36 Abs. 4 des Infektionsschutzgesetzes müssen Personen, die in eine Gemeinschaftseinrichtung für Flüchtlinge, Asylsuchende oder Spätaussiedler aufgenommen werden, ein Screening auf Tuberkulose durchlaufen. Dieses geschieht bei Personen nach Vollendung des 15. Lebensjahres durch eine Röntgenaufnahme des Thorax, sofern keine Schwangerschaft besteht. Es ist davon auszugehen, dass gerade Personen mit einer extrapulmonalen Manifestation der Tuberkulose durch diese Screening-Untersuchung nicht sicher identifiziert werden.

Eine Abdominal- bzw. Urogenitaltuberkulose sollte deshalb bei allen Patienten mit unklaren gastrointestinalen Beschwerden in Betracht gezogen werden, die aus einem Endemiegebiet stammen, auch wenn erst kürzlich eine Screening-Untersuchung durchgeführt wurde, siehe Kap. 29 [29–31].

35.3.4 Hepatitis A

Das Hepatitis-A-Virus verursacht eine akute Hepatitis, die praktisch immer folgenlos ausheilt und eine lebenslange Immunität hinterlässt. Die Übertragung erfolgt fäkal-oral. Nach einer Inkubationszeit von drei bis fünf Wochen zeigen sich im Prodromalstadium unspezifische gastrointestinale Symptome wie Übelkeit, Erbrechen und Diarrhö sowie Fieber und allgemeines Krankheitsgefühl. Es folgt eine mehrtägige bis mehrwöchige Phase der ikterischen Hepatitis. Während die Erkrankung bei Kindern oft subklinisch verläuft, steigt mit zunehmendem Alter das Risiko für fulminante und ggf. letale Verläufe, die bei 0,01 bis 0,1 % der Patienten vorkommen.

Die Hepatitis A ist weltweit eine der häufigsten nahrungsmittelübertragenen Erkrankungen. Hohe Seroprävalenzraten finden sich in den meisten tropischen und subtropischen Ländern, in Zentralasien sowie im östlichen und südlichen Mittelmeergebiet. In Entwicklungsländern liegen die Seroprävalenzraten bei Kindern häufig bereits bei über 90 %. In den Industrienationen Nordamerikas und Europas ist die Erkrankung aufgrund hoher Hygienestandards selten geworden. Bei Kindern und Erwachsenen, die hier aufgewachsen sind, besteht daher in der Regel kein

Immunschutz. Die in Deutschland registrierten Infektionen sind in mehr als 40 % der Fälle aus dem Ausland importiert.

Menschen mit Migrationshintergrund infizieren sich deutlich häufiger mit dem Hepatitis-A-Virus (HAV) als die Allgemeinbevölkerung und machen etwa 40 % der Erkrankungsfälle in Deutschland aus. Dabei sind 65 % dieser Menschen in Deutschland geboren und aufgewachsen. Sie infizieren sich häufig bei Reisen in die Herkunftsländer, beispielsweise im Rahmen von Verwandtenbesuchen. Ein Großteil der Infektionen erfolgt dabei in der Türkei (50 %), den Balkanstaaten (12 %), Süd- und Südost-Asien (10 %) und Russland (9 %). Obwohl viele Herkunftsländer von Migranten zum Endemiegebiet der Hepatitis A zählen, werden Reisen dorthin von der entsprechenden Migrantenpopulation oft nicht als risikoreich wahrgenommen. Eine reisemedizinische Beratung erfolgt dementsprechend selten. Menschen mit Migrationshintergrund sollten daher aktiv über das erhöhte Infektionsrisiko und die Möglichkeit eines Impfschutzes aufgeklärt werden [32–36].

35.4 Literatur

[1]   Bundesamt für Migration und Flüchtlinge: Das Bundesamt in Zahlen 2015 – Asyl, Migration und Integration; Bundesamt für Migration und Flüchtlinge, Nürnberg, 2016.

[2]   Statistisches Bundesamt: Bevölkerung mit Migrationshintergrund auf Rekordniveau; Pressemitteilung vom 16.09.2016; Statistisches Bundesamt, Wiesbaden, 2016.

[3]   Statistisches Bundesamt: Bevölkerung mit Migrationshintergrund – Ergebnisse des Mikrozensus 2015; in: Fachserie 1, Reihe 2.2 – 2015; Statistisches Bundesamt, Wiesbaden, 2016.

[4]   Bundeszentrale für politische Bildung: Die soziale Situation in Deutschland; www.bpb.de/nachschlagen/zahlen-und-fakten/soziale-situation-in-deutschland/61646/migrationshintergrund-i (Stand: 06.12.2016).

[5]   Statistisches Bundesamt: Bevölkerung, Familien, Lebensformen; in: Statistisches Jahrbuch 2016; Statistisches Bundesamt, Wiesbaden, 2016.

[6]   Marmot M. Changing places changing risks: the study of migrants. Public Health Rev. 1993–1994;21(3–4):185–95.

[7]   Razum O, Twardella D. Time travel with Oliver Twist – towards an explanation for a paradoxically low mortality among recent immigrants. Trop Med Int Health. 2002;7(1):4–10.

[8]   Löscher T, Burchard G-D (Hrsg.): Tropenmedizin in Klinik und Praxis, 4. Aufl.; Georg Thieme Verlag, Stuttgart, 2010.

[9]   Stich A. Häufige Infektionskrankheiten bei Migranten. Internist. 2016;57(5):409–15.

[10]   Razum O, Saß A-C, Bozorgmehr K. Gesundheitliche Versorgung von Geflüchteten: Herausforderungen und Lösungsansätze. Bundesgesundheitsblatt – Gesundheitsforschung – Gesundheitsschutz. 2016;59(5):543–4.

[11]   Robert Koch-Institut (Hrsg.): Welche Faktoren beeinflussen die Gesundheit?; in: Gesundheit in Deutschland, Gesundheitsberichterstattung des Bundes; Robert Koch-Institut, Berlin, 2015.

[12]   Razum O, Zeeb H, Meesmann U, Schenk L, Bredehorst M, Brzoska P, et al. Migration und Gesundheit, Schwerpunktbericht der Gesundheitsberichterstattung des Bundes; Robert Koch-Institut, Berlin, 2008.

[13]   Robert Koch-Institut: Dem Robert Koch-Institut übermittelte meldepflichtige Infektionskrankheiten bei Asylsuchenden in Deutschland; www.rki.de/DE/Content/Gesundheitsmonitoring/

Gesundheitsberichterstattung/GesundAZ/Content/A/Asylsuchende/Inhalt/meldepflichtige_
Infektionskrankheiten_bei_Asylsuchenden.html (Stand: 16.11.2016).

[14] McCarthy AE, Weld LH, Barnett ED, So H, Coyle C, Greenaway C, et al. Spectrum of illness in
international migrants seen at geosentinel clinics in 1997-2009, part 2: Migrants resettled
internationally and evaluated for specific health concerns. Clin Infect Dis. 2013;56(7):925–33.

[15] Robert Koch-Institut (Hrsg.): Bornemann R, Gaber E: Gastritis, Magen- und Zwölffingerdarmge-
schwüre (Heft 55); in: Gesundheitsberichterstattung des Bundes; Robert Koch-Institut, Berlin,
2013.

[16] Suerbaum S, Michetti P. Helicobacter pylori infection. N Engl J Med. 2002;347(15):1175–86.

[17] Robert Koch-Institut. Hepatitis C im Jahr 2015. Vol 29.;016; doi: 10.17886/EpiBull-2016-
046.2.Rothenbacher D, Bode G, Berg G, Knayer U, Gonser T, Adler G et al. Helicobacter pylori
among preschool children and their parents: evidence of parent- child transmission. J Infect
Dis. 1999;179(July 1997):398–402.

[18] Seher C, Dortschy R, Thierfelder W et al. Seroprävalenz von Helicobacter pylori bei Kindern
und Jugendlichen – Ergebnisse des Gesundheitssurveys für Kinder und Jugendliche (KiGGS) in
Deutschland. Robert Koch-Institut, Berlin, unveröffentlichter Bericht.

[19] World Health Organization: Fact Sheet Hepatitis B;
www.who.int/mediacentre/factsheets/fs204/en (Stand: Juli 2016).

[20] World Health Organization: Fact Sheet Hepatitis C;
www.who.int/mediacentre/factsheets/fs164/en (Stand: Juli 2016).

[21] Neuhauser H. Virushepatitis B und D im Jahr 2014. Epidemiol Bull. 2015;(29):271–88.

[22] Robert Koch Institut. Hepatitis C im Jahr 2015. Epidemiol Bull. 2016;(29): 255–68.

[23] Schweitzer A, Horn J, Mikolajczyk RT, Krause G, Ott JJ. Estimations of worldwide prevalence of
chronic hepatitis B virus infection: a systematic review of data published between 1965 and
2013. Lancet. 2015;6736(15):1–10.

[24] Heidrich B, Cetindere A, Beyaz M, Stahmeyer JT, Basaran MM, Braynis B, et al. High prevalence
of hepatitis markers in immigrant populations: a prospective screening approach in a real-
world setting. Eur J Gastroenterol Hepatol. 2014;26(10):1090–7.

[25] Marschall T, Kretzschmar M, Mangen M-JJ, Schalm S. High impact of migration on
the prevalence of chronic hepatitis B in the Netherlands. Eur J Gastroenterol Hepatol.
2008;20(12):1214–25.

[26] Gower E, Estes C, Blach S, Razavi-Shearer K, Razavi H. Global epidemiology and genotype
distribution of the hepatitis C virus infection. J Hepatol. 2014;61(1):S45–57.

[27] Sarrazin C, Berg T, Ross RS, Schirmacher P, Wedemeyer H, Neumann U, et al. Update der S
3-Leitlinie Prophylaxe, Diagnostik und Therapie der Hepatitis-C-Virus (HCV)-Infection, Prophylaxis, Diagnosis and Therapy of Hepatitis C Virus (HCV) Infection: The German Guidelines on
the Management of HCV Infection. Z Gastroenterol. 2010;48:289–351.

[28] Cornberg M, Protzer U, Petersen J, Wedemeyer H, Berg T, Jilg W, et al. Aktualisierung der S
3-Leitlinie zur Prophylaxe, Diagnostik und Therapie der Hepatitis-B-Virusinfektion. Z Gastroenterol. 2011;49(7):871–930.

[29] World Health Organization: Global Tuberculosis Report 2016; WHO Press, Geneva, 2016.

[30] Robert Koch-Institut: Bericht zur Epidemiologie der Tuberkulose in Deutschland für 2015;
Robert Koch-Institut, Berlin, 2016.

[31] Robert Koch-Institut: Stellungnahme des Robert Koch-Instituts zu Thorax-
Röntgenuntersuchungen bei Asylsuchenden gemäß § 36 Absatz 4 IfSG; http://www.rki.de/DE/
Content/InfAZ/T/Tuberkulose/Tuberkulose_Roentgen-Untersuchungen_Asylsuchende.html
(Stand: 05.10.2015).

[32] Robert Koch-Institut: Hepatitis A, RKI-Ratgeber für Ärzte; www.rki.de/DE/Content/Infekt/
EpidBull/Merkblaetter/Ratgeber_HepatitisA.html (Stand: 20.04.2017).

[33] World Health Organization: Fact Sheet Hepatitis A; www.who.int/mediacentre/factsheets/ fs103/en (Stand: Januar 2016).

[34] Robert Koch-Institut: Hepatitis A und Migration; www.rki.de/DE/Content/Infekt/Impfen/ Migration/InfektkrankheitenMigration/migration_infektkrankheiten_hepa.html (Stand: 12.07.2012).

[35] Jacobsen KH, Wiersma ST. Hepatitis A virus seroprevalence by age and world region, 1990 and 2005. Vaccine. 2010;28(41):6653–7.

[36] Faber MS, Stark K, Behnke SC, Schreier E, Frank C. Epidemiology of hepatitis A virus infections, Germany, 2007-2008. Emerg Infect Dis. 2009;15(11):1760–8.

Joachim Richter

36 Reisemedizin – woran muss der Gastroenterologe denken?

36.1 Spezifische Risiken durch Reisen

Hygieneregeln fallen je nach Reiseregion unterschiedlich stringent aus. Besondere Risikoregionen für gastrointestinale Infektionen sind Nordafrika und der Indische Subkontinent. Allgemein gilt insbesondere für Reisende mit besonderen gastroenterologischen Risiken die Regel: „Cook it, peel it or forget it" („Kochen, schälen oder vergessen"). Bei impfpräventablen gastrointestinalen Infektionskrankheiten wie Hepatitis A und Typhus abdominalis sollten Immunisierungen vorgenommen werden. Einschränkend muss allerdings festgestellt werden, dass derzeit erhältliche Typhus-Impfungen einen nur etwa 50 bis 60%igen Schutz bieten. Cholera-Impfungen sind lediglich bei besonders Exponierten, beispielsweise bei Katastrophenhelfern, indiziert, der zusätzlich angegebene Schutz gegen Enterotoxin-bildende *Escherichia coli* (ETEC) ist mäßig.

Besondere Risiken für den Erwerb einer Darminfektion bestehen für Reisende mit IgA-Mangel und Patienten, die Steroide und/oder Immunsuppressiva einnehmen. Der Infektionsschutz durch die Magensäure ist durch Einnahme von Protonenpumpeninhibitoren (PPI) verringert. Eine Darminfektion kann bei Patienten mit einer chronisch-entzündlichen Darmerkrankung (CED) einen erneuten Schub der Grunderkrankung auslösen.

Besondere Risiken für eine Darminfektion stellen frisches Gemüse und unverschlossene Getränke dar, insbesondere, wenn Eiswürfel zum Kühlen verwendet werden, für deren Herstellung Leitungswasser benutzt wurde. Auch die Zähne sollten mit Mineralwasser geputzt werden. Der Verzehr ungenügend gegarten Fleischs sollte vermieden werden, da damit das Risiko einer Toxoplasmose, Zystizerkose und Trichinose verbunden ist.

Ausbrüche von Chagas-Erkrankungen wurden in Verbindung mit dem Genuss von frisch gepresstem Zuckerrohr- und Açai-Saft in Brasilien verzeichnet.

Weitere Risiken beinhaltet der vor allem in Ostasien gängige Verzehr von rohen, marinierten oder wenig gekochten Süßwasserfischen oder -krebsen, da damit verschiedene Trematoden und die Anisakiasis übertragen werden können. Nicht immer ist dies unmittelbar erkennbar, wenn Speisen mit Soßen aus fermentiertem Fisch gewürzt werden, wie z. B. in Thailand und Vietnam. In Südamerika können Speisen wie Ceviche, einem ursprünglich aus Peru stammenden Gericht, bestehend aus in Limettensaft mariniertem, kleingeschnittenem, rohem Fisch, für die Übertragung von Erregern sorgen.

DOI 10.1515/9783110464757-038

Auch das Fleisch von frischen Meeresraubfischen kann, wenn es nicht vollständig durchgegart ist, in vielen tropischen Region eine Vergiftung mit schweren neurologischen und kardiozirkulatorischen Symptomen hervorrufen: Ciguatera, Sagotoxine, die von Geißeltierchen stammen und sich durch die Nahrungskette in sonst ungiftigen Speisefischen anreichern können und in verdorbenem oder nicht mehr frischen Muschelfleisch enthalten sein können.

Kontaminierte rohe Eiprodukte können z. B. Salmonellen enthalten und zu Lebensmittelintoxikationen führen.

36.2 Woran muss der Gastroenterologe bei Tropenrückkehrern denken?

Oben genannte Risiken müssen abgefragt werden, wenn sich ein Patient mit einem unklaren Beschwerdebild bei einem Gastroenterologen vorstellt, Zusätzlich muss bedacht werden, dass Darmparasitosen wie Zwergfaden- u. Hakenwürmer, Larva migrans-Infektionen und Bilharziose perkutan erworben werden (Sandalen, Strand/Süßwasser).

Tierkontakte spielen eine Rolle bei der Übertragung von Echinokokken oder *Giardia lamblia*.

Eine Süßwasserexposition kann in Zusammenhang mit Bilharziose, Leptospirose und Hanta-Virusinfektion stehen. Der Genuss von Wildfleisch bzw. die Exposition sollte bei erhöhten Leberwerten immer auch eine Abklärung auf Hepatitis E beinhalten. Kontakte mit Tierprodukten und Tierfellen (z. B. als Bespannung auf Trommeln) sollten je nach Beschwerdebild an eine Brucellose oder ggf. Milzbrand (Infektion durch *Bacillus anthracis*) denken lassen. Ein Milzbrand stellt sich als schwarz-nekrotische Läsion auf der Haut (kutaner Milzbrand) oder als schweres pulmonal-systemisches Beschwerdebild dar.

Bei unklaren wiederkehrenden akuten abdominellen Beschwerden sollte bei entsprechendem genetischem Hintergrund an ein Familiäres Mittelmeerfieber gedacht werden. Bei Patienten aus bestimmten Gebieten, die sich mit einer Leberzirrhose vorstellen, sollten außer den allgemein bekannten Risiken auch die alimentäre Exposition durch Aflatoxine auf gelagerten Erdnüssen und der Genuss von Drogen wie Khat berücksichtigt werden.

Bei der Laborkonstellation sollte berücksichtigt werden, dass eine Eosinophilie lediglich auf komplexe Parasiten wie Würmer und Ektoparasiten hindeutet, während Protozoen entweder eine Neutrophilie (*E. histolytica* sensu stricto) oder gar keine Veränderungen im Differentialblutbild hervorrufen.

Bei allen Patienten, insbesondere bei Kindern, die mit einer febrilen Gastroenteritis vorgestellt werden, muss bei entsprechender geographischer Exposition eine Malariadiagnostik (Abb. 36.1) erfolgen.

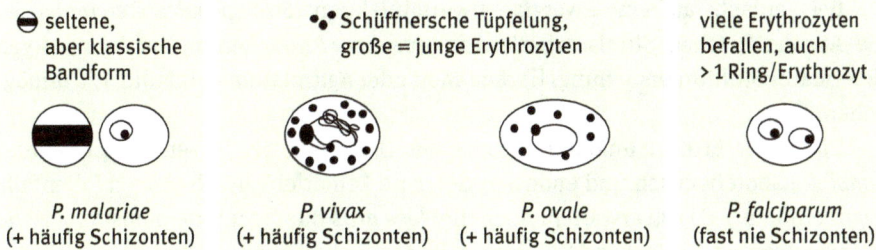

| seltene, aber klassische Bandform | Schüffnersche Tüpfelung, große = junge Erythrozyten | | viele Erythrozyten befallen, auch > 1 Ring/Erythrozyt |

P. malariae (+ häufig Schizonten) | *P. vivax* (+ häufig Schizonten) | *P. ovale* (+ häufig Schizonten) | *P. falciparum* (fast nie Schizonten)

Abb. 36.1: Stark vereinfachte Darstellung der Malariadiagnostik im Blutausstrich, modifiziert nach Herold: Innere Medizin.

Helminthosen (Wurminfektionen) können eine Inkubationszeit aufweisen, die sich von der Präpatenzzeit (Zeit zwischen Infektion und Sichtbarwerden der Vermehrungsprodukte im Stuhl, d. h. Wurmlarven oder -eier) unterscheidet. Beispielsweise kann ein Patient bereits Symptome einer Askariasis oder Bilharziose aufweisen, bevor Wurmeier im Stuhl ausgeschieden werden. Hier muss die Diagnostik zunächst serologisch erfolgen (s. Kap. 10.5, 24.2).

36.3 Gastroenterologische Erregerdiagnostik

Akute Diarrhöen können zumeist symptomatisch behandelt werden und bedürfen nur in besonderen Fällen einer gezielten Erregerdiagnostik wie bakteriologischer Stuhluntersuchungen auf Salmonellen, Shigellen, *Campylobacter*, Yersinien oder molekularbiologischer Untersuchungen auf Enterotoxin-bildende *Escherichia coli* (PCR), enteropathogene Viren, *Giardia lamblia* und *Entamoeba histolytica* sensu stricto. Dies gilt insbesondere für besonders gefährdete Patienten, Ausbruchssituationen und für Patienten, die beruflich mit Lebensmitteln umgehen.

Bei persistierenden Diarrhöen sind zunächst dreimalige parasitologische Stuhluntersuchungen (letzte der drei Untersuchungen erst sechs bis acht Wochen nach Exposition (Ablauf der Präpatenzzeit, s. u.) nativ und zur Anreicherung in Natrium-Azetat (SAF) indiziert. Der Nachweis apathogener Amöben (*Entamoeba dispar, E. moshkowskii, E. coli, Jodamoeba bütschlii, Endolimax nana*) kann in manchen Fällen auf eine besondere Exposition hindeuten, stellt aber keinen Nachweis einer Ätiologie dar. *Dientamoeba fragilis* und *Blastocystis hominis* sind nur selten als pathogen anzusehen, *Endolimax nana, Jodamoeba bütschlii, Entamoeba coli* und *Entamoeba dispar* bzw. *E. moshkowskii*, sind auch bei Immunsupprimierten nie als pathogen beschrieben worden. Die Differentialdiagnose letzterer Amöben-Spezies gegenüber der pathogenen *E. histolytica* ist allerdings nur mit molekularbiologischen Methoden möglich (s. Kap. 9). Temporär pathogene Erreger wie *Cyclospora cayetanensis* und *Cryptosporidium parvum* bedürfen einer gezielten Diagnostik.

Bei Verdacht auf eine Zwergfadenwurminfektion (*Strongyloides stercoralis*) ist die Abgabe frischen Stuhls erforderlich, um eine Anreicherung auf Wurmlarven (Baermann-Stuhluntersuchung, Harada-Mori oder Agarplattenstuhlkultur) zu ermöglichen.

Häufigster Erreger unklarer chronischer Diarrhöen bei Reisenden ist *Giardia lamblia*. Laborchemisch und endoskopisch sind keinerlei Veränderungen (allenfalls leicht erhöhte γ-GT) zu erwarten. Auch drei *lege artis* durchgeführte parasitologische Untersuchungen, Ag-Test und Duodenalsaftuntersuchungen bzw. -biopsien erbringen nicht immer den Erregernachweis (s. Kap 8.4). Daher ist eine probatorische Therapie mit Tinidazol 2 g/d p. o. über drei Tage oder Metronidazol 3- bis 4-mal 500 mg p. o. für fünf Tage vertretbar, wenn die Anamnese einen Zusammenhang mit einer Exposition nahelegt.

36.4 Folgeerscheinungen

Folgeerscheinungen gastrointestinaler Infektionen schließen das postinfektiöse Reizdarmsyndrom (RDS), Malabsorptionsyndrom (Sprue, Tropische Sprue), eine erworbene Laktoseintoleranz sowie insbesondere bei HLA-B27-positiven Patienten eine reaktive Arthritis, Konjunktivitis, Uveitis, Balanitis circinata ein. Ein Guillain-Barré-Syndrom und periphere Neuropathie sind insbesondere nach *Campylobacter*-Infektionen beschrieben.

36.5 Meldepflicht

Meldepflichtig sind unter anderem die Giardiasis/Lambliasis, enteritische Salmonellosen und Typhus abdominalis, Shigellose, *Campylobacter*-Enteritis, Enteritis durch ETEC und die Echinokokkose. Bemerkenswerterweise ist eine Amöbiasis in Deutschland bis dato nicht meldepflichtig.

36.6 Weiterführende Literatur

[1] CRM-Handbuch Reisemedizin 2017 (Ausgabe 53), Centrum für Reisemedizin, Düsseldorf.
[2] Thomas Jelinek (Hrsg.). Kursbuch Reisemedizin: Beratung, Prophylaxe, Reisen mit Erkrankungen. 1. Auflage. Thieme-Verlag, Stuttgart.

Niels Teich, Ingolf Schiefke

37 Impfprävention in der Gastroenterologie

37.1 Einleitung

Patienten mit chronischen gastroenterologischen Erkrankungen sind infolge ihrer Grundkrankheit, aber auch durch die häufig notwendige immunsuppressive Therapie, gefährdet, an einer impfpräventablen Infektionskrankheit zu erkranken. Die therapeutischen Konzepte bei Patienten mit chronisch-entzündlichen Darmerkrankungen (CED) haben sich in den letzten Jahrzehnten stark gewandelt. Viele Patienten erhalten gegenwärtig eine frühzeitig initiierte Langzeittherapie mit Thiopurinen, Methotrexat oder Biologika, insbesondere Anti-TNF-Antikörpern. Durch neue antivirale und metabolische medikamentöse Therapieansätze, aber auch durch die Perfektionierung interventioneller Therapieformen, sind Lebenserwartung und -qualität von Patienten mit chronischen Lebererkrankungen (CLE) gestiegen. Mehrere Erhebungen des Impfstatus von Patienten mit CED bzw. CLE ergaben jedoch erhebliche Abweichungen von den offiziellen Empfehlungen.

In diesem Kapitel wollen wir auf die aktuellen Impfempfehlungen bei diesen Erkrankungen eingehen und zu einer erhöhten Wachsamkeit für Impflücken von immunsuppressiv behandelten Patienten anregen.

37.2 Welche impfpräventablen Erkrankungen treten gehäuft auf?

Sowohl unter klassischen immunsupprimierenden Medikamenten als auch unter TNF-Blockern wurden bei CED-Patienten impfpräventable Infektionskrankheiten durch das Hepatitis-B-Virus (HBV), das humane Papillomavirus (HPV), das Varizellazoster-Virus (VZV) oder Influenza-Viren berichtet. Bei Pneumokokken-Infektionen weist der Schweregrad der Infektion bis hin zum Waterhouse-Friderichsen-Syndrom eine Assoziation mit der Intensität der immunsuppressiven Therapie auf.

Das Risiko eines CED-Patienten, an einer Herpes-zoster-Infektion zu erkranken, ist jedoch auch ohne immunsuppressive Medikation erhöht. Daher wird sowohl in einem Konsensuspapier der European Crohn's and Colitis Organisation als auch in den Leitlinien der Deutschen Gesellschaft für Gastroenterologie, Verdauungs- und Stoffwechselkrankheiten (DGVS) die Erhebung und ggf. Vervollständigung des Impfstatus gefordert.

Bei Patienten in fortgeschrittenen Stadien der Leberzirrhose muss von einer deutlich erhöhten Anfälligkeit gegenüber impfpräventablen bakteriellen und viralen Infektionen und von einem schwereren Verlauf ausgegangen werden. Die häufigsten Infektionen im ambulanten Bereich sind jedoch nichtimpfpräventable Harnwegsinfekte und spontan bakterielle Peritonitiden (SBP).

DOI 10.1515/9783110464757-039

37.3 Welche Impfung ist wann indiziert? Welche Kontraindikationen bestehen?

In Tab. 37.1 werden die aktuellen Impfempfehlungen* der ständigen Impfkommission am Robert Koch-Institut (STIKO) *für CED-Patienten* dargestellt.

37.4 Hepatitis A und B

Die Hepatitis-A-Impfung ist auch bei CLE eine sehr effektive Impfung. Im Allgemeinen erfolgt die Impfung in zwei Impfdosen im Abstand von sechs Monaten. Bereits nach der ersten Impfung erreichen mehr als 80 %, nach der zweiten Impfung nahezu 100 % der geimpften Personen einen adäquaten Impfschutz. Im Falle einer dekompensierten Leberzirrhose oder nach Transplantation ist die Serokonversionsrate jedoch erheblich reduziert.

Eine Impfung gegen Hepatitis B ist bei allen CLE wie auch bei CED mit Leberbeteiligung indiziert. Eine Grundimmunisierung wird zum Zeitpunkt 0, nach einem und sechs Monaten intramuskulär durchgeführt. Die Immunantwort ist bei schweren Lebererkrankungen, chronischem Alkoholkonsum oder bei Patienten nach Lebertransplantation eingeschränkt, jedoch nicht bei Patienten mit Fettleber.

Empfehlung für den Alltag: Alle Patienten mit CLE und alle Patienten mit CED und Anhalt für eine Lebermitbeteiligung (von unspezifischer ggf. CED-assoziierter Transaminasenerhöhung bis hin zur PSC) sollen eine Indikationsimpfung gegen Hepatitis A und B erhalten.

37.5 Influenza

Eine jährliche Impfung gegen die saisonale Grippe durch Influenza-A-/-B-Viren wird allgemein empfohlen und weist kein spezifisches Risiko auf. Zwischen Influenza-Viren und HCV ist eine T-Zell-Kreuzreaktivität nachgewiesen worden, welche in Einzelfällen zu einem besonders schweren Verlauf einer akuten Hepatitis C geführt hat. Es ist bekannt, dass Symptome der Influenza-Infektion bei Patienten mit Leberzirrhose gegenüber der Normalbevölkerung variabler ausgeprägt sind: Fieber und Myalgien treten häufiger auf, und respiratorische Symptome sind seltener.

Die Influenza-Schutzimpfung senkt sowohl die Anzahl der klinisch manifesten Influenza-Fälle als auch die Zahl der Influenza-positiven Direktnachweise bzw. Kulturergebnisse. Die Influenza-Impfung kann die Anzahl der hepatischen Dekompensationen reduzieren. Die humorale und die zelluläre Immunantwort auf Influenza-

Tab. 37.1: Aktuelle Impfempfehlungen der STIKO für CED-Patienten [9].

Impfung	
Tetanus/Diphtherie	Booster alle 10 Jahre, evtl. Nachholimpfung(en)[1]
Poliomyelitis	evtl. Nachholimpfung(en)[2]
Pertussis	nächste fällige Td-Impfung einmalig als TdaP- bzw. TdaP-IPV-Kombinationsimpfung
Hepatitis A	keine Impfempfehlung[3]
Hepatitis B	chronische Lebererkrankung (auch als extraintestinale CED-Manifestation), keine allgemeine Impfempfehlung[3,4,5]
Influenza	jährlich
Pneumokokken	einmalige Impfung mit 23-valentem Polysaccharid-Impfstoff[6]; besser sequentielle Impfung mit 13-valentem Impfstoff (vorher applizieren)
Masern	keine Impfempfehlung
Mumps	keine Impfempfehlung
Röteln	seronegative Frauen mit Kinderwunsch: einmalige Impfung mit nachfolgender Kontrolle des Röteln-Impferfolges[7,8]
Varizellen	seronegative Patienten vor geplanter immunsuppressiver Therapie: 2 Impfungen im Abstand von mindestens 6 Wochen[7]
Herpes zoster	Bei Patienten < 50 Jahren keine Impfempfehlung. Keine Empfehlung bei Patienten unter pharmakologischer Immunsuppression
bei pharmakologischer Immunsuppression zusätzlich	
Meningokokken	eine Impfung mit konjugiertem MenC-Impfstoff, gefolgt von einer Impfung mit 4-valentem Polysaccharid-Impfstoff im Abstand von 6 Monaten[9,10], zusätzlich Impfung mit MenB-Impfstoff
Haemophilus influenzae Typ b (Hib)	einmalige Impfung[9,11]

*nicht berücksichtigt sind Impfungen aufgrund beruflicher Indikationen, Reiseimpfungen oder Impfungen, die unabhängig von der CED medizinisch indiziert sein können; [1]Nachholimpfung(en) bei fehlender bzw. unvollständiger Grundimmunisierung; [2]Nachholimpfung(en) bei fehlender bzw. unvollständiger Grundimmunisierung oder fehlender einmaliger Auffrischimpfung nach vollständiger Grundimmunisierung; [3]CED gilt nicht als medizinische Indikation; [4]ggf. Kombinationsimpfstoff HAV/HBV verwenden; [5]Kontrolle des Impferfolges (Anti-HBs) 4–8 Wochen nach Abschluss der Grundimmunisierung erforderlich, ggf. erneute Impfung(en); [6]Wiederholungsimpfung nach fünf Jahren in Erwägung ziehen: bei angeborenen oder erworbenen Immundefekten mit T- und/oder B-zellulärer Restfunktion bzw. chronischen Nieren-Krankheiten/nephrotischem Syndrom; [7]Lebendimpfstoff: kontraindiziert bei funktionell relevanter Immunsuppression, Mindestabstand von 14 Tagen vor Beginn einer immunsuppressiven Therapie bzw. von drei Monaten nach Abschluss einer immunsuppressiven Therapie (einen Monat nach Beendigung einer Hochdosis-Kortisontherapie); [8]vorzugsweise MMR-Impfstoff verwenden; [9]in Analogie zur Pneumokokkenimpfung indiziert; [10]alternativ 4-valenten konjugierten Impfstoff verwenden (EU-Zulassung am 18.03.2010, Herstellerangaben beachten); [11]siehe „Hinweise für Patienten mit Immundefizienz", Epidemiologisches Bulletin des Robert Koch-Institutes, 10. November 2005.

Impfungen sind bei Patienten mit fortgeschrittener Lebererkrankung jedoch reduziert.

Empfehlung für den Alltag: Neben der allgemeinen Impfempfehlung sollten v. a. Patienten mit CED und CLE unabhängig von dem Krankheitsschweregrad und der medikamentösen Therapie jährlich gegen Influenza A/B geimpft werden.

37.6 Pneumokokken

Bei Patienten mit schwer verlaufenden CED und fortgeschrittenen CLE besteht eine erhöhte Inzidenz an invasiven Pneumokokken-Infektionen. Eine Impfung gegen Pneumokokken sollte daher allen Patienten mit – oder noch besser vor – medikamentöser Immunsuppression und insbesondere auch Patienten mit Alkoholabhängigkeit empfohlen werden. In Deutschland sind ein 23-valenter Polysaccharidimpfstoff PPV23 (Pneumovax®) sowie ein 10-valenter (PCV10, Synflorix®) und ein 13-valenter Konjugatimpfstoff PCV13 (Prevenar®) verfügbar.

Empfehlung für den Alltag: Alle Patienten mit CED und CLE sollten als Indikationsimpfung gegen Pneumokokken geimpft werden. Die Erstimpfung sollte möglichst mit PCV13 und die Nachimpfung mit PPV23 erfolgen. Falls zeitlich möglich, sollte die Impfung vor Beginn einer immunsuppressiven Therapie stattfinden.

37.7 Andere impfpräventable Erkrankungen

Impfempfehlungen für Masern, Mumps, Röteln, Diphtherie, Tetanus, Pertussis, Herpes zoster und weitere Erkrankungen (auch Reiseimpfungen) unterscheiden sich nicht von den STIKO-Empfehlungen bei anderen chronischen Erkrankungen. Bei der Gabe von Lebendimpfstoffen unter immunsuppressiver Therapie besteht aktuell eine Diskrepanz zwischen den offiziellen Empfehlungen und der gelebten Realität. Aus Gründen der Vorsicht – nicht aber aufgrund eindeutiger Daten – wird empfohlen, auf Lebendimpfungen (z. B. MMR, Varizellen, Gelbfieber) unter immunsuppressiver Therapie zu verzichten. Es finden sich jedoch in zunehmender Zahl Belege, dass auch unter kombinierter immunsuppressiver Therapie, selbst unter Therapie mit TNF-Antikörpern, Lebendimpfungen sicher und effektiv wirken (Borte 2009; Scheinberg et al. 2010; Nash et al. 2015). Allerdings sollten Impflinge unter diesen Bedingungen engmaschig klinisch nachbeobachtet werden.

Empfehlung für den Alltag: Weil Lebendimpfungen unter Immunsuppression formal kontraindiziert sind, sollte direkt nach Erstdiagnose einer CED oder CLE nach Impfdefiziten gesucht werden – das gilt v. a. für Röteln bei jungen Frauen oder Varizellen.

37.8 Spezielle Situationen

37.8.1 Patienten nach Lebertransplantation

Nach einer Lebertransplantation (LTx) können sämtliche von der STIKO empfohlenen Impfungen mit Totimpfstoffen ab dem 6. Monat nach Lebertransplantation durchgeführt werden. Notwendige Impfungen mit Lebendimpfstoffen (z. B. Masern, Mumps, Röteln oder Varizellen) sollten vor der Transplantation erfolgen. Unter Berücksichtigung des Grades der Immunsuppression und der individuellen Situation des Patienten kann ein Jahr nach Lebertransplantation die Lebendimpfung gegen Masern, Mumps und Röteln (MMR) und auch eine Varizellen-Impfung vorgenommen werden. Gegebenenfalls müssen nach der Impfung Impftiter kontrolliert und eventuell zusätzliche Auffrischungsimpfungen durchgeführt werden.

37.8.2 Splenektomie

Ist bei Patienten mit einer fortgeschrittenen Lebererkrankung oder auch anderen Krankheiten (z. B. idiopathischer Thrombozytopenie) eine Splenektomie erforderlich, sollten vorher (oder direkt postoperativ) Impfungen gegen Meningokokken, Pneumokokken und Haemophilus influenzae erfolgen, um einer schweren bakteriellen Infektion (sog. OPSI-Syndrom, engl. overwhelming postsplenectomy infection syndrome) vorzubeugen.

37.9 Patientenseitige Vorbehalte gegen Impfungen

Mehrere deutsche, europäische und nordamerikanische Versorgungsforschungsprojekte ergaben, dass viele CED-Patienten nur einen unzureichenden Impfschutz aufweisen. Der wichtigste Vorbehalt gegen die Durchführung einer Schutzimpfung ist eine oftmals unreflektierte Angst vor Nebenwirkungen. Ebenso wurde häufig eine Verschlimmerung der Grundkrankheit durch eine Impfung befürchtet; die allermeisten Patienten sind aber grundsätzlich bereit, empfohlene Schutzimpfungen durchführen zu lassen. Diese Frage wurde bei Patienten mit CLE bislang nicht systematisch untersucht.

37.10 Verändert die immunsuppressive Therapie das Ansprechen auf Schutzimpfungen?

Diese Frage ist insbesondere bei der Pneumokokken- und Influenza-Impfung gut untersucht worden. Hier findet sich eine deutlich geringere Antikörper-Bildung unter immunsuppressiver Therapie. Daher sollten CED-Patienten möglichst schon vor Therapiebeginn geimpft werden. Bezüglich anderer Impfungen ist die Studienlage weniger klar.

37.11 Was ist zu tun, wenn keine krankheitsspezifische Schutzimpfung existiert?

Mehrere bei immunsupprimierten Patienten häufiger vorkommende opportunistische Infektionen (z. B. durch *Clostridium difficile*, CMV- und EBV-Viren, Tuberkulose, Histoplasmose oder *Pneumocystis-jiroveci*-Pneumonie) sind derzeit nicht impfpräventabel. Im Falle einer Mehrfachimmunsuppression sollte daher eine entsprechende Prophylaxe mit Trimethoprim/Sulfamethoxazol (Cotrimoxazol) gegen eine *Pneumocystis*-Pneumonie (PCP) erfolgen. Zudem müssen den Patienten andere Präventivmaßnahmen, wie z. B. richtiges Händewaschen und eine richtige Nahrungsmittelzubereitung, vermittelt werden. Zu letzterem Punkt bietet eine ausführliche Publikation der Kommission für Krankenhaushygiene und Infektionsprävention beim Robert Koch-Institut (RKI) aus dem Jahr 2005 sehr praktikable Vorschläge (online abrufbar unter https://www.rki.de/DE/Content/Infekt/EpidBull/Archiv/2005/Sonderausgaben/Sonderdruck_STIKO-Hinweise_Nov-2005.pdf).

37.12 Zusammenfassung

Der Impfstatus vieler Patienten mit chronischen entzündlichen Leber- und Darmerkrankungen entspricht nicht den offiziellen Empfehlungen. Es besteht jedoch fast bei allen Patienten eine hohe grundsätzliche Bereitschaft, empfohlene Impfungen wahrzunehmen. Daraus folgt die Notwendigkeit einer hohen ärztlichen Wachsamkeit für Impflücken, insbesondere bei immunsuppressiv behandelten Patienten. Der wichtigste Vorbehalt gegen eine Impfung ist die Angst vor Nebenwirkungen. Daher sollte die Sicherheit der empfohlenen Impfstoffe in den Mittelpunkt des Arzt-Patienten-Gesprächs wie auch der öffentlichen Diskussion gestellt werden, um eine höhere Akzeptanz zu erreichen.

37.13 Weiterführende Literatur

[1] Borte S, Liebert UG, Borte M, Sack U. Efficacy of measles, mumps and rubella revaccination in children with juvenile idiopathic arthritis treated with methotrexate and etanercept. Rheumatology. 2009; 48: 144–148.
[2] Merli M, Lucidi C, Giannelli V, et al. Cirrhotic patients are at risk for health care-associated bacterial infections. Clin Gastroenterol Hepatol. 2010; 8: 979–985.

[3] Nash ER, Brand M, Chalkias S. Yellow Fever Vaccination of a Primary Vaccinee During Adalimumab Therapy. J Travel Med. 2015; 22: 279–281.

[4] Scheinberg M, Guedes-Barbosa LS, Mangueira C, et al. Yellow fever revaccination during infliximab therapy. Arthritis Care Res. 2010; 62: 896–898.

[5] Song JY, Cheong HJ, Ha SH, et al. Clinical impact of influenza immunization in patients with liver cirrhosis. J Clin Virol. 2007; 39: 159–163.

[6] Teich N, Klugmann T, Tiedemann A, et al. Vaccination coverage in immuno-suppressed patients – results of a regional health services research study. Dtsch Arztebl Int. 2011; 108: 105–111.

[7] Thudi K, Yadav D, Sweeney K, Behari J. Physicians Infrequently Adhere to Hepatitis Vaccination Guidelines for Chronic Liver Disease. PLoS ONE. 2013; 8: e71124.

[8] Kommission für Krankenhaushygiene und Infektionsprävention beim Robert Koch-Institut (KRINKO). Anforderungen an die Hygiene bei der medizinischen Versorgung von immunsupprimierten Patienten. Bundesgesundheitsblatt Gesundheitsforschung Gesundheitsschutz. 2010; 53: 357–388.

[9] Mitteilung der Ständigen Impfkommission (STIKO) am Robert Koch-Institut: Hinweise zu Impfungen für Patienten mit Immundefizienz, Stand: November 2005. Epidemiologisches Bulletin. 2005, Sonderdruck.

Tim Eckmanns, Andreas Jansen

38 Infektionsschutzgesetz – was muss der Gastroenterologe wissen?

38.1 Einleitung

Am 1. Januar 2001 trat das Gesetz zur Verhütung und Bekämpfung von Infektions-krankheiten beim Menschen, (Infektionsschutzgesetz; IfSG) in Kraft [1]. Das IfSG re-gelt, welche Infektionserkrankungen in Deutschland meldepflichtig sind. Es löste das Bundesseuchengesetz (BSeuchG) aus dem Jahre 1961 sowie weitere Gesetze zur Seu-chenbekämpfung (wie z. B. das Gesetz zur Bekämpfung der Geschlechtskrankheiten) ab. Mit der Neuordnung des Infektionsschutzrechtes konnten die vernachlässigten Felder des öffentlichen Gesundheitsdienstes (ÖGD) wiederbelebt und ausgebaut wer-den, nachdem Mitte des 20. Jahrhunderts klassische Volksseuchen in den Industrie-nationen so gut wie ausgerottet waren und die von Infektionskrankheiten ausgehende Bedrohung als überwunden angesehen wurde (z. B. 1968 William H. Stewart, General Surgeon, Vereinigte Staaten von Amerika: „It is time to close the book on infectious diseases, and declare the war against pestilence won"), was zur Vernachlässigung von Maßnahmen der infektionsepidemiologischen Überwachung führte.

Aufgrund des grenzüberschreitenden Charakters von Infektionskrankheiten und Ausbrüchen ist das IfSG eine bundesrechtliche Regelung des Infektionschutzes, die ursprünglich im Verantwortungsbereich der Länder lag. Ergänzend zum IfSG sind in einigen Bundesländern zusätzlich landesspezifische Meldeverordnungen in Kraft. Verantwortlich für die staatliche Umsetzung des Infektionsschutzes in Deutschland ist der ÖGD. Im IfSG besonders angesprochene Institutionen des ÖGD umfassen die unteren Gesundheitsbehörden (ca. 400 Gesundheitsämter und 16 Landesbehörden) sowie das Robert Koch-Institut (RKI) als Bundesbehörde. Seltener erwähnt werden weitere Bundesbehörden, wie das Bundesinstitut für Arzneimittel und Medizinprodukte (BfArM), das Bundesinstitut für Risikobewertung (BfR) und das Paul-Ehrlich-Institut (PEI). Unmittelbarer Ansprechpartner im klinischen Bereich ist grundsätzlich das zuständige Gesundheitsamt.

38.2 Meldesystem

Das IfSG legt die Struktur eines übergreifenden Surveillance-Systems fest. Es definiert, welche Erreger bzw. Krankheiten mit welchen Zusatzinformationen von Laboren (La-bormeldepflicht) und Ärzten (ärztliche Meldepflicht) den Gesundheitsämtern gemel-det und von diesen über die Landesbehörden an das RKI übermittelt werden müssen. Dies wird in den §§ 6–11 des IfSG geregelt.

DOI 10.1515/9783110464757-040

§ 6 Meldepflichtige Krankheiten

In § 6 Abs. 1 Nr. 1 werden Krankheiten genannt, bei denen der Krankheitsverdacht, die Erkrankung und der Tod namentlich zu melden sind (Tab. 38.1). Gemäß Absatz 1 Nr. 2 müssen zusätzlich Erkrankungen an einer mikrobiell bedingten Lebensmittelvergiftung oder an einer akuten infektiösen Gastroenteritis vom behandelnden Arzt gemeldet werden, wenn eine Person betroffen ist, die gewerbsmäßig Kontakt mit besonders empfindlichen Lebensmitteln hat oder wenn zwei oder mehr gleichartige Erkrankungen auftreten, bei denen ein epidemiologischer Zusammenhang wahrscheinlich ist. Damit ist jeder Verdacht eines lebensmittelbedingten Ausbruchs meldepflichtig. Mit § 6 Abs. 1 Nr. 5 wurde ein Auffangtatbestand geschaffen. In § 6 Abs. 1 Nr. 1 nicht genannte bedrohliche Krankheiten oder zwei oder mehr gleichartige Erkrankungen sind demnach – auch vor einer Laborbestätigung – namentlich vom feststellenden Arzt an das Gesundheitsamt zu melden.

Auf dieser Grundlage wurden – nach vorangegangener Abstimmung zwischen den Bundesländern und dem Bund – bisher auch schwere Fälle von *C.-difficile*-Infektionen (CDI) gemeldet. Seit dem 1. Mai 2016 existiert für *C. difficile* jedoch eine Meldeverordnung (s. u.).

§ 6 Abs. 3 regelt die anonyme Meldung des gehäuften Auftretens von (zwei oder mehr) nosokomialen Infektionen, bei denen ein epidemiologischer Zusammenhang wahrscheinlich ist oder vermutet wird. Bei nosokomialen Ausbrüchen sind die einzelnen infizierten und kolonisierten Patienten anonym zu melden.

§ 7 Meldepflichtige Nachweise von Krankheitserregern

§ 7 Abs. 1 listet von den Laboren zu meldende Erreger auf (Tab. 38.1). Gemäß § 7 Abs. 2 sind namentlich im Gesetz nicht genannte Krankheitserreger meldepflichtig, soweit deren örtliche und zeitliche Häufung auf eine schwerwiegende Gefahr für die Allgemeinheit hinweist. Nach diesem Paragraphen können Häufungen – auch reine Kolonisationen – von z. B. außergewöhnlichen Resistenzen, die nicht meldepflichtig sind, gemeldet werden. In § 7 Abs. 3 wird die nichtnamentliche Meldung geregelt. Dies Meldungen erfolgen direkt an das RKI, aus persönlichem Schutzrecht der Patienten bzw. weil kein Handlungsbedarf für die Gesundheitsämter besteht.

Zum 1. Mai 2016 trat die „Verordnung zur Anpassung der Meldepflichten nach dem Infektionsschutzgesetz an die epidemische Lage" (IfSG-Meldepflicht-Anpassungsverordnung 04.02.2016) in Kraft [2]. Damit wird die Meldepflicht nach § 6 Abs. 1 Satz 1 Nr. 1 des Infektionsschutzgesetzes ausgedehnt auf die Erkrankung sowie den Tod an einer *Clostridium-difficile*-Infektion (CDI) mit klinisch schwerem Verlauf. Ein klinisch schwerer Verlauf liegt vor, wenn 1. der Erkrankte zur Behandlung einer ambulant erworbenen CDI in eine medizinische Einrichtung aufgenommen wird, 2. der Erkrankte zur Behandlung der CDI oder ihrer Komplikationen auf eine Intensivstation verlegt

Tab. 38.1: Krankheiten, die namentlich nach § 6 (IfSG) durch den Arzt und Erreger, die namentlich nach § 7 (schwarz) durch das Labor zu melden sind.

1. *Acinetobacter spp.* mit Carbapenem-Nichtempfindlichkeit oder bei Nachweis einer Carbapenemase-Determinante; Meldepflicht bei Infektion oder Kolonisation.

2. Adenoviren; Meldepflicht nur für den direkten Nachweis im Konjunktivalabstrich

3. Arboviren sonstige

4. *Bacillus anthracis* (Milzbrand)

5. *Bordetella pertussis, Bordetella parapertussis* (Pertussis)

6. *Borrelia recurrentis*

7. *Brucella sp.*

8. *Campylobacter sp.*, darmpathogen

9. Chikungunya-Virus

10. *Chlamydia psittaci*

11. *Clostridium botulinum* oder Toxinnachweis (Botulismus)

12. (*Clostridium-difficile*-Infektion mit klinisch schwerem Verlauf)

13. *Corynebacterium diphtheriae*, toxinbildend (Diphtherie)

14. *Coxiella burnetii*

15. Dengue-Virus

16. humanpathogene *Cryptosporidium sp.*

17. Ebolavirus (virusbedingtem hämorrhagischen Fieber)

18. Enterobacteriaceae mit Carbapenem-Nichtempfindlichkeit oder bei Nachweis einer Carbapenemase-Determinante, mit Ausnahme der isolierten Nichtempfindlichkeit gegenüber Imipenem bei *Proteus spp., Morganella spp., Providencia spp.* und *Serratia marcescens*; Meldepflicht bei Infektion oder Kolonisation

19. a) *Escherichia coli*, enterohämorrhagische Stämme (EHEC) (enteropathisches hämolytisch-urämisches Syndrom (HUS))

20. b) *Escherichia coli*, sonstige darmpathogene Stämme

21. *Francisella tularensis*

22. FSME-Virus

23. Gelbfiebervirus (virusbedingtes hämorrhagisches Fieber)

24. *Giardia lamblia*

25. *Haemophilus influenzae*; Meldepflicht nur für den direkten Nachweis aus Liquor oder Blut

26. Hantaviren (virusbedingtes hämorrhagisches Fieber)

27. Hepatitis-A-Virus (akute Virushepatitis)

28. Hepatitis-B-Virus (akute Virushepatitis)

29. Hepatitis-C-Virus; Meldepflicht für alle Nachweise, soweit nicht bekannt ist, dass eine chronische Infektion vorliegt (akute Virushepatitis)

30. Hepatitis-D-Virus (akute Virushepatitis)

31. Hepatitis-E-Virus (akute Virushepatitis)

32. Humane spongiforme Enzephalopathie, außer familiär-hereditäre Formen

33. Influenzaviren; Meldepflicht nur für den direkten Nachweis

34. Lassavirus (virusbedingtes hämorrhagisches Fieber)

35. *Legionella sp.*

36. Humanpathogene *Leptospira sp.*

37. *Listeria monocytogenes*; Meldepflicht nur für den direkten Nachweis aus Blut, Liquor oder anderen normalerweise sterilen Substraten sowie aus Abstrichen von Neugeborenen

38. Marburgvirus (virusbedingtes hämorrhagisches Fieber)

39. Masernvirus (Masern)

40. Mumpsvirus (Mumps)

41. *Mycobacterium leprae*

Tab. 38.1: (Fortsetzung)

42. *Mycobacterium tuberculosis/africanum*, *Mycobacterium bovis*; Meldepflicht für den direkten Erregernachweis sowie nachfolgend für das Ergebnis der Resistenzbestimmung; vorab auch für den Nachweis säurefester Stäbchen im Sputum (Erkrankung und der Tod an einer behandlungsbedürftigen Tuberkulose, auch wenn ein bakteriologischer Nachweis nicht vorliegt)

43. *Neisseria meningitidis*; Meldepflicht nur für den direkten Nachweis aus Liquor, Blut, hämorrhagischen Hautinfiltraten oder anderen normalerweise sterilen Substraten (Meningokokken-Meningitis oder -Sepsis)

44. Norwalk-ähnliches Virus; Meldepflicht nur für den direkten Nachweis aus Stuhl

45. Poliovirus (Poliomyelitis (als Verdacht gilt jede akute schlaffe Lähmung, außer wenn traumatisch bedingt))

46. Rabiesvirus (Tollwut)

47. *Rickettsia prowazekii*

48. Rotavirus

49. Rubellavirus (Röteln einschließlich Rötelnembryopathie)

50. *Salmonella Paratyphi*; Meldepflicht für alle direkten Nachweise (Paratyphus)

51. *Salmonella Typhi*; Meldepflicht für alle direkten Nachweise (Typhus abdominalis)

52. *Salmonella*, sonstige

53. *Shigella sp.*

54. *Staphylococcus aureus*, Methicillin-resistente Stämme (MRSA); Nachweis aus Blut oder Liquor

55. *Trichinella spirali*s

56. Varizella-Zoster-Virus (Varizellen)

57. *Vibrio cholerae* O 1 und O 139 (Cholera)

58. West-Nil-Virus

59. *Yersinia enterocolitica*, darmpathogen

60. *Yersinia pestis* (Pest)

61. Zika-Virus

62. Andere Erreger hämorrhagischer Fieber (virusbedingtes hämorrhagisches Fieber)

wird, 3. ein chirurgischer Eingriff, z. B. Kolektomie, auf Grund eines Megakolons, einer Perforation oder einer refraktären Kolitis erfolgt oder 4. der Erkrankte innerhalb von 30 Tagen nach der Feststellung der CDI verstirbt und die Infektion als direkte Todesursache oder als zum Tode beitragende Erkrankung gewertet wird. Gegenüber der Meldung über den Auffangparagraphen (s. o.) hat sich das erste Kriterium für einen schweren Verlauf in dem Sinne verändert, dass nun auch schwere ambulante CDI zu melden sind.

Die Meldepflicht nach § 7 Abs. 1 Satz 1 des Infektionsschutzgesetzes wird weiter ausgedehnt auf den Nachweis von Chikungunya Virus, Dengue-Virus, West-Nile-Virus, Zika-Virus und sonstige Arboviren sowie auf folgende Krankheitserreger: *Staphylococcus aureus*, Methicillin-resistente Stämme (MRSA) (Meldepflicht für den Nachweis aus Blut oder Liquor, soweit der Nachweis auf eine akute Infektion hinweist; invasive MRSA sind bereits seit 2009 gemäß einer Anpassungsverordnung meldepflichtig), Enterobacteriaceae mit Carbapenem-Nichtempfindlichkeit oder bei Nachweis einer Carbapenemase-Determinante, mit Ausnahme der isolierten Nichtempfindlichkeit gegenüber Imipenem bei *Proteus spp.*, *Morganella spp.*, *Providencia spp.* und *Serratia marcescens* (Meldepflicht bei Infektion oder Kolonisation); *Acinetobacter spp.*

mit Carbapenem-Nichtempfindlichkeit oder bei Nachweis einer Carbapenemase-Determinante (Meldepflicht bei Infektion oder Kolonisation).

Die genannten neuen Meldepflichten finden sich nicht im Gesetzestext, daher hat das RKI unter http://www.rki.de/DE/Content/Infekt/IfSG/Meldepflichtige_Krankheiten/Meldepflichtige_Krankheiten_Erreger.pdf eine aktuelle Übersichtstabelle aller meldepflichtigen Krankheiten und Krankheitserreger mit Berücksichtigung sämtlicher Verordnungen abgelegt. Dort sind auch die landesspezifischen Meldepflichten aufgeführt.

In den §§ 9 und 10 ist festgelegt, welche Inhalte zu melden sind. Die Meldepflicht ist eine der wenigen Tatbestände, bei denen die ärztliche Schweigepflicht aufgehoben ist. Die Meldung hat spätestens innerhalb von 24 h nach erlangter Kenntnis an das für den Aufenthalt des Betroffenen zuständige Gesundheitsamt zu erfolgen.

Die Gesundheitsämter müssen dementsprechend vorsichtig mit den personenbezogenen Daten umgehen. Vom Gesundheitsamt werden die pseudonymisierten Daten spätestens am der Meldung folgenden Arbeitstag an die zuständige Landesbehörde übermittelt und von dort spätestens nach einem weiteren Arbeitstag an das RKI.

Die meldepflichtigen Daten sind über das interaktive Programm SurvStat@RKI 2.0 (https://survstat.rki.de/) abrufbar (Abb. 38.1) und werden wöchentlich im Epidemiologischen Bulletin (http://www.rki.de/DE/Content/Infekt/EpidBull/epid_bull_node.html) und jährlich im Infektionsepidemiologisches Jahrbuch [3] (http://www.rki.de/DE/Content/Infekt/Jahrbuch/jahrbuch_node.html) veröffentlicht.

38.3 Zusammenfassung

Das Infektionsschutzgesetz dient der Überwachung und Kontrolle von Infektionserkrankungen. Es regelt die Einbindung des ÖGD in das Management von Infektionskrankheiten und definiert spezifische Meldepflichten. Dem Kliniker sollte bekannt sein, dass eine ärztliche Meldeplicht (z. B. im Falle einer Häufung von gastrointestinalen Infektionen mit einem vermuteten kausalen Zusammenhang) besteht. Er sollte mit der grundsätzlichen Funktionsweise des ÖGD vertraut sein. Zudem sollte ihm der zuständige Ansprechpartner im Gesundheitsamt bekannt sein, um im Falle eines Ausbruchs unmittelbar und ohne Zeitverlust Kontakt aufnehmen zu können. Die Meldedaten werden von den Gesundheitsämtern für das unmittelbare Infektionsmanagement genutzt. Sie werden auf Bundesebene epidemiologisch vom RKI ausgewertet und zur Verfügung gestellt (SurvStat@RKI 2.0), was dem Kliniker eine Orientierung über die aktuell relevanten Trends im Bereich der Infektionskrankheiten ermöglicht, die auch differentialdiagnostische und prophylaktische Relevanz haben können.

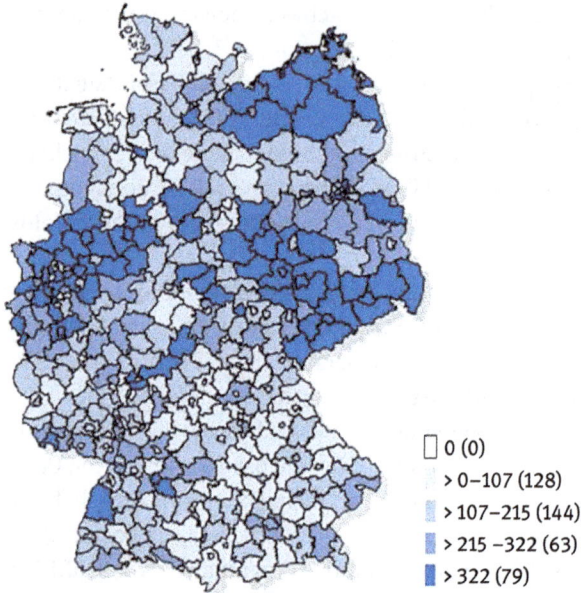

- ☐ 0 (0)
- > 0–107 (128)
- > 107–215 (144)
- > 215 –322 (63)
- > 322 (79)

Abb. 38.1: Beispiel für Surveillance durch das RKI: Inzidenz von Norovirus in den Landkreisen für das Jahr 2015; Fälle pro 100.000 Einwohner (Anzahl der Kreise).

38.4 Literatur

[1] Gesetz zur Verhütung und Bekämpfung von Infektionskrankheiten beim Menschen (Infektions-schutzgesetz).
http://www.gesetze-im-internet.de/ifsg/index.html (Zugriff 12.09.2016).
[2] IfSG-Meldepflicht-Anpassungsverordnung 04.02.2016;
https://www.bundesrat.de/SharedDocs/drucksachen/2016/0001-0100/75-16.pdf (Zugriff 22.05.2017).
[3] Robert Koch-Institut: Infektionsepidemiologisches Jahrbuch für 2015, Berlin, 2016.

Klaus Schröppel

39 Hygienemaßnahmen in der Gastroenterologie

39.1 Allgemeine Grundlagen der Hygiene

Die Vermeidung der Übertragung von Krankheitserregern und des Auftretens von nosokomialen Infektionen erweist sich als zunehmende Herausforderung für die gesamte Humanmedizin. Wie zu erwarten steht hier die stationäre Krankenversorgung in Kliniken wegen der Betreuung oft schwerkranker und immungeschwächter Patienten vor täglichen Herausforderungen. Geeignete Hygienemaßnahmen erfüllen in diesem Kontext die Aufgabe, einen reibungslosen Behandlungsablauf und präventive Maßnahmen gegen diese Gefährdungen gleichermaßen zu gewährleisten.

Im Bereich der Infektiologie stellen sich zusätzliche Hygienefragen im Hinblick auf die möglicherweise ansteckenden, mehr oder weniger leicht von Mensch zu Mensch übertragbaren Infektionserkrankung(en) des jeweiligen Patienten. Sehr ähnliche, aber nicht identische Konzepte führen sowohl im stationären als auch im ambulanten Umfeld der niedergelassenen Arztpraxis des Gastroenterologen zu einem sicheren Umgang mit ansteckenden Patienten.

Im Vergleich zur klassischen Krankenhaushygiene und Prävention der nosokomialen Infektionen erweitert sich in der Infektiologie das Spektrum der Übertragungswege.

39.1.1 Hygienedokumentation und Informationsmöglichkeiten

Ziel von Anweisungen für Hygienemaßnahmen ist es, organisatorische Festlegungen für den bestmöglichen Schutz von Patienten und Mitarbeitern zu treffen. Dies geschieht im Rahmen des so genannten Hygieneplans und wird im Infektionsschutzgesetz sowie den Landeshygieneverordnungen gefordert.

Neben dem eigentlichen Hygieneplan können ergänzende Dokumente für spezielle Bereiche (z. B. Endoskopie, Dialyse, Intensivstation etc.) und eine Anzahl von Merkblättern, Reinigungs- und Desinfektionsplänen etc. notwendig sein.

In Verfahrens- und Standardarbeitsanweisungen für Ärzte, Pflegekräfte und nichtmedizinische Mitarbeiter werden konkrete operative Anweisungen erteilt, die über den eigentlichen Infektionsschutz hinausgehen, z. B. die Anlage von ZVK, die Vorgehensweise beim Verbandswechsel oder der Betrieb von raumlufttechnischen Anlagen berühren wichtige Fragen des Infektionsschutzes, werden jedoch von den jeweils zuständigen Berufsgruppen oder Fachabteilungen separat organisiert.

Die medizinischen Grundlagen und regulatorischen Rahmenbedingungen des Infektionsschutzes basieren wesentlich auf dem Infektionsschutzgesetz (IfSG), den Empfehlungen der Kommission für Krankenhaushygiene und Infektionsprävention

DOI 10.1515/9783110464757-041

(KRINKO) des Robert Koch-Institutes (RKI), den Medizinhygieneverordnungen der Länder, Leitlinien der AWMF und weiterer wissenschaftlicher Fachgesellschaften sowie der einschlägigen Fachliteratur in nationalen und internationalen Journalen.

39.1.2 Personelle und operative Organisation der Krankenhaushygiene

39.1.2.1 Der Ärztliche Direktor/Geschäftsführung/Praxisinhaber

Der Leiter einer medizinischen Einrichtung trägt die Gesamtverantwortung für die Krankenhaushygiene und Infektionskontrolle. Er ist der Vorsitzende der Hygienekommission. In seiner Funktion setzt er hygienebezogene Regelungen in Form von Dienstanweisungen für alle Mitarbeiter bindend in Kraft.

39.1.2.2 Der Krankenhaushygieniker

Der Krankenhaushygieniker berät den Leiter einer medizinischen Einrichtung in allen Fragen der Krankenhaushygiene (RKI 2009, RKI 2016). In Arztpraxen werden meist externe Krankenhaushygieniker auf der Basis von Dienstleistungsverträgen aktiv.

39.1.2.3 Die Hygienefachkräfte

Die Hygienefachkräfte betreuen wesentlich die praktischen Belange der Krankenhaushygiene durch Schulungen, Begehungen, Beratungen und Kontrollen (RKI 2009). In Arztpraxen werden z. B. regelmäßige Schulungen durch Hygienefachkräfte vorgenommen, die als externe Dienstleister aktiv sind.

39.1.2.4 Die hygienebeauftragten Ärzte

In einzelnen Fachabteilungen, Instituten oder größeren Arztpraxen sind je nach Größe und Risiko hygienebeauftragte Ärzte (gegebenenfalls auch Stellvertreter) zu benennen, die nach Erwerb einer entsprechenden Qualifikation benannt werden. Nach den Empfehlungen des RKI haben sie unter besonderer Berücksichtigung ihres fachspezifischen Wissens eine zentrale Verantwortung für den Erfolg des Gesamtkonzeptes der Prävention (Surveillance, Kontrolle und Maßnahmen zur Verhütung nosokomialer Infektionen).

39.1.2.5 Die Hygienekommission

Die Organisation, Arbeitsweise und Aufgaben einer Hygienekommission werden in den Landeshygieneverordnungen skizziert (z. B. Feststellung des Bedarfs an Hygienefachpersonal, Fortschreibung des Hygieneplans, Interpretationen von Surveillance-Ergebnissen und Festlegung von Gegenmaßnahmen). Sinnvoll ist die Festlegung einer Geschäftsordnung. In Arztpraxen können regelmäßige Treffen die Funktion einer Hygienekommission übernehmen, gesetzlich gefordert sind sie in diesen Bereichen nicht.

39.1.2.6 Ergebnisqualität und Surveillance

Die laufende Erfassung von infektiologisch relevanten Ereignissen, ihre Interpretationen, das Ableiten von (Gegen-)Maßnahmen sowie die anschließende Messung des Erfolgs dieser Vorgehensweise werden unter dem Begriff der Surveillance zusammengefasst. Sie ist die wichtigste Technik zur Steuerung infektionspräventiver Maßnahmen und wurde deswegen auch in den einschlägigen Gesetzeswerken vorgeschrieben (z. B. § 23 IfSG). Die Organisation von Surveillance-Projekten hängt von der Größe der medizinischen Einrichtung sowie den diagnostischen und therapeutischen Prozeduren ab, die ein Infektionsrisiko verursachen. Sie beinhalten z. B. die Erfassung von postoperativen Wundinfektionen nach Interventionen, die Erfassung von Device-assoziierten Infektionen in der Intensivmedizin (Harnwegsinfektionen, ZVK-assoziierte Septikämie oder beatmungsassoziierte Pneumonie) oder das Auftreten von PVK- (peripherer Venenkatheter) oder Harnwegsinfektionen auf Normalstationen.

39.2 Basishygiene

Unter dem Begriff Basishygiene – oft auch Standardhygiene genannt – werden allgemeine Hygienemaßnahmen zur Vermeidung der Übertragung von Krankheitserregern bzw. zur Vorbeugung von Infektionen zusammengefasst.

Es handelt sich um ein Bündel aus Hygienemaßnahmen, die bei jedem Patienten anzuwenden sind. Entsprechendes gilt auch für patientenferne Bereiche, z. B. beim Umgang mit Medizinprodukten. Die Maßnahmen der Basishygiene dienen sowohl dem Patienten- als auch dem Mitarbeiterschutz.

Treten bestimmte Erreger oder akute Gefahren einer Kontamination auf, sind die Maßnahmen der Basishygiene ggf. durch spezifische risikobezogene Maßnahmen zu ergänzen.

Die Basishygienemaßnahmen zielen vornehmlich auf den Übertragungsweg der Handkontakte mit dem Patienten, mit der unmittelbaren Patientenumgebung oder auch mit Kontaminationen aus dem klinischen Umfeld der Patienten ab.

39.2.1 Händehygiene

Die wichtigste Maßnahme ist die konsequente Händehygiene (inkl. hygienische Händedesinfektion, Händereinigung, Hautschutz und -pflege), da die Hände des ärztlichen und pflegerischen Personals mit Abstand die häufigsten Überträger von Erre-

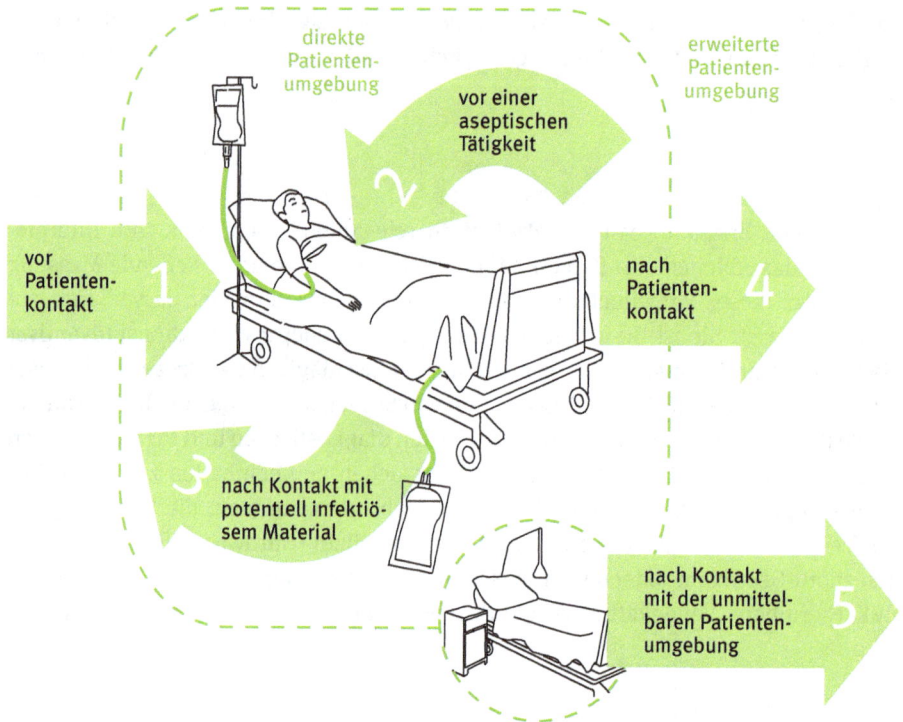

Abb. 39.1: Die fünf Indikationen der Händedesinfektion. Modifiziert nach 'Your 5 moments for hand hygiene', WHO 2006.

gern darstellen. Dabei sind die fünf Indikationen der Händedesinfektion zu beachten (Aktion „Saubere Hände"; Abb. 39.1). Wesentliche Voraussetzung dafür ist das Vorhandensein von Spendern in den relevanten Bereichen, wo Kontaminationen vorkommen. Dies ist selten der Handwaschplatz, sondern das nähere Umfeld des Patienten. Die Industrie bietet zahlreiche Konfigurationen für Befestigungen von Spendern und geeigneten Pumpsystemen.

39.2.2 Individualhygiene

Hierzu zählen kurze, unlackierte Fingernägel, der Verzicht auf künstliche Fingernägel, auf Schmuck und Armbanduhr an Händen und Unterarmen (bare below the elbow), das Zusammenbinden oder Zurückstecken zu langer Haare, das flüssigkeitsdichte Abdecken von Verletzungen z. B. an den Händen, der Verzicht auf Essen am Arbeitsplatz sowie saubere Arbeitskleidung. Ethnische Kleidung wie Kopftücher oder langärmelige Dienstkleidung ist meist unproblematisch ohne Einschränkung des Infektionsschutzes umsetzbar.

39.2.3 Persönliche Schutzausrüstung

Der korrekte, situationsbezogene Einsatz von persönlicher Schutzausrüstung (PSA), wie z. B. Schutzhandschuhen bei möglicher Berührung von erregerhaltigem Material oder kontaminierten Flächen, ist nicht nur bei medizinischen Mitarbeitern, sondern auch anderen Berufsgruppen zu beachten und entsprechend zu schulen. Wichtige Fehler sind hier die irrige Auffassung, dass Schutzhandschuhe den Patienten vor Infektionen schützen. Richtig ist vielmehr, dass der Träger der Schutzhandschuhe geschützt ist. Die Außenseite der Schutzhandschuhe ist nutzungsbedingt kontaminiert, deshalb müssen diese und alle anderen Artikel der persönlichen Schutzhandschuhe nach Beendigung des jeweiligen Teilschritts der Tätigkeit abgelegt werden. Anschließend ist eine Händedesinfektion durchzuführen.

39.2.4 Weitere Aspekte der Basishygiene

Die Schulung der Mitarbeiter in allen Belangen des korrekten Hygieneverhaltens zählt ebenfalls als wichtiger Faktor der Basishygiene. Im Infektionsschutzgesetz wird die Aussage getroffen, dass ein korrektes Hygienemanagement bei Beachtung der KRINKO-Empfehlungen vermutet wird. Dies wird auch vor Gericht anerkannt, jedoch ist dann zwingend die laufende und umfassende Schulung aller Mitarbeiter zu belegen.

Zur Basishygiene werden darüber hinaus noch weitere wichtige Bausteine gezählt, so z. B. Reinigung und Desinfektion von Flächen, die Aufbereitung von Medizinprodukten, der hygienische Umgang mit Wäsche und Geschirr oder die Abfallentsorgung.

39.3 Übertragungswege der Erreger von Infektionskrankheiten

39.3.1 Bedeutung für die Infektionsprävention

Effektive Infektionsprävention beruht auf der simplen Methode, das schmale Spektrum an Wegen zur Übertragung von Krankheitserregern zu unterbinden. Es geht also immer darum, unkontrollierte Übertragungswege zu finden bzw. zu identifizieren oder vorherzusehen und geeignete Maßnahmen zur Kontrolle und Unterbrechung dieser Übertragungswege zu ergreifen.

Diese Herangehensweise setzt neben einer konsequenten Umsetzung der einfachen Basishygienemaßnahmen voraus, dass rationale Entscheidungen auf Basis einer gezielten Risikoanalyse unter Berücksichtigung der Eigenschaften der infrage kommenden Erreger getroffen werden. Diese ärztlichen Schlussfolgerungen müssen unbeeinflusst sein von stammspezifischen Besonderheiten einzelner Isolate der Erreger-

Spezies, die ihren generellen Übertragungsweg nicht verändern. So sind die für die Behandlung von bakteriellen Infektionserkrankungen sehr wichtigen Resistenzeigenschaften in Hinblick auf den Übertragungsweg eines bestimmten Erregers weitgehend ohne Konsequenzen. Dies bedeutet beispielsweise, dass die Übertragungswege eines Penicillin-empfindlichen Isolates von *Staphylococcus aureus* (MSSA) exakt denjenigen gleichen, die ein Methicillin-resistenter *Staphylococcus aureus*, also ein MRSA, nutzt.

39.3.2 Erläuterung der Übertragungswege mit Beispielen

Während der Tätigkeit in einer medizinischen Einrichtung verursachen einige der vorgestellten Übertragungswege mit einer nur geringen Wahrscheinlichkeit ein relevantes Infektionsrisiko. Beispielsweise sind diaplazentar übertragbare Krankheitserreger während medizinischer Prozesse ohne Bedeutung (z. B. parasitäre Erreger: *Toxoplasma gondii*). Gleiches gilt für Vektoren bei der Übertragung von Virusinfektionen oder Parasitosen.

39.3.2.1 Direkte Übertragungswege

Da es sich meistens um Ereignisse in Zusammenhang mit händischen Tätigkeiten oder der direkten Annäherung an einen Patienten handelt, sind die konsequente Durchführung der Händehygiene sowie die korrekte Verwendung der persönlichen Schutzausrüstung (Schutzhandschuhe, Gesichtsschutzmaske) unverzichtbar und ausreichend.

Haut-/Schleimhautkontakt: Während der Tätigkeit am Patienten ergeben sich vielfache Möglichkeiten, die äußere Haut oder die Schleimhaut zu berühren und so eine Kontamination der eigenen Oberflächen zu verursachen. Die Folge ist eine direkte Erregerübertragung. Alle Erreger, die die intakte Haut oder minimale Läsionen in der Haut als Eintrittspforte nutzen können, werden auf diese Art und Weise übertragen (z. B. Herpesviren, Streptokokken, Staphylokokken, Ektoparasiten) und können beim Empfänger sofort eine Infektion mit der Folge einer Erkrankung verursachen. Die übliche Route ist hierbei vom infizierten Patienten zum medizinischen Mitarbeiter. Durch die Anwendung von Schutzhandschuhen wird eine wirksame Barriere zwischen den erregerhaltigen Materialien und den eigenen Oberflächen gesichert. Nach Ablegen der Schutzhandschuhe ist eine Händedesinfektion vorzunehmen, denn diese können nicht sicher ohne Kontamination der Anwenderhand entfernt werden.

Direkte Erreger-Exposition: Dieser Übertragungsweg kommt wesentlich seltener vor, hier ist an den Kontakt mit erregerhaltigen Flüssigkeiten, z. B. in Oberflächengewässern, zu denken (Leptospiren).

Tröpfchen: Die Übertragung von erregerhaltigem Sekrettröpfchen steht vor allem bei Patienten mit Atemwegsinfektionen im Fokus. Diese Partikel sinken aufgrund ihrer Größe und der Schwerkraft zu Boden. Eintrittspforte durch die direkte Aufnahme dieser Tröpfchen sind die eigenen Atemwege, insbesondere die Nase und die Mundhöhle, sowie die Augen. Die meisten respiratorischen Infektionen werden auf diesem Wege übertragen (RS-Virus, Keuchhusten, Streptokokken-Infektionen), aber auch akutes Erbrechen wegen einer Norovirus-Infektion führt zu virushaltigen und somit infektiösen Tröpfchen. Die einfachste Präventionsmaßnahme liegt deshalb in der Einhaltung eines Mindestabstandes größer als 1 m sowie der Anwendung einer dicht sitzenden Gesichtsschutzmaske. Sobald die Tröpfchen zu Boden gesunken sind, ist dieser Übertragungsweg nicht mehr relevant.

Blut und Sekretionen: Durch Stichverletzungen können virushaltige Kontaminationen aus dem Patienten-Blut direkt übertragen werden. Klassisches Beispiel hierfür ist die Übertragung des Hepatitis B-Virus (HBV). Da es hierfür keine geeignete Schutzmaßnahme gibt, mit der eine ausreichende Sicherheit erreicht werden konnte, hat sich hier die wesentlich einfachere Prävention durch die Hepatitis-B-Impfung durchgesetzt. Nichtsdestotrotz werden weitere Viruserkrankungen durch direkten Kontakt oder Stichverletzungen mit Blut übertragen. Die persönliche Schutzausrüstung bietet hier den notwendigen Barriereschutz; die Vermeidung spitzer und scharfer Instrumente ist eine andere wesentliche Gegenmaßnahme.

39.3.2.2 Indirekte Übertragungswege
Bei diesen Übertragungswegen werden unterschiedliche Verschleppungswege für erregerhaltige Materialien angetroffen. Insbesondere die Hände der medizinischen Mitarbeiter spielen hier die größte Rolle.

Kontakt mit kontaminierten Vehikeln
Zwischen dem infizierten Patienten und dem empfänglichen Wirtsorganismus können unterschiedliche belebte und unbelebte Vehikel als Übertragungsweg fungieren. Auch an dieser Stelle spielen die Hände eine besondere Rolle, allerdings werden in diesem Fall unbeteiligte Dritte von kontaminierten Händen und den daran anhaftenden Erregern belastet (Schutzhandschuhe können in diesem Zusammenhang einen wichtigen Übertragungsweg darstellen!). Darüber hinaus spielen medizintechnische Geräte, Oberflächen im Umfeld des Patienten oder technische Installationen ebenfalls eine Rolle. Die Gegenmaßnahmen umfassen hier wiederum die Händedesinfektion sowie die konsequente Anwendung von persönlichen Schutzausrüstungen. Fokus der Händedesinfektion ist nun die Anwendung des Einreibepräparates vor dem Kontakt mit einem unbeteiligten Dritten. Hierbei werden häufig Fehler beobachtet.

Aerogene Übertragungen (air borne)

Die hier relevanten Flüssigkeitströpfchen sind sehr klein und werden als Aerosol bezeichnet. Sie können direkt bis in die Alveolen eingeatmet werden. Ihre aerodynamischen Eigenschaften bedingen einen langanhaltenden Schwebezustand in der Luft, sie sedimentieren langsam und können durch eine Gesichtsschutzmaske nicht abgehalten werden. Diesen Übertragungsweg nutzen beispielsweise Mykobakterien, der Erreger des Q-Fiebers in tierischen Ausscheidungen (*Coxiella burnetii*), Schimmelpilze (*Aspergillus fumigatus*) sowie Viren wie zum Beispiel Masernviren oder Windpockenviren. Als notwendige Gegenmaßnahmen stehen dicht sitzende Atemschutzmasken zur Verfügung (so genannte FFP-2- oder FFP-3-Masken), die im medizinischen Alltag besonders bei Patienten mit Verdacht oder nachgewiesener Tuberkulose der Lunge anzuwenden sind (bei alleiniger Organtuberkulose z. B. eines Lymphknotens sind diese Vorsichtsmaßnahmen nicht erforderlich!). Um die Exposition besonders empfänglicher Patienten zu kontrollieren, wird zur Prävention von Schimmelpilzinfektionen im Patientenzimmer ein Überdruck unter Verwendung permanenter Sterilfilter für einströmende Luft über eine RLT (raumlufttechnische) Anlage eingesetzt.

39.3.3 Besondere Anforderungen in der Gastroenterologie

Besondere Anforderungen an die Hygiene in der Gastroenterologie in Hinblick auf Untersuchungen, Interventionen und Therapien können vor diesem Hintergrund aus der Art und dem Umfang, mit der die Oberflächen des Patienten manipuliert bzw. durchdrungen werden, abgeleitet werden.

Bei der einfachen körperlichen Untersuchung genügt die einfache Beachtung der Händehygiene vor und nach Kontakt mit dem Patienten, eine Anwendung von Schutzhandschuhen kann sinnvoll sein (direkte Untersuchung der Schleimhäute). Die Verwendung von Hilfsmitteln (Spatel) sowie die anlassbezogene Anwendung der persönlichen Schutzausrüstung gefolgt von einer Händedesinfektion gehören ebenfalls zum Routinefall.

Steht eine Blutentnahme an oder sollen periphere Venenverweilkanülen gelegt werden, sind Schutzhandschuhe notwendig. Bei der Anlage von zentralen Zugängen müssen besondere Vorgaben beachtet werden. Diese sind in Standard-Arbeitsanweisungen festzulegen. Gegebenenfalls sind die Möglichkeiten der Handschuhdesinfektion zu berücksichtigen (RKI 2016).

Im Rahmen einer Endoskopie besteht, wie bei jedem anderen invasiven Eingriff, für den Patienten das Risiko, eine nosokomiale Infektion zu erwerben. Im Vergleich zu beispielsweise chirurgischen Eingriffen lässt sich jedoch für die Endoskopie eine Besonderheit feststellen: Bei den meisten der in der Literatur beschriebenen Fällen ist die Ursache für eine solche Infektion im Zusammenhang mit einem endoskopischen Eingriff eindeutig in der mangelhaften Aufbereitung der Geräte zu suchen. Durch eine ungenügende Reinigung und Desinfektion kann es zu ernsten Komplikationen mit tödlichem Ausgang kommen. Dieses Risiko ist bei konsequenter Beachtung aktueller Aufbereitungsempfehlungen der entsprechenden Fachgesellschaften weitgehend zu eliminieren. Das Spektrum der Erreger, die im Rahmen eines endoskopischen Eingriffs durch das Gerät bzw. Zusatzinstrumentarium übertragen werden können, ist weit gefächert. Die Aufstellung in Tab. 39.1 enthält eine Auswahl:

Tab. 39.1: Durch Endoskope übertragbare Erreger.

Viren	Bakterien	Protozoen	Pilze	Würmer
HBV	Salmonellen	*Cryptosporidium spp.*	*Aspergillus spp.*	*Strongyloides*
HCV	Mykobakterien			
HIV	Pseudomonaden			
	Helicobacter pylori			

Manuelle Reinigungs- und Desinfektionsverfahren müssen stets nach dokumentierten Standardarbeitsanweisungen und mit auf Wirksamkeit geprüften, auf das Medizinprodukt abgestimmten Mitteln und Verfahren durchgeführt werden. Dabei ist davon auszugehen, dass bei maschinellen Reinigungs- und Desinfektionsverfahren verfahrenstechnisch sichergestellt werden kann, dass die zur Erzielung einer quantifizierbaren Reinigungs- und Desinfektionsleistung notwendigen Parameter eingehalten werden. Auch bei Medizinprodukten, bei denen die Aufbereitung mit einer Desinfektion endet, muss die vollständige und korrekte Durchführung des Prozesses für den Anwender erkennbar sein. Die Standardarbeitsanweisungen müssen die Form der Freigabeentscheidung und das Vorgehen bei Abweichungen vom korrekten Prozessablauf enthalten. Die im Rahmen der Aufbereitung erfassten Messwerte der Prozessparameter und die Freigabeentscheidung sind mit Bezug auf die freigebende Person und die Charge zu dokumentieren. Sie müssen belegen, dass der angewendete Aufbereitungsprozess gemäß den Standardarbeitsanweisungen unter Einhaltung der im Validierungsprotokoll niedergelegten Parameter erfolgt ist.

Bei apparativen Untersuchungen oder therapeutischen Interventionen werden noch weitere Schutzmaßnahmen erforderlich. Diese umfassen gegebenenfalls bereichsspezifische Kleidung, die Verwendung von flüssigkeitsdichten Schutzkitteln sowie die Anlage von Kopfhauben, Gesichtsschutzmasken und Schutzbrillen. Beispiele sind hier die Endoskopie bei unklaren Symptomen einer Gastroenteritis, die Intubation bei einer potenziell infektiösen Atemwegserkrankung oder die Erstuntersuchung bei einer möglichen hämorrhagischen Virusinfektion.

39.4 Isolierung als spezielle Präventionsmaßnahme

Eine zusätzliche Maßnahme, die über die Händehygiene, den Einsatz der persönlichen Schutzausrüstung und anderer Bausteine der Basishygiene hinausgeht, stellt die Strategie der Isolierung infektiöser und/oder infektionsgefährdeter Patienten dar. Erweitert wurde dieses Konzept für besonders relevante Stämme oder Arten von Krankheitserregern, die sich entweder durch einen einfachen und deshalb mit hoher Wahrscheinlichkeit eintretenden Übertragungsweg auszeichnen oder deren Erwerb im Sinne einer pathologischen Besiedelung als Vorstufe einer mitunter schwer therapierbaren Infektionserkrankung verstanden wird (Fokus multiresistente Erreger, MRE).

Beim Betreten der Isolierbereiche müssen alle Personen die festgelegten Schritte des Ein- und des Ausschleusens beachten. Dies wird über den Hygieneplan geregelt. Die Anwendung von persönlichen Schutzausrüstungsgegenständen wie Schutzhandschuhen und Schutzkitteln ist von grundsätzlicher Bedeutung.

Die strikte Isolierung infektiöser Patienten im Einzelzimmer erweist sich immer dann als sinnvoll, wenn der kausale Krankheitserreger durch Aerosole oder über einen völlig unbekannten Weg übertragen wird. Klassische Beispiele hierfür sind Patienten mit Verdacht auf eine offene Lungentuberkulose, Patienten mit infektiöser Meningitis (insbesondere vor Applikation einer wirksamen antiinfektiven Therapie) oder Patienten mit hochkontagiösen Erkrankungen. Frühzeitig sind in Hinblick auf die räumliche Unterbringung geeignete Umgebungsbedingungen mit Unterdruck oder der Möglichkeit zur Entsorgung von erregerhaltigen Flüssigkeiten zu schaffen.

Die Isolierung im Sinne einer Barrieremaßnahme erlaubt die Unterbringung mehrerer Patienten mit derselben Indikation für eine Isolierung (so genannte Kohortenisolierung). Ein direkter oder indirekter Übertragungsweg über die Hände oder die unmittelbare Patientenumgebung soll dadurch neutralisiert werden. Hierunter fallen Patienten mit Kolonisation oder oberflächlichen Infektionen mit multiresistenten Erregern wie z. B. MRSA, VRE oder multiresistenten gramnegativen Erregern (MRGN).

Grundsätzlich würde hierzu auch die strikte Einhaltung von Basishygienemaßnahmen genügen, insbesondere, weil die effektive Anwendung von therapeutischen Prozessen dadurch in wesentlich geringerer Weise beeinträchtigt wird, als es durch die räumliche Isolierung von Patienten unweigerlich der Fall ist.

Sollen besonders „empfängliche" Patienten vor eine Infektion geschützt werden, wird die so genannte Umkehrisolierung oder Schutzisolierung angewendet. Auch hier müssen sich alle Mitarbeiter vor Betreten dieser Räumlichkeiten den festgelegten Einschleusungsprozeduren unterziehen. Darüber hinaus werden bauliche und technische Installationen in speziellen Stationen, z. B. der Hämatoonkologie oder der Transplantationsmedizin, vorgehalten (RLT, Sanitäranlagen, Fenster und Schleusen).

39.5 Weiterführende Literatur

[1] Lehrbuch Krankenhaus- und Praxishygiene: Hygienemanagement und Infektionsprävention in medizinischen und sozialen Einrichtungen. Herausgegeben von Axel Kramer, Ojan Assadian, Martin Exner, Nils-Olaf Hübner, Marianne Abele-Horn. & Urban Fischer Verlag/Elsevier GmbH; 3. Auflage. 2016.

[2] Infektionsprävention im Rahmen der Pflege und Behandlung von Patienten mit übertragbaren Krankheiten. Empfehlung der Kommission für Krankenhaushygiene und Infektionsprävention (KRINKO) beim Robert Koch-Institut. Bundesgesundheitsbl. 2015; 58: 11511170.

[3] Händehygiene in Einrichtungen des Gesundheitswesens. Empfehlung der Kommission für Krankenhaushygiene und Infektionsprävention (KRINKO) beim Robert Koch-Institut. Bundesgesundheitsbl. 2016, 59: 1189–1220.

[4] Anforderungen an die Hygiene bei der Aufbereitung von Medizinprodukten. Empfehlung der Kommission für Krankenhaushygiene und Infektionsprävention (KRINKO) beim Robert Koch-Institut. Bundesgesundheitsbl. 2012; 55: 1244–1310.

[5] Allegranzi B, Gayet-Ageron A, Damani N, et al. Global implementation of WHO's multimodal strategy for improvement of hand hygiene: a quasi-experimental study. Lancet Infect Dis. 2013; 13: 843–851.

[6] Pittet D, Allegranzi B, Sax H, Dharan S, Pessoa-Silva CL, Donaldson L, Boyce JM; WHO Global Patient Safety Challenge, World Alliance for Patient Safety. Evidence-based model for hand transmission during patient care and the role of improved practices. Lancet Infect Dis. 2006; 6: 641–652.

39.5.1 Wichtige Internetadressen

Alle Empfehlungen der Kommission für Krankenhaushygiene und Infektionsprävention (KRINKO) beim Robert Koch-Institut: Abrufbar über:
http://www.rki.de/DE/Content/Infekt/Krankenhaushygiene/Kommission/kommission_node.html

Reinier Mutters

40 Management von Ausbrüchen im Krankenhaus

40.1 Definition

Bei einem Ausbruch handelt es sich *per definitionem* um das gehäufte Auftreten nosokomialer Infektionen, bei denen ein epidemischer Zusammenhang wahrscheinlich ist oder vermutet wird. Diese Definition findet sich im Infektionsschutzgesetz (IfSG) in § 6 Abs. 3. Das Ausbruchsregister beim Deutschen Beratungszentrum für Hygiene in Freiburg hat Daten aus 2013 bis 2015 ausgewertet und konnte zeigen, dass in Deutschland bei den analysierten 29 Ausbrüchen Noroviren die häufigsten Ausbruchsverursacher waren. Unabhängig von der Art der Erreger wurden Ausbruchsdauern von sechs bis 185 Tagen ermittelt, wobei in 24 % der Fälle keine Erkrankungen, sondern lediglich Kolonisationen gesehen wurden. Auffällig war, dass neben den Patienten eine bemerkenswert hohe Zahl von Mitarbeitern erkrankte; diese Gruppe machte 33 % aller Erkrankten aus [1].

40.2 Epidemiologie von Ausbrüchen

Zu den häufigsten Ausbruchsgeschehen zählen solche im Zusammenhang mit den enteralen Erregern Norovirus und *Clostridium difficile*. Diese Ausbrüche stellen immer eine Herausforderung dar, insbesondere in Gemeinschaftseinrichtungen wie Krankenhäusern, Reha-Einrichtungen, Altenheimen, da sie mit erhöhter Morbidität, ggf. auch Mortalität und ökonomischen Verlusten verbunden sind.

Im Falle von Noroviren gehen die Ausbrüche meist auf kontaminierte Lebensmittel zurück. Es handelt sich um primär fäkal-orale Übertragungen. So waren bei dem bislang größten lebensmittelbedingten Ausbruch in Mitteldeutschland 8.962 Kinder, Jugendliche und Erwachsene im Jahr 2012 betroffen. Ursache waren Tiefkühl-Erdbeeren aus China [2]. Relevant für Ausbrüche in Gemeinschaftseinrichtungen des Gesundheitssystems, aber auch in großen Gruppierungen, wie sie sich beispielsweise auf Kreuzfahrtschiffen oder in Schulen finden, sind auch bei Noroviren aerogene Transmissionen durch sich erbrechende Infizierte und/oder der Kontakt mit fäkalen Kontaminationen. Die luftgetragene Transmission von Noroviren ähnelt der anderer aerogen ausgebreiteter Viren, beispielsweise Influenza, dessen rapide Transmissionsdynamik gut untersucht ist [3, 4]. Erschwerend wirkt sich der Umstand aus, dass die Viruspartikel eine hohe Umweltstabilität aufweisen. Sie überdauern bis zu zwei Wochen auf Oberflächen und zeigen eine hohe Infektiosität, nur wenige Viruspartikel genügen zum Auslösen einer Infektion [4–7].

Eine vergleichbare Dynamik der schnellen Ausbreitung lässt sich bei Ausbrüchen mit *Clostridium difficile* darstellen. Auch hier sind in relativ kurzer Zeit viele Menschen

DOI 10.1515/9783110464757-042

betroffen. Das physikalische Prinzip ist ähnlich dem bei Noroviren. Statt der sehr kleinen Viruspartikel werden hier kleine bakterielle Sporen verbreitet. Diese Dauerformen können auf Oberflächen bis zu sechs Monate persistieren [8] und werden durch ihre geringe Größe effizienter als große Bakterienzellen aerogen ausgebreitet. Da auch für *C. difficile* zum Auslösen einer Infektion nur wenige Sporen notwendig sind, nimmt der Ausbruch ebenfalls einen schnellen Verlauf.

40.3 Ausbruchsmanagement

Wegen der raschen Ausbreitungsdynamik der Erregerformen ist grundsätzlich ein schnelles Ausbruchsmanagement erforderlich. Das beste Vorgehen liegt allerdings in der Prävention eines Ausbruchs. Bereits bei Einzelfällen von Patienten mit unklaren Durchfällen sollten diese bis zum Vorliegen eines mikrobiologischen Befundes, der die Ursache hinreichend erklärt, strikt isoliert werden. Nur so kann ein Ausbruch effizient unterbunden werden.

Faktoren, die einen Ausbruch begünstigen bzw. dessen zeitliche Dauer verlängern, sind typische Hygienefehler, wie der fehlerhafte Gebrauch oder der Verzicht auf persönliche Schutzausrüstung (Schutzkittel, Mund-Nasen-Schutz, Handschuhe, ggf. Schutzbrille; s. Kap. 39). Auch die fehlende Einsicht in die Sinnhaftigkeit von Karenzzeiten vor Wiederaufnahme der Arbeitstätigkeit nach eigener Erkrankung verlängert oder löst Ausbrüche aus [1].

40.3.1 Ausbruchsteam

Liegt ein Ausbruch bereits vor, ist umgehend zu ermitteln, ob ein Ausbruchsteam gebildet werden soll oder ob im betroffenen Stationsbereich bereits einschlägige Erfahrungen vorliegen, so dass der Ausbruch gemeinsam mit der Krankenhaushygiene geregelt werden kann. Zur Mitarbeit in einem Ausbruchsteam werden eingeladen:
–   Vorstand/Ärztlicher Direktor,
–   Pflegedirektion,
–   Krankenhaushygiene,
–   betroffene Abteilung/Station (Ärzte und Pflege),
–   Mikrobiologie,
–   Reinigungsdienst,
–   hygienebeauftragte Ärzte.

Infektiologie, Betriebsarzt, Apotheke, Transportdienst, Funktionsabteilungen sowie Rettungsdienst können je nach Lage der Dinge einbezogen werden. Die hauseigene Pressestelle sollte informiert sein, um eventuelle Anfragen korrekt beantworten zu können. Auch das Gesundheitsamt sollte nicht nur wegen der Meldepflicht informiert sein, die Kollegen dort können aufgrund ihrer Erfahrungen unterstützend aktiv werden.

40.3.2 Grundlagen der Ausbruchsbekämpfung

Zunächst wird eine genaue epidemiologische Analyse notwendig. Zu beantwortende Fragen sind:
- Welche Infektionen traten auf?
- Welche Erreger wurden nachgewiesen?
- Welche Patienten sind betroffen?
- Welche räumlichen und zeitlichen Zusammenhänge bestehen?
- Welche Personen sind zusätzlich involviert?
- Welche technischen Systeme bzw. Medien (Wasser, Luft, Lebensmittel, Betten etc.) kommen als Infektionsquelle in Frage?

Etablierte epidemiologische Instrumente, basierend auf einer geeigneten Falldefinition, umfassen die Erstellung einer epidemischen Kurve (s. Abb. 40.1, Beispiel Norovirus-Ausbruch in Pflegeheimen) sowie insbesondere im Krankenhaus das Führen einer sog. Line-list (s. Abb. 40.2, Beispiel ESBL-Ausbruch in der Neonatologie 2009–2012 in Bremen), in der systematisch durch Befragung und Studium von Krankenakten alle Informationen über betroffene Patienten zusammengestellt und tabellarisch bzw. graphisch aufbereitet werden. Die epidemische Kurve bietet einen guten Eindruck hinsichtlich der Dynamik des Ausbruchs und ermöglicht Schlussfolgerungen zum Ausbreitungsweg. Die Anfertigung einer Line-list soll das Erkennen von Infektionsketten erleichtern.

Die zeitnahe Analyse, auch unter Einschluss hygienischer Umgebungsuntersuchungen, hat für die erfolgreiche Identifizierung von Übertragungswegen und möglichen Punktquellen eine wichtige Bedeutung. Bei Norovirus-Ausbrüchen in Deutschland, mit oder ohne Beteiligung von *C. difficile*, konnte gezeigt werden, dass in 96 % der Fälle die Indexfälle identifizierbar waren. Ein Großteil der Fälle waren nosokomialer Natur (68 %, davon 20 % Ko-Infektionen mit *C. difficile*), und 20 % der Indexfälle waren Mitarbeiter des Hauses [2]. Dies zeigt, dass im Ausbruch nicht nur der Patient, sondern insbesondere auch die Mitarbeiter als Ursache in Frage kommen und daher in alle Analysen und Maßnahmen einbezogen werden sollten.

40.3.3 Maßnahmenbündel

Da ein Ausbruch multikausal sein kann und mehrere Faktoren Einfluss nehmen, ist ein Vorgehen nach Art der Bündelsysteme sinnvoll:

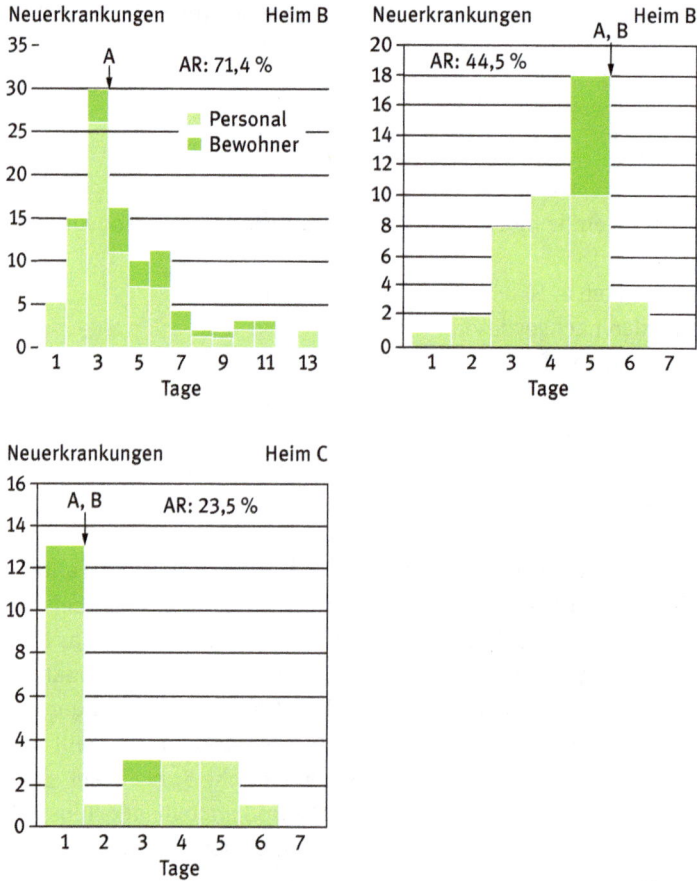

Abb. 40.1: Abhängigkeit der Norovirus-Infektionsrate (attack-rate, AR) von Art und Zeitpunkt der eingeleiteten hygienischen Maßnahmen in drei Berliner Pflegeheimen. A: Hände- und Flächendesinfektion mit konventionellen Mitteln, Einmalkittel, Handschuhe, Mundschutz. B: Bereichsreinigung, Händedesinfektion mit 95%igem Ethanol, formaldehydhaltige Flächendesinfektionsmittel, modifiziert nach [9].

- Die unmittelbare Überprüfung der Hygienesysteme ist die erste Maßnahme, um eine Infektionskette zu zerschlagen.
- Einsatz von Barrieremaßnahmen: Patienten dürfen nicht verlegt werden. Nach Möglichkeit sollten die Patienten in einem Einzelzimmer mit eigener Nasszelle und eigenem WC isoliert werden, bei größeren Ausbrüchen in der Kohorte. Vor allem bei *C. difficile* ist wegen des Risikos einer aerogenen Sporenverbreitung der Toilettendeckel beim Spülen zu schließen.
- Die Compliance der Händehygiene ist sicherzustellen.
- Bei *C. difficile* muss die Händedesinfektion durch Händewaschen mit Seife ergänzt werden (nach jedem Patientenkontakt und nach Tätigkeit in seiner unmit-

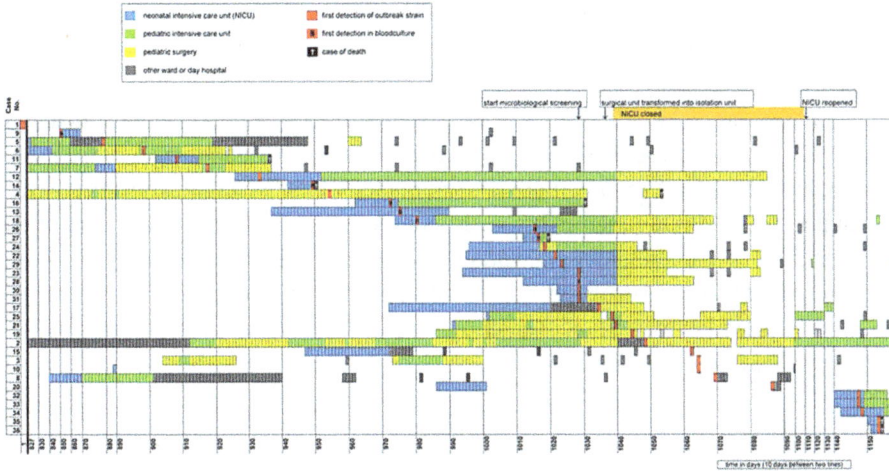

Abb. 40.2: Zeitstrahl des ESBL-Ausbruchs in der Neonatologie 2009–2012 in Bremen. Der Index-Patient (Fall 1), isoliert am 01.01.2009 (Tag 1 des Ausbruchs), wurde als Auslöser des Ausbruchs retrospektiv ermittelt. 850 Tage später wurde der zweite Fall positiv getestet. Die schwarze Linie zwischen Tag 1 und Tag 827 zeigt die Zeitspanne, in der es keine Informationen über weitere Fälle gab, modifiziert nach [10].

telbaren Umgebung). Das Tragen von Einmalhandschuhen ersetzt weder die Händedesinfektion noch das Händewaschen. Da Sporen durch alkoholische Desinfektionsmittel nicht zuverlässig abgetötet werden, ist eine mechanische Reduktion der Sporenbelastung durch Waschen unverzichtbar. Dies bedeutet: zuerst desinfizieren, um ggf. vorhandene weitere enterale Erreger zu eliminieren, anschließend gründlich waschen. Bei Noroviren muss das alkoholische Hände-desinfektionsmittel auch Norovirus-wirksam sein (z. B. Einsatz von Sterilium Virugard® oder Desderman® pure).

- Gezielte Desinfektionsmaßnahmen und Anpassung an den Erreger (Flächen, Medizinprodukte, Hände). Bei *C. difficile* muss die Flächendesinfektion auf sporenwirksame Agenzien umgestellt werden.
- Detaillierte Überprüfung von Handlungsabläufen. Werden beispielsweise die Kaffeetassen im Stationszimmer auch tatsächlich maschinell gespült?
- Umgebungsuntersuchungen, auch von nicht unmittelbar betroffenen Patienten, medizinischem Personal, Wasser, Luft, Lebensmitteln etc., Handkontaktstellen des Umfeldes, medizinisch-technischen Geräten, Betten/Matratzen etc.
- Aufbereitung und Entsorgung kontaminierter Materialien (z. B. Bettwäsche, Endoskope, Fieberthermometer etc.) als infektiös oder infektiöser Müll.
- Wichtig sind die Information und Schulung der Mitarbeiter.
- Besuche sind auf ein Minimum zu reduzieren, Besucher müssen in die notwendigen Hygienemaßnahmen (Händedesinfektion, ggf. mit anschließender Händewaschung) und das Tragen von Schutzkleidung eingewiesen werden.

- Auch wenn es personaltechnisch schwierig ist, sollte der Kreis der pflegenden und behandelnden Mitarbeiter eingeschränkt und auf die Ausbruchssituation beschränkt bleiben.
- Größere Ausbrüche, wie sie insbesondere bei Noroviren gesehen werden, machen oft das Schließen von Stationen, also das Sperren für Neuaufnahmen, notwendig. Die Zahl der betroffenen Patienten ist zu hoch für eine adäquate Versorgung, zumal in diesen Situationen meist auch Mitarbeiter von den Infektionen betroffen sind. Eine solche Maßnahme ist vordergründig kostenintensiv. Bei einer schnellen und präzisen Umsetzung der notwendigen Hygienemanagement-Systeme resultiert aber ein kurzer Verlauf des Ausbruchs, was wiederum zu einer eher kostenneutralen Situation führt [11].

40.3.4 Wiederauftreten einer Ausbruchssituation

Bei strikter Einhaltung aller Hygienemaßnahmen durch Akzeptanz und Engagement der Beteiligten ist ein Ausbruch in der Regel nach kurzer Zeit beherrschbar und kommt zum Erliegen. Leider finden sich immer wieder Berichte über neue Ausbrüche nach kurzer Zeit. Oft haben diese ihre Ursache in der fehlenden Detektion einer doch noch vorhandenen Keimquelle. Bakterien und Viren weisen lange Überlebenszeiten von Wochen und Monaten auch auf trockenen Flächen auf, so dass es selbst nach langer Zeit noch zu einem Wiederausbruch kommen kann. Die Quellensuche bleibt daher eine der wichtigsten Maßnahmen im Ausbruchsmanagement.

40.3.5 Nachbearbeitung

Die Nachbearbeitung eines Ausbruchs im Sinne einer Surveillance wird vom Ausbruchsteam durchgeführt und stellt eine nachgeschaltete, aber dennoch wichtige Aktivität dar, um neuerliche Ausbrüche erfolgreich und sicher zu bewältigen.

40.4 Literatur

[1] Schulz-Stübner S, Reska M, Hauer T, Schaumann R. Infektionen und Kolonisationen: Was können wir verbessern? Erste Ergebnisse aus dem Ausbruchsregister beim Deutschen Beratungszentrum für Hygiene. Dtsch Med Wochenschr. 2016; 141: e47–e52.

[2] Mattner F, Guyot A, Henke-Gendo C. Analysis of norovirus outbreaks reveals the need for timely and extended microbiological testing. J Hosp Infect. 2015; 91: 332–337.

[3] Hall CB. Influenza Virus: here, there, especially air? J Infect Dis. 2013; 207: 1027–1029.

[4] Marks PJ, Vipond IB, Carlisle D, Deakin D, Fey RE, Caul EO. Evidence for airborne transmission of Norwalk-like virus (NLV) in a hotel restaurant. Epidemiol Infect. 2000; 124: 481–487.

[5]   Centers for Disease Control and Prevention (CDC). Outbreak of acute gastroenteritis asso-
       ciated with Norwalk-like viruses among British military personnel–Afghanistan, May 2002.
       MMWR Morb Mortal Wkly Rep. 2002; 51: 477–479.

[6]   Atmar RL, Estes MK. The epidemiologic and clinical importance of norovirus infection. Gastro-
       enterol Clin North Am. 2006; 35: 275–290.

[7]   Wikswo ME, Kambhampati A, Shioda K, Walsh KA, Bowen A, Hall AJ, et al. Outbreaks of Acute
       Gastroenteritis Transmitted by Person-to-Person Contact, Environmental Contamination, and
       Unknown Modes of Transmission–United States. 2009–2013.

[8]   Mutters R, Nonnenmacher C, Susin C, Albrecht U, Kropatsch R, Schumacher S. Quantitative
       detection of Clostridium difficile in hospital environmental samples by real-time polymerase
       chain reaction. J. Hosp. Infect. 2009; 71: 43–48.

[9]   Schneider S, Mankertz J, Jansen A, Schreier E, Zeitz M. Norovirusinfektion – häufigste Ursache
       akuter Gastroenteritiden in den Wintermonaten. Dtsch Ärztebl. 2005; 102: A2551–6.

[10] Haller S, Eller C, Hermes J, Kaase M, Steglich M, et al. What caused the outbreak of ESBL-
       producing Klebsiella pneumoniae in a neonatal intensive care unit, Germany 2009 to 2012?
       Reconstructing transmission with epidemiological analysis and whole-genome sequencing.
       BMJ Open. 2015; 5:e007397.

[11] Sadique Z, Lopman B, Cooper BS, Edmunds WJ. Cost-effectiveness of Ward Closure to Control
       Outbreaks of Norovirus Infection in United Kingdom National Health Service Hospitals. J Infect
       Dis 2016; 213 Suppl 1: S19–26.

Carolin F. Manthey, Andreas Stallmach, Ansgar W. Lohse

41 Wichtige aktuelle Leitlinien – kurz erläutert

41.1 Darstellung der Leitlinien der DGVS

41.1.1 Präambel

Leitlinien sollen der schnellen Entscheidungsfindung im klinischen Alltag sowie der gezielten Fortbildung bei häufigen Krankheitsbildern dienen; ihr Nutzen für eine verbesserte Patientenversorgung ist unumstritten. Zu berücksichtigen ist stets, mit welcher Methodik die jeweilige Leitlinie erstellt wurde. Verschiedene Schritte des Erstellungsprozesses sind nicht standardisiert oder durch Evidenz belegt. So ist nicht immer klar, inwieweit potenzielle Interessenskonflikte der Autoren die Inhalte der Leitlinien beeinflussen können und wie mit diesen Interessenskonflikten umgegangen wird [1]. Die meisten Leitlinien verwenden derzeit eine relativ einfache Einteilung der Evidenzklassen. Manchmal führt eine sehr gut durchgeführte Beobachtungsstudie jedoch zu valideren Ergebnissen als eine schlecht geplante randomisierte Studie, die grundsätzlich bei der Bewertung und Einteilung in Evidenzklassen höher bewertet wird [2]. Ein wichtiger Aspekt betrifft auch die Aktualität der Leitlinien. In der Regel wird eine Gültigkeit für fünf Jahre angegeben; die Dynamik in der Therapie der Hepatitis C zeigt beispielhaft auf, dass dieses Zeitintervall zu lang ist und kurzfristige Aktualisierungen notwendig sind. Das gut strukturierte Leitlinienprogramm der DGVS trägt vielen dieser Umstände Rechnung und wird methodisch immer weiterentwickelt. Dennoch sollte sich der Leser mit den inhaltlichen Hintergründen beschäftigen und nicht kritiklos und dogmatisch einzelne Empfehlungen von Leitlinien anwenden. Andererseits muss das Abweichen von einer Leitlinienempfehlung gut begründet sein; ein „schon immer so gemacht" oder „viel Gutes gesehen" reicht nicht aus. Vor diesem Hintergrund sollen die wichtigsten Punkte der aktuellen Leitlinien zu gastrointestinalen Infektionen, der *Helicobacter-pylori*-Infektion und der Divertikulitis in diesem Kapitel wiedergegeben werden.

41.1.2 Gastrointestinale Infektionen

Anhand einer epidemiologischen Studie, in der gastrointestinale Symptome bei Probanden telefonisch abfragt wurden, konnte für akute gastrointestinale Infektionen eine Inzidenz von 0,95 Episoden/Personenjahr ermittelt werden [3]. Hochgerechnet bedeutet dies für Deutschland rund 65 Mio. Episoden mit einer akuten gastrointestinalen Erkrankung pro Jahr, von denen die Mehrzahl wohl infektiöser Genese ist. Dies verdeutlicht das große medizinische Problem, das durch die hohe Zahl der Infektionen verursacht wird. Zwar begibt sich nur ein kleiner Teil der Patienten in eine medi-

DOI 10.1515/9783110464757-043

zinische Behandlung, jedoch steht der Arzt oft vor der Frage, ob und wie eine weitere Diagnostik erfolgen soll und wie eine etwaige antibiotische Therapie zu wählen ist. Zu diesen und anderen Fragen einschließlich der Probleme der nosokomialen Diarrhö, insbesondere *Clostridium-difficile*-Infektionen, ist im März 2015 die erste deutsche S2k-Leitlinie für gastrointestinale Infektionen und M. Whipple publiziert worden, die praxisbezogene Handlungsanleitungen gibt [4]. In Anlehnung an die aktuelle „Klugentscheiden-Initiative" der DGIM (Deutsche Gesellschaft für Innere Medizin) sollen hier die wichtigsten Punkte kurz erläutert dargestellt werden.

Positivempfehlungen

Merke: Eine Stuhluntersuchung bei ambulant erworbener Gastroenteritis ist nur bei Risikopatienten bzw. bei Aufnahme in ein Krankenhaus sinnvoll, dann ist eine einmalige Testung auf *Campylobacter*, Salmonellen, Shigellen und Noroviren durchzuführen sowie bei Risikofaktoren auch auf *Clostridium difficile*.

Die bei weitem größte Gruppe der Patienten mit akuter Gastroenteritis wird ambulant betreut. Meist ist eine infektiöse Gastroenteritis selbstlimitierend, eine symptomatische Behandlung ausreichend und eine ätiologische Abklärung aus klinischen Erwägungen nicht notwendig. In der Regel suchen Patienten mit einer akuten Diarrhö im Median nach zwei Tagen einen Arzt auf. Die Symptome sistieren häufig, bevor überhaupt das definitive Ergebnis der veranlassten Stuhlkultur vorliegen würde [5]. Dieses und die hohe Zahl potenzieller Erreger begründet die restriktive Indikationsstellung zur mikrobiologischen Stuhluntersuchung bei unkomplizierter ambulanter Gastroenteritis. Diesen unkomplizierten Verläufen gegenüber steht die Beobachtung, dass sich in den Jahren von 2001 bis 2011 die Zahl der stationären Aufnahmen aufgrund einer akuten infektiösen Gastroenteritis von 127.867 auf 282.199 Fälle pro Jahr mehr als verdoppelt hat. Besonders stark war dieser Anstieg in der Gruppe der über 65-jährigen Patienten sowie bei Patienten mit *C.-difficile*-Infektionen (CDI). Die Zahl der Sterbefälle aufgrund gastrointestinaler Infektionen stieg im gleichen Zeitraum um das 10-Fache an [6]. Somit soll bei Risikofaktoren für eine CDI auch auf diese Infektion getestet werden.

Merke: Patienten mit Gastroenteritis sollen eine ausreichende Flüssigkeitssubstitution erhalten, vorrangig oral, in Ausnahmefällen (septisches Krankheitsbild, Komorbiditäten, Immunsuppression, fehlende klinische Besserung) kann eine empirische Antibiose erfolgen.

Wenn aufgrund der Schwere des Krankheitsbildes (hohes Fieber, blutige Diarrhöen) oder bei Komorbiditäten und medikamentös bedingter Immunsuppression eine empirische Antibiose erfolgen soll, ist Azithromycin (500 mg/d p. o. über drei Tage) oder Ciprofloxacin (1 g/d p. o. über drei bis fünf Tage) zu empfehlen. Generell gilt aber, dass bei unkompliziertem Krankheitsbild keine antibiotische Behandlung erfolgen sollte.

Merke: Bei Shigellose sollte immer eine Antibiose stattfinden, bei Salmonellose nur bei bestimmten Kofaktoren.

Bei Nachweis von Shigellen sollte in jedem Fall eine antibiotischeTherapie mit Azithromycin oder Ciprofloxacin erfolgen, da hierdurch das Risiko für schwere Verläufe verringert werden kann. Bei Salmonellose sollte bei Patienten unter Immunsuppression oder bei Hämodialysepatienten eine Antibiose mit Ciprofloxacin (1 g/Tag p. o. oder 800 mg/Tag i. v.) für fünf bis sieben Tage oder Ceftriaxon (2 g/Tag i. v.) für 5–7 Tage stattfinden, wobei Resistenzen berücksichtigt werden müssen. Insbesondere aus Indien werden häufiger resistente Shigellen-Erreger importiert.

Merke: Im Umgang mit nosokomialer Diarrhö kann 48 h nach Symptomende die Entisolierung erfolgen, da eine Infektiösität dann in der Regel nicht mehr besteht.

Hier ist zu betonen, dass das ärztliche Personal die Infektiösität des Patienten klinisch einschätzen muss und dementsprechend über eine mögliche Entisolierung und/oder Verlegung des Patienten entscheidet. Negative Stuhlkulturen sind hierfür nicht notwendig, so dass normalerweise auf Verlaufsstuhlkulturen gänzlich verzichtet werden sollte.

Merke: Bei Reiserückkehrern soll bei bestimmten Risikofaktoren eine entsprechende Diagnostik bei Diarrhöen erfolgen, hierzu gehören Symptome wie Fieber, Dysenterie, schwerer Verlauf oder Diarrhöen länger als fünf Tage.

Bei Rückkehr aus entsprechenden Endemiegebieten muss bei Fieber und Diarrhöen auch an eine Malaria gedacht werden und eine entsprechende Malariadiagnostik erfolgen.

Negativempfehlungen

Merke: Eine Abnahme von drei seriellen Stuhlkulturen ist bei ambulant erworbener Gastroenteritis nicht nötig.

Bei Abnahme von drei Stuhlkulturen, so die aktuelle Leitlinie, ist der diagnostische Mehrgewinn der 2. Probe fraglich und der der 3. Probe in der Routine nicht mehr gegeben. Aus einer Studie, in der insgesamt fast 60.000 Stuhlproben ausgewertet wurden, wiesen nur 6,4 % der Proben einen pathologischen Befund auf, dieser wurde in 99 % der Fälle in der ersten oder zweiten Probe erhoben [7]. Lediglich bei V. a. eine parasitäre Erkrankung ist weiterhin die Abnahme von zwei bis drei konsekutiven Stuhlproben notwendig, da abhängig vom Erreger eine diskontinuierliche Ausscheidung vorliegt.

Merke: Tritt die Durchfallsymptomatik > 48 h nach stationärer Aufnahme auf, sollte nicht mehr auf die Erreger der ambulanten Diarrhö (s. o.) getestet werden.

Bei Auftreten einer nosokomialen Diarrhö sollte eine CDI und bei typischer Symptomatik auch eine Norovirus-Infektion ausgeschlossen werden (einmalige Stuhluntersuchung).

Merke: Die Stuhltransplantation bei rezidivierender CDI kann bei multiplen Rezidiven erwogen werden, sollte aber nicht primär erfolgen.

Die Therapie einer erstmalig aufgetretenen CDI richtet sich nach den individuellen Risikofaktoren des Patienten und dem Schweregrad der Infektion. Bei sehr leichten Formen reicht ein Absetzen des auslösenden Antibiotikums oder die Therapie mit Metronidazol. Bei schweren Formen ist die orale Gabe von Vancomycin indiziert. Beim Rezidiv kommt Vancomycin oder Fidaxomicin zum Einsatz. Bei mehrfachen Rezidiven ist ein Vancomycin-Puls-Schema oder Fidaxomicin indiziert. Zum fäkalen Mikrobiomtransfer (FMT) sind in den letzten Monaten zahlreiche Fallserien, Kohortenstudien sowie eine prospektiv-kontrollierte Interventionsstudie [8] veröffentlicht worden, die die erfolgreiche Behandlung von Patienten mit CDI-Rezidiven durch das Konzept des FMT beschreiben. In der Zusammenfassung weist das deutsche MikroTrans-Register eine Heilungsrate nach 30 bzw. 90 Tagen von 86,1 % und 80,7 % aus [9]. Dabei erlitten 12 % Patienten ein behandlungsassoziiertes unerwünschtes Ereignis. Die endoskopische Applikation in das Kolon ist dabei der Applikation über Sonden oder Kapseln in den oberen Gastrointestinaltrakt überlegen [10]. Insgesamt sind das allgemeine Risiko eines FMTs, insbesondere im Hinblick auf Infektionen, sowie die langfristigen klinischen Folgen zurzeit noch nicht absehbar. Auch ist die Pflicht zur Kostenübernahme durch die Krankenkassen bisher nicht eindeutig geklärt, so dass es sich hier noch nicht um ein gesichertes Therapieverfahren handelt.

Merke: Bei immunsupprimierten Patienten muss nicht zwingend eine mikrobiologische Diagnostik bei selbstlimitierender Durchfallerkrankung erfolgen.

Bei zusätzlichen Risikofaktoren kann eine erweiterte Diagnostik erforderlich sein. Hier sollte diese an das mögliche Spektrum des zugrundeliegenden Immundefekts angepasst werden. Gegebenenfalls kann eine Endoskopie mit Biopsien bei anhaltender Symptomatik ohne Erregernachweis oder bei fehlender klinischer Besserung unter Therapie erfolgen. (s. Kap. 6 und 8 für weitere Details).

41.1.3 *Helicobacter pylori*

Auch für das diagnostische und therapeutische Vorgehen bei der *H.-pylori*-Infektion wurde erst kürzlich im Februar 2016 eine aktualisierte S2k-Leitlinie unter Schirmherrschaft der DGVS herausgegeben. Die wichtigsten Empfehlungen hieraus sehen wie folgt aus:

Insgesamt hat die Prävalenz der *H.-pylori*-Infektion in den letzten Jahren abgenommen, sie ist abhängig vom sozioökonomischen Status (Beruf, Einkommen, Wohnungssituation), insbesondere während der Kindheit, in der die Übertragung von *H. pylori* am häufigsten stattfindet [11]. Innerhalb einer Population weist sie weiterhin eine altersabhängige Zunahme (ca. 1 % pro Lebensjahr in den Industrienationen) auf.

Positivempfehlungen

Merke: Nach zweimaligem Therapieversagen soll eine Resistenztestung durchgeführt werden.

Bereits nach einmaligem Therapieversagen einer Eradikation steigen die Resistenzraten gegenüber Clarithromycin auf etwa 60 %, nach zwei erfolglosen Therapieversuchen auf etwa 80 % [12]. Somit ist hier unbedingt die Maßgabe, die nächste Therapie erfolgreich zu beenden. Daher soll z. B. mittels E-Test die mikrobiologische Sensitivitätstestung für *H. pylori* erfolgen. Zur Therapieentscheidung sollen zusätzlich die Ergebnisse aus klinischen Anwendungsstudien herangezogen werden, da die mikrobiologische Resistenztestung nur Aufschluss über die *In-vitro*-Resistenzen der jeweiligen Antibiotika gibt.

Indikationen für eine *H.-pylori*-Eradikationstherapie sind:

Soll: peptisches Ulkus, MALT-Lymphom des Magens, idiopathische thrombozytopenische Purpura, lymphozytäre Gastritis, GI-Blutung unter ASS-Therapie oder NSAR, Patienten mit Ulkusanamnese vor Dauermedikation mit ASS und/oder NSAR,

Kann: diffus-großzellige Lymphome des Magens (mit ohne MALT), Dyspepsie (Reizmagen), unklare Eisenmangelanämie (nach ausreichender Diagnostik).

Die Empfehlungen zur präventiven Behandlung von Patienten vor ASS-Dauermedikation wurden hier präzisiert, d. h., Patienten mit positiver Ulkusanamnese sollen einer *H.-pylori*-Diagnostik und bei positivem Nachweis einer Eradikationstherapie zugeführt werden.

Eine aktuelle Metaanalyse von 14 randomisierten kontrollierten Studien zeigte eine signifikante Besserung der dyspeptischen Symptome nach Eradikation im Vergleich zu den Kontrollen: OR 1,38; 95 % Konfidenzintervall 1,18–1,62; p < 0,001 [13].

Merke: Bei hoher Wahrscheinlichkeit für eine primäre Clarithromycin-Resistenz sollte in der Erstlinientherapie eine Bismuth-haltige Quadrupeltherapie oder eine kombinierte (konkomittierende) Vierfachtherapie eingesetzt werden.

Risikofaktoren für eine Clarithromycin-Resistenz sind die Herkunft des Patienten (Süd-, Osteuropa, vorherige Makrolidtherapie). Anhand einer deutschen Multicenterstudie (ResiNet) ließ sich zeigen, dass die Rate der primären Clarithromycin-Resistenz von 4,8 % in den Jahren 2001/2002 auf 10,9 % in den Jahren 2011/2012 gestiegen war [12]. Europaweit liegen die Resistenzraten für Clarithromycin teilweise > 20 %, vor allem in süd- und osteuropäischen Ländern [14]. Die Rate der primären Metronidazol-Resistenz lag in Deutschland in den Jahren 2011/2012 bei 36 % [12].

Negativempfehlung

Merke: Refluxsymptome oder eine Refluxösophagitis stellen keine Indikation für eine *H.-pylori*-Eradikation dar.

Epidemiologische Studien zeigen eine negative Assoziation zwischen der Infektion mit *H. pylori* und der gastroösophagealen Refluxkrankheit auf. Auch ein Barrett-Ösophagus oder ösophageale Adenokarzinome werden bei *H.-pylori*-Infektion seltener beobachtet. Daraus ließe sich theoretisch die Schlussfolgerung ableiten, dass *H. pylori* sogar protektiv wirken kann und somit eine *H.-pylori*-Eradikation mit dem Auftreten einer Refluxkrankheit bzw. deren Verschlechterung einhergehen könnte. In der Mehrzahl der Studien konnte jedoch weder ein negativer noch positiver Einfluss der *H.-pylori*-Eradikation auf Refluxsymptome oder Refluxösophagitis belegt werden, so dass insgesamt keine Evidenz für eine Eradikationstherapie besteht (s. Kap. 7 für weitere Details).

41.1.4 Divertikelkrankheit und Divertikulitis

Die Leitlinie der DGVS wurde 2014 aktualisiert. Hervorzuheben sind hier die neuen Empfehlungen zur restriktiven Antibiotika-Therapie, zur Indikationsstellung für eine chirurgische Therapie sowie die neue vorgeschlagene Klassifikation.

Positivempfehlungen

Merke: Eine ambulante Behandlung von Patienten mit akuter Divertikulitis kann bei fehlendem Fieber, ohne Leukozytose oder Stuhlverhalt und bei einer Bildgebung ohne Hinweis auf eine Perforation oder komplizierte Divertikulitis erfolgen.

Zusätzlich sollten sich diese Patienten durch ein lediglich gering erhöhtes CRP, eine adäquate Compliance und eine noch mögliche orale Nahrungs- und Flüssigkeitsaufnahme auszeichnen, eine engmaschige ärztliche Kontrolle ist aber notwendig.

Merke: Bei akuter unkomplizierter linksseitiger Divertikulitis ohne Risikoindikatoren für einen komplizierten Verlauf kann unter engmaschiger klinischer Kontrolle auf eine Antibiotika-Therapie verzichtet werden.

Hierfür werden eine randomisierte multizentrische Studie sowie zwei retrospektive Fallkontrollstudien angeführt, die jeweils keinen signifikanten Unterschied im Outcome (Rezidive und Komplikationen) bei Patienten mit und ohne Antibiotika-Therapie feststellen konnten. Jedoch war die Antibiotika-Therapie in der multizentrischen Studie nicht standardisiert worden. Diese Empfehlung sollte daher weiter durch multizentrische Studien untermauert werden. Insgesamt lässt sich festhalten, dass bei milder akuter Divertikulitis ohne Risikofaktoren, s. o., wahrscheinlich keine antibiotische Therapie notwendig ist.

Bei der komplizierten Divertikulitis soll eine Antibiotika-Therapie durchgeführt werden.

Negativempfehlung

Merke: Eine generelle elektive Intervalloperation bei chronisch-rezidivierender, unkomplizierter Divertikulitis (Typ 2b) in Abhängigkeit von der Anzahl der vorausgegangenen entzündlichen Schübe ist nicht gerechtfertigt.

So sollte nur nach sorgfältiger Nutzen-Risiko-Abwägung in Abhängigkeit vom individuellen Beschwerdebild nach Möglichkeit im entzündungsfreien Intervall operiert werden (individualmedizinische Entscheidung). Hier wird die Empfehlung zur Praxis der elektiven Sigmaresektion nach einem 2. Divertikulitisrezidiv verlassen, es existieren schlicht keine ausreichenden Daten im Hinblick auf Verhinderung von Rezidiven oder späten Komplikationen für diese Empfehlung. Vielmehr ist es so, dass ein sinkendes Perforationsrisiko bei zunehmender Anzahl der vorangegangenen Sigmadivertikulitis-Schübe festgestellt werden konnte [15]. Somit sollte bei jedem Patienten individuell unter Berücksichtigung der Risikofaktoren sowie abhängig von dem Beschwerdebild des Patienten, dem Lebensalter, dem Schweregrad der Schübe und evtl. stattgehabten Komplikationen, den Lebensumständen und der Komorbidität über eine Operationsindikation entschieden werden (s. Kap. 16 für weitere Details).

41.2 Internationale Leitlinien

Im Hinblick auf Empfehlungen der amerikanischen Fachgesellschaften erstellte das American College of Gastroenterology (ACG) im März 2016 ebenfalls eine aktualisierte Leitlinie zum Management der akuten Diarrhö bei Erwachsenen (Diagnosis, Treatment, and Prevention of Acute Diarrheal Infections in Adults) [16]. Die Empfehlungen dieser Leitlinie im Vergleich zur deutschen Version sehen folgendermaßen aus:

Merke: Eine Stuhluntersuchung soll nur bei Gefahr der Erregerausbreitung und/oder in Ausbruchssituationen erfolgen.

Die Indikationen für eine mikrobiologische Stuhluntersuchung bei Durchfallerkrankungen sind hier noch enger gefasst. So sollte eine Stuhldiagnostik nur dann stattfinden, wenn eine große Gefahr für eine Erregerverschleppung und/oder eine Ausbruchssituation besteht. Weiterhin sollte sie nur stattfinden, wenn Dysenterie, eine mittel- bis schwergradige Erkrankung besteht oder wenn Symptome > 7 d vorliegen.

Merke: Zur Stuhluntersuchung sollen v. a. neue molekulare Verfahren, d. h. nichtkulturelle Verfahren, eingesetzt werden.

Als diagnostische mikrobiologische Werkzeuge werden vorrangig nichtkulturelle Verfahren genannt, die der kulturellen Diagnostik in Bezug auf Schnelligkeit des Testresultats und Vielfältigkeit der verschiedenen detektierbaren Erreger überlegen sind. Dieser Punkt wird in der deutschen Leitlinie kaum behandelt. Vom ACG wird argumentiert, dass mittlerweile verschiedene Multiplex-PCR-Tests zugelassen sind, die innerhalb von Stunden positive Resultate zeigen [17]. Sie seien insbesondere für den Kliniker, der schnell entscheiden muss, ob und welche Therapie er einem Patienten zukommen lässt, geeignet. Allerdings sind die oftmals mehrfach positiven Testergebnisse mit Vorsicht zu werten: Da es sich um molekulare Nukleinsäureamplifikationsverfahren (PCR) handelt, die nicht zwischen toten oder lebenden Erregern unterscheiden können, muss das individuelle Testergebnis mit der Klinik des Patienten korreliert werden [18, 19]. Die kulturellen Verfahren stellen weiterhin den Goldstandard zum Erregernachweis dar und sollten nach Möglichkeit bei positivem Befund eines molekularen Tests mit diesem kombiniert werden, um Typisierungen und Sensitivitätstests durchführen zu können [20].

Die Empfehlungen zur Therapie der ambulant erworbenen Diarrhö decken sich weitestgehend mit den deutschen Empfehlungen. Hingegen wird empfohlen, dass Patienten, die aufgrund einer Reisediarrhö Antibiotika erhalten, zusätzlich Loperamid einnehmen sollten. Dies wird begründet mit der resultierenden kürzeren Diarrhö-Dauer und somit erhöhter Heilungsrate. Die DGVS-Leitlinie erlaubt, aber empfiehlt nicht den Einsatz von Loperamid. Weiter soll die Gefahr eines toxischen Megakolons unter Loperamid-Therapie bei gleichzeitiger antibiotischer Therapie deutlich geringer sein [21].

Merke: Eine empirische antibiotische Therapie ist nur bei Reisediarrhö sinnvoll.

Die Empfehlungen zur antibiotischen Therapie sind vergleichbar mit denen der DGVS, hier wird von einer routinemäßigen Anwendung von Antibiotika bei ambulant erworbener Diarrhö abgeraten, da diese meistens viral bedingt sei. Ausnahme ist die Reisediarrhö; hier ist meist von einer bakteriellen Ursache auszugehen, daher können die potenziellen Nebenwirkungen einer antibiotischen Therapie in Kauf genommen werden. Hinzuweisen ist aber auf den Umstand, dass der Antibiotika-Gebrauch bei Reisediarrhö z. B. in Asien mit einer sehr hohen Rate von multiplen Erregerresistenzen einhergeht [22].

Seitens der American Gastroenterological Association (AGA) gibt es aktuell keine Leitlinie zur Gastroenteritis oder zu anderen abdominellen Infektionen. Ebenso existieren keine Leitlinien der österreichischen oder schweizerischen gastroenterologischen Gesellschaften zu diesen Themen.

41.3 Defizite, Nachholbedarf der aktuellen deutschen Leitlinien

Durch die erstmals erschienene Leitlinie zu gastrointestinalen Infektionen soll ein Paradigmenwechsel eingeläutet werden: Es ist nur bei Risikokonstellationen eine Stuhluntersuchung notwendig, und in diesen Fällen reicht eine einzige Untersuchung aus. Diese Empfehlung muss konsequent in den klinischen Alltag implementiert werden. Daher ist zu erwarten, dass die Indikation für eine weiterführende Diagnostik bei diesem Krankheitsbild evtl. noch engmaschiger – angelehnt an die amerikanische Leitlinie – in einer Aktualisierung der Leitlinie gefasst werden kann. Ein weiteres Thema, welches in der Aktualisierung der deutschen Empfehlungen zur Gastroenteritis aufgenommen werden sollte, betrifft den Umgang mit den Ergebnissen aus Multiplex-PCR-Verfahren zur schnellen und „ertragreichen" Analyse von Stuhlproben. Verschiedene zugelassene Tests werden bereits in den Kliniken eingesetzt, der Umgang mit den Ergebnissen wird erwartungsgemäß verschieden gehandhabt. Hier sind insbesondere die oftmals mehrfach positiven Resultate zu diskutieren. Die therapeutischen Konsequenzen, die sich jedoch aus positiven Befunden ergeben, sollten weiterhin sehr restriktiv gefasst werden. Wichtig erscheint es, klare Kriterien für die Definition einer schweren *C.-difficile*-Infektion anzuwenden; hier fehlen generell kontrollierte Studien zum Umgang mit primärem Therapieversagen bei Patienten mit CDI, die auf der Intensivstation behandelt werden müssen.

Bei der Divertikulitis erscheint es wichtig, konkrete Behandlungsempfehlungen zum Einsatz der Antibiotika unter Berücksichtigung patientenspezifischer Risikofaktoren (z. B. Vortherapien, immunsuppressive Begleittherapien) und allgemeiner Resistenzentwicklungen zu formulieren.

41.4 Literatur

[1] Hirsh J, Guyatt G. Clinical experts or methodologists to write clinical guidelines? Lancet. 2009 Jul 25; 374(9686): 273–275.

[2] Guyatt GH, Oxman AD, Vist GE, Kunz R, Falck-Ytter Y, Alonso-Coello P, et al. GRADE: an emerging consensus on rating quality of evidence and strength of recommendations. BMJ. 2008 Apr 26; 336(7650): 924–926.

[3] Wilking H, Spitznagel H, Werber D, Lange C, Jansen A, Stark K. Acute gastrointestinal illness in adults in Germany: a population-based telephone survey. Epidemiol Infect. 2013 Nov; 141(11): 2365–2375.

[4] Hagel S, Epple HJ, Feurle GE, Kern WV, Lynen Jansen P, Malfertheiner P, et al. [S2k-guideline gastrointestinal infectious diseases and Whipple's disease]. Z Gastroenterol. 2015 May; 53(5): 418–459.

[5] Riaz MM, Patel MJ, Khan MS, Anwar MA, Tariq M, Hilal H, et al. Clinical characteristics and predictors of positive stool culture in adult patients with acute gastroenteritis. J Pak Med Assoc. 2012 Jan; 62(1): 20–24.

[6] Lynen Jansen P, Stallmach A, Lohse AW, Lerch MM. [Development of gastrointestinal infectious diseases between 2000 and 2012]. Z Gastroenterol. 2014 Jun; 52(6): 549–557.

[7] Valenstein P, Pfaller M, Yungbluth M. The use and abuse of routine stool microbiology: a College of American Pathologists Q-probes study of 601 institutions. Arch Pathol Lab Med. 1996 Feb; 120(2): 206–211.

[8] van Nood E, Vrieze A, Nieuwdorp M, Fuentes S, Zoetendal EG, de Vos WM, et al. Duodenal infusion of donor feces for recurrent Clostridium difficile. N Engl J Med. 2013 Jan 31; 368(5): 407–415.

[9] Hagel S, Fischer A, Ehlermann P, et al. Fecal microbiota transplant in patients with recurrent Clostridium difficile infection—a retrospective multicenter observational study from the Micro-Trans registry. Dtsch Arztebl Int. 2016; 113.

[10] Furuya-Kanamori L, Doi SA, Paterson DL, Helms SK, Yakob L, McKenzie SJ, et al. Upper Versus Lower Gastrointestinal Delivery for Transplantation of Fecal Microbiota in Recurrent or Refractory Clostridium difficile Infection: A Collaborative Analysis of Individual Patient Data From 14 Studies. J Clin Gastroenterol. 2016 Mar 11.

[11] Malaty HM, Kim JG, Kim SD, Graham DY. Prevalence of Helicobacter pylori infection in Korean children: inverse relation to socioeconomic status despite a uniformly high prevalence in adults. Am J Epidemiol. 1996 Feb 1; 143(3): 257–262.

[12] Wuppenhorst N, Draeger S, Stuger HP, Hobmaier B, Vorreiter J, Kist M, et al. Prospective multicentre study on antimicrobial resistance of Helicobacter pylori in Germany. J Antimicrob Chemother. 2014 Nov; 69(11): 3127–3133.

[13] Zhao B, Zhao J, Cheng WF, Shi WJ, Liu W, Pan XL, et al. Efficacy of Helicobacter pylori eradication therapy on functional dyspepsia: a meta-analysis of randomized controlled studies with 12-month follow-up. J Clin Gastroenterol. 2014 Mar; 48(3): 241–247.

[14] Megraud F, Coenen S, Versporten A, Kist M, Lopez-Brea M, Hirschl AM, et al. Helicobacter pylori resistance to antibiotics in Europe and its relationship to antibiotic consumption. Gut. 2013 Jan; 62(1): 34–42.

[15] Ritz JP, Lehmann KS, Frericks B, Stroux A, Buhr HJ, Holmer C. Outcome of patients with acute sigmoid diverticulitis: multivariate analysis of risk factors for free perforation. Surgery. 2011 May; 149(5): 606–613.

[16] Riddle MS, DuPont HL, Connor BA. ACG Clinical Guideline: Diagnosis, Treatment, and Prevention of Acute Diarrheal Infections in Adults. Am J Gastroenterol. 2016 May; 111(5): 602–622.

[17] Dunbar SA. Molecular revolution entering GI diagnostic testing. MLO Med Lab Obs. 2013 Aug; 45(8): 28.

[18] Halligan E, Edgeworth J, Bisnauthsing K, Bible J, Cliff P, Aarons E, et al. Multiplex molecular testing for management of infectious gastroenteritis in a hospital setting: a comparative diagnostic and clinical utility study. Clin Microbiol Infect. 2014 Aug; 20(8): O460–O467.

[19] McAuliffe GN, Anderson TP, Stevens M, Adams J, Coleman R, Mahagamasekera P, et al. Systematic application of multiplex PCR enhances the detection of bacteria, parasites, and viruses in stool samples. J Infect. 2013 Aug; 67(2): 122–129.

[20] Platts-Mills JA, Operario DJ, Houpt ER. Molecular diagnosis of diarrhea: current status and future potential. Curr Infect Dis Rep. 2012 Feb; 14(1): 41–46.

[21] Koo HL, Koo DC, Musher DM, DuPont HL. Antimotility agents for the treatment of Clostridium difficile diarrhea and colitis. Clin Infect Dis. 2009 Mar 1; 48(5) :598–605.

[22] Lübbert C, Straube L, Stein C, Makarewicz O, Schubert S, Mössner J, et al. Colonization with extended-spectrum beta-lactamase-producing and carbapenemase-producing Enterobacteriaceae in international travelers returning to Germany. Int J Med Microbiol. 2015 Jan; 305(1): 148–156.

Stichwortverzeichnis